MANUEL

DE

PATHOLOGIE

ET DE

CLINIQUE MÉDICALES

PAR

LE Dʳ L. MOYNAC

(DE BAYONNE)

Ancien interne des hôpitaux de Paris
Ancien professeur libre de pathologie et de clinique

QUATRIÈME ÉDITION

PARIS

G. STEINHEIL, ÉDITEUR

2, RUE CASIMIR-DELAVIGNE, 2

1888

MANUEL

DE

PATHOLOGIE

ET DE

CLINIQUE MÉDICALES

IMPRIMERIE LEMALE ET Cie, HAVRE.

MANUEL

DE

PATHOLOGIE

ET DE

CLINIQUE MÉDICALES

PAR

Le Dr L. MOYNAC

(DE BAYONNE)

Ancien interne des hôpitaux de Paris
Ancien professeur libre de pathologie et de clinique

QUATRIÈME ÉDITION

PARIS

G. STEINHEIL, ÉDITEUR

2, RUE CASIMIR-DELAVIGNE, 2

1888

PRÉFACE

DE LA PREMIÈRE ÉDITION

Pendant cinq années d'internat, j'ai enseigné la pathologie et la clinique ; ce manuel est le résumé de mes leçons.

Un manuel doit être clair, méthodique, bref, exact et complet. Dans quelle mesure ai-je satisfait à d'aussi nombreuses exigences ? On appréciera. Voici les règles auxquelles j'ai cherché à obéir de mon mieux :

1º Procéder à l'examen de chaque organe d'une façon régulière, en passant successivement en revue les résultats fournis par l'inspection, la palpation, la percussion, l'auscultation, etc.... Sans parler de l'appui considérable qu'y trouve la mémoire, cette méthode habitue à procéder avec ordre à l'examen du malade et à éviter de graves oublis ou de sérieuses erreurs.

2º Expliquer, par les données anatomiques et physiologiques, le mécanisme des principaux phénomènes. L'esprit accepte avec plaisir les faits dont

il conçoit le point de départ, l'évolution et les conséquences ; il saisit alors leur enchaînement et
devient apte à les reconnaître et à les apprécier à
leur juste valeur.

3° Exposer, sous une forme brève, tout ce qu'il
est utile de savoir, donner sur les questions en
litige les opinions les plus acceptables, mettre de
côté les discussions scientifiques ou les notes
bibliographiques que personne ne songe à chercher
dans un manuel.

PRÉFACE

Le succès qu'ont rencontré les Manuels du Dr Moynac est la preuve qu'ils répondent à un besoin.

Je présente aujourd'hui au public la 4e édition du Manuel de Pathologie et de Clinique médicales.

Le Dr Moynac, éloigné de Paris, s'est consacré depuis longtemps tout spécialement à la chirurgie ; j'ai dû avoir recours, pour la refonte complète de son manuel, à un jeune docteur des plus distingués, ancien interne des hôpitaux de Paris.

Il désire, quant à présent, conserver l'anonyme ; qu'il me permette de lui adresser, à l'abri de ce voile, mes remerciements sincères pour la part active qu'il a prise à ce travail ingrat de remaniement.

Le lecteur reconnaîtra bien vite que ce travail a été considérable. Tout en conservant le cadre primitif, nous avons dû l'agrandir pour y faire rentrer, avec leur classification exacte, de nouvelles familles de maladies: *les maladies bactériennes, les maladies par ralentissement de la nutrition.*

Bien que cet auteur anonyme ne soit pas un élève direct du professeur Bouchard, on trouvera dans cette 4ᵉ édition la trace de l'impulsion que ce maître a imprimée à la science. Il n'a pas dépendu de moi que cette trace ne fût encore plus accentuée, et que ce manuel ne devint ainsi le vulgarisateur d'idées qui, chaque jour, pénètrent plus profondément dans la doctrine et la pratique de la Médecine.

L'Éditeur,

G. STEINHEIL

MANUEL

DE

PATHOLOGIE

ET DE CLINIQUE MÉDICALES

LIVRE PREMIER

MALADIES DE L'APPAREIL CIRCULATOIRE

ARTICLE PREMIER

MALADIES DU PÉRICARDE

PÉRICARDITE

La péricardite est l'inflammation du feuillet séreux du péricarde. Elle peut être aiguë ou chronique, générale ou partielle.

Étiologie. — Maladie assez fréquente ; la péricardite peut être la conséquence de *violences* exercées sur le thorax, de fractures de côtes ; plus souvent elle est consécutive à des *lésions de voisinage*, pneumonie, pleurésie, tubercules ; il y a extension de l'inflammation. Chez les individus prédisposés, le *froid* peut développer une péricardite (1).

---

(1) D'après Bouillaud, le *rhumatisme articulaire aigu généralisé* se compliquerait de péricardite 50 fois sur 100.

Mais les *péricardites secondaires sont de beaucoup les plus communes;* on les observe surtout dans le rhumatisme; plus rarement dans le typhus, la fièvre typhoïde, le mal de Bright, le scorbut, les fièvres éruptives.

Anatomie pathologique. — Les lésions consistent : 1º en altérations du péricarde ; 2º en un épanchement.

1º Les *altérations* du feuillet séreux du péricarde sont semblables à celles de la plèvre (voyez *Pleurésie*).

2º L'*épanchement* peut être : a. *Fibrineux.* — La coagulation de cet épanchement s'effectue au fur et à mesure de sa production ; il se dépose d'abord sur le feuillet viscéral qui revêt le cœur et lui donne un aspect villeux, tomenteux, réticulé ; bientôt les deux feuillets sont revêtus de fausses membranes épaisses auxquelles les mouvements du cœur donnent toutes sortes de formes : on les a comparées à deux tartines de beurre brusquement séparées (1) ; des tractus fibrineux les relient entre elles ; leur couleur est souvent celle de l'épanchement.

b. *Séro-fibrineux.* — Le liquide peut être citrin, mais il est souvent louche et tient en suspension des flocons membraneux ; sa quantité varie de quelques grammes à plusieurs litres.

c. *Purulent.* — Le liquide renferme un grand nombre de leucocytes, il est opaque ; ces péricardites purulentes s'observent surtout dans la puerpéralité, dans certaines fièvres éruptives graves chez les individus débilités ; un épanchement d'abord séreux peut à la longue devenir purulent.

d. *Hémorrhagique.* — C'est ce qui a lieu dans les péricardites traumatiques et dans certaines péricardites secondaires (mal de Bright, tubercules, cancer). L'hémorrhagie est précédée de la formation d'une *néo-membrane,* et elle est due à la rupture de ses jeunes vaisseaux.

Effets de voisinage. — L'accumulation du liquide dans le péricarde détermine nécessairement sa dilatation et, comme

---

(1) Ces dépôts fibrineux sont formés de fibrine, de globules de pus et de cellules provenant de l'épithélium.

conséquence, l'abaissement de la moitié correspondante du diaphragme, la voussure du thorax dans la région précordiale et le refoulement des poumons ; le poumon gauche peut être comprimé au point de devenir momentanément imperméable à l'air dans une grande étendue.

L'*épanchement* peut se résorber complètement, persister en quantité variable ou se condenser en une masse caséeuse, sorte de bouillie purulente divisée par de nombreux tractus celluleux.

Comme dans toute phlegmasie séreuse, les *dépôts fibrineux* persistent plus longtemps ; ils se transforment en tissu conjonctif, établissent des *adhérences* entre le cœur et le feuillet pariétal ; ces adhérences sont souvent lâches, réticulées ; mais elles peuvent être généralisées, ce qui a fait croire à l'absence du péricarde. Elles peuvent subir les transformations cartilagineuses ou osseuses ou, au contraire, disparaître en prenant un aspect poli et une couleur blanchâtre *(taches laiteuses)*.

Le cœur est très souvent altéré, sa couleur est feuille-morte ; il est ramolli ; c'est une véritable *myocardite aiguë*, caractérisée par une infiltration graisseuse des fibres musculaires en contact avec le feuillet viscéral du péricarde.

Symptômes. — Un grand nombre de péricardites passeront inaperçues si l'on n'explore fréquemment la région précordiale dans les maladies pouvant donner lieu à des péricardites secondaires.

Cependant la péricardite peut débuter d'une façon éclatante par des frissons, de la fièvre et un malaise général. Quel que soit son début elle se caractérise ordinairement par de la douleur, de la dyspnée, une voussure de la région précordiale, un frémissement spécial ou une disparition du choc précordial suivant que la péricardite est sèche ou avec épanchement, de la matité, des bruits de frottement, des troubles circulatoires et des symptômes généraux.

Douleur et dyspnée. — La douleur est variable, parfois

atroce ; parfois faisant absolument défaut, le plus souvent elle est modérée, circonscrite dans la région précordiale ou s'irradiant vers l'épigastre et le mamelon. La *dyspnée* est habituelle ; elle augmente à mesure que l'épanchement fait des progrès, s'accompagne de *palpitations* intermittentes, mais très rarement de *lipothymies* et de syncopes.

L'*inspection* de la région précordiale démontre l'existence d'une *voussure* proportionnée à l'abondance de l'épanchement, manquant par conséquent dans les péricardites sèches.

Palpation. — Elle révèle, dans les péricardites sèches avec fausses membranes, un *frémissement péricardique* différant du frémissement cataire, parce qu'il n'a pas le caractère vibratoire. Elle révèle dans les cas d'épanchement un affaiblissement et parfois une *disparition du choc précordial*.

Percussion. — Dès que l'épanchement se produit, la percussion traduit sa présence, ses progrès et la forme qu'il imprime au péricarde par une *matité* qui commence vers l'extrémité sternale du troisième et du quatrième cartilage costal et qui peut devenir pyriforme à sommet supérieur. Cependant la matité peut être, ou plus étendue que l'épanchement, ce qui tient à ce que des fausses membranes ont rapproché le cœur de la paroi thoracique, ou au contraire moins étendue que l'épanchement, le cœur ayant été refoulé en arrière vers la colonne vertébrale.

Auscultation. — Au début, lorsque les feuillets du péricarde ont perdu leur poli, mais qu'il n'existe pas encore d'épanchement, on entend un *bruit de frottement* que l'on a comparé à celui du cuir neuf, du parchemin, ou au froissement d'un billet de banque ; ce bruit de frottement occupe souvent la partie moyenne de la région précordiale, car c'est en ce point que les deux feuillets du péricarde sont le plus rapprochés, il s'exagère par la pression du stéthoscope, l'inclinaison du tronc en avant : il peut coïncider avec n'importe quel temps de la contraction du cœur, et, reliant le premier bruit au second, il donne le *bruit de galop*. A mesure que l'épanchement augmente les bruits de frottement s'affaiblissent et bientôt disparaissent pour réapparaître lorsque la résorption du liquide permettra de nouveau le contact des feuillets séreux.

Circulation. — Au début, le cœur bat avec énergie, ses bruits ont un timbre métallique et le pouls conserve ses caractères normaux, peut-être y a-t-il exagération du dicrotisme normal.

A mesure que l'épanchement se produit, les *bruits du cœur s'éloignent* et disparaissent d'abord vers la pointe ; souvent des *souffles cardiaques* se mêlent aux bruits de frottement ; ils sont dus soit à une endocardite concomitante, soit à la compression des gros vaisseaux par l'épanchement. Le *pouls* devient petit, irrégulier, intermittent. La compression des veines caves et pulmonaires amène des stases sanguines dans le cerveau, les poumons, le foie, les reins et tous les phénomènes qui en sont la conséquence.

Enfin *la contractilité du cœur peut subir une atteinte grave* (forme paralytique), le malade se cyanose, le pouls est à peine perceptible, les extrémités s'infiltrent et la mort survient. Cette parésie cardiaque résulte de la compression produite par l'épanchement et de la dégénérescence des fibres musculaires.

Diagnostic. — 1° *Avec une pleurésie sèche siégeant à gauche.* — Les frottements pleurétiques coïncident avec les mouvements de la respiration, ceux du péricarde avec les contractions cardiaques ; faites suspendre la respiration, vous continuerez à entendre les bruits de frottement s'il s'agit d'une péricardite, vous ne les entendrez plus s'il s'agit d'une pleurésie.

2° *Avec des lésions valvulaires.* — Les frottements péricardiques et les souffles cardiaques se distinguent par plusieurs caractères : *A.* Les bruits cardiaques sont généralement doux, soufflants, en jets de vapeur ; ceux du péricarde ont un timbre plus rude, celui du cuir neuf. — *B.* Les frottements péricardiques sont plus clairs et plus superficiels que les souffles cardiaques. — *C*. Ils s'exagèrent par la pression du stéthoscope, l'inclinaison du tronc en avant, ce qui ne modifie pas les souffles cardiaques. — *D*. Les frottements ont souvent leur maximum d'intensité vers la partie moyenne de la région précordiale et au niveau de la base ou de la pointe comme les souffles. — *E*. Les bruits de frottement restent circonscrits dans la région précordiale, les souffles de l'orifice aortique se prolongent dans ce vaisseau. — *F*. Les frottements péricardiques peuvent disparaître d'un moment à l'autre, ce qui n'a pas lieu pour les souffles cardiaques.

3° L'*hypertrophie du cœur* et l'épanchement péricardique ont pour symptôme commun l'augmentation de la matité précordiale et l'affaiblissement des bruits ; mais l'hypertrophie exagère la force du choc précordial qui est, au contraire, très diminuée dans la péricardite ; de plus, dans l'hypertrophie la matité cesse là où bat la pointe, elle se prolonge un peu au-dessous dans la péricardite.

Pronostic. — Une péricardite de moyenne intensité survenant dans le cours d'un rhumatisme n'est ordinairement pas grave ; le pronostic s'établira sur l'état des contractions cardiaques, l'abondance et surtout la nature de l'épanchement ; lorsqu'il est purulent ou que le cœur a subi la dégénérescence graisseuse, le pronostic devient très grave.

Traitement. — Au début, chez un rhumatisant vigoureux, on fera appliquer des sangsues ou des ventouses scarifiées sur la région précordiale. Si la fièvre est intense et les contractions du cœur énergiques, on administrera de la digitale (de 10 à 50 centigrammes de poudre de feuilles pour 100 grammes d'eau édulcorée avec du sirop simple) ; mais il faudra examiner attentivement l'état du cœur et diminuer la dose dès que les contractions s'affaibliront.

L'angoisse précordiale sera calmée par l'application continue d'eau froide ou de glace dans cette région.

Jaccoud donne le tartre stibié à la dose de 40 à 50 centigrammes à prendre par cuillerées d'heure en heure ; il se produit très rapidement des vomissements et des selles ; un jour de repos, puis une nouvelle dose de 25 centigrammes.

Lorsqu'il existe un épanchement, on en favorise la résorption par l'application de vésicatoires volants répétés. Pour tisane, l'infusion de genièvre avec 5 à 6 centigrammes d'acétate de potasse, ou encore d'oxymel scyllitique à la dose de 15 à 20 grammes dans un julep.

Dans la forme paralytique, l'extrait de quinquina, la potion de Todd.

Si l'épanchement menaçait la vie par son abondance, il faudrait faire la *ponction du péricarde* ou paracentèse.

ADHÉRENCES DU PÉRICARDE

Les péricardites laissent fréquemment à leur suite des adhérences qui peuvent apporter de sérieuses entraves aux fonctions du cœur.

Ces adhérences consistent en brides ou cloisons s'entre-croisant de toutes les façons, circonscrivant des lacunes, des loges occupées par des dépôts liquides ou semi-concrets ; elles peuvent être assez multipliées pour fixer le cœur à la paroi fibreuse du péricarde et pour l'immobiliser : c'est ce que l'on a comparé aux symphyses articulaires (*symphyse cardiaque*). Tantôt lâches, tantôt serrées, ces adhérences ont une consistance qui s'accroît chaque jour ; elles peuvent acquérir une dureté pierreuse (ossification du cœur).

Le *cœur* est rarement intact ; il est habituellement hypertrophié et dilaté, ce que l'on a attribué soit à l'activité anormale qu'il doit déployer, puisqu'il est privé de ses moyens de glissement, soit aux tractions excentriques exercées sur lui par les adhérences. Ces lésions peuvent être assez accentuées pour entraîner toutes les conséquences des maladies du cœur [les hydropisies, les congestions viscérales (du poumon, du foie, des reins, etc.)]. Outre ces désordres fonctionnels, les adhérences se traduisent par une *dépression de la paroi thoracique au moment de la systole;* lorsque cette dépression n'est pas bornée à la pointe, mais s'étend à plusieurs espaces intercostaux, aux fausses côtes et même à l'extrémité inférieure du sternum, elle est pathognomonique d'une adhérence presque générale. La dépression est nécessairement suivie d'un soulèvement qui coïncide avec la diastole.

Le **pronostic** est grave, car ces adhérences sont fréquemment suivies d'atrophie, de dégénérescence graisseuse du cœur et d'altérations valvulaires.

Traitement. — Révulsifs sur la région précordiale, toniques pour combattre la dégénérescence et l'atrophie du cœur. Si les lésions valvulaires se sont produites, elles réclament un traitement spécial (voyez *Lésions valvulaires en général*).

HYDROPÉRICARDE

On donne le nom d'hydropéricarde à une accumulation de liquide dans le péricarde, sans inflammation de son feuillet séreux.

L'hydropéricarde appartient à la *classe des hydropisies* et se produit sous les mêmes influences :

1º Sous l'influence d'*entraves apportées à la circulation des veines coronaires*, telles que la stase du sang dans l'oreillette droite ; dans ce cas le sérum transsude à travers les parois de ces veines et s'accumule dans le péricarde.

2º Sous l'influence de *maladies générales* qui fluidifient le sang : telles sont les cachexies, cancer, tubercules, mal de Bright, scorbut, typhus, etc.

Pour que l'hydropéricarde mérite ce nom il faut que la quantité du liquide atteigne au moins 100 grammes ; elle est parfois de plusieurs litres ; le liquide est clair, citrin, riche en albumine ; la séreuse est pâle, exsangue.

Symptômes. — *Voussure et matité de la région pré-*

cordiale proportionnées à l'abondance du liquide, *affaiblisse-ment et éloignement* des bruits du cœur. On le distinguera d'un épanchement lié à une péricardite par l'absence de réaction fébrile, de douleurs et par les circonstances au milieu desquelles s'est développée la maladie sur laquelle le malade appelle rarement l'attention et qu'il faut découvrir.

Le **pronostic** varie suivant l'abondance de l'épanchement, la faiblesse du malade et la façon dont le cœur supporte la compression.

Le **traitement** local consiste en révulsifs sur la région pré-cordiale, en purgatifs, diaphorétiques et diurétiques, pourvu que les lésions originelles ne présentent pas de contre-indications. La ponction ne serait justifiée que par le volume considérable de l'épanchement et l'imminence de la syncope. Quant au traitement général, il doit varier suivant les causes de la maladie.

HYDROPNEUMOPÉRICARDE

Soit par le fait de la décomposition putride des matières contenues dans le péricarde, soit à la suite d'une perforation traumatique ou spontanée de cette membrane, des *gaz* ont pu s'accumuler dans sa cavité : avec les gaz on trouve toujours une certaine quantité de liquide : d'où le nom d'hydropneumopéricarde donné à cette affection.

Les *signes* de cette maladie consistent en une *sonorité tympanique* dans la partie supérieure de la région précordiale et une matité à sa base. Les bruits du cœur ont pu être affaiblis, mais souvent ils ont présenté au contraire un éclat métallique ; on a entendu, mais rarement, le tintement métallique (voyez *Pneumothorax*). Les autres signes physiques et fonctionnels sont ceux de la péricardite.

La mort est la conséquence habituelle de l'hydropneumopéricarde, qui est fort rare.

ARTICLE II

MALADIES DU CŒUR

ENDOCARDITES

L'endocardite reconnaît trois variétés.

1º Endocardite aiguë simple ou mieux endocardite aiguë.

2º Endocardite chronique avec ses conséquences : les lésions valvulaires.

3º Endocardite ulcéreuse ou typhoïde, maladie de nature toute spéciale et qui doit être rigoureusement séparée des autres formes d'endocardite et qui sera décrite au chapitre des maladies bactériennes.

I. — ENDOCARDITE AIGUE SIMPLE

Étiologie. — Les causes de cette endocardite sont, par ordre de fréquence :

1º Le *rhumatisme articulaire aigu*, surtout lorsqu'il est généralisé. Loi de Bouillaud : dans le rhumatisme articulaire aigu, violent, généralisé, la coexistence d'une endo-péricardite est la règle, son absence l'exception ; dans le rhumatisme léger et localisé, la proposition doit être renversée.

2º L'*extension d'une phlegmasie voisine* (péricardite, myocardite, pneumonie, pleurésie).

Anatomie pathologique. — *L'endocardite aiguë* ne frappe guère que le ventricule gauche ; elle est même souvent *limitée aux valvules*, surtout à la valvule mitrale, et c'est la face en regard de la colonne sanguine qui est le plus sérieusement atteinte.

Les altérations sont celles de toute phlegmasie séreuse. D'abord *hyperhémie*, caractérisée par des arborescences rouges dans le tissu sous-séreux, ne s'effaçant pas par le lavage ; puis *prolifération et chute épithéliale*, difficiles à constater ; *prolifération du tissu conjonctif et exsudat plastique* dans les mailles de ses corpuscules ; bourgeonnement vasculaire ; en un mot, production de *végétations* semblables à celles que l'on observe dans les autres phlegmasies séreuses (1). Par suite de ces lésions, l'endocarde devient rugueux, irrégulier ; il est opaque, épaissi, la *fibrine* se dépose sur ses reliefs dépolis. Ces dépôts fibrineux qui viennent tapisser les végétations et les points dépolis peuvent être résorbés ; ils peuvent se ramollir à leur centre et former une petite collection d'un blanc puriforme souvent prise pour du pus et qui est constituée par un amas de leucocytes et de graisse.

Si cet état persiste, les végétations contractent des adhérences entre elles ; elles se rétractent, surchargent les valvules, les déforment et leur enlèvent les qualités d'indépendance et de finesse nécessaires à leurs fonctions. Ainsi elles adhèrent entre elles ou aux parois ventriculaires, et transforment l'orifice en un étroit canal à parois immobiles ; leurs cordages tendineux se rompent, etc.

Dans la plupart des endocardites, il se fait par voisinage une inflammation des fibres musculaires du cœur ou myocardite.

Symptômes. — *Début.* — Si dans le cours d'un rhumatisme vous voyez la température s'élever rapidement, cherchez-en la cause dans le cœur, vous constaterez souvent l'existence d'une endocardite ou d'une péricardite. Mais, habituellement, qu'elle survienne dans le cours d'un rhumatisme ou d'une fièvre grave, qu'elle soit simple ou putride, l'endocardite *s'installe sournoisement ;* il faut la rechercher.

Elle se traduit par trois phénomènes principaux : 1° par l'éréthisme ou excitation cardiaque ; 2° par l'épaississement des valvules et l'imperfection de leur jeu ; 3° par la fièvre.

1° *Excitation cardiaque.* — Elle se révèle par des palpitations ; les battements du cœur sont violents, précipités, ils ébranlent la paroi thoracique.

2° *Épaississement des valvules.* — Les valvules épaissies par la phlegmasie remplissent mal leurs fonctions, déterminant d'une *façon passagère* le rétrécissement ou l'insuffisance des orifices ; il en résulte des *bruits de souffle* qui par leur brusque apparition, leurs alternatives fréquentes, se distinguent des souffles organiques ; en effet, l'épaississement des valvules est momentané ; dès que la fluxion inflammatoire disparaît, elles reprennent leur jeu régulier (voyez pour le siège et l'explication des souffles le chapitre des *Lésions valvulaires*).

3° *Fièvre.* — L'endocardite étant une phlegmasie, elle détermine une accélération du pouls et une élévation de température ; mais il est assez difficile de faire la part de ce qui revient à l'endocardite et à la maladie qu'elle complique. Quoi qu'il en soit, dans l'endocardite simple, la température ne dépasse pas 39 degrés.

Marche. — *L'endocardite simple* dure quelques jours ; puis les phénomènes aigus se dissipent, et alors, de deux choses l'une : ou bien la séreuse recouvre son intégrité, ou bien les symptômes s'aggravent de façon à prendre après un nombre d'années indéterminé les caractères de l'endocardite chronique (voyez *Lésions valvulaires*).

Traitement. — L'endocardite aiguë sera traitée comme la péricardite, avec laquelle elle coexiste fréquemment. Suivant les cas, on emploiera les émissions sanguines, le tartre stibié, les alcalins ou la digitale, et les révulsifs sur la paroi thoracique.

II. — ENDOCARDITE CHRONIQUE

Étiologie. — L'*endocardite chronique* est très souvent le reliquat d'une endocardite aiguë ; mais parfois elle s'installe sans bruit, sous l'influence de l'âge, de la même façon que s'établit l'athérome artériel ; peut-être la syphilis, l'alcoolisme, les phlegmasies réitérées de l'appareil respiratoire y prédisposent-ils.

Anatomie pathologique. — Qu'elle soit la conséquence de l'endocardite aiguë ou qu'elle se soit établie sous l'influence de l'âge, elle est caractérisée par l'*établissement définitif* des lésions que nous venons d'étudier, par leur *transformation calcaire*, leur dégénérescence graisseuse. Les foyers graisseux peuvent se ramollir, se vider dans la cavité ventriculaire, laissant à leur suite des ulcérations, des excavations ; les valvules peuvent être perforées (c'est ce que l'on a nommé *état criblé*, etc.). Qu'un fragment de ces stalactites ou de ces dépôts vienne à se détacher sous l'influence du courant sanguin, il sera transporté dans une artère éloignée dont il oblitérera la cavité, déterminant ainsi l'anémie et le sphacèle de toute la région tributaire de ce vaisseau. Ce fragment mobile dans le système circulatoire a reçu le nom d'*embolie* (voyez *Embolie*, dans la Pathologie générale).

Symptômes. — Ses symptômes sont ceux des lésions valvulaires qu'elle engendre (voyez *Lésions valvulaires*).

Traitement. — Voyez *Lésions valvulaires*.

LÉSIONS VALVULAIRES

On désigne sous ce nom les altérations des valvules établies à l'état chronique et entraînant dans l'appareil circulatoire une série de troubles que nous ferons connaître tout à l'heure.

Pour comprendre les phénomènes morbides dont le cœur peut être le siège, il faut avoir bien présent à l'esprit son *fonctionnement normal*. Le voici : Le sang veineux arrive à l'oreillette droite par les veines caves et coronaires ; le sang artérialisé dans les poumons arrive à l'oreillette gauche par les veines pulmonaires. Dès que les oreillettes sont pleines, elles se contractent et refoulent le sang dans les ventricules. Ce passage se fait sans bruit (théorie de Rouannet et Bouillaud généralement admise). Aussitôt les ventricules, distendus par l'arrivée du sang, entrent en jeu, les valvules mitrale et tricuspide se ferment, empêchent le retour de l'ondée sanguine vers les oreillettes et produisent, en se fermant, un claquement qui est le *premier bruit du cœur*. Au contraire les valvules sigmoïdes placées à l'entrée de l'aorte et de l'artère pulmonaire s'effacent et laissent un libre passage à l'ondée sanguine que les ventricules projettent dans leur cavité. Grâce à leur élasticité, les artères se dilatent pour la recevoir et reviennent sur elles-mêmes dès que la contraction du ventricule cesse. Par ce retour à leurs premières dimensions, les artères chassent le sang d'une part vers les capillaires, de l'autre vers le cœur; mais la colonne qui se dirige vers le cœur se trouve arrêtée par l'abaissement des valvules sigmoïdes. Le claquement des valvules sigmoïdes détermine le *deuxième bruit du cœur*.

Ainsi, *le premier bruit du cœur se rattache au claquement des valvules auriculo-ventriculaires* (mitrale et tricuspide); il coïncide avec la systole ventriculaire et avec le pouls. Il a son maximum à la pointe du cœur, c'est-à-dire au-dessous du mamelon et un peu en dehors. (On se rappellera que, le cœur étant obliquement couché sur le diaphragme, les bruits normaux ou pathologiques qui se passent au niveau des orifices auriculo-ventriculaires s'entendent surtout à la pointe.) Ce premier bruit est sourd, profond, car avant d'arriver à l'oreille il doit parcourir un assez long trajet.

Le deuxième bruit se rattache au claquement des valvules sigmoïdes, il a donc lieu après la systole ventriculaire; son maximum est à la base du cœur, c'est-à-dire sur la partie latérale droite du sternum, au niveau de l'articulation de la deuxième côte droite, c'est-à-dire au niveau même du foyer de sa production, car c'est à ce point que se trouvent les orifices artériels; il est clair, bref, superficiel et se prolonge dans les artères.

Cela étant, nous dirons qu'en clinique :

1° Quand on parle de la systole du cœur, on n'a en vue que la contraction des ventricules.

2° Les mots bruits et temps s'emploient indifféremment ; ainsi on dit premier bruit ou premier temps, deuxième bruit ou deuxième temps.

3° *Loi générale.* — Chaque fois qu'il existe un obstacle quelconque au cours du sang, il se produit un bruit de souffle (son nom le peint bien), très doux ou très rude, suivant la nature et le degré de l'obstacle.

4° Les lésions de l'endocarde (point de départ habituel des maladies organiques du cœur) déterminent des altérations valvulaires (épaississements, adhérence, incrustations calcaires) qui s'opposent à leur jeu régulier. Les valvules, devenues immobiles, ne s'effacent plus lors du passage du sang ; *elles le gênent donc dans sa marche d'une cavité dans l'autre (c'est là ce que l'on nomme rétrécissement)* ; ou, au contraire, ne pouvant plus fermer cet orifice, elles sont *insuffisantes* à prévenir le reflux du sang dans la cavité qu'il vient de quitter (*c'est ce que l'on nomme insuffisance*).

5° Les rétrécissements et les insuffisances n'offrant au passage du sang qu'un orifice rugueux, irrégulier, à bords calcaires, ce passage s'accompagne de bruits de souffle très rudes si l'orifice est étroit, calcaire, et si la cavité qui le lance est hypertrophiée ; plus doux dans le cas contraire.

6° Ces lésions ne s'observent que *dans le cœur gauche ;* il n'y a jamais de dépôts calcaires ou plastiques dans le cœur droit ; ses altérations sont secondaires (voyez *Mécanisme des altérations cardiaques*), et dans des cas très exceptionnels elles sont congénitales.

Orifice auriculo-ventriculaire. — Faisons l'application de ces principes. Supposons : 1°*Un rétrécissement de l'orifice mitral.* Le sang passera difficilement de l'oreillette dans le ventricule ; cette difficulté engendrera un bruit de souffle. Ce souffle se produisant au niveau de l'orifice auriculo-ventriculaire aura son maximum à la pointe du cœur (puisque nous avons vu que c'était vers ce point que se propagent le mieux les bruits de ces orifices). Il se produira au moment de la contraction des oreillettes ; il précédera donc la systole ventriculaire, il sera présystolique. Ainsi *un bruit de souffle présystolique de la pointe indique un rétrécissement mitral.*

2º *Insuffisance mitrale.* — Si la valvule mitrale ne se referme pas complètement au moment de la systole ventriculaire, elle permettra le retour d'une certaine quantité de sang dans l'oreillette ; ce retour sera soufflant. Nous aurons donc un souffle à la pointe, au moment de la systole, remplaçant le premier bruit que produit normalement le claquement régulier des valvules auriculo-ventriculaires. *Un souffle à la pointe et au premier temps indiquera donc une insuffisance mitrale.*

3º Si (ce qui a lieu le plus souvent), la valvule malade gêne le passage du sang de l'oreillette dans le ventricule et, de plus, permet le retour du sang du ventricule dans l'oreillette, il y aura à la fois *rétrécissement et insuffisance mitrale.* Le rétrécissement se traduit par son souffle présystolique ; l'insuffisance par son souffle systolique ; les deux souffles se suivant immédiatement forment un souffle prolongé. *Le souffle prolongé de la pointe indique donc un rétrécissement avec insuffisance de l'orifice mitral* (c'est le cas le plus fréquent).

Orifice aortique. — 1º *Rétrécissement.* — Si les valvules sigmoïdes sont altérées au point de gêner le passage du sang du ventricule dans l'aorte, il se produit au moment de la systole un bruit de souffle à leur niveau. Ce souffle aura son maximum à la base et au premier temps. Ainsi, *un bruit de souffle au premier temps et à la base indiquera un rétrécissement de l'orifice aortique.* [Rappelons que chez les anémiques il se produit un bruit de souffle à ce niveau et à ce temps (voyez *Anémie*).]

2º *Insuffisance aortique.* — Si les valvules sigmoïdes permettent le retour du sang de l'aorte dans le ventricule, maladie désignée sous le nom d'insuffisance aortique, il se produit un souffle au moment du reflux du sang, c'est-à-dire après la systole. Ce souffle a son maximum à la base, il remplace le deuxième bruit normal. Ainsi *un souffle au deuxième temps et à la base indique une insuffisance aortique.*

3º *Rétrécissement et insuffisance aortique.* — Cette lésion se traduit par deux bruits de souffle presque consécutifs, tous deux à la base, l'un au premier temps, l'autre au deuxième. Les bruits qui se passent au niveau de l'orifice aortique se propagent sur le trajet de ce vaisseau. En effet, on démontre en physique que les bruits produits par les mouvements des liquides se propagent surtout suivant la direction de leur courant : de telle sorte que les bruits auriculo-ventriculaires ont leur maximum à la pointe et que les bruits aortiques se prolongent sur le trajet de ce vaisseau.

L'appareil circulatoire est un merveilleux instrument d'hydraulique, mais la perfection de ses rouages est telle, qu'un seul étant atteint le désordre gagne de proche en proche jusqu'aux points extrêmes du système. C'est cet enchaînement que nous allons étudier ; nous verrons ensuite comment l'appareil se modifie de lui-même pour lutter contre ces désordres, de manière à en compenser les inconvénients. De là deux divisions :

A. *Conséquences des lésions valvulaires ;*

B. *Mécanisme de la compensation.*

A. Conséquences des lésions valvulaires. — Quelle qu'en soit la nature, elles entravent le cours du sang et déterminent la stagnation de ce liquide derrière elles. Prenons pour exemple une *lésion mitrale :* qu'il s'agisse d'un rétrécissement ou d'une insuffisance, le sang est gêné dans son cours, il s'accumule dans l'oreillette gauche et la distend, les veines pulmonaires se dégorgeront plus difficilement dans cette oreillette obstruée, le sang stagnera donc dans les capillaires du poumon. L'artère pulmonaire rencontrant des capillaires gonflés ne pourra que difficilement y déverser son contenu; sa propre circulation sera gênée et par suite celle du ventricule et de l'oreillette droite. Souvent même le ventricule se dilate et par suite la valvule tricuspide devient insuffisante. Le sang s'accumulera donc dans l'oreillette droite comme il s'est accumulé dans l'oreillette gauche, par conséquent le sang des veines caves et coronaires y aura un accès difficile, il stagnera dans ces veines, sa tension s'accroîtra.

Une lésion mitrale a donc entravé de proche en proche la circulation dans tout son ensemble. Nous eussions pris une lésion du cœur droit, que nous eussions parcouru tout ce cycle de même façon.

Examinons les *troubles fonctionnels* qu'engendrent dans les divers organes ces stases sanguines :

1° *Dans le poumon*, un état congestif qui nous explique la *dyspnée*, l'*oppression*, les accès de *suffocation* qu'éprouvent les gens atteints de maladies du cœur, leurs *bronchites* perpétuelles, les *apoplexies pulmonaires* par ruptures vasculaires, l'*œdème* des poumons par transsudation du sérum sanguin. De plus, les échanges gazeux s'accomplissent mal; le sang reste chargé d'acide carbonique, il prend une teinte foncée; la nutrition souffre de cet état qui, joint aux nombreux désordres fonctionnels que nous allons exposer, donne au malade une physionomie spéciale désignée par Andral sous le nom de *cachexie cardiaque*.

2° *Gêne dans la circulation de la veine cave supérieure*. — Le visage est cyanosé, c'est-à-dire bleuâtre, violacé surtout aux lèvres et aux pommettes; il est tuméfié, variqueux, mais l'œdème est rare. La circulation cérébrale est gênée, d'où vertiges, éblouissements, tintements d'oreille et même des lypothymies et des syncopes. (Quelques auteurs attribuent ces phénomènes surtout à l'anémie, en disant que si les lésions valvulaires augmentent la tension dans le système veineux, elles la diminuent dans le système artériel. On a dit encore que *les lésions aortiques déterminent de l'anémie et les lésions mitrales de la congestion.*)

Si l'on regarde les veines jugulaires, on les voit se gonfler au moment de l'expiration, elles sont même parfois le siège de battements isochrones à ceux du pouls artériel : c'est ce que l'on nomme le *pouls veineux;* s'il est très appréciable, il indique une insuffisance tricuspide, qui permet au sang de refluer dans l'oreillette droite et dans les veines voisines à chaque systole ventriculaire ; s'il est faible, on peut l'attribuer au simple reflux du sang contenu dans les veines intrathoraciques ; ces ondulations seront surtout alors appréciables pendant l'expiration.

3° *Gêne dans la circulation de la veine cave inférieure.* — Le sang qu'elle contient étant soumis à une pression anormale, ses parties les plus fluides transsudent à travers les parois des capillaires : c'est ce qui produit les *œdèmes* et les hydropisies des membres inférieurs, du scrotum et même des parois abdominales, et enfin les *congestions viscérales.*

Ainsi les veines hépatiques se dégorgent difficilement dans la veine cave ; le sang s'accumule dans le foie, le distend, l'hypertrophie, l'irrite (cirrhose cardiaque). Les fonctions biliaires sont gênées, d'où la *teinte subictérique* du visage chez les gens atteints de maladies de cœur.

De plus, le foie étant congestionné, la circulation de la veine porte se trouve compromise, la rate se gonfle ; les veines intestinales, celles des voies biliaires, sont tuméfiées et présentent les lésions de l'état catarrhal (d'où catarrhe gastro-intestinal et ascite). Les veines rénales se jetant dans la veine cave inférieure, la circulation du rein sera entravée ; d'où congestion, turgescence de cet organe, apparition de l'*albumine* dans l'urine, mal de Bright et parfois *urémie.*

Veine coronaire. — La gêne de la circulation se traduit par une transsudation séreuse dans le péricarde (hydropéricarde).

Est-il besoin d'ajouter que ces phénomènes se présentent avec les degrés les plus divers?

B. **Compensation.** — Il est fréquent de rencontrer des

gens atteints de lésions valvulaires incontestables et qui ne présentent aucun ou presque aucun des désordres que nous venons d'exposer ; c'est que chez eux l'entrave à la circulation est *compensée*. Là où le sang avait tendance à s'accumuler, la cavité s'est *dilatée*, la fibre musculaire s'est hypertrophiée et, par cet excès de force, a prévenu les désordres. Beau l'a justement désignée sous le nom d'*hypertrophie providentielle*.

Tant que la compensation est parfaite, l'individu n'est point malade, mais il est sous l'imminence d'un péril constant, car, à chaque instant, l'équilibre peut se rompre. On conçoit toutes les précautions qu'il doit prendre (éviter les excès, les fatigues, etc.).

Enfin, les lésions valvulaires entraînent toutes les lésions de l'*hypertrophie cardiaque*.

RÉTRÉCISSEMENT ET INSUFFISANCE MITRALE

Ces deux lésions coexistent habituellement, cependant elles peuvent se montrer isolées. Nous avons décrit les dégénérescences calcaires, graisseuses des valvules, la déchirure des muscles papillaires, les dépôts de stalactites crétacées qui les engendrent. Voici leurs symptômes spéciaux :

A. **Rétrécissement mitral.** — Le sang passe difficilement de l'oreillette dans le ventricule ; il en résulte un bruit de souffle qui aura son maximum à la pointe et qui précédera la systole ventriculaire et le premier bruit ; ce sera donc un *souffle présystolique de la pointe*.

B. **Insuffisance mitrale.** — Elle permet le retour du sang du ventricule dans l'oreillette ; le claquement de la valvule mitrale (par conséquent le premier bruit normal) est donc remplacé par un bruit de souffle qui se produit au moment de la systole ventriculaire et à la pointe. L'insuffisance mitrale se traduit donc par un *souffle systolique à la pointe*.

Mais d'ordinaire il y a à la fois rétrécissement et insuffisance mitrale, ce qui se traduit par la fusion des deux souffles, c'est-à-dire par un *souffle prolongé de la pointe.*

C. Rétrécissement avec insuffisance de l'orifice mitral. — L'association de ces deux lésions est infiniment plus fréquente que l'existence de l'une à l'exclusion de l'autre.

Au point de vue *anatomique,* nous nous bornerons à dire que les deux moitiés de la valvule mitrale sont soudées de manière à former un *entonnoir rigide,* dont le sommet s'est rapproché de la pointe du cœur. Tout le cœur est hypertrophié, surtout dans ses diamètres transversaux, et il est horizontalement dirigé.

Au point de vue des symptômes, nous ne signalerons que le plus caractéristique, c'est le *souffle prolongé de la pointe.*

En le décomposant on voit qu'il se compose : 1° D'un *roulement diastolique,* c'est une sorte de grondement produit par le passage du sang qui tombe de l'oreillette dans le ventricule, à travers l'orifice mitral toujours béant;

2° Du *souffle présystolique,* produit par le systole de l'oreillette (passage brusque du sang à travers l'orifice mitral rétréci);

3° Du *souffle systolique,* produit par la systole du ventricule (retour du sang dans l'oreillette). M. Duroziez a donné de ce bruit une notation assez bizarre, mais juste et très facile à retenir.

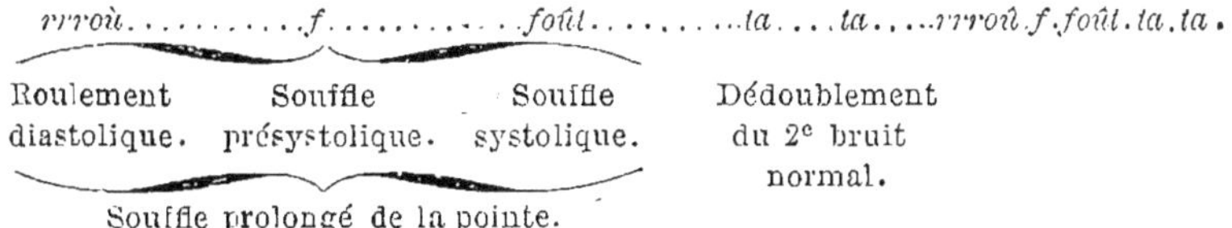

Les bruits du cœur présentent des *redoublements,* c'est-à-dire la répétition, dans un intervalle très court, des bruits de *plusieurs* révolutions cardiaques qui se précipitent, et des *dédoublements,* c'est-à-dire une augmentation du nombre des bruits qui correspondent à une révolution cardiaque ; de telle sorte qu'au lieu du rythme normal on a des bruits comparables au galop du cheval, au rappel du tambour, etc.

Dans toutes les lésions mitrales, le *pouls est très petit;* son tracé donne des oscillations fort peu accentuées, régulières si la compensation existe, inégales, irrégulières si elle n'existe pas. Le pouls présente des *intermittences,* que l'on a comparées à des faux pas. La petitesse du pouls tient, peut-être, à ce que le sang du ventricule, au lieu d'être en totalité lancé dans l'aorte, revient en partie dans l'oreillette.

Dans les lésions mitrales la compensation se fait de la manière suivante : *l'oreillette gauche se dilate* d'abord et s'*hypertrophie* ensuite dans une faible mesure ; puis la gêne circulatoire gagnant le *ventricule droit* celui-ci s'*hypertrophie* à son tour : mais des parois aussi peu riches en fibres musculaires que celles de l'oreillette gauche et du ventricule droit ont grand'peine à maintenir l'équilibre circulatoire : de là des troubles constants dans les lésions mitrales, troubles qui sont les suivants :

1° *Appareil respiratoire.* — Tout d'abord il y a *essoufflement, oppression.* Plus tard le *catarrhe bronchique,* la *congestion,* l'*œdème,* l'*hémorrhagie pulmonaires* apparaissent.

Les individus porteurs de lésions mitrales ont l'haleine courte : ils sont sujets à des accès d'oppression plus fréquents la nuit, auxquels on a donné le nom d'*asthme cardiaque.*

L'hémorrhagie (apoplexie) pulmonaire avec des crachats spéciaux est fréquente chez les mitraux.

2° *Œdèmes* périphériques légers, tels que *l'œdème des malléoles* le soir après des fatigues.

3° *Foie.* — Les troubles hépatiques sont très fréquents et se rencontrent parfois dès le début de la lésion, surtout chez les alcooliques : ils donnent lieu à des *congestions hépatiques,* à la *teinte subictérique,* parfois à une *ascite* précoce.

A mesure que la compensation faiblit, ces troubles augmentent, d'autres apparaissent et on finit par avoir le tableau complet des troubles circulatoires que nous avons exposés ci-dessus.

La marche de l'affection est chronique, interrompue parfois par des attaques subites d'*asystolie* sous l'influence d'une fatigue, d'une émotion, etc. Le malade succombe dans une de ces attaques ou est emporté plus lentement par les progrès de sa *cachexie cardiaque*.

INSUFFISANCE AORTIQUE (1)

Elle est produite par un état morbide des valvules sigmoïdes permettant le reflux du sang de l'aorte dans le ventricule gauche. Très souvent l'insuffisance est accompagnée de rétrécissement.

Étiologie. — Les causes sont celles des lésions organiques du cœur (rhumatisme, endocardite), parfois des chutes ou des coups portés sur la région précordiale.

De plus l'orifice aortique participe aux maladies de l'aorte. Aussi l'aortite chronique (vieillesse, alcoolisme, goutte) est-elle, et *plus souvent que l'endocardite rhumatismale*, cause des lésions de l'orifice aortique.

Anatomie pathologique. — Les valvules sigmoïdes ont subi les transformations cartilagineuses, osseuses, crétacées ; elles adhèrent aux parois de l'aorte ou du ventricule, elles sont déchirées, perforées ou amincies et criblées de petits pertuis (état réticulé ou fenêtré qui est très rare). Elles peuvent avoir conservé leur structure, mais l'orifice aortique est dilaté par un anévrysme. Leur état est facile à constater : il suffit de pousser un jet d'eau dans l'aorte, s'il pénètre dans le ventricule, la valvule est insuffisante.

Dans la règle, il existe en même temps une hypertrophie avec dilatation du ventricule gauche ; elle est destinée à réta-

---

(1) Elle a été décrite cliniquement pour la première fois par Hope et Corrigan, d'où le nom de *maladie de Corrigan* qui lui est parfois donné.

blir l'équilibre troublé par l'insuffisance, d'où le nom d'*hypertrophie compensatrice*. La dilatation serait en rapport avec le reflux d'une certaine quantité de sang dans le cœur et l'hypertrophie répondrait à la force plus grande nécessitée pour sa projection (1).

Symptômes. — *L'inspection* et la *percussion* de la région précordiale indiquent souvent l'existence d'une *voussure* et d'une *matité* étendue, ce qui répond à l'hypertrophie. Il peut exister un *frémissement cataire* à maximum diastolique.

L'auscultation révèle l'existence d'un *bruit de souffle* qui offre plusieurs caractères importants : 1° il a son *maximum à la base du cœur* (au niveau du bord inférieur de la troisième côte, près le bord droit du sternum) et *au second temps*, c'est-à-dire qu'il se produit au moment où le sang qui a été lancé dans l'aorte reflue dans le ventricule par le fait de l'insuffisance ; il remplace le second bruit produit normalement par le claquement de ces valvules ; 2° il *se prolonge* sur le trajet de l'aorte dans une grande étendue ; 3° il est *doux, soufflant, aspiratif*, en jet de vapeur : on l'a comparé au roucoulement de la tourterelle (2).

Les artères sont généralement *athéromateuses, flexueuses. Le pouls est bondissant et dépressible ;* ces caractères sont surtout accusés sur les artères du cou et sur celles du membre supérieur lorsqu'il est élevé. Le *bondissement* du pouls est dû à la force de projection de l'ondée sanguine lancée par un ventricule hypertrophié, sa *dépressibilité* s'explique par le reflux brusque du sang dans le ventricule et par la diminution de la tension artérielle qui en résulte immédiatement. Le *sphygmographe* rend parfaitement ce double caractère : la ligne d'ascension est verticale et marque ainsi la brusquerie de l'expansion vasculaire ; à son sommet se trouve un petit

(1) Il est aussi très fréquent d'observer la dilatation de l'aorte, dont les parois sont devenues athéromateuses.

(2) Les Anglais l'imitent par une onomatopée : *awe.*

crochet, indice de l'abaissement brusque de la tension artérielle.

Duroziez a signalé dans les artères des membres et spécialement dans la crurale un *double bruit de souffle* produit
par une pression légère du stéthoscope : le premier bruit coïn-
cidant avec la systole résulte de l'obstacle au cours du sang
créé par la pression du stéthoscope ; le second est produit par
le retour du sang vers le cœur, retour qui ne peut s'effectuer
que dans le cas d'insuffisance.

Les **symptômes généraux** des maladies du cœur (œdème,
dyspnée, turgescence de la face, etc.) sont beaucoup plus *rares*
dans l'insuffisance aortique simple que dans toute autre lésion
cardiaque, mais d'un autre côté il existe tout un cortège de
symptômes assez caractéristiques qu'on ne trouve pas dans les
affections mitrales.

Ces symptômes sont :

a. — Un *teint blafard* spécial avec *poussées congestives* de temps à autre. Les aortiques sont sujets aux *vertiges*,
aux *éblouissements*, aux *bourdonnements d'oreilles*, aux
lypothymies, aux *syncopes*.

b. — Des accès de *gastralgie*.

c. — Des *douleurs précordiales*, des *accès d'oppression angoissante* rappelant l'angine de poitrine, et qui sont
souvent l'*angine de poitrine véritable*.

Marche et terminaisons. — L'insuffisance aortique s'établit d'ordinaire d'*une manière inappréciable*, mais parfois
d'une façon brusque : les malades éprouvent subitement une
vive douleur à la région précordiale, ils ont une dyspnée considérable, les battements du cœur deviennent tumultueux : il
est probable que dans ces cas une valvule s'est rompue.

Lorsque la compensation est convenablement établie, les
gens atteints d'insuffisance aortique peuvent vivre de longues
années, sans soupçonner la grave lésion dont ils sont atteints.
De toutes les maladies du cœur c'est une des moins gênantes,

mais une des plus graves, car elle prédispose spécialement à la *mort subite* par syncope.

Diagnostic. — Un bruit de souffle au second temps et à la base se prolongeant sur le trajet de l'aorte, un pouls bondissant et dépressible, des artères flexueuses et athéromateuses, une hypertrophie du ventricule gauche, sont les caractères de l'insuffisance aortique.

RÉTRÉCISSEMENT AORTIQUE

Bien plus rare que l'insuffisance, le rétrécissement de l'orifice aortique se traduit par un *bruit de souffle* au premier temps et à la base se prolongeant sur le trajet de l'aorte (1). Le ventricule gauche est hypertrophié, moins pourtant que dans le cas d'insuffisance. Le *pouls est petit et régulier;* sa petitesse contraste avec l'hypertrophie du ventricule et constitue un bon signe de rétrécissement aortique.

RÉTRÉCISSEMENT ET INSUFFISANCE AORTIQUE

Cette lésion est fréquente; ses caractères consistent donc en un *double bruit de souffle à la base.* Le souffle au premier temps se rattache au rétrécissement, le souffle au deuxième temps appartient à l'insuffisance. Ces deux bruits peuvent se prolonger dans les gros vaisseaux, mais souvent la transmission ne porte que sur l'un deux. Le ventricule gauche est très hypertrophié, le pouls a perdu son caractère bondissant et dépressible, il est petit.

LÉSIONS DU CŒUR DROIT

Les lésions primitives du cœur droit sont presque sans exemple, du moins chez l'adulte.

---

(1) On se rappellera que le bruit de souffle à la base, au premier temps et se prolongeant sur le trajet de l'aorte, est habituellement un souffle purement *anémique* et que le rétrécissement aortique est la plus rare des lésions organiques du cœur.

Les lésions du cœur droit sont consécutives à des lésions du cœur gauche ou de la circulation pulmonaire ; elles résultent de l'entrave que ces lésions apportent à la circulation, et consistent presque exclusivement en insuffisances relatives, c'est-à-dire en dilatation des orifices.

En comparant le processus morbide dans les deux cœurs, on voit que :

A gauche, les lésions débutent par les orifices et les ventricules, l'hypertrophie et la dilatation ne viennent qu'après ;

A droite, au contraire, ce sont les cavités et les orifices qui commencent par se dilater, et, par suite, les valvules deviennent insuffisantes.

Lésions de l'orifice pulmonaire. — Très rares ; l'insuffisance est presque sans exemple, le rétrécissement a été surtout observé chez le nouveau-né, il peut coïncider avec la persistance du trou de Botal ou tout vice de conformation du cœur.

Le *rétrécissement* se traduit par un bruit de souffle au premier temps, comme le rétrécissement aortique, l'*insuffisance* par un souffle au deuxième temps, mais ces souffles ont leurs foyers plus à gauche (troisième articulation synchondro-costale gauche) et se propagent sur le trajet de l'artère pulmonaire, c'est-à-dire vers la clavicule gauche.

Ces lésions sont sans influence sur le pouls, mais elles déterminent l'hypertrophie du ventricule droit et des *phénomènes de stase veineuse*.

Un fait important à noter, c'est que le rétrécissement pulmonaire exerce une action manifeste sur le développement de la tuberculose pulmonaire qu'il semble provoquer.

Lésions de l'orifice tricuspide. — Le *rétrécissement* est fort rare : l'*insuffisance* est beaucoup plus importante.

L'insuffisance tricuspide a une origine toute mécanique : sous l'influence de la stase du sang dans sa cavité le ventricule droit se laisse dilater, et sa valvule devient insuffisante à fermer l'orifice élargi.

Les causes principales de cette dilatation ventriculaire et, par suite, de l'insuffisance tricuspide, sont :

a. — Les *maladies chroniques du poumon* (emphysème, asthme, catarrhe chronique) ;

b. — Les *maladies du cœur gauche*, les *lésions mitrales*.

Les *symptômes* des lésions de l'orifice tricuspide sont :

1º Un *bruit de souffle* au *premier temps* dont le maximum est à l'appendice xyphoïde ;

2º Des troubles très marqués de la circulation veineuse.

a. — *Pouls veineux vrai* : le sang à chaque systole reflue dans l'oreillette droite et de là librement dans les jugulaires, où il marque son arrivée par un *soulèvement isochrone à la contraction ventriculaire*, c'est-à-dire *au pouls artériel*.

b. — *Battements du foie* : pour les mêmes raisons le sang refluant dans la veine cave inférieure détermine des soubresauts systoliques du foie.

c. — Enfin, dans l'insuffisance tricuspide les troubles de la circulation périphérique : *œdèmes, hydropisies et congestions viscérales*, sont portés au maximum.

TRAITEMENT DES MALADIES DU CŒUR (1).

Des lésions organiques très prononcées peuvent exister chez des personnes qui ne s'en doutent point ou qui, du moins, en souffrent peu et vivent de la vie commune.

Cette immunité tient à ce que, chez elles, les lésions sont compensées, c'est-à-dire que l'obstacle à la circulation est surmonté par la dilatation et l'hypertrophie de certains départements du cœur. Tout doit avoir pour but de maintenir cet équilibre ; il faudra mener une vie sobre et régulière, éviter les excès de tout genre, les fatigues musculaires, etc. Malheureusement les compensations aussi parfaites sont assez rares,

(1) Pour plus de détails, voyez mon livre de *Pathologie générale* (2ᵉ édition).

très souvent l'équilibre est rompu et c'est à le rétablir qu'il faut travailler.

Les maladies du cœur présentent deux indications principales : 1° *diminuer les résistances que le cœur rencontre à l'accomplissement de ses fonctions;* 2° *augmenter la force de contraction du muscle cardiaque.*

1° La première indication sera satisfaite en *diminuant la tension veineuse;* pour cela on aura recours aux *saignées,* aux *diurétiques* (chiendent nitré, vin diurétique de la Charité, oxymel scillitique, régime lacté) et aux *purgatifs drastiques* (eau-de-vie allemande, 25 à 50 grammes avec une dose égale de sirop de nerprun, etc.).

2° La deuxième indication consiste à *accroître l'énergie des contractions du cœur;* deux médicaments remplissent fort bien ce but : ce sont la digitale et le café. La digitale, véritable quinquina du cœur, peut être employée en poudre dans du pain azyme ou en pilules à la dose de 20 à 50 centigrammes par jour; on peut l'administrer en infusion, en sirop (sirop de Labélonye), ou encore se servir de son alcaloïde, c'est-à-dire de la digitaline à la dose de 1 à 2 milligrammes (on fait des granules contenant chacun 1 milligramme de digitaline).

La meilleure préparation est la macération de poudre de digitale administrée à la dose de 50 à 60 centigrammes. La digitale *s'accumule* dans l'organisme et déterminerait des phénomènes graves si son action n'était pas surveillée : elle doit être donnée seulement trois à quatre jours à doses croissantes (de 20 à 60 centigrammes) suivant quelques auteurs, à doses décroissantes suivant d'autres, à doses uniformes enfin pour quelques-uns. Après quelques jours de repos, pendant lesquels son action *diurétique et tonique* se continue, on en reprend l'usage. *Si, au cours de l'administration de la digitale, la quantité d'urine émise vient à diminuer, il faut en cesser l'emploi :* c'est la quantité d'urine émise qui est le *véritable réactif* de l'emploi de la digitale : elle doit dans la règle, augmenter après les premières doses du médicament.

Le café est un excellent succédané de la digitale : il doit

être surtout employé sous forme de caféine à la dose de 0,50 centigr. à 1 gramme. *La caféine peut donner de très beaux succès dans le traitement des maladies du cœur là où la digitale échoue.*

Les œdèmes seront combattus par les diurétiques et les purgatifs drastiques ; malheureusement ils atteignent souvent, quoi qu'on fasse, des proportions énormes et l'on résiste difficilement à la tentation d'y pratiquer des mouchetures ; ces ponctions évacuent la sérosité, mais très souvent elles sont le point de départ d'un érysipèle gangréneux mortel. Jaccoud frictionne les jambes avec 40 à 50 gouttes d'huile de croton. Il se produit une éruption vésiculeuse et le liquide filtre à travers les ulcérations consécutives ; ce procédé est fort douloureux, mais peut-être expose-t-il moins à l'érysipèle.

La faiblesse et la cachexie cardiaque doivent être combattues par un régime tonique.

La *diète lactée* est le meilleur régime à conseiller dans les maladies du cœur, *au moins dans les périodes d'aggravation.*

Le traitement des maladies de l'orifice aortique diffère de celui que nous venons d'exposer et qui s'adresse surtout aux maladies des valvules auriculo-ventriculaires. Dans les lésions des valvules aortiques l'insuffisance de compensation est rare, et rares aussi sont les occasions où l'on doit chercher à relever la contractilité du cœur, ce qu'on obtiendrait alors par la méthode indiquée ci-dessus.

L'indication dans les maladies de l'aorte est double :

1º Atténuer les douleurs, surtout les douleurs précordiales si fréquentes.

2º Atténuer les phénomènes d'anémie cérébrale qui se traduisent par la pâleur, les vertiges, les lipothymies, etc.

Ces indications sont remplies par l'emploi de l'opium, de la morphine, du nitrite d'amyle, ou mieux de la *trinitrine en solution alcoolique à 1/100* (quatre à six gouttes par jour).

ARTICLE III

MALADIES DU MUSCLE CARDIAQUE

CYANOSE. — PERSISTANCE DU TROU DE BOTAL

A vrai dire, le mot cyanose s'applique à la coloration bleue due à la gêne de la circulation veineuse. Mais il sert aussi à désigner une maladie produite par la persistance du trou de Botal ou du canal artériel et fort rarement par une communication accidentelle entre les deux circulations.

Anatomie pathologique. — La cyanose peut se rattacher : 1° *A la persistance du trou de Botal.* Ce trou qui, chez le fœtus, fait communiquer les deux oreillettes, s'oblitère dans les quinze premiers jours de la naissance, mais dans le cas de cyanose il persiste avec de larges dimensions ; ses bords sont durs, son trajet oblique ou direct.

2° *A la persistance du canal artériel* qui, chez le fœtus, s'étend de l'artère pulmonaire à l'aorte, mais s'oblitère normalement au moment de la naissance.

3° A un certain nombre de *vices de conformation* assez rares, mais très variés ; tels que communication entre les deux ventricules, oreillette et ventricule uniques comme chez les poissons.

Ces diverses altérations sont *congénitales* et elles s'accompagnent presque toujours du rétrécissement des orifices et de diverses lésions valvulaires qui, chose remarquable, occupent presque exclusivement le cœur droit et surtout l'orifice pulmonaire. Il est assez rationnel de rattacher au rétrécissement de cet orifice la persistance du trou de Botal.

4° Enfin viennent les *communications accidentelles*

engendrées par un travail ulcératif, par un traumatisme, etc. ; elles sont très exceptionnelles.

Symptômes. — Les accidents se déclarent quelques jours ou quelques semaines après la naissance, on les a vus ne se manifester que longtemps après. Ils consistent en une *coloration bleue* ou *cyanose*, en *accès de suffocation*, et en *signes physiques* perçus dans la région précordiale.

Cyanose. — La peau prend une coloration bleuâtre, noirâtre, livide ou pourpre, coloration très prononcée surtout aux lèvres, aux paupières, aux oreilles, au scrotum, à l'extrémité des doigts et des orteils qui sont souvent gonflés. Elle devient plus foncée sous l'influence du moindre effort ; au contraire, elle s'efface en partie par le repos. Cette coloration est due au mélange des deux sangs ; les malades sont très sujets aux hémorrhagies, ils se refroidissent facilement.

Dyspnée et accès de suffocation. — La respiration est habituellement gênée ; de plus, soit spontanément, soit sous l'influence du moindre effort, on voit survenir des accès de suffocation qui peuvent entraîner des lipothymies, des syncopes et exagèrent la coloration bleue.

Signes physiques. — Il existe dans la région précordiale un frémissement cataire, quelquefois une augmentation de la matité et presque constamment un *bruit de souffle* très rude ou un *bruissement sourd ;* il est difficile d'analyser les mouvements du cœur. Ces bruits sont engendrés par le passage du sang d'une oreillette dans l'autre, et par les rétrécissements et insuffisance des orifices, qui accompagnent habituellement la persistance du trou de Botal. Le malade éprouve des *palpitations* fréquentes, le pouls, petit et irrégulier, traduit les désordres des contractions cardiaques.

La cyanose est *à peu près constamment mortelle*, souvent à bref délai ; cependant il est des sujets qui, ma'gré la persistance du trou de Botal, ont pu vivre plusieurs années.

Diagnostic. — L'apparition de la cyanose peu de temps

après la naissance, les accès de suffocation et le désordre
dans les bruits du cœur feront aisément reconnaître la maladie.
L'administration du nitrate d'argent détermine, il est vrai,
une couleur noire, mais la dissemblance entre tous les autres
caractères rend la confusion impossible.

Traitement. — Faciliter la respiration par le repos, un
régime sévère, favoriser les sécrétions rénales par des diurétiques, faciliter les fonctions digestives par des purgatifs.
Combattre les accès de suffocation par les révulsifs et les
antispasmodiques.

MYOCARDITE OU CARDITE

Elle peut être aiguë ou chronique.

Myocardite aiguë. — Maladie rare, à peu près impossible
à reconnaître pendant la vie.

Étiologie. — Elle se produit sous l'influence de deux ordres de causes : 1° par *voisinage*, à la suite des endocardites
et des péricardites; 2° par *altération du sang*, à la suite
de la fièvre typhoïde, de la pyohémie et des fièvres éruptive
graves (1).

Anatomie pathologique. — La cardite peut être *aiguë*
ou *chronique*. La forme aiguë porte surtout sur la *fibre
musculaire* qui se gonfle, perd ses stries transversales et se
remplit de granulations graisseuses. Le cœur prend alors
cette teinte grisâtre, feuille morte que Laënnec avait signalée
dans la péricardite. L'altération est souvent limitée à la face
du cœur en contact avec la séreuse malade.

Au lieu d'être générale, l'altération peut être partielle, le
tissu musculaire se ramollit, se désagrège et il en résulte de
petits foyers puriformes dont l'avenir est assez variable;
les uns s'enkystent et se résorbent; d'autres s'ouvrent soit

(1) Voyez R. BRUNON. *Myosite infectieuse primitive*. G. Steinheil, éditeur.

dans le péricarde, soit dans l'endocarde, c'est-à-dire dans le cœur, et leur contenu mêlé au torrent circulatoire constitue autant d'embolies qui vont s'arrêter dans divers organes (rate, reins, cerveau, etc...). Enfin la paroi cardiaque affaiblie au niveau du foyer se laisse dilater en *forme d'anévrysme*. Si l'inflammation frappe les muscles papillaires, elle en détermine la rupture et par suite l'insuffisance de la valvule mitrale.

Symptômes. — Le cœur a perdu une grande partie de sa contractilité ; la *parésie cardiaque* sera donc le symptôme principal de la myocardite. A cela viennent se joindre les *bruits de souffle* liés au fonctionnement irrégulier des valvules, et par les phénomènes d'*oblitérations vasculaires* produits par les embolies.

Mais la myocardite étant une maladie secondaire, chacun de ces symptômes peut être revendiqué par la maladie primitive (endocardite, péricardite, fièvre typhoïde, etc...). On ne peut donc qu'en soupçonner l'existence.

La *forme aiguë* tue en quelques jours, et c'est à elle qu'il faut rapporter plusieurs cas de mort subite dans la fièvre typhoïde.

Myocardite chronique. — C'est la *sclérose du cœur*. Elle est le plus souvent le résultat des hypertrophies qui frappent le muscle cardiaque lorsqu'il s'agit de compenser une lésion valvulaire.

Le tissu scléreux (conjonctif) qui se développe peu à peu étouffe la fibre contractile, et joue ainsi un rôle capital dans l'évolution des maladies organiques du cœur : privé peu à peu de ses éléments contractiles le cœur faiblit, devient insuffisant à la tâche compensatrice et entre enfin en asystolie.

HYPERTROPHIE DU CŒUR

C'est l'épaississement des parois du cœur par augmentation du volume et du nombre de ses fibres musculaires. Suivant l'état des cavités on distingue trois formes d'hypertrophie :

1º Si les cavités sont dilatées, c'est l'hypertrophie *excentrique* ou anévrysme actif de Corvisart; 2º si elles sont rétrécies, c'est l'hypertrophie *concentrique*; 3º si elles sont restées normales, l'hypertrophie est simple. Ces deux dernières formes sont tout à fait exceptionnelles. Elles sont contestées d'ailleurs par plusieurs auteurs.

Pathogénie. — Le volume d'un muscle est en rapport avec le travail qu'il effectue; si *le travail augmente, le muscle se développe* : ex., muscles des mollets chez les danseuses, des bras chez les boulangers, etc. Cette loi s'applique également aux fibres musculaires du cœur; lors donc qu'il y aura un obstacle à la circulation, ses fibres se contracteront avec plus d'énergie pour le surmonter, leur nutrition deviendra plus active et elles s'hypertrophieront. Même en l'absence d'un obstacle à la circulation, si les contractions du cœur ont une *fréquence anormale*, comme cela s'observe chez les gens qui ont des palpitations, qui font des excès de tabac, etc., il pourra en résulter une hypertrophie, mais ces cas sont rares. De là deux variétés : 1º *hypertrophie par obstacle à la circulation*; 2º *hypertrophie simple par excitation cardiaque*.

1º *Hypertrophie par obstacle à la circulation*. — L'hypertrophie débute par la cavité directement en rapport avec l'obstacle, mais elle se généralise de proche en proche, car toutes les parties du cœur sont solidaires (voyez *Conséquences des lésions valvulaires*).

Oreillette gauche. — Elle s'hypertrophie dans le cas de rétrécissement ou d'insuffisance de la valvule mitrale.

Ventricule gauche. — Il s'hypertrophie dans le cas de lésions aortiques et aussi dans les anévrysmes de l'aorte, dans la dégénérescence athéromateuse des artères, car la perte de l'élasticité artérielle est une entrave sérieuse à la circulation. On observe encore son hypertrophie dans la grossesse et la néphrite interstitielle.

Oreillette droite. — Son hypertrophie est fort rare; elle s'observe dans le cas de rétrécissement de l'orifice tricuspide.

Ventricule droit. — Les lésions de l'orifice pulmonaire sont assez rares, mais, par contre, les lésions du poumon sont très fréquentes ; or, elles gênent le cours du sang dans l'artère pulmonaire, et par suite dans le ventricule droit, d'où son hypertrophie.

2° *Hypertrophie simple* (sans obstacle circulatoire). — Elle est en rapport avec une activité exagérée du cœur ; ses causes sont : les palpitations nerveuses, les émotions violentes, l'abus du café, du tabac, les veilles, etc.

Anatomie pathologique. — Le poids normal du cœur varie de 240 à 300 gr. ; hypertrophié, il pèse de 500 à 1000 et au delà. La paroi du ventricule gauche a 12 millimètres d'épaisseur chez l'homme, 10 millim., chez la femme (Bizot). Le ventricule droit a 4 millim. chez l'homme, 3 millim. chez la femme. L'oreillette gauche a 3 millim. et la droite 2 millim. Au delà de ces chiffres commence l'hypertrophie. On a vu la paroi du ventricule gauche atteindre 4 centim. d'épaisseur.

Lorsque l'hypertrophie est générale, ce qui est rare, le cœur a la forme d'un trigone à angles mousses (*cœur de bœuf*) ; il refoule tous les organes voisins, abaisse le diaphragme et tend à devenir transversal ; sa pointe s'incline fortement à gauche et sa base à droite. *Dans l'hypertrophie du ventricule gauche, le cœur devient ovoïde ;* sa pointe descend bien au-dessous de la sixième côte, le ventricule droit est presque effacé. Lorsque l'hypertrophie porte sur ce dernier, c'est surtout le diamètre transverse qui est accru ; la pointe est fortement déviée à gauche en raison du mouvement de bascule du cœur.

En tout cas le tissu est dur, d'un rouge sombre ; les fibres sont multipliées et épaissies.

Symptômes. — Les gens atteints d'hypertrophie du cœur présentent *deux ordres de symptômes :* les uns se rattachent à la maladie qui a engendré l'hypertrophie ; les autres se rapportent à l'hypertrophie elle-même. Nous ne nous occuperons que de ces derniers.

Les symptômes de l'hypertrophie du cœur sont de deux ordres, fonctionnels et organiques ou physiques.

1° *Signes fonctionnels.* — La *tension du sang est accrue dans les vaisseaux qui partent du segment hypertrophié.* Ainsi, dans l'hypertrophie du *ventricule gauche*, le pouls est plein, bondissant, les battements artériels deviennent visibles, les artères se dilatent, s'allongent, deviennent flexueuses ; de plus, certains organes sont congestionnés et troublés dans leurs fonctions ; la congestion du cerveau se traduit par de la céphalalgie, des éblouissements, des tintements d'oreille, des vertiges ; si les artères sont athéromateuses, elles sont exposées à se rompre, d'où hémorrhagie cérébrale.

L'hypertrophie du *ventricule droit* est rarement isolée, elle détermine de la congestion et des apoplexies pulmonaires, des catarrhes bronchiques, etc.

Enfin, que l'hypertrophie soit générale ou partielle, la respiration est souvent *gênée;* il peut exister des *palpitations* et un sentiment d'*anxiété précordiale* (1).

2° *Signes physiques.* — *Inspection.* — Elle permet d'apprécier une *voussure* plus ou moins accentuée, l'*ébranlement violent du thorax* et la *déviation de la pointe* qui bat soit en dehors de la ligne mamelonnaire, soit plus bas que normalement.

Palpation. — Le choc du cœur est tel que la main ou la tête appliquées sur la région précordiale sont brusquement soulevées; mais si l'hypertrophie est très considérable, bien que

(1) A l'*état normal*, la pointe du cœur bat dans le cinquième espace intercostal gauche, un peu en dedans d'une ligne abaissée du mamelon. La percussion de la région précordiale donne une matité absolue de forme triangulaire dont les plus grandes dimensions, soit en largeur, soit en hauteur, oscillent entre 4 et 5 centimètres 1/2. La matité commence sur le bord gauche du sternum, de la quatrième à la sixième côte, se limite en dehors par une ligne s'élevant de la pointe pour se porter obliquement vers le sternum, qu'elle atteint au niveau de la quatrième côte : en bas elle se confond avec la matité du lobe gauche du foie. De plus, cette partie mate est entourée d'une zone où le son est simplement obscur. Le son mat correspond à cette partie du cœur qui se trouve directement en contact avec la paroi thoracique ; la submatité périphérique est due à la présence du bord du poumon entre le cœur et les côtes.

le choc soit très fort, leur déplacement est peu sensible, car le
cœur ne revient que fort peu sur lui-même (Skoda). Si l'hypertrophie porte sur le ventricule droit, le soulèvement a lieu
surtout vers le creux épigastrique et la partie inférieure du
sternum.

Percussion. — La matité de la région précordiale est accrue surtout en bas et à gauche dans l'hypertrophie du ventricule gauche, surtout dans le sens transversal, lorsque l'hypertrophie siège à droite ; dans l'hypertrophie générale, l'accroissement s'effectue en longueur et en largeur.

Les signes fournis par la palpation et la percussion peuvent
manquer dans les cas d'épanchement péricardique ou d'emphysème pulmonaire.

Auscultation. — L'hypertrophie par elle-même rend les
bruits du cœur *plus forts et plus sonores* (on les a comparés à un cliquetis métallique), car le claquement des valvules
sera plus énergique. Les bruits de souffle, fréquemment entendus, se rattachent aux lésions valvulaires qui ont déterminé
l'hypertrophie.

Marche. — Sa marche comme sa durée n'offrent rien de
fixe ; elle peut persister de longues années sans troubler la
santé ; bien plus, elle est souvent providentielle (Beau), puisqu'elle rétablit l'équilibre dans la circulation. Mais parfois il lui
arrive de dépasser le but, et l'on souffre de l'excès de tension
du sang ; c'est ce que l'on voit dans l'insuffisance aortique.
Enfin les congestions viscérales peuvent avoir des suites
sérieuses.

Traitement. — Si les congestions étaient trop intenses,
s'il existait des menaces d'apoplexie, il faudrait, surtout chez
un sujet vigoureux, pratiquer la saignée. On pourrait également diminuer la tension sanguine par l'emploi des diurétiques
(nitrate de potasse, bicarbonates de soude, oxymel scillitique)
ou des purgatifs drastiques ; s'ils étaient mal supportés on
aurait recours aux purgatifs salins.

La digitale étant le quinquina du cœur, son emploi n'est guère indiqué (Bouillaud).

Lorsque les palpitations sont fortes on peut les calmer par l'application d'eau froide sur le cœur, l'usage du bromure de sodium (5 à 8 gr. par jour), de l'acide cyanhydrique médicinal (12 gouttes dans un verre d'eau non sucrée).

Le *régime* a une importance capitale ; le malade devra éviter toutes les causes capables d'augmenter la tension du sang ou d'exciter les contractions du cœur, telles que repas copieux, café, liqueurs, tabac, veilles, émotions vives, fatigues, etc. Les purgations légères, mais souvent répétées seront fort utiles en prévenant la pléthore.

DILATATION DU CŒUR

Elle est caractérisée par l'augmentation de capacité des cavités cardiaques avec amincissement de leurs parois (c'est l'anévrysme passif de Corvisart).

Pathogénie. — La dilatation peut se produire dans deux circonstances différentes : 1° *lorsque le sang exerce sur les parois du cœur une pression anormale ; 2° lorsque ces parois ont perdu leur résistance naturelle.*

1° *Dilatation par excès de pression.* — Chaque fois qu'il existe dans le système circulatoire, central ou périphérique, un obstacle quelconque à la circulation, le sang s'accumule derrière lui jusque dans la cavité correspondante du cœur, il exerce une pression excentrique sur les parois de cet organe et la dilatation se trouve constituée. Très souvent, il est vrai, la paroi s'épaissit en même temps qu'elle se dilate, le désordre est compensé et les accidents conjurés (voyez *Hypertrophie cardiaque*) ; mais si l'hypertrophie ne se produit pas, les parois s'amincissent nécessairement par la dilatation.

Le ventricule droit ayant des parois assez minces se dilate plus facilement que le gauche ; sa dilatation se produit sous l'influence des lésions chroniques du poumon (emphysème, bronchites chroniques, pneumonie caséeuse) et bien plus rarement par le fait d'une altération des valvules sigmoïdes de l'artère pulmonaire, altérations exceptionnelles. Le ventricule gauche se dilate surtout sous l'influence des rétrécissements ou insuffisances de l'aorte. La dilatation des oreillettes accompagne habituellement celle des ventricules.

2° *Dilatation par altération des parois*. — La pression intra-cardiaque est normale, mais les parois du cœur ont perdu leur résistance par le fait d'une myocardite, d'une péricardite, d'une dégénérescence graisseuse, plus rarement d'une endocardite.

Anatomie pathologique. — La dilatation coïncide tou-jours avec diverses lésions organiques du cœur ou du poumon, mais nous ne parlerons que de la dilatation elle-même. Si elle est légère, elle sera aisément méconnue; d'une autre part, il faut se souvenir que les cavités du cœur augmentent avec l'àge et ne pas prendre l'état normal pour un fait patho-logique. Si la dilatation est générale, le cœur est accru dans tous ses diamètres; si elle est bornée au cœur droit, c'est le diamètre transverse qui est augmenté; si le cœur gauche est dilaté, l'augmentation de volume porte surtout sur le diamètre vertical. En tous cas les parois de la cavité dilatée sont pàles, flasques, les colonnes charnues amincies.

La dilatation s'étant prolongée jusqu'aux orifices artériels et auriculo-ventriculaires, les valvules qui garnissent ces ori-fices sont devenues insuffisantes. Quant au tissu musculaire, suivant les cas, il est sain ou atteint de myocardite, de dégé-nérescence graisseuse.

Symptômes. — Nous pourrions parler ici de tout ce que nous exposons dans nos généralités sur les conséquences des lésions valvulaires. Les dilatations partielles ou générales ne sont jamais isolées, le tableau clinique présentera donc à côté des symptômes propres à la dilatation elle-même les désordres spéciaux aux lésions qui l'ont engendrée.

Bornons-nous à parler des conséquences de la dilatation; est-elle générale, les deux circulations sont compromises : la *dilatation du cœur droit* entrave la circulation veineuse et détermine des congestions passives, de la cyanose, des œdèmes, etc., la *dilatation du cœur gauche* détermine une anémie artérielle (vertiges, éblouissements, diminution de la sécrétion urinaire et des stases sanguines dans les poumons avec apoplexie pulmonaire).

Signes physiques. — La dilatation simple ne détermine ni voussure, ni ébranlement de la paroi thoracique; les *battements du cœur sont plus faibles*, moins appréciables qu'à l'état normal, mais la percussion démontre l'*augmentation du volume du cœur*, la *matité* s'étend à droite du sternum dans le cas de dilatation du ventricule droit, elle s'abaisse beaucoup lorsque c'est le ventricule gauche qui est dilaté. En somme, la matité de la région précordiale est aussi étendue que celle que l'on constate dans l'hypertrophie du cœur, mais les caractères de l'impulsion cardiaque sont totalement différents, puisque l'*impulsion est affaiblie dans la dilatation, exagérée dans l'hypertrophie*. L'auscultation ne fournit que peu de renseignements sur la dilatation elle-même, elle indique seulement les rétrécissements ou insuffisances qui coïncident avec elle.

Pronostic. — De toutes les lésions organiques du cœur la dilatation est celle qui engendre le plus fréquemment l'asystolie. Le pronostic sera subordonné à l'imminence plus ou moins grande de cette complication.

ASYSTOLIE (α–συστολη).

Beau a créé ce nom pour désigner un état spécial de gêne circulatoire engendré par l'insuffisance de la contraction cardiaque.

Étiologie. — L'asystolie est l'*aboutissant de toutes les lésions valvulaires* et surtout des *lésions des valvules* *auriculo-ventriculaires ;* à un moment donné en effet le cœur faiblit et devient insuffisant à sa tâche.

Elle est également le terme de la *dégénérescence graisseuse, des adhérences généralisées du péricarde.*

Beau a décrit sous le nom de *cœur forcé* le phénomène suivant : à la suite de fatigues excessives telles que course prolongée, etc., le cœur en apparence sain jusque-là *cède* et cesse de se contracter normalement : il entre en asystolie.

L'asystolie peut, dans les maladies du cœur, apparaître *brusquement* à la suite d'une fatigue, d'excès de table, d'excès de coït, ou d'une complication broncho-pulmonaire qui vient encore entraver la circulation déjà si difficile. Le plus souvent elle apparaît *graduellement, progressivement.*

Symptômes. — L'asystolie se résume par les deux grands caractères suivants : *abaissement de tension dans le système artériel ; augmentation de tension dans le système veineux.* C'est-à-dire que tous les symptômes que nous avons déjà énumérés en parlant des conséquences des lésions valvulaires se présenteront ici :

Œdème, congestion du poumon avec accès de suffocation, dyspnée ; apoplexie pulmonaire.

Congestion du foie, teinte subictérique; cirrhose hépatique (*foie cardiaque*);

Hydropisies viscérales : ascite, hydropéricarde, hydrothorax ;

Œdème généralisé, avec toutes ses conséquences cutanées : eschares, érysipèle, etc.

La réplétion des jugulaires donnera lieu au *pouls veineux* soit *faux,* soit *vrai,* si la valvule tricuspide est forcée.

Enfin, lorsqu'il s'agit d'asystolie au cours d'une lésion valvulaire chronique les *bruits morbides disparaissent;* les souffles deviennent indistincts, et souvent on perçoit à l'appendice xyphoïde un bruit symptomatique de l'insuffisance tricuspide (*souffle asystolique* de Parrot). Les bruits morbides ne reparaissent que lorsque le cœur a recouvré sa contractilité.

A tous ces troubles *mécaniques*, il faut joindre la désastreuse influence exercée sur les organes par un sang qui ne s'oxygène plus facilement (anoxhémie). Toutes ces influences se réunissent pour jeter le malade dans un état déplorable qu'on a nommé *cachexie cardiaque.*

Pronostic. — Le sort du malade asystolique est variable : tantôt il guérit de cette attaque, mais reste exposé à des attaques ultérieures qui seront de plus en plus graves ; tantôt il succombe au milieu de l'attaque.

Traitement. — Voir le *Traitement général des maladies du cœur.*

ATROPHIE. — SURCHARGE ET DÉGÉNÉRESCENCE GRAISSEUSES DU COEUR

Atrophie. — Elle est la conséquence soit d'un *affaiblissement général* par maladie chronique, hémorrhagies répétées, etc., soit d'*un trouble local* dans la nutrition du cœur, péricardite, myocardite, altérations des artères coronaires. L'atrophie produite sous la première influence est toujours générale ; la deuxième peut être partielle. Les parois du cœur sont amincies, ses cavités diminuées, le tissu musculaire est pâle, anémié, souvent flasque ; on l'a vu au contraire présenter une dureté scléreuse, ou se charger de dépôts pigmentaires.

Surcharge et dégénérescence graisseuses. — 1° La *surcharge graisseuse* est l'état dans lequel l'enveloppe graisseuse sous-péricardique prend un développement exagéré. Elle se voit surtout chez les alcooliques et dans l'obésité. Elle gêne les fonctions du cœur.

2° *Dégénérescence graisseuse.* — La fibre musculaire du cœur subit la désintégration : c'est elle et non la couche sous-péricardique qui est atteinte. L'étiologie de la dégénérescence graisseuse est à peu près celle de la myocardite aiguë (*fièvres graves, maladies infectieuses*, etc.). De plus elle est produite par l'*alcoolisme*, la *vieillesse*, la *goutte*, l'*intoxication phosphorée*.

La fibre musculaire change de couleur : le cœur prend la teinte feuille-morte, devient flasque.

Tantôt de même que la myocardite aiguë cette altération passe inaperçue ; tantôt elle entraîne l'*asystolie*.

RUPTURE DU CŒUR

C'est à tort que les ruptures du cœur survenues en dehors du traumatisme sont généralement désignées sous le nom de ruptures spontanées, car le cœur ne peut se rompre qu'à la condition de présenter une *altération de ses fibres musculaires* (myocardite, abcès, dégénérescence graisseuse, etc.). La rupture occupe surtout le ventricule gauche ; elle est souvent longitudinale et de dimensions variables.

Le cœur malade se rompt soit sous l'influence d'un effort, d'une gêne momentanée de la circulation, soit sans causes occasionnelles ; la *mort* peut être instantanée, le patient tombe en poussant un cri ; mais si la déchirure est étroite, la vie peut se prolonger quelques heures ou quelques jours, et le malade succombe après avoir présenté les symptômes d'une hémorrhagie interne (faiblesse extrême, pâleur du visage, syncope, augmentation de la matité précordiale).

La mort est une terminaison certaine.

Si les accidents avaient une marche graduelle, il serait indiqué de recourir aux révulsifs (glace sur le cœur, ventouses, etc.) et aux stimulants cutanés.

ARTICLE IV

MALADIES DES VAISSEAUX

PHLEGMATIA ALBA DOLENS

La phlébite des membres *de cause non chirurgicale* a reçu le nom de phlegmatia alba dolens.

Étiologie. — La phlegmatia alba dolens plus fréquente au membre inférieur qu'au membre supérieur s'observe :

a. — Dans l'état puerpéral : *chez les accouchées.*

b. — Chez les cachectiques et surtout chez les cancéreux et les phthisiques.

c. — Au cours des fièvres graves et en particulier au cours de la fièvre typhoïde.

On l'a notée aussi dans la chlorose.

Anatomie pathologique. — Dans la phlegmatia alba dolens il y a à étudier les lésions de la veine *(phlébite)* et le caillot. Mais le fait majeur c'est que ce n'est pas la phlébite qui détermine la coagulation du sang, le caillot ; *tout au contraire c'est le caillot* qui, formé d'abord sous l'une des influences que nous avons énumérées, *détermine les lésions de la veine.*

A. *Caillot*. — Il remplit exactement la veine, se prolonge dans les collatérales et se termine du côté du cœur par une extrémité libre, aplatie, qui, battue par le sang, peut se détacher et aller former embolie.

Il est formé de *couches concentriques* dont les superficielles sont rouges, *cruoriques*, les centrales grises, fibrineuses.

Ce caillot, formé pendant la vie diffère absolument des caillots veineux formés après la mort. Ceux-ci ne *remplissent que partiellement la veine*, et sont formés de deux couches superposées, la *supérieure blanchâtre, fibrineuse, l'inférieure cruorique*.

L'avenir du caillot, du *thrombus*, en d'autres termes, est variable.

a. — Le caillot se désagrège.

b. — Il subit une sorte d'organisation, et la veine se trouve transformée en un cordon fibreux, dur, imperméable à jamais.

c. — Il se creuse d'un canal central qui laisse passer le sang.

d. — Il se fragmente et devient la source d'embolies.

B. *Lésions de la veine.* — Elles consistent en une inflammation des tuniques interne et externe (*endophlébite*, et *périphlébite*).

Symptômes. — Les symptômes de la phlegmatia alba dolens sont les suivants :

Douleur. — Le membre qui va être pris est le siège d'une douleur disséminée d'abord puis localisée surtout en quelques points (mollet, au membre inférieur). Le membre est engourdi.

Circulation. — Les veines superficielles se dessinent en un réseau bleu : c'est par elles que se rétablit la circulation interrompue dans les veines profondes : quelques-unes ou l'une de celles-ci sont converties en un *cordon dur* que l'on peut sentir et suivre facilement.

Œdème. — L'œdème de la phlegmatia alba dolens est *blanc, lisse, dur et douloureux*. Il débute ordinairement par la racine du membre et se généralise ensuite à tout le membre.

Marche. — Chez les accouchées, la marche de la phlegmatia dolens est ordinairement simple ; au bout d'un temps variable tous les phénomènes se dissipent : mais dans toute *phlegmatia alba dolens* des complications des plus redoutables sont à craindre, c'est-à-dire *les embolies cardiaque ou pulmonaire* avec leur conséquence : la mort subite.

Chez les cachectiques la marche est plus traînante et variable :
la phlegmatia peut quitter un membre pour en envahir un autre,
et occuper ainsi successivement les quatre membres.

Diagnostic. — Il est assez facile ; mais l'intérêt réside
surtout dans ce fait que l'existence d'une phlegmatia alba dolens
fait découvrir une maladie organique qui avait jusque-là passé
inaperçue. On sait que Trousseau diagnostiqua sur lui-même
l'existence d'un cancer stomacal à la suite de l'apparition d'une
phlegmatia alba dolens d'un de ses membres inférieurs.

Traitement. — On doit conseiller le repos absolu au lit, le
membre malade étendu, jusqu'à ce *que toute trace de l'affection ait depuis longtemps disparu*. On active la guérison
par l'application de compresses de chlorhydrate d'ammoniaque
en solution saturée.

AORTITE. — DÉGÉNÉRESCENCE ATHÉROMATEUSE DE L'AORTE

L'inflammation aiguë des artères est extrêmement exceptionnelle ; l'inflammation chronique désignée sous le nom de
dégénérescence athéromateuse on endartérite déformante est
au contraire assez fréquente chez les gens âgés, surtout du
sexe masculin ; elle est bien plus commune dans l'aorte que
dans toutes les autres artères : *le rhumatisme, la goutte,
l'alcoolisme, l'intoxication saturnine favorisent sa
production.*

Anatomie pathologique. — *Aortite aiguë*. — On a
trouvé une injection des *vasa vasorum*, les tuniques externe
et moyenne sont épaissies par l'infiltration d'un exsudat, la
tunique épithéliale a disparu, elle est recouverte de dépôts fibrineux (thromboses). Cette aortite a pu déterminer un épaissis-

sement conjonctif, de petites collections purulentes, des dilatations partielles du vaisseau, etc.

L'aortite chronique est caractérisée par des *taches blanches, d'aspect gélatineux*, disséminées çà et là dans l'épaisseur de la tunique interne et renfermant un grand nombre de cellules conjonctives, ces dépôts augmentent de consistance, ils deviennent fibro-cartilagineux, puis ils subissent la transformation calcaire, de larges plaques d'une dureté pierreuse pavent l'aorte (aorte pavée).

Dans d'autres points, les dépôts subissent la *dégénérescence graisseuse*, ils se ramollissent, forment une bouillie d'aspect purulent qui s'ouvre dans la cavité du vaisseau, laissant à sa place une ulcération à bords durs incrustés de sels calcaires. Lorsque l'aorte présente des plaques calcaires et des ulcérations, elle est toujours très épaissie.

L'hypertrophie du ventricule gauche est la règle dans cette circonstance. L'aortite chronique est le prélude obligé de l'anévrysme.

Symptômes. — *L'aortite aiguë* n'a été reconnue qu'à l'autopsie, soit parce que ses allures étaient absolument silencieuses, soit parce que ses symptômes avaient été mis sur le compte d'une phlegmasie du péricarde ou de l'endocarde.

L'aortite chronique est aussi fort difficile à reconnaître ; cependant, une *matité anormale* sur le bord droit du sternum, à ce niveau un *souffle* se prolongeant dans les vaisseaux du cou, un *pouls dur* et brusque survenant chez une personne âgée, feront croire à l'existence de l'athérome aortique.

Le sphygmographe donne une ligne ascensionnelle verticale qui, au lieu de se terminer par un angle aigu, présente un petit plateau et dont la ligne de descente est dépourvue de dicrotisme.

L'athérome est *rarement localisé dans l'aorte*, il se généralise à tout le système artériel, déterminant un affaiblissement de la nutrition et préparant des altérations cérébrales (hémorrhagie, ramollissement), la sclérose du rein, etc. (1).

Traitement. — Il doit se borner à soutenir les forces, à combattre les diathèses goutteuse, rhumatismale, etc., dont l'aortite est la conséquence.

L'usage de l'iodure de potassium longtemps prolongé rendra de très réels services.

ANÉVRYSME DE L'AORTE

On donne ce nom à une tumeur siégeant sur l'aorte et formée par la dilatation partielle de ce vaisseau.

Étiologie. — L'aortite chronique est le seul facteur de l'anévrysme de l'aorte : les causes que nous avons indiquées pour cette affection sont donc aussi les causes étiologiques de l'anévrysme de l'aorte.

Anatomie pathologique. — Sous l'influence de l'aortite chronique la tunique moyenne de l'aorte disparaît : le vaisseau perdant de sa résistance se laisse dilater par le sang. La constitution d'un anévrysme aortique est donc la suivante : *poche formée par les tuniques interne et externe de l'aorte fusionnées et altérées le plus souvent*. On doit donc rejeter comme fausses toutes les anciennes divisions : anévrysme vrai, anévrysme externe, anévrysme faux consécutif, etc.

On peut toutefois observer l'*anévrysme artério-veineux de l'aorte* (communication de l'aorte avec une des grosses veines de la base du cœur) et *l'anévrysme disséquant* de Laënnec (sang fusant entre la tunique interne et la tunique moyenne). Mais ce ne sont là que les variétés anatomo-pathologiques rares et dont il ne sera nullement question dans notre description.

---

(1) L'athérome artériel a reçu le nom plus usité aujourd'hui d'*artério-sclérose;* la généralisation de l'artério-sclérose à tout le système artériel est la règle.

Siège. — La prédisposition aux anévrysmes diminue depuis l'origine de l'aorte jusqu'à sa terminaison ; ainsi, l'aorte ascendante est son lieu d'élection, puis viennent l'aorte thoracique et l'aorte abdominale.

Forme et volume. — Au début, la tumeur est arrondie, assez régulière, mais bientôt la résistance inégale des organes voisins en modifie l'aspect ; quoi qu'il en soit, elle présente deux types principaux : le *sacciforme*, dans lequel la tumeur ressemble à un sac dont l'orifice est étroit et le fond élargi ; le *fusiforme*, qui est renflé dans sa partie moyenne à la manière d'un fuseau. Le volume est des plus variables, souvent la tumeur a la grosseur d'un œuf, mais elle peut atteindre des proportions énormes (tête de fœtus).

Sac anévrysmal. — Les parois sont souvent épaissies, incrustées de sels calcaires ; dans d'autres points, au contraire, minces et distendues, elles sont prêtes à se rompre. Les parois du sac sont tapissées de caillots blanchâtres, stratifiés, d'autant plus denses et plus secs qu'ils sont plus anciens ; sa cavité est remplie de caillots mous, noirâtres, formés peu de temps avant la mort. La stratification de ces caillots a pu combler le sac et amener la guérison spontanée de l'anévrysme (voyez mon TRAITÉ DE PATHOLOGIE EXTERNE).

Lésions de voisinage. — L'anévrysme désorganise profondément les organes qui l'entourent ; tout cède devant lui, ses battements incessants refoulent, usent ou perforent les os eux-mêmes (1).

L'anévrysme peut, à divers degrés, altérer tous ces organes ; il comprime l'artère pulmonaire, les poumons, les nerfs récur-

---

(1) Voici en quelques mots les principaux rapports de l'aorte : l'artère pulmonaire l'enlace, le nerf récurrent du côté gauche se détache du pneumogastrique pour remonter vers le larynx en embrassant dans sa courbure la crosse de l'aorte ; les pneumogastriques, les nerfs phréniques, les nerfs cardiaques, l'avoisinent. L'aorte croise la trachée et se met à cheval sur la bronche gauche, la veine cave supérieure longe sa portion ascendante ; les poumons sont à droite et à gauche, l'œsophage en arrière, les côtes et le sternum en avant, au-dessous se trouve le cœur.

rents, pneumogastrique, phrénique, ulcère la trachée et les bronches, use les côtes, le sternum, les luxe, les perfore pour apparaître à l'extérieur ; il a pu détruire les vertèbres et comprimer la moelle. Son action sur le cœur est encore plus fréquente, il détermine l'hypertrophie, la dilatation du ventricule gauche, celle de l'orifice aortique et par suite l'insuffisance des valvules sigmoïdes ; ce sont là les effets de la gêne qu'il apporte à la circulation cardiaque.

L'anévrysme de l'aorte abdominale peut comprimer la veine cave inférieure, le pancréas, le duodénum, etc. Cependant la mobilité des viscères abdominaux leur permet d'éviter en partie les fâcheux effets de sa présence.

Nous exposerons plus loin ses modes de terminaison.

Symptômes. — *Début.* — Les premiers troubles de la santé sont assez variables, car ils se rattachent à la compression que l'anévrysme exerce sur les organes qui l'entourent : ce sont des *accès de suffocation*, de la *dyspnée*, de la *toux*, une *altération de la voix ;* ou bien des *palpitations de cœur*, une *vive douleur* (soit dans la poitrine, soit dans l'abdomen, une attaque d'*angine de poitrine*, etc. Si alors on procède à l'examen, on constate l'existence de deux ordres de symptômes : *fonctionnels* et *physiques*.

Signes fonctionnels. — Ils résultent des entraves apportées par la tumeur au jeu des organes qui l'avoisinent et qu'elle comprime ; ils peuvent présenter de grandes variétés, et leur existence est loin d'être constante. Ils consistent en douleurs, dyspnée, altérations de la voix, toux.

Douleur. — L'anévrysme n'est pas douloureux par luimême, mais par son action sur les parties sensibles il peut déterminer des souffrances très vives, névralgies intercostales ou lombaires, angine de poitrine, etc. Les anévrysmes abdominaux sont surtout très douloureux.

Dyspnée, altérations de la voix, toux. — Ces désordres fonctionnels dépendent de la compression des bronches, de la trachée, des poumons et surtout des nerfs récurrents et pneumogastriques. La dyspnée peut présenter trois types : le *type laryngé*, c'est une respiration pénible avec sifflement aigu. Chomel le comparait au cornage du cheval, le laryngoscope fait voir que l'une des cordes vocales reste immobile ; la *voix* prend alors un *timbre rauque discordant*, l'aphonie est assez rare.

Les autres formes de la dyspnée sont des accès comparables à ceux de l'*asthme* ou de l'*angine de poitrine*. Souvent existe une *toux sèche* qui peut présenter les caractères de la *toux férine*.

On a encore observé le *hoquet* et la *dyspnée* diaphragmatique par irritation, puis paralysie du nerf phrénique ; le *rétrécissement* et la *dilatation de la pupille* par irritation, puis paralysie des filets du grand sympathique qui se rendent aux fibres radiées de l'iris ; la *dysphagie* par compression de l'œsophage. Des troubles gastriques et intestinaux de nature variable se rattachent à un anévrysme abdominal.

Les *compressions vasculaires* se traduisent par des œdèmes en rapport avec la distribution des vaisseaux lésés : c'est un œdème du cou, de la tête, des membres supérieurs lorsque la tumeur comprime la veine cave supérieure ; s'il s'agit de la veine cave inférieure, c'est un œdème des membres abdominaux ; la compression de l'artère pulmonaire ou du cœur entrave la circulation générale, d'où cyanose et anasarque. Enfin il peut se faire des thromboses dans les artères carotides, sousclavières et les veines jugulaires. On a même vu la compression du canal thoracique déterminer une dilatation variqueuse des lymphatiques.

Signes physiques. — L'anévrysme parcourt trois étapes successives durant lesquelles ses caractères physiques se modifient notablement : 1° il est d'abord contenu dans la cavité thoracique ; 2° il se met en rapport avec ses parois ; 3° il les soulève ou les détruit, formant soit une voussure, soit une tumeur extra-thoracique. Quant à l'anévrysme abdominal, il est toujours plus ou moins accessible à l'examen direct.

Inspection. — Au début, elle ne donne aucun renseignement ; bientôt, en examinant obliquement le thorax, on aperçoit dans une région autre que la région précordiale des *soulèvements* isochrones aux contractions du cœur, leur netteté s'accentue de plus en plus à mesure que l'anévrysme se développe ; plus tard, il existe une *voussure*, et la *tumeur* apparaît avec les caractères que nous allons donner. Lorsque l'anévrysme occupe l'aorte ascendante, ce qui est la règle, la tumeur siège sous la clavicule droite ; elle soulève la poignée du sternum lorsqu'elle occupe la crosse de l'aorte, etc. Ses limites sont mal accusées, les veines sous-cutanées sont dilatées, le cou tout entier est atteint d'un gonflement élastique et œdémateux (1).

Palpation. — Lorsque la tumeur est en contact avec la paroi du thorax, elle lui communique un *frémissement vibratoire* ou *thrill*. Vient-on à appliquer la main sur la région suspecte, on constate l'existence de *battements*, très appréciables surtout dans les espaces intercostaux : ces battements sont doubles dans les anévrysmes de la première partie de l'aorte, simples dans les tumeurs de sa portion thoracique ou abdominale. Le battement simple est dû à la dilatation du sac au moment où il reçoit le sang lancé par le ventricule gauche, il est commun à tous les anévrysmes ; le second battement se rattache au reflux dans la poche du sang qui, pendant la diastole ventriculaire, revient vers le cœur et se trouve arrêté par les valvules sigmoïdes ; or, ce reflux n'a lieu qu'au voisinage du cœur.

Lorsque la tumeur est extérieure, non seulement les battements sont très manifestes, mais encore on constate qu'il ne s'agit pas d'un simple soulèvement, mais bien d'une *expansion de la tumeur*.

Dans l'aorte abdominale, on constate aisément leur existence, surtout vers l'épigastre.

---

(1) Que de fois on a cru à une affection du larynx, tandis que ces lésions sont sous la dépendance du nerf récurrent qui, irrité puis détruit par l'anévrysme, détermine d'abord le spasme, puis la paralysie des muscles de la moitié du larynx.

Percussion. — Elle révèle l'existence d'une *matité* plus ou moins circonscrite, qui indique la situation de l'anévrysme ; cette matité se fusionne plus ou moins avec celle du cœur, mais elle s'étend d'ordinaire sous la clavicule droite.

Auscultation. — Lorsqu'on écoute un anévrysme on entend habituellement un *double bruit de souffle :* l'un, assez fort, coïncide avec le pouls, il est dû à l'entrée du sang dans le sac anévrysmal ; le deuxième, plus faible et très inconstant est produit par le retour du sang dans l'artère. Cette loi est générale, ces souffles, ou du moins le premier, s'entendent, en effet, dans les anévrysmes de l'aorte abdominale et de la fin de l'aorte thoracique ; mais les phénomènes d'auscultation sont beaucoup plus complexes dans les anévrysmes de la crosse de l'aorte, car, très voisins du cœur, ils transmettent par propagation les bruits de cet organe ; on peut donc entendre à leur niveau deux bruits ou claquements qui ne sont que la *transmission* des deux bruits du cœur ; souvent ces bruits deviennent soufflants : le premier, parce que l'orifice du sac est rugueux ; le deuxième, soit pour la même cause, soit en raison d'une insuffisance aortique qui est venue compliquer l'anévrysme.

Pouls. — La dilatation de l'anévrysme absorbe une grande partie de l'impulsion cardiaque, *le pouls est affaibli et un peu retardé dans toutes les artères qui sont au delà de lui.* Si l'anévrysme occupe l'aorte ascendante, l'affaiblissement est général, s'il occupe la partie moyenne de la crosse, on constate, surtout à l'aide du sphygmographe, une différence frappante entre la pulsation énergique et l'amplitude du tracé de la radiale droite et la faiblesse de la radiale gauche ; enfin dans l'anévrysme de l'aorte thoracique et abdominale, le même contraste existe entre les artères des membres supérieurs et celles des membres inférieurs.

Marche. — Pronostic.—Essentiellement progressive, mais très variable dans ses allures. Certains anévrysmes restent petits, gênent peu les organes voisins et ne se révèlent par aucun signe bien évident ; la *durée* est donc difficile à déterminer, elle varie de une à plusieurs années. Habituellement l'*anévrysme s'ouvre* dans la plèvre, les bronches, le péricarde, le péritoine, l'estomac, dans les veines, le cœur, même à l'extérieur, et il en résulte une *hémorrhagie foudroyante;* parfois la vie est encore possible pendant un certain temps. Lorsque l'anévrysme s'ouvre dans une veine, il en résulte un *anévrysme variqueux* qui se traduit par des œdèmes, de la cyanose, des souffles ou bourdonnements continus dont le malade lui-même a conscience.

La mort est parfois la conséquence des complications cardiaques.

La guérison est trop exceptionnelle pour diminuer la gravité du pronostic.

Diagnostic. — Lorsque *la tumeur est intra-thoracique*, on pourrait croire à une maladie du cœur ou des voies respiratoires ; il n'y a que la constatation de quelques-uns des signes physiques de l'anévrysme qui puisse faire éviter l'erreur.

Lorsque *la tumeur est extérieure*, le diagnostic est facile, on ne songera ni à un cancer qui donnerait lieu à de la cachexie et ne posséderait point d'expansion ; ni à une dilatation variqueuse de la jugulaire, car la compression au-dessus de la dilatation la fait disparaître ; si l'anévrysme fait saillie au-dessus de la fourchette sternale, il peut être difficile de préciser son siège dans l'aorte ou le tronc brachio-céphalique.

Les anévrysmes abdominaux ont pu être confondus avec une foule de tumeurs (voyez *Cancer de l'estomac*) ; les battements avec expansion, le souffle et la faiblesse du pouls dans les artères inférieures serviront de guide. On se rappellera que chez les hystériques et les hypochondriaques, il existe souvent des battements à l'épigastre.

Traitement. — On a tenté divers moyens curatifs de l'anévrysme de l'aorte. Leur succès paraît assez douteux.

On sera le plus souvent obligé de se borner à administrer l'iodure de potassium et on cherchera à combattre les symptômes : on emploie la digitale, les purgatifs drastiques pour modérer la force des contractions du cœur et diminuer la tension sanguine. Les narcotiques (opium, belladone, injection de morphine) et les antispasmodiques (bromure de sodium, chloral) pour calmer les souffrances et les accès de dyspnée. Vie sobre, régulière ; éviter les efforts de toute nature. Si la tumeur est extérieure, on la protège avec un appareil approprié (un moule en gutta-percha, par exemple).

LIVRE II

MALADIES DE L'APPAREIL RESPIRATOIRE

ARTICLE PREMIER

MALADIES DE LA MUQUEUSE PITUITAIRE

CORYZA

Syn.: Rhinite. Rhume de cerveau. Catarrhe nasal. Enchifrènement.

C'est l'inflammation de la membrane muqueuse qui tapisse les fosses nasales; le coryza est aigu ou chronique.

Étiologie. — Les causes du coryza sont de deux ordres : *externes* et *internes.*

Causes externes. — Un individu *prédisposé* aux coryzas en est atteint sous l'influence de l'*impression du froid*, de l'humidité, des changements brusques de température ; ces influences se généralisant, le *coryza peut régner d'une façon épidémique.* Les très jeunes enfants y sont surtout exposés. L'irritation de la muqueuse par *des vapeurs ou des poudres irritantes* (ammoniaque, ipéca, odeur du foin, etc.) peut produire le coryza.

Causes internes. — Le coryza de cause interne se développe, *soit par l'extension d'une phlegmasie voisine,* conjonctivite, éruption d'eczéma ou d'impétigo sur la lèvre

supérieure, amygdalite, angine chronique, *soit dans le cours
d'une maladie générale*, grippe, fièvres éruptives, rougeole,
morve, syphilis et *surtout scrofule ;* notons encore l'action
de l'iodure de potassium.

Symptômes. — Le coryza débute par une *douleur gra-
vative fixe*, siégeant au niveau de la racine du nez entre les
deux yeux, et par des *picotements*, avec sensation d'embarras
et de sécheresse dans les fosses nasales; bientôt surviennent
des *éternuements*.

L'irritation de la muqueuse se transmet par les filets du trijumeau à l'encéphale, et détermine par action réflexe les contractions spasmodiques des muscles expirateurs, c'est-à-dire l'éter-
nuement.

La muqueuse était d'abord rouge et sèche ; bientôt le catarrhe
devient humide ; il s'écoule une *grande abondance d'un
liquide* aqueux, transparent, filant, salé, qui irrite l'orifice
des fosses nasales et la lèvre supérieure, surtout chez les enfants.
D'après Donders, ce liquide devrait ses propriétés irritantes
au chlorhydrate d'ammoniaque. *L'odorat et le goût sont
émoussés.* L'inflammation catarrhale s'étend souvent aux
parties voisines; elle gagne la muqueuse des *sinus frontaux
et maxillaires*, celle de la trompe d'Eustache, la conjonctive, etc.

Le coryza s'accompagne de *courbature* et même d'un *mouvement fébrile* assez intense pour faire craindre une affection plus grave.

En quelques jours, la douleur de tête se calme, la courbature se dissipe, l'écoulement devient épais, verdâtre ou jaunâtre. Jaccoud fait remarquer avec raison qu'alors surtout *la
voix devient nasonnée*, car les produits de sécrétion, devenus plus consistants, s'accumulent dans les fosses nasales et
n'offrent plus aux ondes sonores les conditions de vibrations
normales. Pour le même motif la respiration nasale est impossible ; on doit respirer par la bouche ; *les jeunes enfants ne*

peuvent teter que très difficilement; aussi leur nutrition en souffre-t-elle beaucoup. Sauf cette circonstance, le *pronostic* est très bénin ; tout s'efface en quelques jours.

CORYZA CHRONIQUE. — OZÈNE

Il se développe, soit sous *l'influence d'une diathèse,* surtout les diathèses *scrofuleuse* et *syphilitique* ; soit *autour d'un néoplasme* (polype, tumeurs quelconques des fosses nasales). L'étroitesse des fosses nasales, l'abus du tabac, peuvent prédisposer au coryza.

Le coryza chronique a pour principaux caractères une *altération de la muqueuse,* un *trouble dans ses sécrétions* et une *odeur insupportable* désignée sous le nom d'ozène et de punaisie.

Altérations de la muqueuse. — Elles sont appréciables à l'aide du rhinoscope ; on voit que la muqueuse est épaisse, ramollie, d'un rouge sombre ou bien pâle et blanchâtre ; très souvent (forme ulcéreuse) elle présente des ulcérations irrégulières, superficielles ou profondes, d'un rouge livide ou jaunâtre, à bords taillés à pic ; il n'est point rare de constater la carie des os sous-jacents et surtout de la cloison des fosses nasales.

Troubles de sécrétion. — Tantôt c'est un mucus d'un blanc jaunâtre, assez épais, qui s'accumule dans les fosses nasales et détermine de l'enchifrènement, tantôt c'est un fluide assez clair et qui s'écoule incessamment, tantôt ce sont des croûtes adhérentes qui se produisent sans cesse et que l'on ne peut détacher sans faire saigner la muqueuse. Quoi qu'il en soit, les malades exhalent une *odeur affreuse;* c'est ce qui constitue l'ozène. Toutes les inflammations chroniques des fosses nasales peuvent produire l'ozène, mais il est surtout fréquent dans les formes ulcéreuses survenues chez les scrofuleux (1).

---

(1) On a décrit un coryza postérieur ou naso-pharyngien caractérisé par un sentiment de gêne et d'embarras dans l'arrière-cavité des fosses nasales ; mais cette maladie appartient à l'angine glanduleuse.

Le coryza chronique n'a aucune tendance à guérir spontanément, et il est trop souvent rebelle à la thérapeutique. (Pour plus de détails, voyez mon TRAITÉ DE PATHOLOGIE EXTERNE.)

Traitement. — *Coryza aigu.* — S'il y a de la fièvre, on gardera la chambre deux ou trois jours; on se trouvera bien de l'emploi de boissons diaphorétiques; si le coryza est léger, il suffit de prendre quelques précautions hygiéniques. Chez les enfants, le coryza est plus sérieux; on enduit de cold-cream le pourtour des orifices du nez et la lèvre supérieure afin de prévenir leur excoriation; on surveillera l'allaitement, et, par quelques injections émollientes, on préviendra l'obstruction des fosses nasales (1).

Coryza chronique. — Son traitement présente deux indications : modifier l'état général, agir localement.

L'état général étant reconnu scrofuleux ou syphilitique, on combattra ces diathèses par les moyens appropriés.

État local. — Pour modifier l'état de la muqueuse, on aura recours aux *cautérisations*, soit avec de la teinture d'iode, soit avec du nitrate d'argent (30 centigrammes pour 30 grammes d'eau), à *l'usage de poudres* telles que poudre de camphre, poudres mercurielles au précipité rouge ou blanc (25 centigrammes pour 15 grammes de sucre candi et de talc de Venise), enfin aux *injections;* elles peuvent être caustiques (sublimé, nitrate d'argent, teinture d'iode), astringentes (alun, chlorure de sodium), désinfectantes (permanganate de potasse).

Les grandes irrigations ou douches naso-pharyngiennes de Weber, qui balayent toutes les fosses nasales, sont encore plus utiles.

---

(1) On a cherché à faire avorter le coryza dans les premières heures de son invasion; dans ce but, on a préconisé les inhalations d'iode, d'ammoniaque, les prises de camphre, la poudre de morphine, les cautérisations au nitrate d'argent, etc. Moyens infidèles.

ARTICLE II

MALADIES DU LARYNX

LARYNGITES

On donne ce nom à l'inflammation de la membrane muqueuse qui tapisse le larynx. Les laryngites présentent, dans leurs causes, leur évolution et leurs conséquences, de telles différences qu'on doit en décrire plusieurs variétés. Mais, quelque tranchées que soient leurs manifestations, elles trouveront toutes leur place dans le cadre suivant :

1° *Douleur au niveau du larynx.* — C'est un symptôme commun à toute phlegmasie : elle s'exaspère par l'exercice de l'organe, c'est-à-dire dans le cas de maladies du larynx par la respiration et l'action de la parole.

2° *Toux.* — C'est une expiration brusque d'ordre réflexe survenant chaque fois qu'une irritation quelconque atteint la muqueuse aérienne, elle est destinée à chasser le corps irritant ; la muqueuse du larynx étant irritée par la phlegmasie, toute laryngite s'accompagnera par conséquent de toux.

3° *Altération de la voix.* — Elle sera en rapport avec le degré d'épaissississement, d'ulcération, de paralysie des cordes vocales et les modifications que présentent les parties susglottiques des voies aériennes.

4° *Crachats.* — Les produits variés sécrétés par la muqueuse enflammée ou déposés à sa surface seront expulsés sous forme de crachats.

5° *Auscultation du larynx.* — Elle fera entendre des bruits variés, en rapport avec l'obstacle que l'air rencontre dans son passage à travers le larynx.

6° *Examen au laryngoscope.* — Il fournit parfois les

renseignements les plus précieux en permettant d'apprécier directement les altérations de la muqueuse laryngée.

7° *Symptômes généraux.* — Les laryngites sont souvent la cause ou la conséquence de phénomènes généraux très divers.

Quelle que soit la variété de laryngite, elle présentera ces sept ordres de symptômes.

LARYNGITES AIGUES

Elles sont *primitives* ou *secondaires.*

Laryngite aiguë primitive. — Laryngite catarrhale.

a. — Laryngite grave.
b. — Laryngite striduleuse.

C'est l'inflammation superficielle ou catarrhale (sans exsudat fibrineux) de la muqueuse du larynx.

Étiologie. — Maladie très commune ; elle se produit : 1° *par le passage dans le larynx d'un air froid, humide ou de vapeurs et de poussières irritantes, par l'exercice exagéré de la voix.* Chez bien des personnes, douées à cet égard d'une fâcheuse prédisposition, le refroidissement d'une partie quelconque de la surface du corps (tête, cou, poitrine, pieds) la détermine avec la plus grande facilité.

Symptômes. — 1° *Douleur.* — La laryngite s'annonce par un picotement, un chatouillement dans le larynx ; on y éprouve la sensation que provoque la présence d'un corps étranger, et l'on cherche à s'en débarrasser par une brusque expiration avec toux ou par des mouvements de déglutition. Cette légère douleur augmente par la parole, par le passage d'un air froid ; elle diminue souvent l'orsqu'on boit ou qu'on mange, et se calme d'ordinaire en deux ou trois jours.

2° *Toux*. — Produite par l'irritation de la muqueuse laryngée, elle est d'abord fréquente, sèche, le malade sent parfaitement qu'elle vient du larynx. Elle peut présenter dans son timbre toutes les altérations que nous allons signaler dans le timbre de la voix.

3° *Altération de la voix*. — Dès le début de la laryngite, la voix est modifiée ; elle est souvent *discordante, grave, enrouée*, parfois tellement *sourde* que le malade se fait difficilement entendre : souvent il parvient à la rendre plus claire et plus distincte par une brusque expiration qui déplace les mucosités laryngées. Ces altérations de la voix se rattachent à l'épaississement de la muqueuse qui revêt les cordes vocales ou au dépôt de mucosités à leur surface, et à une certaine paresse des muscles du larynx influencés par la phlegmasie de la muqueuse. Les deux cordes n'étant pas également épaisses, elles ne vibrent plus à l'unisson, d'où la discordance de la voix.

4° *Dyspnée*. — Dans la laryngite simple, la gêne respiratoire est très modérée ; mais, dans les laryngites graves, elle peut être portée à un très haut degré, il en est de même chez les enfants (voyez *Laryngite striduleuse*).

5° *Crachats*. — Au début la toux est sèche, mais bientôt elle s'accompagne de l'expulsion de quelques crachats filants, transparents, qui prennent en peu de temps un aspect verdâtre et strié, ils sont souvent pelotonnés ; on y trouve diverses cellules épithéliales, les unes à cils vibratils, des globules muqueux et des globules blancs.

6° *Laryngoscope*. — Dans une laryngite simple, il est inutile de recourir à son emploi. Quoi qu'il en soit, il révèle une rougeur plus ou moins étendue, sous forme de stries, de points, de plaques, etc.

La muqueuse est sèche, rugueuse, parfois un peu érodée par la chute de son épithélium ; elle est soulevée çà et là par de petites granulations rouges dues à la congestion de ses glandes.

7° *Auscultation du larynx.* — On entend un bruit plus ou moins rude et râpeux au moment du passage de l'air.

8° *Symptômes généraux.* — Ils peuvent complètement manquer. Parfois il existe un léger mouvement fébrile au début.

Marche. — Les deux ou trois premiers jours sont un peu pénibles, mais, dès que l'expectoration devient verdâtre, l'inquiétude laryngée se calme et la maladie se termine en une ou deux semaines. Elle peut cependant, soit en raison de la constitution du sujet, soit par la persistance d'action des causes qui l'ont produite, passer à l'état chronique. Une première atteinte expose à des récidives.

Traitement. — Repos absolu du larynx, s'abstenir de fumer, de parler, ne point s'exposer au froid; une tisane émolliente sera utile. Si la laryngite est plus sérieuse, administrez un éméto-cathartique, des pédiluves très chauds, quelques boissons diaphorétiques, appliquez même sur la partie antérieure du cou des compresses trempées dans l'eau très chaude ou des révulsifs tels que teinture d'iode ou même huile de croton. On obtiendra une sédation utile par l'emploi de préparations opiacées (voyez *Traitement de la laryngite chronique*).

La laryngite aiguë primitive présente deux variétés spéciales à l'enfance qu'il importe de bien faire connaître.

Laryngite grave des enfants.

Elle est caractérisée : *au point de vue anatomique* par ce fait que l'inflammation dépasse les parties superficielles de la muqueuse et frappe les parties profondes amenant un rétrécissement du larynx; au point de vue symptomatique par une aggravation de tous les symptômes de la laryngite aiguë cidessus étudiée.

Il y a chez l'enfant atteint une *fièvre intense* et une *dyspnée violente;* la toux et la voix sont *rauques, enrouées,* bientôt *éteintes.* Il y des *accès de suffocation.*

La *terminaison* est souvent la mort.

Le *diagnostic* n'est à faire qu'avec le *croup.*

Laryngite striduleuse. — Faux croup.

C'est une laryngite catarrhale spéciale aux enfants, se distinguant de la laryngite simple par des *accès de suffocation* et par le *timbre strident* de la toux et de la voix.

Pathogénie. — Ses causes sont celles de la laryngite simple, et les accès de suffocation qui lui donnent une physionomie si tranchée, tiennent à deux causes qui ne se trouvent réunies que chez les enfants : 1° à une *susceptibilité particulière de la muqueuse,* dont les lésions déterminent par action réflexe la contraction spasmodique des muscles du larynx ; 2° au *peu de développement de la glotte respiratoire* jusqu'à l'âge de dix ans (1).

Cela étant, une simple laryngite peut déterminer chez eux un spasme des muscles du larynx, les cordes vocales seront très fortement tendues, d'où le timbre strident de la voix et de la toux ; de plus, les dimensions déjà si étroites de la glotte respiratoire étant rétrécies par le gonflement de la muqueuse, la dyspnée deviendra extrême et les accès de suffocation se produiront.

Symptômes. — Voici un enfant qui depuis un ou deux jours, ou seulement depuis quelques heures, a un peu d'enrouement,

(1) On sait que les cordes vocales inférieures laissent entre elles un espace triangulaire désigné sous le nom de glotte vocale ; ce triangle se continue par sa base avec un espace quadrilatère nommé glotte respiratoire. Ce quadrilatère est limité en arrière par le muscle aryténoïdien, sur les côtés par les apophyses vocales du cartilage aryténoïde, sur lesquelles s'implantent les cordes vocales inférieures ; il est spécialement destiné à livrer passage à l'air nécessaire à la respiration. Or chez les enfants, les apophyses vocales étant rudimentaires, la glotte respiratoire est fort petite ; toute cause capable de la rétrécir entraînera rapidement la suffocation.

il souffre un peu de la gorge, cependant il s'est paisiblement endormi comme d'ordinaire, lorsque tout à coup, au milieu de la nuit, il se *réveille en sursaut*, sa respiration est haletante, entrecoupée, il est en proie à une dyspnée extrême, les inspirations sont *sifflantes, stridentes*, il est pris d'une toux répétée, elle est *éclatante, sonore* et *stridente*, sa *voix n'est point éteinte*. Enfin, la congestion de son visage, l'impression de terreur peinte dans ses yeux font croire à une suffocation imminente (Trousseau).

Cependant, après une demi-heure de cette épouvantable crise, l'accès se calme, et, brisé de fatigue, couvert de sueur, l'enfant reprend son sommeil interrompu, le lendemain il se réveille comme d'ordinaire et il est à peine malade, il présente les seuls symptômes d'une laryngite légère. Tout peut se borner à un seul accès ; cependant il est plus ordinaire de le voir se succéder plusieurs nuits de suite.

La laryngite striduleuse guérit presque constamment en quelques jours, cependant on l'a vu compliquer la rougeole, la bronchite capillaire et tuer les petits malades (voyez le *Diagnostic* avec le *Croup*, page 69).

Traitement. — Au moment de l'accès, on applique plusieurs fois au devant du cou une éponge imbibée d'eau chaude, on administre un vomitif, des antispasmodiques, on fait respirer des vapeurs émollientes (eau de guimauve), les révulsifs sur le cou sont fort utiles. L'accès terminé, le traitement sera celui de la laryngite simple.

Laryngites aiguës secondaires.

1º *Laryngite de la rougeole*. — Elle se caractérise par la *toux férine*.

2º *Laryngite de la variole*. — Du 9e au 12e jour de cette fièvre éruptive des pustules se produisent sur la muqueuse laryngée, et la laryngite qu'elles produisent peut parfois être d'une intensité telle que l'œdème de la glotte se produit. Dans la convalescence de la variole on peut observer des abcès laryngés.

3° *Laryngite de la fièvre typhoïde.* — Elle se caractérise par les ulcérations qui tantôt restent superficielles, tantôt creusent en profondeur donnant lieu à de la périchondrite et nécrosant parfois même les cartilages, lésions qui se traduisent cliniquement par *l'œdème de la glotte*, le rejet de fragments cartilagineux et la production d'abcès s'ouvrant parfois à l'extérieur (laryngo-typhus).

4° *Grippe.* — La laryngite est une des localisations de la grippe.

LARYNGITES CHRONIQUES

Étiologie. — Nous admettons trois variétés de laryngite chronique.

a. *Laryngite glanduleuse.* — Ses causes sont celles de l'angine glanduleuse qu'elle accompagne souvent : c'est la *laryngite* des *alcooliques*, des *fumeurs*, des *orateurs*.

b. *Laryngite tuberculeuse.*

c. *Laryngite syphilitique.*

Anatomie pathologique. — 1° *Laryngite glanduleuse.* — *Son siège anatomique est dans les glandes en grappe de la muqueuse laryngée.* Celles-ci chroniquement enflammées et hypertrophiées forment une série de reliefs granuleux bleuâtres ou opalins lorsqu'elles renferment du pus. L'altération porte surtout sur les glandes aryténoïdiennes ; les vaisseaux dilatés, variqueux, se dessinent sous forme de lignes serpentines parfois disposées en couronne autour des glandes hypertrophiées. Il n'est pas rare de constater même dans cette forme l'existence d'érosions ou de petites ulcérations arrondies dues à la destruction de quelques-unes des glandes malades.

2° *Laryngite tuberculeuse.* — *La granulation grise* se rencontre au larynx, mais elle y est plus rare que le *foyer miliaire caséeux.* Ces deux produits aboutissent à un même terme, *l'ulcération.* Le siège préféré de ces produits tuberculeux est la *muqueuse interaryténoïdienne,* *l'épiglotte,* les *replis* et les *cordes vocales.*

Tantôt l'ulcération reste *superficielle,* plus ou moins large, tantôt elle *gagne en profondeur,* désorganisant le larynx. *L'épiglotte* est morcelée, déformée ; les *cordes vocales* ulcérées baignent dans le pus ; les *muscles* sont dissociés. Le *périchondre* s'enflamme, et les *cartilages* dénudés se *nécrosent* et *s'éliminent,* produisant des *trajets fistuleux complexes* et *l'œdème de la glotte.*

3° *Laryngite syphilitique.* — La syphilis peut déterminer des laryngites à toutes ses périodes. Ce sont d'abord des plaques d'un rouge foncé formant un léger relief ; l'accumulation de débris épithéliaux à leur surface peut leur donner la teinte grisâtre de plaques muqueuses de la gorge. Plus tard ce sont des ulcérations à bords taillés à pic : elles siègent surtout sur l'épiglotte et la partie antéro-supérieure du larynx, mais respectent les cordes vocales inférieures : elles sont entourées d'une aréole rouge et çà et là autour d'elles on trouve des végétations, des condylomes ; les ulcérations tiennent souvent à des gommes ramollies.

Symptômes des laryngites chroniques. — *Douleur.* Elle est ordinairement très modérée ; c'est une simple sensation d'embarras et de gêne qui s'exaspère lorsque le malade respire un air froid, qu'il parle et surtout au moment de la déglutition, car le bol alimentaire presse sur la partie postérieure du larynx, siège habituel des ulcérations (1).

Toux. — Le malade éprouve la sensation d'un corps étranger dont il cherche à se débarrasser par la toux. Elle offre divers

---

(1) *Périchondrites.* — Les laryngites chroniques, surtout de nature ulcéreuse ou typique, déterminent parfois l'inflammation suppurative du périchondre des cartilages du larynx et des altérations diverses de ces cartilages (ossification, nécrose, etc.) ; ces cartilages peuvent se fragmenter, leurs articulations sont atteintes de tumeurs blanches, etc.

caractères : dans la laryngite glanduleuse, elle survient surtout le matin, elle est provoquée par les mucosités qui, durant la nuit, se sont accumulées dans le larynx, le malade cherche à s'en débarrasser par des expirations fortes et brusques, c'est le *hem* si caractéristique. Dans la phthisie laryngée, la toux est quinteuse, son timbre varie comme celui de la voix, elle ressemble parfois à un rot étouffé (*toux éructante*) (Trousseau).

Voix. — L'altération de la voix est le premier symptôme d'une laryngite, elle varie depuis le simple enrouement jusqu'à l'aphonie complète. Souvent elle est voilée le matin en raison de l'accumulation du mucus pendant la nuit, et le soir par le fait de la fatigue de la journée ; les changements de temps, l'action de la parole augmentent l'enrouement. Elle est *rauque, basse, discordante, étouffée*, enfin elle peut être complètement *éteinte :* d'ailleurs elle change de caractères d'un moment à l'autre avec la plus grande facilité, sauf peut-être lorsqu'il existe des ulcérations. *L'altération de la voix se rattache au gonflement de la muqueuse qui tapisse les cordes vocales, au dépôt de mucosités à leur surface, à leur ulcération, à la faiblesse des muscles constricteurs, à leurs contractions inégales.*

Respiration. — Au début elle n'est point gênée, mais bientôt elle s'accélère, les malades ont l'haleine courte, puis surviennent des accès de suffocation. Toutes ces variétés sont en rapport exact avec les altérations organiques et fonctionnelles du larynx ; tant que son calibre est conservé la respiration reste libre ; mais que la muqueuse s'hypertrophie, qu'un cartilage se nécrose et éprouve un mouvement de bascule, que le muscle dilatateur de la glotte (crico-aryténoïdien postérieur) se paralyse, que les contricteurs soient atteints de spasme, qu'une infiltration séreuse ou purulente s'effectue dans le tissu sous-muqueux, et aussitôt apparaissent la *dyspnée* et les *accès de suffocation.*

Auscultation. — Le murmure caverneux que l'on entend normalement dans le larynx est, dans le cas de laryngite, plus rude, parfois très bruyant (Barth) ; on peut même entendre une sorte de cornage.

Expectoration. — Peu abondante au début, composée de quelques crachats clairs et transparents qui deviennent verdâtres, striés de lignes jaunes et de sang, souvent pelotonnés sur eux-mêmes, parfois purulents (on a vu des abcès sous-muqueux s'ouvrir tout à coup dans le larynx). Les crachats peuvent contenir des débris de cartilage.

Laryngoscopie. — Cet examen est très important dans les laryngites chroniques, car il fournit les notions les plus précises sur l'état anatomique du larynx.

C'est lui qui fait constater les lésions importantes que nous avons décrites : grâce à l'instrument on fait l'anatomie pathologique de la laryngite sur le vivant, pour ainsi dire.

Symptômes généraux. — Dans la laryngite glanduleuse, l'état général peut rester bon ; cependant il n'est point rare de voir le malade s'exagérer la gravité de son état et devenir hypochondriaque. Quant aux autres laryngites, elles coexistent avec une altération générale de l'organisme dont elles ne sont point la cause, mais bien une manifestation (phthisie, syphilis).

Marche. — Essentiellement chronique avec de fréquentes alternatives d'amélioration et de rechutes, la *laryngite glanduleuse* peut durer indéfiniment par la persistance des causes auxquelles le malade ne veut ou ne peut se soustraire. La *laryngite nécrosique de la fièvre typhoïde* est fort grave, car elle entraîne dans le larynx des désordres irréparables. La *laryngite syphilitique* se cicatrise assez volontiers sous l'influence d'un traitement général et local, mais ses cicatrices sont douées d'une grande rétractilité et peuvent déterminer le rétrécissement du larynx. Quant aux *laryngites liées à la tuberculose*, elles suivent la destinée des lésions pulmonaires qu'elles compliquent de la manière la plus fâcheuse. L'*œdème de la glotte* est une complication assez fréquente et très souvent mortelle des laryngites chroniques.

Diagnostic. — La constatation des symptômes indiqués ne permettra de confondre la laryngite chronique avec aucune autre maladie. Un *anévrysme de l'aorte* peut bien, par compression du nerf récurrent ou de la trachée, déterminer de la dyspnée, du cornage et de la toux, mais il se reconnaîtra à la matité, au frémissement, aux mouvements d'expansion, etc.

On reconnaîtra qu'un *œdème de la glotte* est venu compliquer la laryngite par la brusque arrivée des accès de suffocation et par le type de la respiration, difficile dans l'inspiration, facile dans l'expiration.

Les *aphonies nerveuses* sont fréquentes chez les hystériques ; l'absence d'expectoration et des causes qui développent les laryngites, l'existence d'autres phénomènes nerveux, la mobilité des symptômes éclaireront le diagnostic.

Un point important consiste à reconnaître la *variété de laryngite*. Chez les buveurs, les fumeurs, les orateurs, en l'absence de syphilis ou de tubercules, on diagnostique une *laryngite glanduleuse ;* d'ailleurs, il suffit de regarder l'arrière-gorge, elle est parsemée de glandes hypertrophiées.

L'examen général démontrera s'il faut attribuer la laryngite à la *syphilis* ou à la *tuberculose,* souvent les altérations pulmonaires ne laisseront aucun doute à cet égard : le *laryngoscope* apprend d'ailleurs que, dans la *syphilis,* les lésions apparaissent sous forme de plaques d'un rouge foncé, siégeant surtout sur l'épiglotte et la partie antéro-supérieure du larynx, au-dessus des cordes vocales ; de plus, elles s'accompagnent de condylomes ou végétations, et lorsqu'il existe des ulcérations, leurs bords sont taillés à pic ; tandis que dans la *phthisie,* c'est un boursouflement général, les ulcérations ont des bords moins nets. Disons enfin que l'engorgement des ganglions cervicaux est presque spécial à la laryngite syphilitique.

Traitement. — Il présente deux ordres d'indications : 1° combattre les influences générales qui ont produit la laryngite ; 2° s'adresser directement aux lésions par un traitement local.

1º Le *traitement général* varie suivant la nature de la laryngite ; quelle que soit sa variété, la médication arsenicale a souvent donné de bons résultats. Il est à peine besoin d'ajouter que le repos de l'organe et la suppression des causes existantes (fumée, boissons, etc.) sont choses indispensables.

2º Le *traitement local* comprend : les *révulsifs* appliqués sur le cou, application de teinture d'iode, vésicatoires, frictions avec l'huile de croton ; les *eaux sulfureuses* en boisson, en gargarisme, en pulvérisation ; les topiques directement portés sur les parties malades, insufflation de poudres astringentes (alun, sulfate de cuivre), cautérisation directe avec le nitrate d'argent ; ce moyen est presque indispensable lorsqu'il existe des ulcérations : on la pratique avec une éponge imbibée d'une solution de nitrate d'argent ou mieux encore de chlorure de zinc au cinquantième.

Si la suffocation est imminente, il faut pratiquer la trachéotomie.

ŒDÈME DE LA GLOTTE. — LARYNGITE ŒDÉMATEUSE

On donne ce nom à l'infiltration séreuse ou purulente du tissu cellulaire sous-muqueux du larynx.

Cette *infiltration* s'effectue surtout dans les points où le tissu cellulaire est lâche et abondant ; or, la glotte est de toutes les régions du larynx celle où il est le plus rare et le plus serré, le véritable œdème de la glotte est donc absolument exceptionnel ; au-dessous de la glotte, le tissu cellulaire est encore peu abondant, son infiltration sera donc rare. Au contraire, la partie du larynx située *au-dessus de la glotte*, c'est-à-dire les replis ary-épiglottiques, possèdent une riche trame cellulaire à mailles lâches et extensibles, dans laquelle les infiltrations sont aussi faciles que dans le tissu cellulaire des paupières, par exemple.

On doit donc admettre trois variétés d'œdème : 1º *sus-glottique ;* 2º *glottique ;* 3º *sous-glottique.* Mais les deux dernières variétés sont si rares que *par le mot œdème de la glotte, on entend seulement parler de l'œdème sus-glottique* : l'usage de cette fausse dénomination a prévalu.

Étiologie. — *Maladie toujours secondaire*, l'œdème se présente dans deux conditions différentes : 1° *Comme complication d'une maladie du larynx ou des organes voisins.* Tantôt c'est une inflammation très vive qui dépasse les limites de la muqueuse pour atteindre le tissu cellulaire sousjacent, tantôt c'est l'extension d'une angine grave, d'un érysipèle du pharynx ; tantôt enfin l'œdème se produit à la suite de brûlures de l'arrière-gorge, de pustule maligne, de plaies ou de phlegmons du cou, etc. ; on l'a observé aussi dans les laryngites liées à la fièvre typhoïde et à la variole. Mais *les causes les plus ordinaires sont les lésions chroniques du larynx, nécroses des cartilages, ulcérations de la muqueuse* (phthisie laryngée). Ces lésions déterminent l'œdème de la glotte de deux façons, soit par le fait d'une inflammation développée sur leur pourtour, soit par une gêne circulatoire semblable à celle qui développe un œdème autour d'une plaie ou d'un ancien ulcère (Hardy et Béhier). 2° *Dans les maladies hydropigènes :* Mal de Bright, etc.

Anatomie pathologique. — Les *replis ary-épiglottiques infiltrés* forment deux gros bourrelets qui ferment presque complètement l'entrée du larynx (on peut les comparer à un prépuce atteint de phimosis), le gonflement occupe aussi les parties voisines, mais il y est bien moins accentué. L'infiltration est fort rare au niveau et au-dessous de la glotte. Au niveau des parties infiltrées, la *muqueuse* est tantôt très rouge, tantôt très pâle, suivant la nature de l'infiltration. Si l'on incise les bourrelets ary-épiglottiques, on trouve les mailles du tissu cellulaire distendues par un liquide, *transparent* lorsqu'il s'agit d'une simple infiltration séreuse, *séro-purulent ou purulent* lorsque l'infiltration est de nature inflammatoire ; dans ce dernier cas, les bourrelets possèdent une consistance notable.

Nous ne parlons pas des lésions ordinaires aux laryngites chroniques dont l'œdème a été une complication.

Symptômes. — L'œdème de la glotte n'est pas une maladie primitive, c'est donc dans le cours d'une laryngite chronique ou de l'une des maladies susnommées qu'il survient, soit brusquement, soit d'une façon insidieuse. Voici ses caractères :

1° *Douleur*. — Le gonflement des replis ary-épiglottiques détermine la *sensation d'un corps étranger* placé à l'entrée du larynx ; aussi le malade fait-il des efforts de déglutition pour s'en débarrasser, ces efforts sont très douloureux.

2° *Toux*. — La toux est aussi provoquée par cette sensation de corps étranger ; elle est quinteuse.

3° *Voix*. — La voix est souvent déjà altérée, toutefois elle prend alors un timbre sourd et étouffé.

4° *Troubles respiratoires*. — Ce sont eux qui donnent à l'œdème de la glotte sa physionomie spéciale : c'est une dyspnée de nature particulière, *l'inspiration est anxieuse, fort difficile et sifflante*, tandis que *l'expiration est facile et silencieuse*. Cet étrange contraste entre les deux temps de la respiration s'explique par la situation des replis ary-épiglottiques tuméfiés ; leurs deux bourrelets sont disposés à la façon d'une soupape qui se ferme de haut en bas et s'ouvre de bas en haut ; au moment de l'inspiration, la colonne d'air abaisse les deux bourrelets, ils se mettent en contact, ne laissant entre eux qu'un étroit défilé dans lequel l'air s'engage avec peine et en sifflant : au moment de l'expiration, au contraire, la colonne d'air écarte les deux bourrelets et se crée une large voie.

Indépendamment de cette dyspnée spéciale, il ne tarde pas à survenir des *accès de suffocation*, pendant lesquels l'anxiété respiratoire se trouve presque subitement portée au plus haut degré ; le premier accès peut être mortel, mais c'est rare ; d'abord éloignés, les accès se rapprochent, se prolongent, et le malade *meurt asphyxié*. Ces accès de suffocation tiennent à un *spasme de la glotte*.

Dans les cas assez rares où l'infiltration siège ailleurs que dans les replis ary-épiglottiques, *la dyspnée sera également prononcée dans les deux temps.*

5° *Examen.* — Le *laryngoscope* est bien difficilement supporté et il peut entraîner des spasmes fâcheux. On a cherché à apprécier à l'aide du doigt l'épaisseur des replis ary-épiglottiques, cette investigation a parfois fourni de bons renseignements.

6° *Symptômes généraux.* — Le malade présente tous es caractères de l'asphyxie.

Marche. — Abandonnée à elle-même, cette maladie tue presque infailliblement (on a vu pourtant des collections purulentes s'ouvrir à la suite des quintes de toux et les accidents cesser aussitôt). La mort est parfois foudroyante, souvent elle ne survient qu'au bout de quelques heures ou de quelques jours. La marche de la maladie est en rapport avec la rapidité de l'infiltration ; dans les cas d'œdèmes inflammatoires, les accidents sont très rapides.

Diagnostic. — Deux éléments servent au diagnostic : 1° l'œdème de la glotte ne se développe que dans le cours d'une laryngite ou d'une maladie hydropigène ; 2° l'inspiration est très difficile, l'expiration facile. Peu de maladies offrent ce double caractère.

La *paralysie du muscle dilatateur* de la glotte (crico-aryténoïdien postérieur) gêne beaucoup l'inspiration ; mais (pour ne parler que d'un élément de diagnostic) le laryngoscope démontre que les cordes vocales ne s'écartent pas dans l'inspiration.

La *laryngite striduleuse* survient chez les enfants, pendant la nuit ; dans l'intervalle des accès, la respiration n'est pas gênée (voyez *Croup* et *Spasme de la glotte*).

Traitement. — Si la suffocation est imminente, n'hésitez pas à pratiquer la trachéotomie, c'est l'indication capitale.

Le traitement doit varier suivant les cas. Si l'œdème est de nature inflammatoire, pratiquez une saignée, appliquez des sangsues et un large vésicatoire sur le devant du cou. S'il est séreux, employez toujours le vésicatoire, administrez le calomel à doses fractionnées.

Lisfranc avait proposé la scarification des bourrelets ary-épiglottiques, pratiquée avec le bistouri ; on l'a également essayée avec l'ongle ; mais, outre la difficulté de l'opération, on n'est pas toujours certain d'évacuer la matière gélatineuse infiltrée dans le tissu cellulaire.

SPASME DE LA GLOTTE (ASTHME DE KOPP OU THYMIQUE)

C'est une névrose convulsive très grave, spéciale à la première enfance et caractérisée par de cours accès de suffocation.

Étiologie. — *Cette névrose est spéciale aux très jeunes enfants*, depuis la naissance jusqu'à l'âge de deux ans ; elle est plus fréquente chez les petits garçons mal nourris, privés de l'allaitement maternel, dans les pays froids et humides ; elle est très rare à la campagne et dans les pays chauds. Elle atteint souvent plusieurs enfants de la même famille.

On ignore absolument ses causes : elle se présente quelquefois au cours d'une *coqueluche*, dont elle constitue alors une complication presque toujours mortelle.

Symptômes. — *Début.* — D'ordinaire le spasme se déclare *brusquement*, sans prodromes ; mais chez quelques enfants il est précédé de soupirs, de mouvements de déglutition, d'une constipation opiniâtre, d'une légère dyspnée, de convulsions partielles et générales (éclampsie).

Accès de suffocation. — Qu'il y ait ou non des prodromes, le spasme survient brusquement : tout à coup l'enfant s'arrête au milieu de ses jeux ; s'il est endormi, il se réveille brusquement, l'anxiété la plus vive se peint sur son visage, la *respiration est suspendue*, le thorax immobile, la bouche largement ou-

verte cherche à aspirer l'air, les battements du cœur sont
tumultueux, le pouls petit et irrégulier. La *suffocation devient
imminente*, le visage se cyanose, les veines du cou sont gonflées, la peau se couvre d'une sueur froide, l'*asphyxie commence*. D'ordinaire, l'accès se termine ainsi : les muscles du
larynx se relâchent tout à coup ou peu à peu et l'air se précipite
dans la poitrine en faisant vibrer les lèvres de la glotte encore
un peu tendues ; d'où une *respiration sonore, sifflante*,
comparée par Hérard à un sifflet grêle et très aigu. Cette respiration bruyante est unique ou bien elle se répète cinq ou six fois.

Très souvent il existe en même temps des *convulsions*
dans d'autres parties du corps (éclampsie). Un accès ne dure
qu'une demi-minute environ, mais le spasme peut céder momentanément pour reprendre ; ces accès avortés sont assez
longs (dix à quinze minutes). Les accès peuvent se répéter à
de courts intervalles et constituer *une attaque*.

Marche. — Terminaisons. — Au début de la maladie,
les attaques sont séparées par de longs intervalles, elles reparaissent chaque mois, chaque semaine ; plus tard elles se rapprochent au point d'éclater plusieurs fois par jour.

La **durée** de la maladie est fort variable : chez un enfant
tout se borne à un ou deux accès ; chez d'autres les attaques
se reproduisent pendant plusieurs semaines ou plusieurs mois.

La *mort* est la terminaison la plus fréquente (les deux tiers
des cas) ; les désordres respiratoires altèrent la nutrition, les
enfants maigrissent, pâlissent, sont pris de fièvre hectique et
succombent dans le marasme ; ou bien ils meurent brusquement dans un accès.

La *guérison* est plus rare, les spasmes deviennent moins
fréquents, moins intenses, et finissent par disparaître ; mais les
récidives sont fréquentes.

Diagnostic. — Un enfant en pleine santé est pris d'un
accès de suffocation qui se dissipe en quelques instants sans

laisser de traces, voilà le spasme de la glotte : l'erreur de diagnostic est difficile.

La *laryngite striduleuse* frappe des enfants plus âgés (de un à sept ans), elle s'accompagne de bronchite ; la toux est sonore, éclatante, stridente, l'accès se prolonge une ou plusieurs heures, mais la maladie est fort bénigne ; le *spasme de la glotte* frappe les enfants de deux mois à deux ans, il survient inopinément ou s'accompagne d'accès d'éclampsie, il ne dure que quelques instants, mais il est fort grave.

Traitement. — *Au moment de l'accès.* — Relevez l'enfant, aspergez-lui la figure et la poitrine avec de l'eau froide, faites des frictions irritantes sur le tronc et les membres. Si le péril est imminent, il serait indiqué de pratiquer la respiration artificielle ou la trachéotomie, mais en aurait-on le temps?

Dans l'intervalle des accès, recherchez les causes du spasme, favorisez la dentition par quelques scarifications sur les gencives, modifiez l'état des voies digestives, faites reprendre l'allaitement maternel, recommandez un changement d'air.

Il sera utile d'employer les antispasmodiques (assa fœtida, oxyde de zinc, musc), la belladone, l'eau de laurier-cerise. On a vanté l'action du calomel à doses fractionnées.

MALADIES DES BRONCHES

BRONCHITES

On donne ce nom à l'inflammation catarrhale de la muqueuse qui tapisse les bronches. Elle frappe habituellement la trachée et les grosses bronches jusqu'aux divisions de troisième et de quatrième ordre, mais elle s'arrête à ce niveau et respecte les petites bronches; c'est la *bronchite ordinaire*, qui peut être aiguë ou chronique. Une variété intéressante de la bronchite chronique est la *dilatation des bronches*, ou *bronchectasie*.

Lorsque l'inflammation se propage aux petites bronches, l'aspect et la gravité de la maladie sont complètement modifiés, c'est la *bronchite capillaire*, la *broncho-pneumonie*.

Il est une bronchite dite *pseudo-membraneuse ;* elle résulte de l'extension aux bronches des fausses membranes de la diphthérie; son histoire se rattache à celle du croup.

BRONCHITE AIGUE (RHUME)

Souvent l'inflammation frappe en même temps la muqueuse des bronches et celle de la trachée, elle mériterait le nom de trachéo-bronchite, mais cette dénomination est inusitée.

Étiologie. — *Causes prédisposantes*. — Elles sont toutes-puissantes ; ainsi, certaines personnes s'enrhument avec la plus grande facilité, tandis que d'autres s'exposent impunément à toutes les variations atmosphériques.

Les prédispositions sont donc : 1° *individuelles ;* 2° relatives à *l'âge ;* ainsi, bien que la bronchite puisse s'observer à tout âge, elle est surtout fréquente chez les enfants et les vieillards ; 3° *au tempérament*, les gens faibles, scrofuleux, mal nourris, sans vigueur, lymphatiques, y sont exposés ; 4° *à la température*, saisons froides, humides, pluvieuses (printemps et automne), ce qui explique pourquoi la bronchite frappe à la fois un grand nombre de personnes.

5° Citons comme causes prédisposantes spéciales des bronchites chroniques, les *affections organiques du cœur et des poumons* qui, en troublant la circulation pulmonaire et déterminant la stase du sang, créent un terrain éminemment propre à la bronchite ; aussi les catarrhes chroniques des bronches sont-ils habituels chez les gens atteints de *maladies du cœur*, les *emphysémateux*, les *tuberculeux* et les *dilatés* (Bouchard).

Causes occasionnelles. — 1° *Refroidissement de la peau*, surtout lorsqu'elle est couverte de sueur ; c'est la cause ordinaire.

2° *Introduction de vapeur ou poussières irritantes.* — Respiration d'un air froid, humide, de poussières diverses ; aussi les bronchites sont-elles très fréquentes chez les boulangers, les meuniers et surtout les tailleurs de pierre.

3° On observe aussi la bronchite *dans la fièvre typhoïde, la rougeole et la variole ;*

4° Enfin elle survient souvent *dans le cours du mal de Bright et chez les goutteux.* Il est à remarquer que les causes externes et accidentelles engendrent habituellement le catarrhe aigu, tandis que les causes internes et constitutionnelles engendrent le catarrhe chronique (Jaccoud).

Anatomie pathologique. — La muqueuse de la trachée et des bronches (sauf les petites) est *rouge, gonflée, ramollie* et recouverte d'un *exsudat muqueux.* Ces quatre lésions sont intimement liées les unes aux autres ; en effet, 1° le premier résultat de l'inflammation c'est l'*hyperhémie*, aussi les vaisseaux se dessinent-ils sous forme d'arborescences et finissent-ils bientôt par se dilater au point de former une *rougeur uniforme ;* 2° l'apport sanguin étant plus considérable, tous les phénomènes nutritifs sont exagérés, les glandes de la muqueuse sécrètent avec une activité extrême, l'épithélium proli fère outre mesure, d'où *exsudat muqueux;* 3° le sang contenu dans les vaisseaux de la muqueuse est soumis à une pression anormale, ses parties les plus fluides vont transsuder, la muqueuse ainsi infiltrée sera *ramollie;* 4° l'infiltration de la muqueuse par cette sérosité, la dilatation de ses vaisseaux, le développement de ses glandes et de son épithélium seront autant de causes réunies qui déterminent son *gonflement* et, comme conséquence, le rétrécissement de la cavité qu'elle tapisse.

Telles sont les lésions de la bronchite aiguë. *Lorsque l'inflammation devient chronique,* la muqueuse est d'un rouge sombre, ardoisée, infiltrée, ramollie, les vaisseaux sont gonflés, variqueux, souvent la tunique musculaire est infiltrée et ramollie. Le calibre des bronches est souvent très accru (voyez *Dilatation bronchique*); elles *contiennent un liquide puriforme, jaunâtre ou filant,* parfois c'est un *mucus visqueux, glaireux, très peu abondant* (catarrhe sec).

Symptômes. — La bronchite peut se présenter sous divers aspects, tantôt elle est légère au point de constituer à peine une maladie, tantôt elle est plus sérieuse; elle peut être aiguë et se terminer en quelques jours, ou bien elle est chronique et se prolonge durant des années; ces formes chroniques s'établissent d'emblée ou à la suite de plusieurs atteintes de bronchites aiguës.

Nous étudierons d'abord la forme aiguë, qui est souvent précédée de coryza et de laryngite :

Bronchite aiguë. — 1° *Douleur.* — Au début, c'est un simple sentiment de picotement et d'ardeur dans le larynx et la trachée, souvent une oppression ou constriction pénible derrière le sternum ou entre les deux épaules, la respiration et l'action de la parole exagère ces souffrances qui se calment et disparaissent en quelques jours.

2° *Phénomènes généraux.* — Si la bronchite est intense,

elle s'annonce par quelques frissons irréguliers et très légers, de la courbature, un peu de mal de tête, souvent la langue est blanchâtre, l'appétit nul, on est mal en train, le pouls est un peu fréquent et la température peut s'élever à 38° environ ; mais si elle les dépasse il faudrait craindre une autre maladie. Ces phénomènes s'amendent très rapidement, souvent en deux ou trois jours, et si la bronchite est légère ils sont à peine appréciables.

3° *Toux*. — L'irritation de la muqueuse enflammée détermine immédiatement de la toux ; elle est plus ou moins fréquente, d'abord sèche, mais toujours sonore et éclatante, elle revient par quintes.

4° *Expectoration*. — La toux reste sèche pendant quelques heures, puis la sécrétion des glandes de la muqueuse étant activée par la phlegmasie, le malade rejette quelques *crachats transparents* (période de crudité) ; bientôt, à l'exagération du flux muqueux sécrété par les glandes enflammées, viennent se joindre les produits épithéliaux, les crachats deviennent alors abondants, grisâtres et opaques ; ces colorations diverses sont dues aux détritus épithéliaux (période de coction) ; dès ce moment, tous les phénomènes pénibles, malaise, mal de tête, disparaissent.

5° Il n'existe pas de gêne de la respiration tant que la bronchite est limitée aux grosses bronches ; nous verrons au contraire que la *dyspnée* est le phénomène capital de la bronchite capillaire.

6° *Signes physiques*. — Les *vibrations du thorax* et sa *sonorité* sont parfaitement normales.

7° *Auscultation*. — L'air continue à arriver librement aux vésicules pulmonaires et à les dilater comme à l'ordinaire, par conséquent on entend le murmure vésiculaire normal ; mais, chemin faisant, au niveau des grosses bronches, l'air a rencontré une muqueuse gonflée, c'est un véritable obstacle qui le met en vibration, il en résulte un *râle* ou *ronchus sec*, tantôt aigu ou *sibilant*, tantôt plus grave ou *ronflant*. De plus, dès qu'il y a dans les bronches des liquides fournis par la mu -

queuse enflammée, la colonne d'air, en se rendant dans les vé-sicules, imprime aux liquides des mouvements qui se traduisent par des bruits humides, ce sont des *râles muqueux* ou à *grosses bulles* lorsqu'ils se passent dans de grosses bronches, *sous-crépitants* ou à *bulles moyennes* lorsqu'ils se produisent dans des bronches moyennes, *sous-crépitants fins* ou à *bulles fines* lorsqu'ils se passent dans les petites bronches.

Ainsi il existe dans la bronchite deux espèces de râles : 1º des *râles secs*, *sibilants* ou *ronflants*, produits par l'obstacle qu'apportent au passage de l'air le gonflement et les inégalités de la muqueuse ; 2º des *râles humides*, dus à la présence d'un liquide : ces râles humides sont *muqueux*, *sous-cré-pitants* ou *sous-crépitants fins*, suivant leur siège et le volume des bulles.

Tous ces râles s'entendent surtout en arrière, de chaque côté de la colonne vertébrale, au niveau de la bifurcation des bronches; mais si la bronchite est intense ils peuvent s'entendre dans presque toute l'étendue du poumon, surtout en arrière et à sa base.

La bronchite aiguë guérit en quelques jours (huit à quinze) ; la fièvre tombe en deux ou trois jours, la toux devient grasse, les crachats opaques, verdâtres ; cependant elle peut passer à l'état chronique.

Traitement. — Si elle est légère, on se bornera à quelques précautions hygiéniques et à l'usage de boissons pectorales (sirop de gomme ou de guimauve avec du lait ou du rhum) prises le soir de façon à déterminer de la diaphorèse. Un bain de vapeur pris au début a pu arrêter la maladie : quelques préparations opiacées seront très utiles. Si la bronchite s'accompagne d'un mouvement fébrile il faudra garder le repos dans la chambre ou au lit ; Grisolle conseille, pour calmer les douleurs sternales, d'appliquer un cataplasme émollient sur le devant de la poitrine. Les vomitifs (ipéca 1^{gr},50) seront très utiles. On pourra également avoir recours aux révulsifs.

BRONCHITE CHRONIQUE

L'inflammation chronique des bronches est une maladie très fréquente surtout chez les gens âgés, et elle se produit sous plusieurs influences, telles sont : la *persistance d'action des causes capables de produire la bronchite aiguë*, chaque atteinte expose à de nouvelles dont la résolution devient de plus en plus difficile, et l'état chronique se trouve ainsi définitivement constitué (*refroidissements, habitation dans des lieux froids et humides*). Certains *tempéraments* sont très disposés aux inflammations catarrhales (*les goutteux, les ralentis*, Bouchard). Les *maladies du cœur*, par la gêne qu'elles apportent à la circulation pulmonaire, déterminent habituellement des bronchites chroniques ; elles sont très communes vers la fin du *mal de Bright*.

Anatomie pathologique. — Les lésions ressemblent à celles de la bronchite aiguë : la muqueuse est épaisse, violacée, mais elle n'offre que très rarement des ulcérations. Il est *deux altérations* qui coïncident très fréquemment avec la bronchite chronique, ce sont l'emphysème et la dilatation des bronches.

La bronchite chronique invétérée exerce une action directe sur la production d'une maladie du cœur droit : l'*insuffisance tricuspide* par dilatation ventriculaire. Elle expose donc les malades à tous les accidents de l'asystolie.

Dans la bronchite chronique la muqueuse peut subir une gangrène superficielle facilement curable qui se traduit cliniquement par la fétidité de l'haleine et des crachats.

Symptômes. — Le malade atteint de bronchite chronique en *souffre peu; sa respiration* n'est jamais parfaitement libre, elle est gênée à des degrés très divers, il est essoufflé au moindre effort, oppressé et même de temps à autre atteint de dyspnée. Mais les deux symptômes caractéristiques sont : la *toux* et les *crachats*. La *toux* est tantôt rare, tantôt fréquente; elle survient surtout le matin par quintes pénibles suivies d'une abondante expectoration.

L'*expectoration* est presque toujours très copieuse; mais ses caractères très divers ont fait admettre plusieurs variétés de bronchite chronique : tantôt le malade rejette des mucosités verdâtres, blanchâtres, purulentes (*catarrhe muqueux*), tantôt c'est un liquide filant, visqueux, transparent comme du blanc d'œuf, recouvert d'une écume épaisse et rendu en quantité considérable (bronchorrhée). Par contre, d'autres malades rejettent difficilement quelques rares crachats arrondis, nacrés, d'un gris de perle et de la consistance de l'empois (c'est le *catarrhe sec* de Laënnec).

Signes physiques. — La *sonorité du thorax* est normale, souvent même exagérée en raison de la coïncidence fréquente de l'emphysème et de la dilatation bronchique. L'*auscultation* révèle l'existence de *râles muqueux, sibilants* et *ronflants* disséminés dans toute la poitrine; chez quelques malades ils constituent un véritable gazouillement. Ces râles sont surtout nombreux en arrière à la base des poumons et au niveau de la bifurcation des bronches. Mais leur abondance est très variable et on peut voir des personnes atteintes de bronchites chroniques sérieuses, dont la poitrine ne fait entendre que fort peu de râles.

Généralement il n'existe ni *fièvre*, ni trouble des fonctions digestives, ni amaigrissement notable.

Marche. — Les bronchites chroniques peuvent persister plusieurs années, surtout chez les gens âgés; les personnes qui en sont atteintes souffrent surtout pendant l'hiver, car fréquemment, sous l'influence du froid, des poussées de bronchite aiguë viennent s'enter sur la bronchite chronique.

Ces malades peuvent vivre longtemps, c'est vrai; mais il n'en est pas moins certain que les bronchites chroniques doivent être combattues avec persévérance, car elles exposent aux pneumonies, à la dilatation des bronches, etc.

Diagnostic. — La généralisation des symptômes à toute l'étendue de la poitrine, la conservation des forces et de l'embonpoint, l'absence de fièvre, d'hémoptysies, de fibres élastiques dans les crachats distingueront la bronchite chronique de la tuberculose ou de la pneumonie caséeuse. Rappelons que ces deux dernières lésions déterminent souvent dans leur voisinage l'inflammation chronique des bronches.

L'*emphysème* se reconnaît à la forme globuleuse de la poitrine et à l'exagération de la sonorité, il complique fréquemment la bronchite chronique (voyez *Dilatation des bronches*).

Enfin le diagnostic nécessite encore la recherche des influences qui ont présidé au développement de la bronchite.

Traitement. — Les gens qui en sont atteints veilleront avec une sollicitude toute particulière à éviter les refroidissements et les sueurs. On pourra se servir des potions et des pâtes pectorales, des préparations opiacées employées avec modération. Il est toujours utile de recourir à l'application de révulsifs sur la poitrine (ventouses sèches ou scarifiées si l'individu est pléthorique, teinture d'iode, vésicatoires, frictions irritantes, aromatiques, etc.).

On peut faciliter l'expectoration par le kermès (trois ou quatre dragées de 2 centig. 1/2), la gomme ammoniaque, l'oxymel scillitique, les tisanes de lichen, d'hysope, de polygala ; l'usage habituel de boissons balsamiques (goudron, térébenthine, etc.). L'usage des eaux sulfureuses et des préparations arsenicales peut être également fort utile.

Si la respiration est gênée, on pourra fumer du datura stramonium ou respirer des vapeurs ammoniacales. (Mettez deux cuillerées d'ammoniaque liquide dans un verre d'eau tiède.)

Au moment des paroxysmes, il faudrait recourir au traitement des bronchites aiguës.

Une substance nouvellement introduite dans la thérapeutique la *terpine* et son dérivé le *terpinol*, donnent d'excellents résultats dans les catarrhes pulmonaires (Lépine).

DILATATION DES BRONCHES. — BRONCHECTASIE

Maladie rare chez les enfants ; plus fréquente chez les adultes et les vieillards toussant depuis longtemps.

Laënnec l'attribuait à une *accumulation de sécrétions dans les bronches*, accumulation entraînant à sa suite la dilatation de ces canaux : cette opinion doit être rejetée.

Corrigan vit que la *bronchectasie coïncidait presque toujours avec la sclérose pulmonaire* et l'attribua à la rétraction du tissu pulmónaire cirrhosé autour des bronches.

Barth a ajouté la notion étiologique *de la pleurésie chronique* entraînant la paroi bronchique par rétraction.

Anatomie pathologique. — Les bronches peuvent se dilater : 1° *D'une manière uniforme*, elles acquièrent quatre à cinq fois leur volume primitif et se terminent en cul-de-sac.

2° *En un seul point* dont le renflement varie du volume d'un pois à celui d'une noix.

3° Enfin, il peut exister *une série de renflements fusiformes* entre lesquels les bronches reprennent leurs dimensions normales (c'est la dilatation en chapelet souvent consécutive à la sclérose du poumon).

La partie dilatée est habituellement remplie de liquides puriformes. La muqueuse présente les altérations du catarrhe bronchique ; le poumon celles de la sclérose.

La muqueuse bronchique est souvent frappée *de gangrène superficielle*. La dilatation bronchique siège plutôt à la base qu'au sommet du poumon ; elle est fréquemment associée à l'emphysème et produit par action mécanique directe la dilatation du ventricule droit et l'insuffisance tricuspide.

Symptômes. — Le début est impossible à préciser, les malades toussent depuis longtemps et rejettent des crachats puriformes, qui, chose remarquable, sont surtout rendus le matin en très grande quantité à la fois, ce sont de *véritables vomiques bronchiques*, ces crachats ont souvent une *odeur alliacée, infecte*. Il peut survenir aussi des *hémoptysies* d'un sang noir, non spumeux.

En général il n'existe ni douleur, ni oppression, ni amaigrissement proportionné à la durée de la maladie et à l'abondance de l'expectoration.

Examen physique. — Si la dilatation est uniforme, on n'entend guère que des *râles de bronchite*, ronflants et muqueux, mais s'il existe une *excavation*, elle se traduit par les signes communs à toute excavation pulmonaire, quelle que soit la cause qui l'a produite, fonte tuberculeuse, abcès, élimination d'une eschare, etc. Ces signes consistent en une *matité circonscrite*, du *souffle* et de la *voix bronchique ou caverneuse* suivant les dimensions de l'excavation, du *gargouillement* lorsqu'il existe du liquide.

La **durée** est indéterminée et les malades ne succombent guère qu'à quelques complications : tubercules, pneumonie, etc.

Diagnostic. — Générale et uniforme, la dilatation bronchique pourra être confondue avec la bronchite chronique dont elle se distingue par le gargouillement étendu et le retentissement de la voix : d'ailleurs elle est souvent une complication de la bronchite chronique.

S'il y a une *dilatation sacciforme, comment la différencier d'une caverne tuberculeuse?* La bronchectasie est une maladie de l'âge adulte ou de la vieillesse, la phthisie de la jeunesse. La bronchectasie dure plusieurs années sans altérer la santé, les tubercules amènent au contraire un amaigrissement rapide, des sueurs nocturnes, de la diarrhée, très souvent des ulcérations laryngées et une dégénérescence graisseuse du foie. Les crachats de la bronchectasie sont très abondants, mais rejetés tous à la fois le matin, et non nummulaires et déchiquetés comme ceux de la phthisie ; de plus, on n'y trouve pas de fibres élastiques.

Traitement. — Voyez *Bronchite chronique*.

BRONCHO-PNEUMONIE

Le terme de broncho-pneumonie comprend et enveloppe la *pneumonie catarrhale*, la *pneumonie lobulaire*, la *bronchite capillaire*, le *catarrhe suffocant* (Barthez et Rilliet).

Étiologie. — C'est une maladie de *la vieillesse* et surtout de *l'enfance*. Elle est dans la plupart des cas *secondaire*.

Primitive elle peut être attribuée au froid.

Secondaire elle constitue une des plus redoutables complications de la *rougeole*, de la *coqueluche*, de la *grippe*, de la *fièvre typhoïde* et de la *diphthérie*.

Anatomie pathologique. — Elle comprend :

1º Les lésions bronchiques ;

2º Les lésions pulmonaires ;

Lésions bronchiques. — Les petites bronches sont *turgescentes, desquamées*. Leur muqueuse est pointillée de rouge, ou uniformément injectée, et présente un certain degré de ramollissement.

Elles sont remplies, surtout au lobe inférieur d'un *liquide muco-purulent, jaunâtre, adhérent*.

Les bronches subissent une dilatation aiguë, passagère, due à *l'abondance de la sécrétion*, à la *paralysie des muscles bronchiques* consécutive à l'inflammation de la muqueuse, et enfin à *l'imperméabilité et à l'affaissement du tissu environnant*.

A la surface du poumon et sur les coupes se montrent les *grains jaunes* ou *granulations purulentes*. La granulation purulente est le résultat de la présence du muco-pus dans une ou plusieurs alvéoles. Elle forme un petit noyau jaunâtre, dur, saillant, variant de la grosseur d'un grain de millet à une lentille, tranchant vivement sur le tissu environnant violacé. Lorsqu'on pique la granulation il en sort une gouttelette purulente.

Les *vacuoles* sont des cavités non anfractueuses, situées à la surface ou dans la profondeur du poumon, communiquant avec les bronches et contenant soit de l'air, soit du muco-pus, soit tous deux ensemble. Elles peuvent varier de la grosseur d'un pois à celle d'un œuf de pigeon.

Les vacuoles paraissent dues à la réunion de plusieurs grains purulents (Barthez et Rilliet, Cadet de Gassicourt).

Lésions pulmonaires. — Elles sont de deux ordres : les unes *accessoires*, d'ordre purement mécanique; les autres *fondamentales*.

1° *Lésions accessoires.* Elles comprennent l'*état fœtal*, ou *atélectasie* et l'*emphysème aigu*.

L'*atélectasie* siège de préférence sur *les bords tranchants du poumon* et *particulièrement au bord postérieur*. Le tissu pulmonaire atélectasié est de couleur rouge, violet, bleuâtre, ou bleu noir ; il est manifestement déprimé au-dessous du niveau des tissus environnants ; *sa consistance est celle d'un muscle* d'où le nom de *carnification* qui lui a été donné ; il *est privé d'air*, flasque, souple, ne crépite plus et sa pesanteur spécifique est plus grande que celle de l'eau ; *l'analogie est grande avec le poumon du fœtus qui n'a pas respiré et ne contient pas d'air* (état fœtal). *L'insufflation rend au tissu atélectasié son apparence et ses propriétés normales.* La coupe du tissu atélectasié est nette et lisse.

Gairdner a donné la théorie suivante pour expliquer l'état fœtal : une bronche se trouve obstruée par un bouchon muqueux, un exsudat qui faisant soupape permet aux alvéoles, qu'elle tient sous sa dépendance d'expulser tout l'air contenu mais non plus d'en recevoir de nouveau. Le tissu pulmonaire ainsi vidé d'air s'affaisse et reprend l'apparence fœtale.

L'*emphysème aigu* siège au sommet ou sur le bord antérieur du poumon ; il est dû à la dyspnée.

2° Les *lésions fondamentales* sont la *congestion* et l'*hépatisation*, conséquences directes de la bronchite.

La *congestion* joue un rôle important dans le tableau clinique de la broncho-pneumonie.

Hépatisation. — La caractéristique de l'hépatisation dans la broncho-pneumonie c'est que chaque lobule s'hépatise indépendamment de ses voisins, de telle sorte qu'on voit côte à côte un lobule sain et un lobule hépatisé, ou deux lobules hépatisés mais à des degrés divers. Le lobule passe par les phases de l'hépatisation, *congestion*, *hépatisation rouge*, *hépatisation grise ;* il forme un îlot losangique, dur, saillant, compact, plongeant dans l'eau, de couleur variable suivant les stades.

Au stade congestif la couleur est violacée.

Au deuxième stade, ou d'hépatisation rouge la couleur d'abord d'un rouge rosé uniforme ne tarde pas à *séparer en deux zones :* une *zone extérieure* rouge rosé, une zone *centrale grise* qui a déjà atteint le troisième degré, alors que la zone extérieure est encore au second.

Au troisième stade le lobule est tout entier purulent, grisâtre.

Les lobules hépatisés sont tantôt *disséminés :* un lobule hépatisé est jeté au travers du tissu sain ou atélectasié au milieu duquel il fait saillie, d'où *l'aspect mamelonné*, et le nom de broncho-pneumonie mamelonnée donné à cette forme.

Tantôt au contraire ils sont *conglomérés*, et peuvent prendre même tout un lobe qui devient ainsi en masse compact et dur, présentant une grande analogie avec la pneumonie fibrineuse vraie, d'où le nom de *pneumonie pseudo-lobaire* donné à cette forme ; mais les lobules hépatisés qui le *composent n'en sont pas moins à des degrés divers du processus*.

Nous venons d'étudier séparément les diverses lésions qui composent la broncho-pneumonie ; ces lésions se groupent diversement pour donner lieu à des formes anatomiques qu'il importe de connaître.

1° Forme bronchique suraiguë. — Ce sont les lésions bronchiques qui dominent : les noyaux d'hépatisation sont des plus rares : il semble que la maladie ait marché trop vite pour permettre aux lésions bronchiques d'engendrer les lésions pulmonaires.

2° Forme pulmonaire disséminée. — On y trouve les lésions bronchiques au complet, et des noyaux d'hépatisation disséminés en nombre plus ou moins grand.

3° Forme pulmonaire généralisée ou pseudo-lobaire. — Cette forme dont nous avons déjà dit un mot plus haut, siège surtout au lobe inférieur.

Symptômes. — Ils sont locaux et fonctionnels.

Symptômes locaux. — Les lésions bronchiques se traduisent par des râles *sibilants, muqueux* et *sous-crépitants*.

Le *râle sibilant* indique le rétrécissement des canaux bronchiques produit par la congestion de la muqueuse et l'accumulation des sécrétions. Il varie du ronflement au sifflement aigu.

Le *râle muqueux* qui va du râle crépitant fin au gargouillement indique le cartarrhe des bronches moyennes.

Le *râle sous-crépitant* est le plus important : il indique l'envahissement des petites bronches et des bronches capillaires.

Les lésions pulmonaires, *congestion* et *hépatisation*, se traduisent par le *râle crépitant*, le *souffle bronchique* avec ses divers timbres, la *bronchophonie* et la *diminution de sonorité à la percussion allant jusqu'à la matité*. Pour distinguer la congestion de l'hépatisation il faut savoir que la *congestion étant essentiellement mobile et fugace, les signes auxquels elle donne lieu sont entièrement mobiles tandis que ceux fournis par l'hépatisation sont beaucoup plus fixes.*

2° *Symptômes fonctionnels.* — La *toux* est constante et varie suivant les formes de la maladie.

L'*expectoration* manque chez les jeunes sujets au-dessous de cinq ans ; en tout cas on ne doit jamais s'attendre même dans la forme pseudo-lobaire à observer des crachats fibrineux comme dans la pneumonie vraie.

La *respiration* qui s'accélère chez les jeunes enfants à propos de la moindre inflammation bronchique acquiert dans la broncho-pneumonie une fréquence exceptionnelle ; on peut, dans la forme suffocante, observer de 60 à 80 respirations par minute ; c'est également dans cette forme qu'on rencontre le mode respiratoire dit de Cheyne-Stokes et l'apnée.

La *fièvre* est d'autant plus intense que l'enfant est plus jeune, que la maladie est plus rapide et plus suffocante, et que les lésions sont plus étendues.

La congestion avec ses poussées passagères imprime à la courbe thermique une allure irrégulière.

Phénomènes nerveux. — On observe chez les jeunes enfants l'éclampsie, chez les sujets un peu plus âgés il y a du délire et de l'assoupissement.

Troubles digestifs. — La soif est vive ; il y a de l'anorexie et le plus souvent une diarrhée abondante.

Formes cliniques de la broncho-pneumonie. — Avec Barthez et Rilliet nous décrirons :

1° Une forme suffocante suraiguë : *catarrhe suffocant* des auteurs, où la bronchite a la plus large part de beaucoup.

2° Une forme aiguë où la congestion et l'hépatisation dominent la bronchite : cette forme comporte deux variétés.

a.— Forme disséminée ou bronchite capillaire proprement dite.

b.— Forme généralisée ou pseudo-lobaire.

Forme suffocante suraiguë. Catarrhe suffocant. — Chez un jeune enfant pris de catarrhe ordinaire, depuis quelques jours, éclatent tout à coup des symptômes formidables.

La *fièvre* s'allume, le thermomètre marque 40° et plus, le pouls est à 140, 160, 180, la respiration s'accélère : on compte de soixante à quatre-vingts respirations par minute ; la dyspnée imprime au faciès un cachet angoissant spécial, « les yeux

sont cernés, le regard exprime la souffrance, les ailes du n[ez]
se dilatent largement, les narines deviennent sèches, cro[û]
teuses ; les lèvres et la face prennent une extrême pâleur, [et]
momentanément congestionnées prennent une teinte vi[o]
lette très marquée, surtout à la suite des quintes de tou[x]
(Barthez et Rilliet).

La poitrine reste sonore, et l'auscultation fait entendre u[n]
râle sibilant, sonore, abondant.

Le petit malade asphyxié tombe dans la somnolence, [et]
souvent alors apparaît, indice de la terminaison fatale, [la]
respiration de Cheyne-Stokes ou de longues périodes d'apné[e].

Rarement l'état se modifie favorablement ; la dyspn[ée]
s'amende et la période catarrhale un instant interrompue p[ar]
cet effrayant épisode reparaît de nouveau ; dans ce cas le pa[s]
sage de la crise à la santé est rapide.

En résumé, le catarrhe suffoquant comprend trois périodes[:]

1º Période prodromique ou catarrhale qui manque rar[e]
ment et dure un à plusieurs jours.

2º Période d'augment ou de suffocation, durant un à tro[is]
jours et se terminant par la mort ou par le passage à la sant[é].

3º Période catarrhale de déclin, durant de deux à cinq jour[s].

Forme aiguë. — Plus souvent secondaire que la préc[é]
dente, cette forme, malgré la moindre violence des symptôm[es]
et leur évolution plus lente, ne laisse pas d'être aussi dang[e]
reuse.

Le *début* est plus graduel : la dyspnée et la toux app[a]
raissent ou augmentent graduellement.

Nous avons dit qu'on pouvait reconnaître deux variétés [de]
cette forme :

1º Forme disséminée, ou bronchite capillaire propreme[nt]
dite. La *fièvre* est intense ; le pouls plein ; la toux fréquent[e].
Le *râle sibilant et sous-crépitant* apparaît d'abord à [la]
partie postérieure, puis envahit la totalité du poumon ; [en]
même temps la dyspnée s'exagère ; la respiration devient plu[s]
fréquente, les ailes du nez se dilatent et la face devient pâle [et]
par instants violacée.

L'hépatisation qui elle aussi se dissémine lentement se traduit çà et là par ses signes habituels qui ont toujours peu d'étendue.

Lorsque la maladie se prolonge, l'enfant maigrit, la fièvre hectique s'empare de lui, les traits sont tirés, la peau terreuse et la ressemblance s'établit complète avec la tuberculose pulmonaire.

La mort survient après une durée variable au milieu de la dyspnée, par asphyxie, ou bien encore ce sont les convulsions qui terminent la scène.

La guérison est rare mais peut être obtenue ; en ce cas, la convalescence est très longue.

2º *Forme généralisée.* — Elle se rapproche de la pneumonie lobaire. La fièvre est intense et continue, la dyspnée vive mais moins accentuée que dans la forme précédente.

La broncho-pneumonie peut être unilatérale tout d'abord, mais elle finit par envahir les deux côtés, et l'on perçoit alors soit du souffle seul, soit du souffle mélangé à du râle humide. La matité est très sensible.

Lorsque la pneumonie lobulaire est en bloc (pneumonie pseudo-lobaire) la fixité et l'étendue du souffle et de la matité rappellent ce qui se passe dans la pneumonie lobaire vraie ; mais on reconnaîtra que d'une part les signes de pneumonie lobulaire ont précédé et qu'en même temps que les signes d'hépatisation pseudo-lobaire on perçoit soit dans l'autre poumon soit en d'autres régions du même poumon, les symptômes de la bronchite capillaire.

La forme généralisée ordinaire est d'une évolution d'autant plus rapide que les symptômes pulmonaires dominent davantage ; la forme pseudo-lobaire entraîne la mort en trois à huit jours.

La convalescence, quand la guérison s'établit, est ici comme dans la bronchite capillaire de longue durée.

Diagnostic. — La marche de la broncho-pneumonie, sa durée, la mobilité de ses symptômes, la coïncidence constante de l'élément catarrhal, les poussées congestives qui donnent à son évolution un caractère saccadé spécial permettent de la distinguer des autres maladies aiguës du poumon.

Voir plus haut pour le diagnostic avec la pneumonie franche qui ne saurait être confondue qu'avec la forme pseudo-lobaire de la broncho-pneumonie.

Traitement. — Vomitifs. Série de petits vésicatoires volants laissés deux ou trois heures en place seulement. — Ventouses sèches.

Rhum et toniques en potion.

COQUELUCHE

Contagieuse, épidémique, ne récidivant pas sur le même sujet le plus ordinairement, la coqueluche atteint surtout les enfants (1). Elle est cliniquement caractérisée par des *quintes d'une toux violente et convulsive, suivie* d'une inspiration longue, sifflante, anxieuse et du rejet de matières filantes et visqueuses.

La coqueluche présente donc :

1° Un élément catarrhal (trachéobronchique) inflammatoire.

2° Un élément nerveux qui donne à la toux son caractère spécial.

3° Et enfin et surtout un caractère de spécificité absolue (contagiosité ; épidémicité, etc.

La coqueluche *simple* n'a pas *d'anatomie pathologique.* Les malades qui succombent présentent les lésions de la complication qui les a emportés (broncho-pneumonie, etc.).

Symptômes. — Le cours de la coqueluche se divise en trois périodes : 1° *période catarrhale ;* 2° *période convulsive ;* 3° *période de déclin.*

1° *Période catarrhale.* — La coqueluche débute comme

(1) La raison de l'immunité des adultes réside le plus souvent pour la coqueluche comme pour la rougeole, etc. dans le fait d'une atteinte pendant l'enfance.

un simple rhume, avec toux, fièvre et malaise ; souvent cette
bronchite n'offre rien de spécial, mais parfois on peut y reconnaître la coqueluche (surtout en temps d'épidémie) par *l'opiniâtreté de la toux* : dans quelques cas la toux devient aboyante et elle est entrecoupée d'inspirations bruyantes et de hoquet, c'est une sorte de prélude à la toux spasmodique. La période catarrhale dure de trois à quinze jours.

2° *Période convulsive.* — La toux prend peu à peu ou subitement le caractère spasmodique que nous allons décrire. L'enfant éprouve d'abord, dans le larynx, un chatouillement qui provoque la toux ; il veut en vain s'y opposer ; la quinte a lieu : le petit malade se soulève brusquement, il s'accroche à un objet résistant et alors survient *une série non interrompue de secousses de toux ;* pas la moindre intermittence qui lui permette de reprende haleine ; aussi sa figure se congestionne, ses yeux s'injectent ; enfin la toux s'arrête et immédiatement se produit *une inspiration* sifflante et anxieuse que l'on a comparée à celle du jeune coq qui termine son cri. Souvent les quintes de toux reprennent aussitôt et l'accès se compose de plusieurs paroxysmes. La *fin de l'accès* est annoncée par le rejet d'une *matière visqueuse, filante,* souvent mêlée à des matières alimentaires, car elle est rendue à la fois par la toux et le vomissement.

En somme, un *accès de coqueluche* comprend : 1° *la sensation de picotement* qui provoque la toux ; 2° *les quintes de toux convulsive,* à secousses non interrompues, déterminées par le spasme des muscles expirateurs ; 3° *l'inspiration sifflante et prolongée* qui termine la quinte et qui doit ses caractères au spasme des muscles de la glotte (parfois une inspiration semblable précède la quinte) ; 4° *le rejet d'une matière filante et visqueuse,* venant des bronches et annonçant la fin de l'accès ; 5° pendant l'accès, congestion extrême de la face, du cou, de l'encéphale par suite de la gêne de la circulation veineuse, souvent évacuations involontaires, chute du rectum, etc., par diminution brusque de la capacité abdominale dans les secousses de la toux.

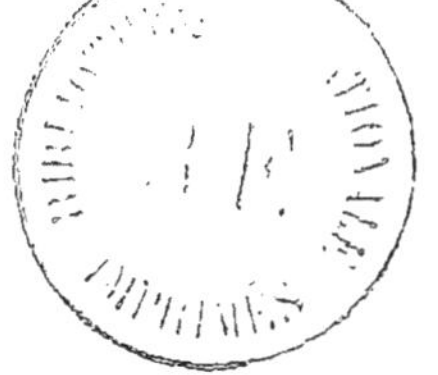

Au moment de l'accès, *la sonorité de la poitrine est normale*, mais *l'auscultation ne révèle aucun bruit,* car l'air ne peut arriver dans les bronches ; dans l'intervalle des accès on peut entendre la plupart des râles de la bronchite.

Le retour des accès est souvent spontané, mais il peut être provoqué par une excitation quelconque, l'action de parler, de rire, etc. Les accès sont plus fréquents pendant la nuit, ce que l'on a attribué soit à l'accumulation de l'acide carbonique dans la chambre, soit plutôt à l'accumulation dans les bronches du liquide visqueux. Dans l'intervalle des accès les enfants sont très abattus ; ils souffrent de la tête, mais dans la période convulsive il n'y a pas de fièvre.

Leur *nombre* est très variable, en moyenne une vingtaine en vingt-quatre heures, mais il peut atteindre 60 à 80. A partir de 40, le pronostic devient très sérieux.

Complications. — Elle sont fort nombreuses : 1° les unes tiennent à la *gêne de la circulation veineuse*, telles sont les *épistaxis* et plus rarement les *hémoptysies* et les *hémorrhagies* par la bouche, les oreilles et même la conjonctive ; 2° les autres ont leur *siège dans le poumon,* c'est la rupture des vésicules pulmonaires et l'*emphysème interlobaire*, l'extension de la phlegmasie aux petites bronches, d'où *bronchite capillaire, pneumonie catarrhale,* complication bien vite reconnue à l'élévation de la température, à l'oppression continue et considérable et souvent à la cessation des accès spasmodiques (Trousseau) ; enfin, la coqueluche a pu être l'occasion du développement de *tubercules* chez les gens prédisposés ; 3° du côté de l'abdomen, les secousses de toux déterminent des *vomissements* parfois si fréquents, que l'*inanition* fait de rapides progrès ; de plus, elles provoquent souvent ces *évacuations involontaires,* la formation de *hernies,* la *chute du rectum,* etc.

3° *Période de déclin.* — Les accès deviennent plus rares et moins pénibles, le caractère spasmodique de la toux disparaît et on voit revenir l'élément simplement catarrhal du début ; l'expectoration change complètement de caractère : au lieu du mucus filant et visqueux, ce sont les crachats épais, verdâtres, puriformes de la bronchite arrivée à la période de coction.

Durée. — La coqueluche n'est pas une maladie à cycle défini ; sa durée très variable, peut-être évaluée en moyenne à cinquante ou soixante jours. Cette moyenne souffre de très nombreuses exceptions ; ainsi on l'a vue guérir en huit jours, et, par contre, ce qui est malheureusement plus fréquent, se prolonger durant de longs mois. On pourrait, d'après la durée des prodromes, présager de la durée de la coqueluche : plus ils sont courts, moins longue sera la coqueluche (Trousseau).

Diagnostic. — Le caractère spasmodique de la toux et la durée de la maladie sont des caractères trop nets pour qu'il soit possible de se tromper sur leur nature.

Traitement. — Dès que la coqueluche s'est manifestée, on isolera le malade.

Dans la 1re période, la période catarrhale, on donnera l'ipéca ; dans la deuxième la belladone et l'aconit associés dans une potion. Les calmants divers tels que le bromure de potassium, le chloral rendront aussi de réels services. Dans ces derniers temps quelques médecins ont employé avec succès les badigeonnages de l'arrière-gorge et de la partie supérieure du larynx avec une solution de *cocaïne* à 2 1/2 ou 5 0/0.

Cette pratique est recommandable ; elle peut exercer une influence favorable sur la quinte qu'elle abrège et dont elle diminue la violence.

Lorsque le malade entre en convalescence, il faut, si faire se peut, l'envoyer à la campagne : sa guérison se trouve hâtée le plus souvent.

Les complications seront traitées chacune comme il convient.

ASTHME

L'asthme est une maladie essentiellement chronique caractérisée par trois éléments : une *dyspnée intermittente spéciale*, une *exsudation bronchique* et une *dilatation
secondaire des vésicules pulmonaires ou emphysème*
(G. Sée).

Pathogénie. — L'interprétation de l'asthme est fort diffi
cile et des opinions très diverses ont été émises sur sa
nature ; voici les plus répandues :

1re *opinion*. — *L'asthme n'est qu'un symptôme de
l'emphysème ou des maladies du cœur* (Louis, Rostan).
De nos jours out est disposé à renverser la proposition et à
voir dans l'emphysème une conséquence de l'asthme.

2e *opinion*. — *Trousseau considère l'asthme comme
une manifestation d'une diathèse spéciale* qui se traduit tantôt par des accès de dyspnée et de catarrhe, tantôt
par une attaque de goutte, de gravelle, de rhumatismes, d'hémorrhoïdes.

3e *opinion*. — *L'asthme serait une névrose du pneumogastrique* déterminant, suivant les uns, un spasme de la
tunique musculaire des bronches (muscles de Reissessen), d'où
le nom de crampe des bronches, *entraînant, suivant G. Sée,
une contraction spasmodique des muscles inspirateurs* (1).

---

(1) Rappelons que l'excitation centripète du laryngé supérieur (branche du
pneumogastrique) détermine un spasme des muscles expirateurs (coqueluche),
tandis qu'il faut admettre que l'excitation centripète des filets bronchiques du
pneumogastrique détermine un spasme des muscles inspirateurs (asthme).
Voici comment Sée explique un accès d'asthme : une excitation atteint les
filets bronchiques du pneumogastrique, elle gagne le bulbe et se réfléchit sur
le nerf phrénique et les autres nerfs inspirateurs, de manière à produire une
inspiration tétaniforme, le thorax est dilaté au maximum. Puis, soit fatigue
du bulbe, soit parce que l'agent irritant a atteint le laryngé supérieur, survient une expiration, et ainsi de suite.

Étiologie. — *Causes prédisposantes*. — L'asthme s'observe en *tous pays*, en toute saison, peut-être est-il *un peu plus fréquent sur les hauteurs*, il affecte aussi une prédilection marquée pour certaines localités, sans qu'on puisse en savoir la raison : on a vu le changement d'habitation faire cesser certains accès d'asthme. L'asthme est très souvent lié à une *affection constitutionnelle*, arthritisme, goutte, rhumatisme, dartre ; on a vu des accès d'asthme alterner avec des attaques de goutte, des éruptions herpétiques. Il est plus fréquent chez l'homme que chez la femme, il s'observe surtout vers l'âge adulte et la vieillesse, mais il n'est pas fort rare chez les jeunes gens ; il est, par exemple, tout à fait exceptionnel chez l'enfant.

Causes occasionnelles. — G. Sée les a divisées en quatre groupes : 1° *La cause irritante agit sur les filets bronchiques du pneumogastrique*, c'est-à-dire sur la muqueuse des bronches, ce sont des poussières de toute nature ; aussi l'asthme est-il plus fréquent chez les plâtriers, les maçons, les cardeurs de matelas ; l'ipéca, la poussière des foins (*hay fever* des Anglais), en un mot, toute sorte de poussières ou de gaz irritants, peuvent le produire ; 2° *l'irritation porte sur un point quelconque du corps* et gagne le bulbe et le pneumogastrique, impression du froid, troubles gastriques, excès alcooliques, désordres de la menstruation ; 3° *l'irritation porte directement sur les centres nerveux*, émotions vives ; 4° enfin dans une quatrième classe se rangent *les accès qui se rattachent à une diathèse* (goutte, herpétisme) ; par quel mécanisme se produisent-ils ? On l'ignore.

Anatomie pathologique. — L'asthme étant une névrose du pneumogastrique n'a pas de lésion anatomique qui lui soit spéciale. Mais on trouve souvent des désordres pulmonaires consécutifs à la violence des accès, c'est de l'emphysème, c'est un catarrhe chronique avec dilatation des bronches, très souvent aussi il existe des lésions du cœur et de l'aorte. Enfin, dans quelques cas fort rares et par conséquent peu signifi-

catifs, on a constaté diverses altérations des nerfs pneumogastrique et phrénique.

Symptômes. — *Début.* — La première attaque se produit
d'une façon inopinée ; il n'en est pas de même des suivantes
dont le retour absolument irrégulier peut se faire attendre
plusieurs années. Ces attaques sont alors précédées de prodromes très variés, mais auxquels le patient reconnaît l'imminence de l'accès : c'est un changement d'humeur qui devient
maussade, ce sont des éructations, ou bien un gonflement de
l'estomac, un sentiment de gêne et de plénitude ; chez d'autres,
du mal de tête, des douleurs vagues, une irritation des voies
aériennes, etc., parfois même un coryza bizarre qui, à lui seul,
a pu constituer tout l'accès (Trousseau).

Description de l'accès. — Le premier accès éclate *toujours pendant la nuit.* Le malade s'est endormi comme
d'habitude, ou bien il s'est difficilement assoupi en éprouvant
un malaise indéfinissable, lorsque tout à coup, il est réveillé par
un besoin pressant de respirer, « *il se sent étouffer, il a
soif d'air* ». Il court à la fenêtre, ou bien se cramponne à un
meuble, renverse la tête en arrière, pour fournir les points
d'appui les plus nombreux aux muscles inspirateurs : quelques
malades, dans l'espoir de diminuer leur anxiété respiratoire,
prennent les positions les plus bizarres.

Les deux temps de la respiration présentent des caractères
très différents, mais également remarquables : *l'inspiration
est très pénible,* car le thorax est dilaté par le spasme des
muscles inspirateurs, *l'expiration est très prolongée et elle
est sifflante* : ce sifflement caractéristique a été attribué au
spasme des fibres musculaires des bronches.

Examen de la poitrine. — La poitrine est soulevée, distendue, presque immobile, le diaphragme abaissé, tous les
muscles inspirateurs sont en état de spasme : la *sonorité est
normale ou exagérée* en raison de l'*emphysème* qui est
une conséquence presque fatale des accès d'asthme : l'*auscultation* révèle l'affaiblissement ou l'absence des bruits respira-

toires mêlés à quelques râles secs qui vont bientôt devenir humides.

Au début, la face est pâle, bientôt la gêne respiratoire détermine la cyanose du visage, le gonflement des veines du cou, les yeux sont rouges, saillants, larmoyants, le patient reste silencieux ou ne parle que par monosyllabes. Cependant son pouls reste calme, il n'a pas de fièvre.

L'expectoration peut manquer (asthme sec), mais c'est fort exceptionnel; d'ordinaire, vers la fin de l'accès se déclare une *toux d'abord sèche, puis grasse* et les malades rendent des *flots de sérosité spumeuse* souvent mêlés à *de petites concrétions dures* et blanchâtres qui, se moulant dans les petites bronches, ressemblent à du vermicelle cuit. La sécrétion bronchique a été comparée aux sécrétions nasale et lacrymale qui accompagnent les névralgies du trijumeau, elle marque la fin de l'accès.

Durée. — Terminaisons. — La durée de l'accès est de une à deux heures et quelquefois davantage, la respiration devient facile, le météorisme abdominal diminue, souvent il y a émission d'urine rouge et sédimenteuse, puis le malade se calme et s'endort, mais il reste courbaturé pendant un certain temps. Chez quelques personnes les accès se reproduisent pendant plusieurs nuits consécutives.

Le retour des attaques est absolument indéterminé, et dans leur intervalle la santé est parfaite, la poitrine normale au point de vue anatomique et fonctionnel ; souvent la vie n'est guère abrégée, mais si les accès se répètent ils peuvent à la longue déterminer de l'*emphysème*, des *catarrhes chroniques* et les *altérations cardiaques* consécutives à ces lésions ; la poitrine devient saillante, en forme de poitrine de pigeon, le cou est tuméfié, la tête enfoncée entre les deux épaules, et le malade finit par succomber aux altérations chroniques de l'appareil cardio-vasculaire.

Diagnostic. — L'asthme se complique habituellement d'emphysème ; ses accès nocturnes et spontanés le distingueront de l'oppression et de la dyspnée des emphysémateux. Les accès de suffocation et le retour de la santé dans leur intervalle distingueront l'asthme des bronchites chroniques, qui d'ailleurs viennent souvent s'y joindre. Le spasme de la glotte n'appartient qu'à la première enfance, ses accès sont très courts ; l'asthme est une maladie de l'âge adulte, ses accès durent plusieurs heures, etc.

Traitement. — 1º Traitement *de l'accès*. On arrive à calmer les accès, par des injections de morphine associées ou non à l'atropine, par l'emploi de papier nitré, de papiers antiasthmatiques, ou bien en faisant respirer au malade, comme le conseille G. Sée, de cinq à dix gouttes d'iodure d'éthyle.

2º Traitement *en dehors de l'accès*. Il faut placer le malade dans des conditions telles qu'on évite toute influence provocatrice des crises. L'iodure de potassium est de beaucoup le plus efficace des médicaments à donner aux asthmatiques (G. Sée).

ARTICLE IV

MALADIES DU POUMON

CONGESTION PULMONAIRE

Étiologie. — La congestion pulmonaire peut être active ou passive.

Congestion active.

Elle est ordinaire dans la *fièvre typhoïde, la rougeole*, etc. Elle s'observe fréquemment dans les maladies pulmonaires : les poussées de congestion jouent un rôle actif dans la *tuberculose pulmonaire*, où elles déterminent souvent l'hémoptysie ; *dans la broncho-pneumonie*. Les autres causes sont : l'inhalation de vapeurs irritantes ; *un changement brusque de température, l'impression subite du froid ;* les brûlures graves et généralisées.

En d'autres termes, la congestion active peut être secondaire (tuberculose, broncho-pneumonie, etc.); elle peut être primitive (congestion a frigore).

Symptômes. — La congestion pulmonaire n'est souvent qu'un épisode d'une autre maladie plus importante (rougeole, fièvre typhoïde) et se traduit alors seulement par un *affaiblissement du son*, une *diminution* du murmure respiratoire *avec parfois souffle léger ;* en outre, il y a gêne de la *respiration, oppression*.

Dans la tuberculose pulmonaire, la congestion a pour symptôme majeur l'*hémoptysie*. Nous avons ailleurs décrit la congestion et son rôle dans la broncho-pneumonie.

La congestion idiopathique est au contraire une maladie nettement caractérisée et se traduisant de deux façons.

1° *Congestion à forme pneumonique,* sorte de pneumonie avortée.

2° *Congestion à forme pleurale.* — Spléno-pneumonie (Grancher) (1).

La congestion à forme pneumonique a *le point de côté, la fièvre, la toux, la dyspnée* rappelant ce qu'on observe dans la pneumonie franche. Les crachats sont *visqueux, parfois striés de sang.* Le son thoracique est affaibli : les vibrations sont conservées ; le murmure vésiculaire a disparu : il y a du souffle plus ou moins rude. Le tout *se dissipe en un à quatre jours.*

La congestion à forme pleurale à laquelle M. le professeur Grancher a donné le nom de *spléno-pneumonie* débute brusquement par des *frissons, un point de côté;* il y a *dyspnée, toux, matité* dans le tiers, la moitié ou les deux tiers inférieurs de la poitrine, toujours d'un seul côté. Les vibrations thoraciques sont abolies dans la même hauteur ; l'auscultation révèle l'existence dans la partie mate de *souffle, d'égophonie, de pectoriloquie aphone,* etc. ; en un mot il y a dans la spléno-pneumonie tous les signes d'un épanchement pleural et le diagnostic se fait par un moyen qu'on ne *doit jamais omettre quand on se trouve amené à supposer un épanchement dans la plèvre :* la ponction exploratrice avec la seringue de Pravaz. Dans la spléno-pneumonie *cette ponction ne donne issue à aucun liquide.*

Congestion passive.

Elle résulte d'un trouble dans l'appareil hydraulique que représente le cœur (toutes les maladies de cet organe peuvent

______

(1) Voyez BOURDEL. *De la Spléno-pneumonie.* G. Steinheil, éditeur.

la produire). Dans les maladies chroniques, la faiblesse des contractions cardiaques jointe au décubitus dorsal prolongé congestionne les poumons (*pneumonie hypostatique*).

Les symptômes de la congestion passive sont l'oppression, la matité de la base, des râles divers, de la bronchophonie.

PNEUMONIE FIBRINEUSE. — PNEUMONIE LOBAIRE AIGUE

Pour être localisée surtout dans l'appareil pulmonaire, la pneumonie lobaire aiguë n'en est pas moins une maladie générale, infectieuse, bactérienne. Nous réservons sa description pour l'article que nous consacrerons aux maladies bactériennes.

PNEUMONIE CHRONIQUE. — SCLÉROSE DU POUMON
PNEUMONOKONIOSES

A. — Il arrive parfois que la pneumonie fibrineuse aiguë se résolve imparfaitement. La défervescence ne se fait pas ; les signes physiques (matité et souffle) persistent sans changement.

Tantôt alors le malade se cachectise progressivement, dépérit et tombe dans le marasme ; tantôt la guérison s'obtient après un temps plus ou moins long.

B. — La pneumonie chronique, la sclérose du poumon (c'est-à-dire le *développement morbide du tissu conjonctif interlobulaire étouffant progressivement par sa rétraction les éléments constitutifs du lobule et atrophiant ainsi le poumon*) s'observe en outre comme lésion concomitante de la dilatation des bronches, de la pleurésie chronique, de la tuberculose pulmonaire chronique. Les régions sclérosées sont indurées ; et à la coupe on constate le développement des travées fibreuses.

On a décrit chez les vieillards sous le nom *d'induration ardoisée des sommets* une lésion scléreuse et pigmentaire sans grande importance clinique.

C. — Les plus intéressantes des pneumonies chroniques sont les *pneumonies professionnelles ou pneumonokonioses*.

On désigne sous ce nom toute une catégorie de phlegmasies chroniques du poumon dues à l'action de corps étrangers. La plus anciennement connue est l'*anthracose*; depuis on a décrit la *sidérose* et la *chalicose*.

Anthracose pulmonaire.

A l'état normal les poumons se chargent de marbrures noirâtres qui sont extrèmement *marquées chez le vieillard et manquent chez l'enfant.* Ces marbrures se rencontrent surtout aux sommets et aux bords postérieurs où elles forment des plaques ou des figures polygonales. Bayle, Laënnec et Monneret connaissaient cet état sous le nom de *mélanose*, et le considéraient comme un produit de sécrétion pathologique.

Andral, Virchow en faisaient un pigment hématique. Pearson a démontré en 1813 que cette matière noirâtre est *le charbon*.

Mais il peut arriver que l'anthracose dépasse ce degré physiologique et détermine dans le poumon une inflammation chronique, une *pneumonokoniose,* décrite sous le nom de *phthisie des mineurs.*

Étiologie. — Les *mineurs,* les *fondeurs en cuivre, en bronze* y sont surtout exposés. Les charbonniers, aussi, mais à un moindre degré.

Anatomie pathologique. — Le poumon anthracosique est entouré d'une *coque pleurale épaisse.* Il forme un *bloc noir, dur, ferme,* criant sous le scalpel, colorant en noir le doigt et l'eau. Ce tissu n'est pas insufflable et plonge. Il est parcouru de toutes parts par des *travées conjonctives* *épaisses* et présente des *noyaux indurés*. A la dernière période il y a formation *de cavernes*.

Lésions concomitantes. — Pleurésie chronique. Anthracose des ganglions trachéo-bronchiques et des ganglions du hile. Dilatation du cœur droit. Tuberculisation pulmonaire.

Symptômes. — Pendant un temps variable la lésion est supportée sans donner lieu à aucun symptôme. Puis apparaît la période *initiale* marquée par des *symptômes généraux :* fatigue, amaigrissement, affaiblissement, anémie, pâleur de la face avec cyanose des lèvres et des *symptômes pulmonaires ; crachats noirs* et phénomènes d'induration peu marquée, souffle et rudesse de la respiration.

A la période d'*état* la débilité augmente, le *teint se plombe*, la *dyspnée* s'accentue ; la toux et les crachats noirs deviennent plus marqués, en même temps que les symptômes d'induration pulmonaire s'établissent nettement.

La maladie se termine par la *consomption* analogue à celle des *phthisiques*, et souvent par des complications *cardiaques* (asystolie par dilatation des cavités droites).

Chalicose pulmonaire.

C'est l'état de pneumonie chronique déterminée *par la poussière* de silex.

Il existe ici comme pour l'anthracose un certain degré de chalicose physiologique.

L'état pathologique se rencontre chez les *tailleurs de pierre et de grès* et chez les *aiguiseurs*.

L'analogie anatomique et clinique (excepté pour la couleur noirâtre) est complète avec l'anthracose pulmonaire.

Les poumons indurés sont farcis de noyaux durs, grisâtres ; à une période avancée le poumon se creuse de cavernes.

Les crachats des malades contiennent de nombreux débris siliceux mis en évidence par le miscroscope et l'analyse chimique.

Sidérose pulmonaire.

Pneumonie chronique encore assez rare causée par la poussière d'oxyde de fer chez les miroitiers, batteurs d'or, polisseurs de glaces.

EMPHYSÈME PULMONAIRE

On désigne sous ce nom la dilatation permanente d'un certain nombre de vésicules du poumon. Lorsque l'air rompant les vésicules pulmonaires s'infiltre dans le tissu cellulaire qui les sépare, l'emphysème prend le nom d'interlobulaire.

Étiologie. — Pour que l'emphysème se produise, il faut que le tissu pulmonaire n'ait pas une résistance normale, c'est là une *prédisposition souvent héréditaire*. Cela étant, toutes les conditions capables d'augmenter la tension de l'air renfermé dans les poumons deviendront des causes occasionnelles d'emphysème.

En première ligne viennent toutes les *professions nécessitant des efforts violents et répétés*. L'effort débute en effet par une puissante inspiration, puis les lèvres de la glotte se rapprochent, s'opposent à la sortie de l'air qui distend les poumons, et c'est en définitive sur eux que s'appuie le thorax pour servir de base aux muscles en action (boulangers, chanteurs, portefaix, etc.).

Puis viennent les maladies qui donnent lieu à des quintes de toux, la coqueluche, la bronchite capillaire, les bronchites chroniques, et plus spécialement, d'après Laënnec, celle qui produit de petits crachats visqueux oblitérant les divisions bronchiques. Asthme, emphysème, bronchite chronique, forment une association pathologique des plus fréquentes, ces lésions s'enchaînant ordinairement.

Anatomie pathologique. — L'emphysème occupe les points où la pression de l'air est la plus forte et la résistance du thorax la moindre : ce sont le sommet et le bord antérieur du poumon ; il est très rare que l'emphysème soit généralisé. Lorsqu'on ouvre le thorax, les poumons ne s'affaissent pas. Les vésicules emphysémateuses ont augmenté de volume (grain de millet ou noyau de cerise), elles sont presque transparentes et leur coupe ressemble à celle d'une éponge. Elles crépitent moins, surnagent dans l'eau et donnent à la main la sensation d'un duvet (Laënnec).

Le thorax est bombé, surtout en avant, le diaphragme abaissé, le cœur hypertrophié (surtout le cœur droit), conséquence de la gêne de la circulation pulmonaire qui peut entraîner aussi l'hydropéricarde et l'œdème des membres inférieurs. On peut trouver des lésions de catarrhe, de dilatation bronchique et même de tubercules, contrairement à l'opinion ancienne qui croyait à un antagonisme entre l'emphysème et le tubercule (1).

Symptômes. — Ils peuvent se grouper sous quatre chefs : 1º dyspnée ; 2º déformation du thorax ; 3º modifications dans les phénomènes de percussion et d'auscultation de la poitrine ; 4º troubles secondaires de la circulation.

1º *Dyspnée*. — Elle est habituelle, débute souvent dans la jeunesse et s'exagère sous l'influence du moindre effort ; elle résulte de la diminution du champ de l'hématose par le fait de la rupture d'un grand nombre d'alvéoles, de la déformation persistante du thorax (voussure) et de l'abaissement du diaphragme qui empêchent le poumon de revenir complètement sur lui-même pendant l'expiration et, par suite, d'emmagasiner une quantité d'air convenable ; aussi les excursions du thorax sont-elles sans ampleur. L'emphysème est avec la phthisie la maladie qui diminue le plus la capacité respiratoire, ainsi qu'on peut le mesurer avec le spiromètre.

2º *Déformation du thorax*. — Elle peut être générale ; cela n'a guère lieu que chez quelques vieillards dont la poi-

trine devient globuleuse ; la déformation est le plus souvent
partielle, limitée au creux sous-claviculaire, aux parties latérales du sternum ; parfois le sommet du poumon emphysémateux s'élève dans le creux sus-claviculaire qui s'efface et se
trouve remplacé par une tumeur dans laquelle on entend un
léger murmure vésiculaire. Le diaphragme est souvent très
abaissé et refoule le foie et la rate.

3° *Percussion et auscultation.* — La percussion donne
au *niveau des voussures une sonorité exagérée* et une
sensation d'élasticité plus grande ; cependant lorsque les vésicules sont surdistendues, elles ne rendent qu'un son sourd et
étouffé (Skoda). La sonorité descend souvent fort bas, ce qui
s'explique par l'abaissement du foie et du diaphragme.

Au niveau des parties sonores, l'auscultation révèle une
*grande faiblesse, parfois une absence presque complète
du murmure vésiculaire,* ce qui tient à l'inertie des
vésicules dans lesquelles l'air ne se renouvelle pas ; dans
certains cas l'expiration est un peu rude et prolongée. Parfois
on entend tous les râles de la bronchite (sibilants, ronflants,
muqueux et sous-crépitants) ; la bronchite est en effet une
complication très fréquente.

4° *Troubles circulatoires.* — L'atrophie et la destruction
des capillaires au niveau des vésicules altérées expliquent
l'excès de force que doit déployer le cœur droit pour triompher de cette résistance, et par suite son hypertrophie et les
désordres secondaires dans la circulation des veines caves,
turgescence de la face, varicosités des ailes du nez, œdème
des extrémités inférieures.

La *durée* de l'emphysème est fort longue : il dure souvent
toute la vie qu'il peut abréger soit par les altérations cardiaques, soit par les catarrhes pulmonaires.

L'emphysème interlobulaire ne peut guère être reconnu
qu'à l'autopsie.

Diagnostic. — La *bronchite* complique habituellement
l'emphysème ; l'union de la voussure et de la sonorité à des

râles nombreux indiquera l'existence simultanée de ces deux maladies.

Les hémoptysies, l'amaigrissement, l'âge, les sueurs nocturnes, le volume du foie, feront reconnaître la *tuberculose*. L'emphysème peut, il est vrai, donner lieu à un affaiblissement du murmure respiratoire et à des râles sous-crépitants siégeant sous les clavicules, mais ces phénomènes existent en même temps dans toute l'étendue du thorax, ils coexistent avec une voussure et une exagération de la sonorité au lieu de la matité qui appartient aux tubercules.

Les palpitations et l'œdème indiqueront la maladie du cœur.

Traitement. — Si la dyspnée était très forte, on pourrait faire appliquer de nombreuses ventouses scarifiées autour du thorax, ou encore un vésicatoire ; donnez de l'émétique ou de l'ipéca, combattez le catarrhe par les balsamiques et les eaux sulfureuses, la dyspnée par l'opium et les cigarettes de datura stramonium. Les bains d'air comprimé et inhalations d'oxygène ont été vantés dans ces derniers temps.

APOPLEXIE PULMONAIRE. — PNEUMO-HÉMORRHAGIE

C'est l'infiltration ou l'épanchement de sang dans le tissu du poumon. Le mot apoplexie est impropre, mais il est consacré par l'usage.

Étiologie. — Ces hémorrhagies peuvent se produire sous trois influences : par *obstacle à la circulation pulmonaire*, par *altération des vaisseaux*, par *altération du sang*.

1º *Obstacle à la circulation pulmonaire.* — L'apoplexie est presque toujours le symptôme d'une *lésion organique du cœur* et surtout de l'*orifice mitral ;* on s'accorde assez généralement aujourd'hui pour attribuer l'hémorrhagie pulmonaire qui se produit au cours des maladies mitrales à une embolie

qui, partant des coagulations de l'oreillette droite, s'engagerait
dans les ramifications de l'artère pulmonaire et irait déterminer
l'oblitération et l'hémorrhagie d'un territoire localisé du poumon
(Guerhardt).

2° *Altérations vasculaires.* — Citons les *plaies du poumon*, les *coups portés sur la poitrine*, les altérations de
l'aorte, celles de l'artère pulmonaire.

3° *Altération du sang.* — On a observé des hémorrhagies
pulmonaires dans le cours des maladies pestilentielles (fièvre
jaune, fièvres éruptives, typhus, scorbut, purpura, etc.) chez
les hémophiles.

Enfin l'impression du froid, l'ivresse, la suppression d'un
flux sanguin habituel, en ont été quelquefois les causes.

Anatomie pathologique. — L'hémorrhagie se présente
sous deux formes : 1° le sang est infiltré dans le poumon ; 2° il
s'y est creusé un foyer.

Infiltration. Infarctus hémoptoïques de Laënnec. —
Le sang est accumulé dans les vésicules pulmonaires, dans les
dernières ramifications bronchiques ; il s'est insinué dans les
interstices qui les séparent, mais sans les déchirer notablement ; *cette infiltration forme des noyaux durs, d'un
rouge noir*, disséminés en nombre variable dans les deux poumons, surtout vers les lobes inférieurs ; lorsque ces noyaux
sont superficiels, il se dessinent sous la plèvre et sont aplatis
plutôt que ronds, en tous cas, leur consistance est notable, ils
plongent dans l'eau ; lorsqu'on les incise, il s'écoule une
petite quantité de sang, la surface de la coupe est granuleuse,
car les vésicules sont distendues par le sang coagulé (infarctus
hémoptoïques de Laënnec). Le tissu pulmonaire qui entoure
ces noyaux est souvent congestionné, ses vaisseaux sont oblitérés.

L'avenir de ces noyaux est variable : ils peuvent se résorber complètement ou ne laisser à leur place que des taches
pigmentaires, ils peuvent *s'indurer, s'enkyster, persister
indéfiniment*. Il n'est pas rare d'observer *l'inflamma-*

tion ou la gangrène des parties du poumon occupées par l'infiltration sanguine.

Hémorrhagie en foyer. — Une cavité plus ou moins vaste est creusée dans le poumon, elle contient du sang en partie coagulé et sur ses parois anfractueuses on voit flotter les débris du tissu pulmonaire déchiré. Cette cavité communique souvent avec les bronches, on l'a vu s'ouvrir dans la plèvre.

Le foyer peut présenter les diverses modifications que nous venons d'indiquer au sujet des noyaux d'infiltration.

Symptômes. — Fort variables, on peut rencontrer à l'autopsie des foyers hémorrhagiques dont rien n'a révélé pendant la vie la formation et l'existence : la maladie était *latente ;* par contre, la mort peut être foudroyante, le sang jaillit à flots par la bouche et par le nez, ou bien il s'accumule dans le poumon et le malade *meurt asphyxié ;* mais la plupart des cas se placent entre ces deux termes extrêmes.

Les symptômes sont : la *dyspnée*, l'*oppression* et la *toux;* des *hémoptysies* et des *signes physiques*.

1º La *dyspnée*, l'*oppression*, la *toux*, la *douleur thoracique*, sont des symptômes probablement constants ; leur intensité varie avec l'étendue et le nombre des foyers hémorrhagiques.

2º L'*hémoptysie* est le symptôme le plus caractéristique ; elle est formée d'un *sang noir, rendu en petite quantité à la fois*, mais dont le *rejet se continue pendant plusieurs jours* ou même plusieurs semaines.

3º *Signes physiques*. — Lorsque les noyaux sont petits et enfouis dans le poumon (ce qui est très fréquent), ils ne se traduiront par aucun signe physique. Lorsqu'ils sont volumineux et superficiels, ils déterminent à leur niveau une *matité circonscrite et l'absence du bruit respiratoire* et, sur leur pourtour, du *souffle*, de la *bronchophonie* et souvent des *râles humides* (muqueux et sous-crépitants).

Marche. — Elle est fort variable ; il est rare de voir le malade succomber rapidement ; souvent l'apoplexie n'est qu'uu épisode dans le cours d'une affection cardiaque.

Complications. — Cependant les complications sont assez fréquentes : c'est une *pneumonie fibrineuse* qui se développe sur le pourtour du foyer et se traduit par la fièvre, les crachats rouillés et le râle crépitant, c'est la *gangrène* à odeur caractéristique, c'est une *pleurésie* avec pneumothorax lorsque le foyer s'est ouvert dans la plèvre. Enfin, les noyaux hémorrhagiques peuvent, à la longue, déterminer la production d'une *pneumonie caséeuse.*

Diagnostic. — S'il n'y a pas d'hémoptysie, l'hémorrhagie pulmonaire sera souvent méconnue. Cependant, une dyspnée, une oppression subite survenant dans le cours d'une affection cardiaque, sans que cet organe offre de nouveaux désordres, peut faire croire à une apoplexie pulmonaire ; les présomptions seront bien plus fortes si l'on constate les signes physiques indiqués plus haut.

Une hémoptysie de sang noir, peu abondante mais persistante, survenue dans le cours d'une maladie de cœur, indique presque certainement une apoplexie pulmonaire.

Traitement. — Si l'individu est vigoureux et l'hémorrhagie forte, il faut pratiquer immédiatement une saignée. Dans tous les cas on pourra employer les révulsifs (large vésicatoire sur la poitrine), boissons glacées ; potion avec 15 à 20 gouttes de perchlorure de fer ou 2 grammes d'extrait de ratanhia.

L'état du cœur doit surtout fixer l'attention ; il réclame souvent l'emploi de la digitale pour régulariser ses contractions, des diurétiques et des purgatifs drastiques pour diminuer la tension sanguine.

OBLITÉRATION DE L'ARTÈRE PULMONAIRE. — EMBOLIE PULMONAIRE

Étiologie. — L'oblitération de l'artère pulmonaire peut être *congénitale*, et la vie est incompatible avec cet état, ou bien l'artère est simplement rétrécie, il en résulte une hypertrophie du ventricule droit, et, plus tard, des lésions cardiaques.

Mais d'ordinaire l'oblitération est occasionnée par une *embolie* qui, détachée d'un point quelconque du système veineux, a été portée par les veines caves dans le cœur droit, et de là lancée dans une des branches de l'artère pulmonaire. Aussi ces oblitérations peuvent-elles se montrer dans tous les cas où il existe des coagulations veineuses, chez les femmes en couches atteintes de phlegmatia, chez les gens cachectiques, etc. Beaucoup plus rarement, l'oblitération se fait par thrombose.

Tout le territoire du poumon tributaire de la branche artérielle oblitérée subit des modifications nombreuses ; les capillaires du voisinage cherchent à rétablir la circulation ; il en résulte des *fluxions*, de l'*œdème*, des *inflammations*, des *ruptures avec hémorrhagie* ; c'est cet ensemble de lésions que l'on a nommé *infarctus* ; ils ont souvent la forme de cônes à base périphérique, à sommet dirigé vers le hile (1).

La gangrène est rare, et ne survient qu'indirectement, car l'artère pulmonaire n'est pas une artère nourricière.

Parfois il survient des abcès ; c'est surtout ce qui a lieu lorsque l'embolie, partie d'un foyer d'infection purulente, a par elle-même des propriétés septiques (abcès métastatiques).

Symptômes et diagnostic. — On craindra une embolie pulmonaire lorsque, chez un malade atteint de coagulation veineuse, on verra survenir *brusquement une dyspnée* que rien n'explique, et qui va cependant jusqu'à *l'angoisse* ; en

(1) Voyez *Path. générale*, art. THROMBOSE et EMBOLIE.

même temps, la face qui, au début, pouvait présenter une pâleur extrême, devient violacée, les divers viscères se congestionnent, la température s'abaisse, le cœur, dont les battements étaient d'abord énergiques, faiblit, et le malade *meurt* en quelques minutes ou quelques heures, soit par excitation anormale, soit par surchage veineuse subite des centres nerveux.

Mais parfois tous ces symptômes s'amendent et disparaissent ; la circulation collatérale a triomphé du danger. Il n'est pas rare de voir, dans ce cas, les accidents se reproduire et correspondre chaque fois à une nouvelle embolie (1).

Les signes physiques sont le plus souvent nuls, fait important au diagnostic.

Traitement. — Toniques, stimulants, révulsifs cutanés. — Lorsque l'état du malade ne le contre-indique pas, pratiquez une saignée pour combattre les stases veineuses.

GANGRÈNE PULMONAIRE

C'est la mortification du tissu pulmonaire ; elle peut être *circonscrite*, c'est-à-dire n'occuper qu'une partie de l'organe, ou *diffuse* et étendue à presque tout un lobe (Laënnec). Cette dernière forme est peu commune.

Étiologie. — Maladie rare, pouvant être observée à tout âge ; ses causes sont assez nombreuses, mais elles ne peuvent déterminer la gangrène que sur les *organismes profondément débilités*. Ainsi la gangrène s'observe :

1º *Vers le déclin de certaines maladies* qui altèrent profondément le sang : typhus, fièvres éruptives, surtout rou-

---

(1) La dyspnée s'explique aisément par la suppression brusque d'une grande étendue du poumon ; les congestions et l'abaissement de température par la distension du cœur droit et la diminution de l'hématose.

geole, diabète, mal de Bright. Dans tous ces cas, on voit survenir des *pneumonies bâtardes* qui ont une grande tendance à se terminer par gangrène en raison de l'état cachectique des malades. Quant aux pneumonies franches, Grisolle ne les a jamais vues se terminer par sphacèle.

2° *Comme complication de lésions pulmonaires.* — Ainsi, les foyers d'apoplexie pulmonaire, les parois des cavernes tuberculeuses, la muqueuse qui tapisse les bronches dilatées, peuvent se sphacéler. L'introduction dans les bronches de corps étrangers, de vapeurs ou de gaz irritants, peut déterminer la gangrène : elle est fréquente chez les *aliénés* : faut-il l'attribuer à l'affaissement de leur vitalité ou à l'introduction de corps étrangers dans les voies aériennes? On l'a vu survenir à la suite de l'oblitération des artères bronchiques et de l'artère pulmonaire.

Anatomie pathologique. — On doit distinguer deux formes de gangrène pulmonaire (Laënnec).

a. — La *gangrène circonscrite.*

b. — La *gangrène diffuse*, plus rare.

Gangrène circonscrite. — Il y a un ou plusieurs foyers disséminés dans l'un et l'autre poumon.

Le foyer gangréneux *se trouve au centre d'un noyau de pneumonie lobulaire ;* il représente une cavité anfractueuse dont les parois offrent des débris de couleur grisâtre ardoisé. Lorsque la caverne est d'assez grande dimension elle est traversée par les vaisseaux. Dans la caverne nage un liquide grumeleux, grisâtre : *caverne et liquide exhalant une odeur épouvantable.* Autour de la cavité gangréneuse est une zone de *tissu pulmonaire hépatisé, grisâtre, friable*, atteint en un mot de pneumonie gangréneuse. *Les vaisseaux y sont oblitérés.* Autour de cette zone et se continuant avec le tissu sain est une zone de pneumonie catarrhale.

Les cavernes communiquent avec les conduits bronchiques.

Gangrène diffuse. — La lésion est la même ; mais sans limite, et de plus grandes dimensions. Les vastes cavités anfractueuses sont traversées par les vaisseaux et remplies d'un liquide ichoreux fétide. Lorsqu'elles avoisinent la plèvre, elles déterminent un pyopneumothorax à marche rapide.

La gangrène diffuse est ordinairement le résultat d'une oblitération d'une grosse branche de l'artère bronchique ou pulmonaire.

Symptômes. — Les débuts sont d'autant plus obscurs que la gangrène est une maladie secondaire. Une *dépression subite et considérable des forces*, la *grande élévation de température*, spéciale aux maladies putrides, sont les seuls symptômes qui puissent la faire soupçonner ; mais on ne la reconnaît qu'au moment où l'haleine prend une odeur fétide. Elle est alors caractérisée par quatre ordres de signes : 1° haleine fétide ; 2° crachats spéciaux ; 3° signes physiques ; 4° symptômes de dépression.

1° *Haleine fétide.* — C'est le premier symptôme de la gangrène, il est pathognomonique. Cette fétidité, que l'on a comparée à l'odeur de la pourriture et des macérations anatomiques, est vraiment plus repoussante encore, elle suffit pour infecter toute une salle d'hôpital ; les malades éprouvent une saveur horrible dans la bouche ; mais ils ne ressentent dans le poumon qu'une douleur vague et peu intense.

2° *Crachats spéciaux.* — Il survient une *toux* assez fréquente, et, après quelques quintes plus ou moins pénibles, le malade rejette des crachats noirs, verdâtres ou rougeâtres ; quelquefois ces crachats sont rendus en assez grande abondance pour constituer une vomique, ils sont formés par le tissu pulmonaire sphacélé. Lorsqu'on les laisse reposer, on les voit se diviser en plusieurs couches, à la surface ils sont muqueux, au-dessous transparents et séreux, et, au fond du vase, se trouve un détritus noirâtre dans lequel on voit des fibres élastiques, indices de la destruction du tissu pulmonaire, des cellules, des cristaux, des champignons ; on y trouve aussi de la leucine, de la tyrosine et de l'acide valérianique, qui serait, d'après Lebert, la source principale de la mauvaise odeur. Souvent surviennent des *hémoptysies* plus ou moins graves.

3º *Signes physiques.* — *Percussion.* — Elle donne de la *matité* au niveau des parties gangrenées à moins pourtant qu'elles ne soient profondément placées et séparées de la paroi thoracique par une lame de poumon sain.

Auscultation. — Lorsque les parties sphacélées ne sont point éliminées, à leur niveau le bruit respiratoire manque; mais sur tout leur pourtour on entend des *râles sous-crépitants*, du *souffle* et de la *bronchophonie*, phénomènes qui se rattachent à la congestion et à l'œdème pulmonaire et à la vibration de l'air dans les bronches voisines du foyer. Après l'élimination des parties mortifiées, il se forme une caverne qui se révèle par ses signes habituels, *gargouillement* et *pectoriloquie.*

4º *Signes de dépression.* — L'affaiblissement et la prostration du malade sont extrèmes.

Marche. — Elle est très rapide; en fort peu de temps le malade s'affaiblit beaucoup; les traits de son visage sont très altérés; la fièvre est intense (T. 41º); son corps se couvre d'une sueur visqueuse; la prostration devient extrème, et il peut succomber en quelques jours (de six à dix). Sa mort est parfois produite par une hémorrhagie foudroyante, par un pneumothorax consécutif à l'ouverture de la plèvre, etc...

Pronostic. — La gangrène diffuse tue invariablement; la mort est également la terminaison habituelle de la gangrène circonscrite, mais la gangrène des extrémités bronchiques survenue dans le cours d'un catarrhe chronique est loin de présenter une semblable gravité.

Diagnostic. — *L'odeur de l'haleine et des crachats est pathognomonique;* à elle seule, elle révèle, l'existence de la gangrène; il faut alors en rechercher la cause, le siège et l'étendue. La cause, sera tantôt une affection préexistante du poumon (bronchite chronique, caverne tuberculeuse, foyers d'apoplexie pulmonaire, etc.), tantôt une maladie générale (mal de Bright, diabète, rougeole, etc...). L'examen de la poitrine indiquera le siège et l'étendue du sphacèle.

Traitement. — Il présente trois indications : 1° Soutenir les forces par l'emploi du vin, de l'alcool, de l'extrait mou de quinquina (dose de 2 à 4 gr.).

2° Combattre la fétidité par l'usage de chlorures désinfectants : on peut prescrire soit 8 à 10 grammes de chlorure de chaux ou de soude dans un litre de macération de quinquina ; soit 4 à 6 grammes de liqueur de Labarraque (hypochlorite de soude liquide) dans une potion ; soit des inhalations de térébenthine ; on placera près du malade des vases remplis de chlorure de chaux sec.

3° Calmer les douleurs par les préparations opiacées.

CANCER DU POUMON

Le cancer du poumon peut être *primitif*, ce qui est fort rare, ou *consécutif* à une tumeur de même nature siégeant dans un autre organe, surtout dans le sein ; ses causes sont inconnues.

Le carcinome primitif du poumon est les plus souvent mou ou encéphaloïde. Au début ce sont des noyaux qui s'agrandissant et se réunissant arrivent à former des masses occupant un ou plusieurs lobes.

Le *carcinome secondaire* du poumon reproduit la forme de la *tumeur primitive* (squirrhe, cancer colloïde, etc.).

Symptômes et diagnostic. — Quelle que soit sa forme, le cancer se traduit par un certain nombre de symptômes communs : le malade *tousse*, il *maigrit*, ses *ganglions cervicaux s'engorgent*, il n'a pas de fièvre, rejette souvent des *crachats opaques* ou couleur de gelée de groseille, a des *hémoptysies*, de la *dyspnée*, la teinte jaune paille caractéristique est assez rare, enfin il peut survenir des coagulations dans diverses veines.

Les signes physiques propres à la forme diffuse sont des *noyaux de matité* assez bien circonscrits et disséminés dans divers points du thorax ; à leur niveau on entend des *bruits de souffle* parfois très bruyants ; l'absence de ramollissement pourra les distinguer des tubercules, mais souvent leur nature ne sera indiquée que par un cancer siégeant dans un autre organe.

Lorsque le cancer forme tumeur, il se traduit par de la *matité*, l'*exagération* des *vibrations vocales*, du *souffle* et de la *bronchophonie;* plus des *symptômes de voisinage* résultant de la compression ou destruction des organes thoraciques. Ainsi l'irritation de la plèvre détermine des *adhérences* ou un léger épanchement ; la compression des veines caves produit l'œdème du cou ou des membres inférieurs, etc.

Le cœur peut être déplacé et ses battements transmis à l'oreille avec une perfection qui pourrait faire croire à un anévrysme de l'aorte, d'autant plus volontiers qu'il peut s'y joindre des bruits de souffle résultant de compressions diverses, mais il n'y aura jamais de claquement membraneux.

Le cancer peut durer une ou plusieurs années. La mort est fatale et le traitement ne saurait être que palliatif.

KYSTES HYDATIQUES DU POUMON ET DE LA PLÈVRE

Rares en Europe, très fréquents en Australie et en Islande, leur volume et leur nombre varient d'un grain de raisin à une tête de fœtus, d'une ou deux vésicules à plusieurs centaines. Les kystes du poumon coexistent fréquemment avec des kystes semblables du foie, mais ils peuvent être isolés. Ils siègent plus volontiers dans le poumon que dans la plèvre; on en a trouvé quelques-uns dans les vaisseaux (artère et veines pulmonaires).

Le kyste consiste en une vésicule pleine d'un liquide transparent, sans albumine, riche en chlorure de sodium; elle est revêtue d'une membrane adventice fort ténue ; sur son pourtour le tissu pulmonaire est induré.

Symptômes. — Ils sont de deux ordres : fonctionnels et physiques.

Signes fonctionnels. — Ils consistent en une *toux* d'abord sèche, quinteuse, puis humide, en une *dyspnée* dont l'intensité est en rapport avec le volume du kyste, en *hémoptysies fréquentes*, d'abord légères, puis abondantes, en *douleurs* ou *sensations particulières* fixes et persistantes. L'*expectoration* est celle d'une bronchite chronique, mais à un certain moment elle devient pathognomonique par la présence dans les crachats de *membranes hydatides* demi-transparentes, lamelleuses, et par l'évacuation du liquide limpide qui occupait la poche.

Le rejet de ces membranes est le symptôme capital ; il a bien souvent fait reconnaître la maladie prise jusqu'alors pour des tubercules, pour un épanchement pleurétique, etc.

Signes physiques. — Si le kyste occupe le centre du poumon, son existence n'est révélée que par les troubles fonctionnels ; mais s'il vient se mettre en rapport avec la paroi thoracique, il y aura à son niveau *matité, absence de vibrations locales, silence* plus ou moins complet, et sur son pourtour une respiration soufflante et les *râles* de la bronchite qui s'est développée presque constamment par irritation de voisinage ; après l'évacuation du kyste, on entend des bruits caverneux ; de plus, surtout lorsque le kyste occupe la plèvre, le thorax est *dilaté, globuleux*.

Marche et terminaison. — Les kystes du poumon peuvent vivre de longues années ; leur durée, très variable, est subordonnée à leur volume et aux complications dont ils sont le point de départ. Ils ont de la tendance à s'ouvrir dans les bronches ; l'hydatide est alors évacuée, mais son passage à travers les voies aériennes peut *tuer par suffocation ;* les expectorations d'hydatides se répètent souvent. Lorsque la caverne est vide, elle se cicatrise et la guérison est parfaite, ou bien elle suppure, le *malade s'affaiblit et succombe* avec tout l'aspect d'un phthisique : l'ouverture du kyste dans la plèvre produit *un pneumothorax* mortel. Le Dr Hearn, qui a fait une étude complète des hydatides du poumon, a trouvé un nombre à peu près égal de guérisons et de morts.

Diagnostic. — L'expectoration du liquide transparent et des lambeaux membraneux est pathognomonique ; la forme globuleuse du thorax, la présence de kystes dans d'autres organes, le bon état général, distinguent le kyste d'un épanchement pleurétique ou de tubercules pulmonaires ; cependant, vu la rareté de ces kystes, leur existence est méconnue jusqu'au moment de leur évacuation.

Traitement. — Les moyens médicaux ont échoué ; on a tour à tour préconisé le chlorure de sodium (vanté par Laënnec, sur ce que les moutons qui vivent dans les prés salés ne sont point atteints d'hydatides), le mercure, le kamala, etc. Au contraire, le traitement chirurgical, consistant en ponctions capillaires ou en une large ouverture de la tumeur, ont donné les meilleurs résultats (voyez *Kystes hydatiques du foie*).

ARTICLE V

MALADIES DE LA PLÈVRE

PLEURÉSIE

La pleurésie est l'inflammation de la plèvre ; elle peut être aiguë ou chronique, générale ou partielle ; dans ce dernier cas, elle a reçu le nom des régions où elle se trouve circonscrite : pleurésie diaphragmatique, interlobaire, médiastine.

Étiologie. — Maladie des plus communes, la pleurésie survient parfois sans causes appréciables, mais elle succède souvent à l'*impression du froid ;* plus souvent encore elle est *symptomatique d'une altération pulmonaire*, tubercules, pneumonie, etc., ou, bien que plus rarement, de l'un des organes du voisinage, carie des côtes, abcès du foie, quelquefois d'une violence extérieure, contusion du thorax, fracture de côtes.

Enfin elle peut survenir dans *le cours de certaines maladies*, mal de Bright, infection purulente et putride, scarlatine, rougeole, rhumatisme.

Anatomie pathologique. — Les lésions consistent : 1º en altérations de la plèvre ; 2º en un épanchement qui n'est pas constant ; lorsqu'il manque, *la pleurésie est dite sèche.*

1º *Lésions de la plèvre.* — La plèvre paraît rouge en raison de l'injection arborescente du tissu sous-séreux, les *cellules épithéliales se gonflent* et se détachent, laissant une *surface dépolie* qui ne tarde pas à se couvrir de *végétations granuleuses* dues au développement du tissu conjonctif et formées par les cellules ovales ou fusiformes et par des vaisseaux recourbés en anses ; ces végétations sont le point de départ des *adhérences* qui relient entre eux les deux feuillets de la plèvre en affectant toutes les formes possibles. Au lieu de s'agglutiner entre elles, ces végétations peuvent s'aplatir et prendre l'aspect de taches blanchâtres. Au bout de deux à trois semaines elles sont parfaitement constituées, possèdent des vaisseaux et des nerfs : dès lors leur établissement est définitif ; cependant il est des cas où elles subissent la métamorphose graisseuse et se résorbent.

2° *Épanchement.* — Il peut manquer, et *la pleurésie est dite sèche;* souvent il existe en quantité variable de quelques grammes à 4 ou 5 litres (pleurésie *a frigore*), il s'accumule entre les deux feuillets de la plèvre en les séparant. L'épanchement peut être : *séro-fibrineux;* la fibrine se dépose parfois sur la plèvre pour y former des pseudo-membranes, produits passagers qui ne s'organisent pas et sont résorbés en passant par la tranformation graisseuse ; chez les phthisiques on peut trouver au milieu de l'épanchement des granulations tuberculeuses.

Séro-purulent; c'est ce que l'on observe dans les pleurésies qui frappent les gens déjà malades, débiles; tuberculeux ; dans les pleurésies chroniques, cet épanchement peut se résorber, mais souvent en produisant une intoxication ; son contact ulcère fréquemment la plèvre.

Hémorrhagique; produit souvent par la déchirure de vaisseaux de formation nouvelle; il est à peu près constant dans la pleurésie cancéreuse (forme très rare) ; on le trouve aussi dans le scorbut, la cachexie palustre.

L'épanchement agit forcément sur les organes voisins, *il affaisse le poumon,* le comprime, et, dans les cas extrèmes, cet organe peut se présenter sous la forme d'une masse rougeâtre et racornie, appliquée sur les côtés de la colonne vertébrale et seulement reconnaissable à son pédicule. Très souvent, surtout lorsque l'épanchement siège à gauche, *le cœur est dévié.* L'agrandissement du thorax est obtenu par le refoulement du diaphragme, du foie, la dilatation des espaces intercostaux. Parfois, il est vrai, des adhérences anciennes ou récentes ne permettent pas à l'épanchement d'obéir à l'action de la pesanteur, mais l'enkystent dans cartaines régions (pleurésie enkystée), ou encore, lorsque le poumon est farci de tubercules ou atteint de pneumonie, son induration résiste à la compression ; très souvent dans ce cas de nombreuses adhérences s'opposent à son affaissement.

Dans la **pleurésie chronique**, les altérations sont les mêmes, mais le liquide rarement citrin est presque toujours opaque, purulent (empyème) ; c'est là que l'on trouve les fausses membranes les plus épaisses, les poumons ratatinés et ne pouvant, même par l'insufflation, reprendre leur volume ; parfois le pus s'ouvre une voie à travers les bronches. Enfin on peut observer un phénomène remarquable, c'est la *rétraction du thorax* du côté malade ; l'épanchement ayant été résorbé et le poumon ne pouvant se dilater, les côtes tendent à se rapprocher de lui ; souvent leur face interne se recouvre d'ostéophytes.

Symptômes. — *Pleurésie avec épanchement.* — Son début peut être obscur, indiqué seulement par du malaise et un état fébrile, mais il est souvent brusque et marqué par des *frissons*, un *point de côté* et *de la fièvre*.

Le *frisson* est bien moins constant que dans la pneumonie et il est rarement unique.

La *douleur* de côté a une intensité très variable ; elle augmente par la toux et les mouvements respiratoires, elle siège souvent au niveau de la mamelle, car en ce point les côtes étant plus mobiles froissent plus douloureusement la plèvre malade ; cette douleur entraine une dyspnée qui est due encore à la fièvre et à la compression du poumon ; ordinairement le malade est pris d'une *petite toux sèche*.

La *fièvre* peut être continue, avec exaspération, mais n'offre pas de caractère constant ; le thermomètre marque de 37 à 40 degrés.

Inspection et palpation. — Lorsque la pleurésie s'accompagne d'un épanchement abondant, on voit le côté correspondant du thorax se dilater et les excursions thoraciques diminuer. Les deux mains étant appliquées sur les côtés de la poitrine, fait-on parler le malade, on constatera une *différence notable dans la transmission des vibrations vocales*, elles seront affaiblies ou nulles du côté de l'épanchement, ce qui permettra de constater non seulement son existence, mais encore sa hauteur (Monneret) ; dans le cas de pneumonie, au contraire, ces vibrations seraient accrues.

Percussion. — On constate une *diminution de sonorité et d'élasticité* en rapport avec l'abondance de l'épanchement ; elle peut atteindre la *matité absolue.* D'après Skoda, dans les épanchements en lame le son serait d'abord tympanique ; de plus, au-dessus de sa ligne de niveau et surtout au-dessous de la clavicule correspondante il a noté un affaiblissement du murmure vésiculaire avec exagération de la sonorité (*bruit skodique*).

Le liquide (et par conséquent la matité) occupe, à moins que des adhérences ne s'y opposent, le point le plus déclive, c'est-à-dire la courbure des côtés : il s'élève bientôt et souvent le poumon est refoulé dans l'angle costo-vertébral. Le *niveau supérieur du liquide décrit une courbe à convexité dirigée en haut,* plus élevée en arrière vers la colonne vertébrale qu'en avant vers le sternum.

Auscultation. — Elle révèle, dans les les points où siège l'épanchement, tantôt un *affaiblissement* du murmure respiratoire ou une *absence complète* de tout bruit normal ou morbide, ce qui tient an refoulement complet du poumon et à l'épaisseur de la couche de liquide, tantôt un *souffle* dont les caractères sont très variables ; le souffle de la pleurésie est généralement doux, voilé, lointain, c'est le murmure vésiculaire prolongé et adouci par une mince couche de liquide.

Par exception le souffle peut être plus bruyant et même caverneux ; cela a lieu lorsque les vésicules pulmonaires très comprimées par l'épanchement deviennent imperméables à la colonne d'air qui vibre alors fortement dans les bronches : c'est cette vibration dont le timbre modifié par la couche de liquide devient tubaire ou caverneux. Comme fréquemment la pleurésie s'accompagne de bronchite, les râles de la bronchite, joints au souffle caverneux, produisent du gargouillement ; on a donc tous les signes d'une caverne, bien que le poumon ne soit creusé d'aucune excavation ; hâtons-nous d'ajouter que ces cas sont très exceptionnels et que *l'affaiblissement ou l'absence complète du bruit respiratoire sont la règle.*

La *voix* suit toutes les modifications du murmure vésiculaire ; là où il ne s'entend pas, la voix manque également : est-il faible, la voix devient chevrotante, *c'est l'égophonie,* ou criarde, c'est la voix de *polichinelle ;* l'égophonie s'entend surtout sur les limites de l'épanchement au niveau de l'angle de l'omoplate. Dans les cas rares où il existe du souffle tubaire ou caverneux, on entend de la bronchophonie ou de la pectoriloquie. Très souvent le poumon du côté sain fonctionnant plus activement, la respiration y prend le caractère puéril.

Au début, les phénomènes d'auscultation et de percussion peuvent changer de place avec le changement de position du malade.

Pleurésie sèche. — Elle peut être aiguë ou chronique. La première s'annonce par un léger mouvement fébrile accompagné de *dyspnée et d'un point de côté,* le tout ne durant guère au delà de quarante-huit heures. Les excursions du thorax sont diminuées et le murmure vésiculaire affaibli ; car, instinctivement, la malade retient sa respiration, afin de ne pas augmenter la douleur de côté. Il existe aussi des *bruits de frottement* dus au dépoli des surfaces pleurales qui glissent l'une sur l'autre ; ces frottements pleurétiques sont entendus aux deux temps de la respiration ; ils ne sont pas modifiés par la toux, ce qui les distingue des râles bronchiques ; ils sont superficiels, et parfois communiquent à la paroi thoracique des vibrations perceptibles à la main.

Limités au sommet du poumon, ils sont très souvent symptomatiques de tubercules.

La *forme chronique*, caractérisée par ces bruits de frottement, peut passer inaperçue, car l'absence de dyspnée et de douleur fait négliger l'examen de la poitrine.

Pleurésie diaphragmatique. — Lorsque l'inflammation porte sur la plèvre diaphragmatique, elle donne lieu à quelques symptômes spéciaux, ce sont : 1° une dyspnée extrême (orthopnée) due à l'immobilité du diaphragme ; la respiration devient alors purement costale ; 2° des douleurs fort vives siégeant sur le rebord des fausses côtes, dans les hypochondres, à l'épigastre et au-dessus de la clavicule, sur le trajet du nerf phrénique, elles peuvent aussi s'irradier vers l'épaule ; toutes ces douleurs s'exaspèrent par la pression ; on a noté encore *du hoquet, des vomissements et de l'ictère.*

La mort par asphyxie est très fréquente dans les pleurésies diaphragmatiques.

Marche. — La pleurésie peut se terminer : 1° *par résolution* complète ou incomplète. Souvent vers la deuxième ou quatrième semaine, la santé revient, la fièvre tombe, les parties mates redeviennent sonores, le murmure vésiculaire reparaît, sauf cependant sur les points déclives, qui restent longtemps moins sonores par le fait de fausses membranes ou d'un défaut d'élasticité du poumon. Lorsque l'épanchement diminue et permet aux feuillets de la plèvre de se rapprocher, on entend les bruits de frottement dont nous avons parlé. La marche de la pleurésie est très irrégulière.

2° Par passage à l'*état chronique.* — Parfois la résorption de l'épanchement traîne en longueur, et sa persistance indique l'état chronique ; mais il peut survenir une fièvre continue avec exacerbations, une élévation de la température, des sueurs nocturnes, un amaigrissement rapide avec teinte terreuse, parfois un œdème de la paroi correspondante du thorax ; tous ces signes indiquent la *transformation purulente* de l'épanchement, complication redoutable, très souvent liée à des tubercules pulmonaires. Le pus peut, il est vrai, dans des cas rares, se résorber, être éliminé par les bronches ;

mais l'opération de la thoracocentèse ou de l'empyème est nettement indiquée.

C'est dans les pleurésies chroniques que se produit la rétraction d'une moitié du thorax due probablement à la perte d'élasticité du poumon, qui, affaissé, ne peut plus maintenir les côtes.

3° *Par la mort*. — Rare dans la pleurésie aiguë, sauf dans la pleurésie diaphragmatique, elle est fréquente dans les pleurésies purulentes.

Diagnostic. — 1° *Avec la pneumonie*. — La pneumonie se distinguera de la pleurésie par l'intensité du frisson initial qui est unique, par le râle crépitant, l'exagération des vibrations thoraciques et les crachats rouillés ; de plus, dans la pneumonie, il y a un rapport exact entre l'état général et l'étendue des régions malades, tandis que dans la pleurésie on voit des épanchements occuper la moitié ou les deux tiers de la poitrine, en n'excitant qu'une fièvre médiocre.

Souvent la pneumonie et la pleurésie existent ensemble ; il y a alors mélange des signes propres aux deux maladies : des crachats rouillés et des frottements pleurétiques, une absence de vibrations thoraciques qui seraient exagérées si la pneumonie existait seule.

2° *Avec les tubercules*. — Certains frottements pleurétiques ont des caractères qui les rapprochent beaucoup des craquements et des gargouillements tuberculeux : c'est l'état général qui nous guidera. Comment croire, en effet, à l'existence d'une vaste caverne lorsque cet état est satisfaisant, et que ces bruits morbides se sont rapidement établis ?

3° *Avec l'hépatite*. — Elle a, avec la pleurésie diaphragmatique, plusieurs points communs, l'abaissement du foie, les douleurs sus-claviculaires, parfois l'ictère ; mais l'intensité de la dyspnée fera reconnaître la pleurésie.

4° Les tumeurs intrathoraciques exagèrent les vibrations vocales ; les pleurésies chroniques enkystées les abolissent.

5° Il est parfois très difficile de distinguer une pleurésie droite *d'une tumeur de la convexité du foie*, abcès, kystes hydatiques ; ces derniers se reconnaîtraient à la lenteur des accidents, à l'intégrité de l'état général, peut-être à la forme de la matité qui est convexe en haut.

Traitement. — Une pleurésie aiguë, survenue chez un homme vigoureux, présente assez nettement l'indication de la *saignée* ou des *ventouses scarifiées* appliquées en grand nombre sur la paroi thoracique.

La fièvre réclame une diète sévère et une infusion de *digitale*.

La douleur de côté sera traitée par l'application d'un large vésicatoire, de ventouses sèches ou scarifiées, et par des injections sous-cutanées de chlorhydrate de morphine. L'épanchement peut être diminué par les vésicatoires et par l'usage des diurétiques (digitale et nitrate de potasse).

Plusieurs conditions réclament la *thoracocentèse*, c'est-à-dire l'ouverture de la poitrine pratiquée soit avec un trocart ordinaire, méthode abandonnée, soit par des ponctions capillaires pratiquées avec un appareil aspirateur Dieulafoy ou Potain, la thoracocentèse devra être pratiquée : 1° chaque fois qu'un épanchement soit par son siège à gauche, soit par son abondance, détermine le déplacement du cœur ou rend la suffocation possible ; 2° lorsque l'épanchement persiste plusieurs jours sans modifications notables, et que la pleurésie menace de devenir chronique : l'indication est tout aussi pressante lorsque l'épanchement date de quelque temps ; 3° la pleurésie purulente, ou empyème, réclame impérieusement une large ouverture à travers laquelle on place un tube à drainage, et l'on pousse des injections détersives.

Si la pleurésie survient chez une personne affaiblie, si elle est chronique, il est urgent de soutenir les forces du malade par un régime tonique.

PNEUMOTHORAX. — HYDROPNEUMOTHORAX

On donne le nom de pneumothorax à la présence de fluides aériformes dans la cavité pleurale ; à ces gaz se joint presque fatalement un liquide venu du dehors ou sécrété par la plèvre, c'est ce que l'on exprime par le mot d'hydropneumothorax.

Étiologie. — Peut-être la plèvre altérée peut-elle produire des gaz ; mais, en tout cas, ce *pneumothorax essentiel est fort rare.*

Le mécanisme du pneumothorax consiste en une *perforation de la plèvre*, dont l'accès est ainsi ouvert à l'entrée de l'air ou de gaz qui y pénètrent au moment de la dilatation du thorax.

Cette perforation peut siéger sur le *feuillet viscéral* et elle est produite habituellement par des *tubercules ramollis*, plus rarement par de la gangrène, par la rupture de foyers apoplectiques, de vésicules emphysémateuses, d'abcès.

Elle peut siéger sur le *feuillet pariétal* et résulter d'une altération des organes voisins, cancer et ulcère de l'estomac, hydatides et abcès du foie, ganglions tuberculeux, rupture de l'œsophage et surtout d'un traumatisme, plaie pénétrante de poitrine, fracture de côtes. Enfin le point de départ peut être *dans la plèvre elle-même :* c'est ce qui a lieu lorsqu'un épanchement pleurétique s'ouvre dans les bronches.

Anatomie pathologique. — Sans parler de lésions préexistantes, on trouve du gaz dans la plèvre ; il est souvent fétide, et sa quantité est d'autant plus grande que les adhérences pleurales sont plus faibles et ont permis au poumon de se rétracter : elle peut atteindre 2 litres. Il est souvent très difficile de retrouver la *perforation ;* car elle est fermée par des fausses membranes qui, durant la vie, ont pu jouer le rôle de soupape, et produire des bruits pathologiques spéciaux. Presque constamment on trouve une certaine quantité de *liquide purulent* ou *séro-purulent* mêlé à des *gaz*. La plèvre est épaissie et parfois divisée en loges par les fausses membranes, le pneumothorax peut s'être effectué aux dépens de l'une de ces loges.

Symptômes. — *Début*. — Le pneumothorax débute brusquement, c'est l'habitude, ou d'une manière insidieuse, ce qui est plus rare.

Le *début brusque* consiste en une *dyspnée* avec *oppression extrême* et une *violente douleur* de côté. — La dyspnée est due à la suppression brusque d'un poumon qui s'affaisse aussitôt que l'air a pénétré dans la plèvre. La douleur résulte de la perforation et de l'inflammation suraiguë de la plèvre.

Le *début lent* est celui du pneumothorax consécutif à une pleurésie chronique ; il n'y a alors *ni douleur*, car la plèvre est déjà enflammée, *ni dyspnée subite*, car le poumon était déjà comprimé par l'épanchement, et l'accès de l'air n'a guère changé sa condition.

Signes physiques. — Souvent le côté malade est *dilaté* et reste *immobile* pendant l'inspiration ; mais cette dilatation peut être empêchée par des adhérences pleurales. Du côté malade, *les vibrations thoraciques ne sont pas transmises*.

La *percussion* donne une *sonorité tympanique* dans les deux tiers supérieurs du thorax (là où se trouve l'air) et de la *matité* dans le tiers inférieur où se trouve le liquide. Parfois, en auscultant la région postérieure de la poitrine, tandis qu'une personne percute la partie antérieure, on entend un *bruit d'airain* signalé par Trousseau.

L'*auscultation* dénote un *absence du murmure vésiculaire*, ce qui contraste avec l'exagération de la sonorité ; par contre, on entend des bruits morbides auxquels la couche d'air accumulée dans la plèvre donne un timbre spécial ; ainsi, la *respiration*, la *toux* et la *voix* résonnent comme dans une amphore, d'où le nom *d'amphorique*, qu'on leur a donné. De plus, on entend le *tintement métallique*, c'est un bruit argentin semblable à celui que produit un grain de plomb tombant dans une coupe de métal ; il est parfois intermittent : on l'a expliqué soit par la chute d'une goutte de liquide tombant du sommet de la cavité sur la collection liquide accumulée dans les parties déclives, soit au contraire par une bulle d'air qui viendrait éclater à sa surface, soit enfin par divers râles dont l'air renforcerait le timbre.

On peut produire encore la *succussion hippocratique*, bruit de glouglou que l'on obtient en imprimant une secousse au malade, qui en a d'ailleurs conscience.

A ces symptômes viennent se joindre, bien entendu, ceux de la maladie qui a occasionné le pneumothorax.

La **marche** du pneumothorax est subordonnée à sa cause ; il ajoute une complication fâcheuse à la maladie préexistante. Ainsi, le pneumothorax traumatique, celui qui se rattache à l'ouverture d'un abcès, à une tuberculose peu avancée peut guérir. Les cas de mort subite par dyspnée sont fort rares.

Diagnostic. — Deux maladies peuvent être confondues avec le pneumothorax : les *vastes cavernes* et l'*emphysème*.

Une vaste caverne peut donner lieu aux mêmes phénomènes d'auscultation que le pneumothorax, voix et souffle amphoriques, tintement métallique et succussion hippocratique ; mais au niveau de la caverne l'ampliation du thorax manque, et il y a au contraire persistance des vibrations vocales. Le son tympanique de la caverne s'élèvera lorsque la bouche du malade sera ouverte, il s'abaissera dans le cas contraire. Enfin, on entendra de temps à autre de gros râles caverneux. Il n'y aura pas de matité vers la partie inférieure du thorax.

L'emphysème et le pneumothorax ont, comme l'ampliation de la poitrine, la sonorité exagérée, la faiblesse du bruit respiratoire ; mais le tintement métallique et les bruits amphoriques (spéciaux au pneumothorax) et la marche de la maladie éclaireront le diagnostic.

Le diagnostic de la cause résultera d'un examen minutieux du malade.

Traitement. — Il ne saurait être que palliatif : des vésicatoires morphinés et des opiacés. Si la suffocation est imminente, on peut ponctionner la poitrine.

HYDROTHORAX

C'est l'accumulation d'une certaine quantité de liquide séreux dans la plèvre avec intégrité de cette membrane. Nous pouvons répéter à son sujet ce que nous avons dit sur l'hydropéricarde.

Ses *causes* sont celles des *hydropisies* : les unes *mécaniques* et relatives à une gêne dans la circulation veineuse (lésion du cœur, tumeurs pulmonaires, lésions diverses du poumon) ; les autres, *générales*, consistent en une altération du sang (mal de Bright, cachexies diverses. L'épanchement de liquide dans la plèvre s'observe fréquemment à la période ultime des maladies graves ; la quantité de liquide varie de 100 grammes à plusieurs litres.

L'hydrothorax passe fréquemment inaperçu, car il ne détermine ni fièvre, ni point de côté ; on le reconnaît à la *diminution de la sonorité* et des *vibrations vocales*, à un *souffle doux* et à de l'*égophonie* (1) ; de plus, comme la plèvre est saine, il est souvent facile, en changeant la position du malade, le faire varier les résultats de l'examen. Il est rare que l'hydrothorax soit assez abondant pour produire une matité absolue et pour voiler complètement le bruit respiratoire.

Traitement. — Maladie secondaire, l'hydrothorax réclame rarement un traitement spécial ; cependant il serait indiqué de recourir aux purgatifs, aux diurétiques, aux révulsifs et même à la ponction si l'abondance de l'épanchement faisait craindre la suffocation.

(1) Voyez PIGNOL. *De quelques signes stéthoscopiques*. G. Steinheil, éditeur.

LIVRE III

MALADIES DE L'APPAREIL DIGESTIF

ARTICLE PREMIER

MALADIES DE LA BOUCHE
ET DU PHARYNX

STOMATITES

Mot générique servant à désigner l'inflammation de la muqueuse buccale. S'appuyant sur l'élément anatomique qui est atteint, sur les causes ou la spécificité des stomatites, on en a admis plusieurs variétés : 1º *Stomatite simple* ou *érythémateuse* ; 2º *mercurielle* ; 3º *aphtheuse* ; 4º *ulcéro-membraneuse;* 5º *muguet ;* 6º enfin il est des stomatites qui ne sauraient être étudiées à part, et ne sont que la *manifestation* sur la muqueuse buccale d'une *maladie générale,* scorbut, diphthérie, fièvres éruptives.

STOMATITE SIMPLE OU ÉRYTHÉMATEUSE

Maladie très commune produite par une *irritation locale,* boissons trop chaudes, aliments épicés, crustacés, tabac, mauvaises dents, ou par un *état catarrhal de l'estomac.* La *muqueuse* est d'un rouge vif, luisant, uniforme ou pointillé ;

bientôt elle se gonfle (là où la laxité du tissu cellulaire sous-jacent le permet), les cellules épithéliales prolifèrent et forment un *enduit blanchâtre* sur les surfaces enflammées ; la chute de l'épithélium peut laisser de petites *érosions superficielles*. Le malade éprouve une *douleur cuisante* qu'exagère le contact des aliments, l'*haleine* a une odeur désagréable, surtout lorsque la stomatite, résultant d'un mauvais état des dents, reste limitée aux gencives qui sont gonflées, rouges, séparées de la racine des dents par du tartre et du pus sanieux ; cette forme est souvent chronique (gingivite).

Traitement. — Soins de propreté : collutoires astringents (tannin, borax, chlorate de potasse, acide azotique dilué comme collutoire pour dissoudre le tartre).

STOMATITE MERCURIELLE

Elle résulte de l'action exercée sur la muqueuse buccale et les glandes salivaires par le mercure s'éliminant par la voie buccale quel qu'ait été le mode d'introduction (peau — voies respiratoires — muqueuse digestive).

Étiologie. — Trois ordres de causes :

1º *Professionnelles.* — Mineurs, doreurs, argenteurs, chapeliers ;

2º *Accidentelles.* — Empoisonnement surtout par le sublimé corrosif ;

3º *Thérapeutiques.* — De nos jours, la stomatite mercurielle, dans le cours du traitement antisyphilitique, est rare. *Cependant il faut toujours compter avec les susceptibilités individuelles.* Les frictions cutanées, puis le sublimé et le calomel paraissent être les modes thérapeutiques donnant de préférence naissance à la stomatite mercurielle.

Symptômes (1). — 1º *Forme aiguë.* — La stomatite mer-

(1) L'abus du mercure donné à fortes doses et pendant longtemps provo-

curielle est annoncée par un *agacement gingival*, une *saveur métallique* dans la bouche, une *fétidité de l'haleine* et une *douleur à l'angle de la mâchoire*.

Bientôt apparaissent les symptômes caractéristiques : *rougeur, gonflement, exulcérations* et *salivation*.

La rougeur et le gonflement sont surtout marqués aux *joues et à la langue qui gardent l'empreinte des dents*.

Les ulcérations sont sous forme de plaques grisâtres, siégeant au *bord libre des gencives*, aux *lèvres*, aux *joues* et à la *langue*.

Le ptyalisme est *le symptôme capital : le malade rend parfois jusqu'à plusieurs litres de salive dans les vingt-quatre heures*.

Les dents sont ébranlées, recouvertes d'un enduit grisâtre.

2° *Forme chronique*. — Tantôt elle succède à la forme aiguë (fongosités de la muqueuse, chute des dents, nécrose maxillaire), tantôt elle est chronique d'emblée (mineurs) et se caractérise surtout par l'édentation.

Traitement. — 1° Suspendre l'administration du mercure ;

2° Donner le chlorate de potasse en potion à la dose de 2 à 6 grammes par jour. On se trouve très bien de la poudre suivante pour prévenir la stomatite chez les syphilitiques en traitement : charbon, quinquina, chlorate de potasse à partie égale pour friction dentaire.

Bien traitée, la forme aiguë guérit en une quinzaine.

STOMATITE APHTHEUSE

Caractérisée par l'éruption de *petites vésicules transparentes* qui deviennent opaques et s'ulcèrent en deux ou trois jours. Très commune chez les enfants et les jeunes gens ; les

quait autrefois une stomatite mercurielle intense qu'on croyait nécessaire à la guérison des malades. Ce n'est pas de cette forme suraiguë qu'il sera question ici, mais d'une forme moyenne, forme aiguë, la seule qu'on observe aujourd'hui.

irritants locaux, le mauvais état des fonctions digestives les
engendrent souvent.

L'aphthe commence par une hyperhémie buccale ; l'exsudat
fibrineux se place non seulement dans les follicules, mais
autour d'eux, sous l'épithélium de la muqueuse ; le ramollissement et l'expulsion de cet exsudat produisent des *ulcérations* à
bords taillés à pic, très rouges, mais qui se cicatrisent rapidement.

Les autres symptômes sont ceux de toute stomatite (*fétidité de l'haleine, salivation, douleurs vives lors du
contact des aliments ou lorsque le malade veut rire ou
parler, parfois engorgement des ganglions sous-maxillaires*). Cette éruption disparaît au bout de quelques jours :
c'est l'aphthe discret ; mais, dans les pays humides (Hollande),
l'aphthe peut se généraliser à toutes les voies digestives : il en
résulte des nausées, des vomissements, le ballonnement du
ventre, et le malade peut mourir.

Boissons mucilagineuses laudanisées ; la douleur étant calmée, employez les astringents, le borax, l'alun, les cautérisations au nitrate d'argent.

STOMATITE ULCÉRO-MEMBRANEUSE

C'est une affection *souvent épidémique*, se développant
sous l'influence de mauvaises conditions hygiéniques et caractérisées par le sphacèle superficiel de la muqueuse : c'est la
muqueuse des joues qui est surtout frappée.

Étiologie. — *Les enfants de quatre à dix ans, les sol-
dats et les marins, vivant dans les locaux resserrés et
mal aérés, soumis à la fatigue et à une alimentation
insuffisante, y sont surtout sujets.*

La stomatite ulcéro-membraneuse affecte souvent une *marche endémo-épidémique.*

Symptômes. — Les signes caractéristiques de cette affection sont :

1° *La rougeur* de la muqueuse buccale et l'état tuméfié et pulpeux des gencives ;

2° Les plaques membraneuses de la muqueuse géniale, *jaunes, allongées transversalement, adhérentes, siégeant d'un seul côté et à gauche le plus souvent*, en nombre variable. Ces plaques sont le résultat du sphacèle superficiel de la muqueuse. Plus rarement les plaques de la stomatite ulcéro-membraneuse affectent la muqueuse des gencives et des lèvres ;

3° *Les ulcérations consécutives à la chute des plaques.* La muqueuse rougit et s'élève autour de ces ulcérations ;

4° La *douleur*, la *salivation*, la *fétidité de l'haleine*, allant parfois jusqu'à l'odeur de la gangrène, *l'engorgement des ganglions sous et rétro-maxillaires.*

Phénomènes généraux. — Fièvre, troubles gastro-intestinaux, abattement, prostration.

La *marche* est le plus souvent aiguë. Convenablement traitée, l'affection dure de huit à dix jours.

Le *pronostic* en est bénin.

Le *diagnostic* repose sur la constatation des caractères suivants : *couleur jaunâtre de la plaque pseudo-membraneuse ; adhérence de cette plaque à la muqueuse ; siège unilatéral et à gauche* le plus souvent.

Traitement. — 1° *Hygiénique :* écarter les causes (encombrement, manque d'air, alimentation insuffisante et surmenage).

2° *Curatif :* chlorate de potasse à dose de 2 à 8 grammes par jour.

MUGUET

Synonymie : Millet, stomatite crêmeuse.

Affection caractérisée par la production de plaques blanchâtres spéciales dans la constitution desquelles entre pour partie principale un cryptogame : l'oïdium albicans.

Anatomie pathologique. — *Siège :* Le siège préféré du muguet est *la face dorsale de la langue*, puis viennent les autres parties de la cavité buccale. Le muguet se développe facilement dans l'*œsophage*, plus rarement à l'anus et à la vulve.

Parrot a démontré l'existence du *muguet intestinal et stomacal*, et *des voies respiratoires* (larynx, cordes vocales inférieures et poumon).

Deux éléments forment la plaque du muguet :

1° *L'épithélium de la muqueuse sous-jacente qui forme trame pour :*

2° *Un cryptogame de la famille des champignons, genre oïdium* (oïdium albicans de Robin : assemblage *de tubes de mycelium* et de *spores*).

Étiologie. — *Le muguet est toujours une affection secondaire*, ne se développant que chez un individu dont le tube digestif est malade et la muqueuse buccale altérée *et de réaction acide : dans ces conditions seules la végétation cryptogamique peut avoir lieu.*

A. Muguet des nouveau-nés. — C'est une des manifestations de l'athrepsie.

B. Muguet des adultes. — C'est l'expression ultime d'une maladie aiguë ou chronique (*tuberculose, cancer, fièvre typhoïde*, etc.).

Symptômes. — La langue est affectée tout d'abord : dans une PÉRIODE INITIALE, *une rougeur vive s'étend de la pointe à la base*, et se propage aux autres parties de la bouche ; *l'épithélium se détruit*, les *papilles font saillie* (langue de chat) ; *le mucus buccal devient acide.*

Puis apparaît le muguet formant sur la langue « *un semis de petites masses assez régulières, arrondies, légèrement mamelonnées ou coniques, lisses, d'un blanc éclatant et sans transparence, d'abord distinctes les unes des autres,* puis formant des groupes qui se rapprochent par leur élargissement et finissent par se confondre de

manière à former *une ou plusieurs couches membrani-formes, épaisses, à surface inégale ou tomenteuse.* »
(Parrot. *L'Athrepsie.*)

Puis le muguet s'étend *aux joues* où il forme un triangle allongé d'arrière en avant dans l'espace intermaxillaire, *au palais* où il se présente sous la forme circinée, etc.

La *couleur*, d'abord blanche, ne tarde pas à se salir et à devenir *jaune brun*.

L'*adhérence* du muguet est plus grande aux joues que sur la voûte palatine et à la langue.

La muqueuse buccale au-dessous des plaques de muguet est *rouge sans ulcération*.

Les plaques enlevées ne *tardent pas à reparaître avec rapidité* si l'état général ne se modifie pas.

Marche et pronostic. — Affection secondaire, lè muguet est toujours d'un fâcheux présage ; il s'améliore avec l'affection causale.

Diagnostic. — Facile. L'examen microscopique lèverait au besoin tous les doutes.

Traitement. — 1° *Général*. Combattre ou améliorer l'affection causale.

2° *Local*. — Collutoire composé de miel et borax à parties égales. Lotions alcalines et en particulier eau de Vichy.

GANGRÈNE DE LA BOUCHE. — NOMA

Cette maladie n'est pas très rare ; elle s'observe chez les enfants mal nourris, mal soignés, débilités par la diarrhée, les affections chroniques de la peau, et surtout à la suite de la rougeole et de la scarlatine ; elle est fréquente dans les pays froids et humides (Hollande).

La gangrène débute souvent par une *phlyctène grisâtre* développée sur la face interne de la joue ou le repli gingivobuccal ; la muqueuse ramollie, noirâtre, se détache en laissant une ulcération plus ou moins profonde. L'*haleine* exhale une horrible odeur gangréneuse, un liquide sanieux et putride s'écoule de la bouche. Les joues et les lèvres présentent un *gonflement œdémateux*, la peau est tendue, luisante, elle devient à son tour noirâtre ; la gangrène peut *détruire toute la joue* et même les parties voisines ; les arcades dentaires sont mises à nu ; les maxillaires se nécrosent.

L'*état général*, bien que sérieux, ne paraît pas, au début, offrir une gravité en rapport avec l'étendue des désordres ; l'appétit continue. Si la gangrène est circonscrite, la cicatrisation peut s'effectuer ; mais, très souvent, les enfants *meurent dans le marasme* ou sont emportés par une maladie intercurrente.

La gangrène de la bouche se distingue de la *pustule maligne* en ce que cette dernière débute par la peau, le noma par la muqueuse.

On la distinguera des *stomatites* en ce que celles-ci ne présentent ni gonflement œdémateux, ni larges plaques noires, ni odeur gangréneuse.

Traitement. — Il faut appliquer les caustiques puissants (pâte de Vienne, fer rouge). On soutiendra le malade par un régime approprié.

ANGINES

Le mot *angine* (constriction, étranglement) s'appliquait autrefois à toutes les maladies ayant pour caractères communs de *gêner la déglutition et la respiration*, et dont le siège se trouve au-dessus de l'estomac et des poumons. Aujourd'hui le mot *angine* sert à désigner les *inflammations de l'arrière-gorge et du pharynx*.

Les angines possèdent un certain nombre de *caractères communs* inhérents à leur siège ; elles déterminent à peu près les mêmes troubles fonctionnels, mais elles offrent dans leurs causes, dans l'élément anatomique malade, dans leur marche, des différences extrêmement tranchées. Leur étude doit donc se diviser en deux parties : 1° angines en général ; 2° caractères spéciaux à chaque variété.

Étude des angines en général.

La muqueuse de l'arrière-gorge possède plusieurs caractères : 1° elle est sensible ; 2° elle renferme des glandes ; 3° elle recouvre un plan musculaire ; 4° elle se continue avec les muqueuses voisines (bouche, fosses nasales, trompe d'Eustache, larynx). Son inflammation trouble à divers degrés toutes ses propriétés, toutes ses fonctions, toutes ses relations de voisinage.

1° *Troubles de la sensibilité.* — Les angines sont douloureuses ; la *douleur,* légère pendant le repos de l'organe, s'exaspère au moment de la déglutition, de la phonation ; le contact de l'aliment, le passage de l'air, les contractions musculaires que nécessitent ces divers actes expliquent cette douleur.

2° *Altérations anatomiques.* — Au début, la *muqueuse* qui tapisse le voile du palais et l'arrière-gorge est rouge, luisante, sèche, gonflée ; sa turgescence est surtout très prononcée là où le tissu cellulaire est lâche (luette, amygdale). Les *follicules muqueux* forment de petits reliefs rouges, granuleux ; en peu de temps, la scène change, la sécheresse remplacée par une hypersécrétion, les follicules sécrètent avec activité, l'épithélium prolifère, et des *dépôts de nature diverse* tapissent les parties enflammées ; la *salive* est sécrétée en abondance ; elle s'écoule au dehors filante et visqueuse ; cette hypersécrétion est un phénomène d'ordre réflexe. Les caractères anatomiques varient beaucoup suivant l'espèce d'angine.

3° *Désordres dans les contractions musculaires.* — L'inflammation de la muqueuse irrite le plan musculaire sous-jacent ; aussi, au début de l'angine, éprouve-t-on, malgré la douleur que ce mouvement occasionne, le besoin incessant d'accomplir des mouvements de déglutition ; bientôt l'irritation se calme, mais les muscles restent maladroits, d'où certains troubles fonctionnels dont nous allons parler.

4º *Symptômes de voisinage.* — Il est fréquent d'observer de la *laryngite*, une certaine *surdité* par extension de la phlegmasie à la muqueuse qui tapisse la trompe d'Eustache, un gonflement des *ganglions sous-maxillaires* par irritation des vaisseaux lymphatiques.

5º *Troubles fonctionnels.* — La *déglutition* est toujours fort gênée ; elle est douloureuse, difficile, imparfaite ; souvent les aliments, surtout les liquides, *refluent par les fosses nasales ;* le timbre de *la voix* est profondément modifié ; *elle est nasonnée,* car le voile du palais se contracte imparfaitement, et l'air vient vibrer dans les fosses nasales.

Étude des angines en particulier.

Nous les divisons en aiguës et chroniques.

Angines aiguës :

Simples.....
- Angine inflammatoire catarrhale.
- » » phlegmoneuse.
- » gangréneuse.

Spécifiques..

A. — Angines avec addition d'un produit spécial.
- A. diphthérique.
- A. pultacée.
- A. du muguet.
- A. ulcéro – membraneuse.
- A. herpétique.

B. — Angines des maladies infectieuses.
- A. des fièvres éruptives.
- A. de la f. typhoïde.
- A. de la morve.
- A. du charbon.

C. — Angines de certains états généraux.
- A. rhumatismale.
- A. scorbutique.
- A. goutteuse.

D. — Angines toxiques.
- Iodure de potassium, belladone, etc.

Angines chroniques :

1° Angine glanduleuse.
2° A. scrofuleuse.
3° A. syphilitique.

ANGINES AIGUES
Angine catarrhale inflammatoire.

Étiologie. — C'est une maladie qui frappe surtout l'enfance et l'adolescence.

Le *froid*, les *irritants locaux* (gaz, substances trop chaudes ou caustiques) en sont les causes principales (*angine primitive*).

Lorsqu'elle est *secondaire*, elle accompagne la stomatite aiguë, le coryza, la laryngo-bronchite aiguë et la grippe.

C'est une maladie où la prédisposition individuelle joue un grand rôle, d'où *la fréquence des récidives*.

Symptômes. — Ils varient suivant le siège.

L'angine *gutturale* (localisée à l'isthme du gosier, au voile et aux piliers palatins, à la luette) a pour symptômes outre la rougeur et les autres symptômes vulgaires de toute angine : la *dysphagie*, le *nasonnement*.

La localisation à l'amygdale (*amygdalite*) qui est d'une si grande fréquence, provoque de la *douleur*, pendant les efforts de *déglutition* surtout, des troubles de l'*audition*.

Les amygdales sont gonflées, rouges, et on remarque sur elles des *concrétions jaune verdâtre, molles, sans consistance*, qui sont tout simplement des dépôts accumulés dans les cryptes folliculaires.

Mentionnons encore la *pharyngite inférieure* (douleur au niveau du larynx pendant la déglutition, et les mouvements du larynx), et la *pharyngite supérieure* (déglutition pénible, muqueuse rouge, sèche, tapissée de mucosités grisâtres, adhérentes).

Traitement. — Gargarismes émollients au début de l'affection, astringents à la fin.

Angine phlegmoneuse.

Elle se caractérise *par sa tendance à la suppuration.*

Siège. — Le siège le plus ordinaire est la *loge péri-amygdalienne* (piliers antérieurs du voile du palais, ou en haut et en dehors de l'amygdale) : *périamygdalité phlegmoneuse.*

Puis viennent les amygdales elles-mêmes ; et la paroi postérieure du pharynx (abcès rétro-pharyngien).

Étiologie. — L'abcès rétro-pharyngien ne se voit guère *que chez l'enfant ;* les autres formes au contraire chez l'adulte et surtout de 18 à 20 ans. On a incriminé le *froid.* Les *récidives* sont fréquentes.

Symptômes. — 1° *Périamygdalite phlegmoneuse.* — En général le phlegmon se greffe sur une angine catarrhale légère. Il y a de la *fièvre* (39°,5-40) ; une douleur vive aiguë, *spontanée ;* une *dysphagie* extrême qui condamne souvent le malade à l'occlusion absolue de la bouche.

Si on vient à examiner la gorge on constate une rougeur intense de la partie atteinte ; les amygdales sont saillantes : elles ont été repoussées par la tuméfaction inflammatoire, mais sont indemnes elles-mêmes.

Lorsqu'on introduit le doigt dans la couche on peut sentir au milieu d'un œdème mollasse un point *rénitent* qui ne tarde pas à devenir *fluctuant.* En outre la *voix* est *nasonnée,* le *crachotement* continuel.

Vers le 4° ou 5° jour la douleur change de caractère : elle devient *lancinante ;* la fièvre diminue, la tuméfaction se dissipe ; l'abcès est *formé* et fait une saillie volumineuse, *fluctuante.*

L'ouverture se fait spontanément, soit la nuit, soit le jour : dans ce cas le malade rejette un flot de pus verdâtre, *horriblement fétide.*

La durée ordinaire de la périamygdalite est de huit à dix jours.

2° *Abcès rétro-pharyngien.* — Maladie plutôt chirurgicale.

Traitement. — Il consiste en émollients les premiers jours. On se trouve bien de l'administration d'un vomitif. Puis quand l'abcès se forme il faut employer les scarifications qui procurent au malade un grand soulagement. Enfin on doit ouvrir l'abcès dès que l'on peut.

Angine gangréneuse.

Elle est *des plus rares* et se caractérise par le sphacèle de la muqueuse, l'odeur horrible de l'haleine, et un état général de gravité toute particulière, communs aux affections gangréneuses. Son pronostic est absolument fatal.

Angine diphthérique.

Voyez *Diphthérie.*

Angine pultacée.

C'est l'angine des *mauvais états généraux*, des gens affaiblis, des vieillards ; elle est caractérisée par des *plaques blanches exclusivement formées par une accumulation de cellules épithéliales.* Ces plaques ont un aspect caséeux ; elles se détachent avec la plus grande facilité, la muqueuse qu'elles recouvrent est intacte, peut-être un peu plus lisse et plus rouge que les parties voisines. Cette angine guérit en quelques jours.

Angine du muguet. — Angine ulcéro-membraneuse.

Voyez les stomatites de ce nom.

Angine herpétique.

Elle a pour point de départ une éruption d'herpès sur l'arrière-gorge. Gubler a démontré que les vésicules d'herpès qui font naître des croûtes sur la peau produisent des fausses membranes sur les muqueuses. Le caractère spécial de cette angine consiste dans la présence de vésicules opalines grosses comme des têtes d'épingle et entourées d'un cercle inflammatoire ; elles produisent une petite fausse membrane. Souvent, fait très significatif, il existe en même temps des aphthes ou un *herpès labialis*.

Angines des fièvres éruptives.

Les angines de la rougeole et de la variole qui reproduisent simplement les manifestations cutanées n'ont rien de particulier. L'angine scarlatineuse est plus intéressante.

La scarlatine est une maladie *essentiellement angineuse*.

1° *Au début* l'angine est *érythémateuse*, d'un rouge intense. Puis l'éruption se déclare et vers le 3e ou 4e jour l'angine scarlatineuse devient *pultacée*.

2° Parfois l'éruption est éteinte. Puis du 8e au 9e jour la fièvre éclate ; les ganglions sous-maxillaires se tuméfient d'une façon considérable ; les amygdales sont couvertes de fausses membranes ; c'est l'angine diphthérique, d'un pronostic presque fatal.

Angine de la fièvre typhoïde.

Elle est *érythémateuse, aphtheuse, pultacée,* et enfin *diphthérique*. L'époque d'apparition de l'angine diphthérique dans la fièvre typhoïde est variable : son pronostic fatal.

Angine de la morve. — Voyez *Morve*.

Angine rhumatismale.

C'est une des localisations les plus intéressantes du rhumatisme aigu.

a. — L'affection pharyngée précède l'attaque de rhumatisme.

b. — Plus rarement elle se développe dans le cours de l'affection.

c. — Chez un rhumatisant confirmé l'angine survient sans accidents articulaires.

La caractéristique de cette affection est le contraste entre la véhémence des troubles fonctionnels et de la douleur surtout et les signes objectifs qui sont peu de chose.

Les angines engendrées par l'**iodure de potassium**, l'**arsenic**, la **belladone**, n'offrent de spécial que la cause qui les produit ; elles se compliquent fréquemment de coryza et de conjonctivite.

ANGINES CHRONIQUES

Angine granuleuse (glanduleuse, folliculeuse).

Inflammation chronique de la muqueuse pharyngo-laryngée ayant pour principal caractère une hypertrophie glandulaire ; c'est peut-être la forme la plus fréquente.

Étiologie. — Cette angine se produit : 1º sous l'influence des *irritations répétées*, aussi l'observe-t-on chez les fumeurs, les buveurs, les chanteurs, les crieurs publics, les orateurs ; elle est très commune chez les personnes de mauvaise vie.

2º Sous l'influence de *certains tempéraments* (arthritique, dartreux, rhumatismal).

Symptômes. — On peut les diviser en signes anatomiques et troubles fonctionnels.

1º *Signes anatomiques.* — Du côté de la bouche, l'angine est fort nettement limitée par une courbe à convexité antérieure qui correspond à l'insertion du voile du palais sur la voûte palatine ; elle s'élève souvent dans l'arrière-cavité des fosses nasales, ainsi qu'on peut s'en assurer par l'examen rhinoscopique ; inférieurement, elle occupe le larynx (*laryngite glanduleuse*) et descend plus ou moins dans le pharynx.

Sur le fond rouge et violacé de la muqueuse se détachent çà et là des *granulations* irrégulièrement disposées, rouges, demi-transparentes, souvent marquées d'un point jaune à leur centre. Ces granulations sont formées par l'*hypertrophie des glandes muqueuses enflammées ;* de plus, toute la muqueuse est sillonnée de *grosses veines bleuâtres et variqueuses*, parfois disposées en couronne autour des granulations.

2° *Troubles fonctionnels.* — Les malades souffrent peu, cependant l'action de la parole ou de l'air froid détermine une *certaine ardeur* dans le larynx et la gorge. Il existe une *petite toux* qui, le matin, peut devenir quinteuse, c'est souvent une simple expiration assez brusque accompagnée d'un *hem* caractéristique. La toux produit l'expulsion de *petits crachats* grisâtres, pelotonnés, adhérents, sécrétés par les glandes hypertrophiées, quelquefois mêlés à des *stries sanguinolentes* provenant de la rupture des vaisseaux variqueux. La *voix* est altérée, sourde, rauque, mais à des degrés très divers, non seulement chez les différents malades, mais chez la même personne, suivant la saison ou le moment de la journée.

Marche. — Essentiellement chronique et sujette à de fréquentes exacerbations. Peut-être cette angine prédispose-t-elle à l'*hypochondrie* et aux *tubercules pulmonaires.*

Traitement. — Éviter les causes d'irritation (tabac, alcool, etc.). Modifier l'état de la muqueuse par des gargarismes astringents (borax, alun, etc.), par l'usage des balsamiques et des préparations arsenicales. Si la maladie persiste, on cautérise les granulations, soit avec du nitrate d'argent, soit avec de la teinture d'iode. Les eaux sulfureuses des Pyrénées, administrées à l'intérieur et en pulvérisation sur les parties malades, rendent les plus grands services. La luette hypertrophiée a dû parfois être réséquée.

Angines scrofuleuses.

Lorsque la scrofule frappe l'arrière-gorge, ce qui est assez rare, elle se localise ordinairement sur les amygdales. Elle peut aussi déterminer des *ulcérations* plus ou moins étendues de la muqueuse elle-même ; ces ulcérations sont habituellement recouvertes de croûtes, mais nous n'insistons pas davantage, car ces lésions sont fort rares.

Angines syphilitiques.

L'arrière-gorge est pour la syphilis un terrain favori sur lequel elle se développe à chacune de ses périodes.

1° L'*accident primitif* de la syphilis, c'est-à-dire le chancre, a été observé sur l'amygdale ; sa production nécessite un contact direct.

2° Les *manifestations secondaires* de la syphilis sont extrêmement fréquentes sur l'arrière-gorge, elles se présentent sous forme de *plaques muqueuses*, grisâtres et légèrement élevées ; des plaques semblables se rencontrent sur la commissure des lèvres, la face interne des joues, les bords de la langue, elles déterminent tous les phénomènes de l'angine. Les cautérisations à la teinture d'iode et le traitement général par le biiodure de mercure sont les moyens les plus propres à les combattre.

2° Les *manifestations tertiaires* de la syphilis consistent tantôt en *ulcérations serpigineuses* ou *perforantes*, tantôt en *tumeurs* dont le volume peut atteindre celui d'une noisette ; ce sont les *gommes syphilitiques*, qui ont une prédilection marquée pour le voile du palais ; d'abord dures, ces gommes se ramollissent, se détruisent, et à leur niveau le *voile du palais est perforé ;* très souvent les os de la voûte palatine se nécrosent, le vomer se détruit, s'affaisse, et le nez, privé de soutien, se déprime vers sa partie moyenne, au niveau de la jonction des os du nez avec les cartilages.

Traitement. — Iodure de potassium et cautérisations à la teinture d'iode.

MALADIES DE L'ŒSOPHAGE

OESOPHAGITE

L'inflammation de l'œsophage est une maladie rare, produite soit par le *contact* de substances irritantes, caustiques, anguleuses, à température très élevée ou très basse, soit par l'*extension d'une inflammation* pharyngienne ou gastrique, soit par une *maladie infectieuse*, typhus, variole, choléra, etc.

Anatomie pathologique. — L'œsophagite par propagation peut offrir tous les caractères de la maladie primitive, c'est-à-dire congestion simple ou accompagnée de muguet, de fausses membranes (diphthérie), de pustules (variole).

L'œsophagite siège le plus souvent en un point localisé, partie supérieure, inférieure ou médiane de ce conduit. Elle est rarement généralisée.

On observe une rougeur en plaques, un état tomenteux et dépoli de la muqueuse ; parfois des ulcérations le plus souvent superficielles. L'œsophagite par ingestion répétée de tartre stibié donne lieu à une éruption pustuleuse.

Parfois l'œsophagite s'efface. Il se fait des foyers purulents sous-muqueux ou péri-œsophagiens. Ses substances caustiques donnent lieu à des eschares.

Dans l'œsophagite chronique la muqueuse est d'une teinte ardoisée ; le calibre est modifié ; le conduit est dilaté en certains points, rétrécis en d'autres.

Symptômes. — Un grand nombre d'œsophagites passent inaperçues par le fait de leur peu d'intensité ou de la prédominance de la maladie qu'elles compliquent.

D'ordinaire l'œsophagite se traduit par deux symptômes principaux : *douleur et dysphagie*.

Douleur. — Plus ou moins vive, elle est rapportée par le malade à la partie inférieure du pharynx, à l'épigastre ou dans le dos entre les deux épaules ; elle s'exaspère au moment du passage des aliments.

Dysphagie. — C'est le symptôme prédominant. Dès que les aliments arrivent dans l'œsophage, ils sont rejetés par le fait d'une contraction réflexe des parois musculaires de ce conduit. Le rejet a lieu par *régurgitation* ou par *vomissement*, immédiatement après l'ingestion des aliments ou quelque temps après. La *sonde* détermine de vives douleurs, mais elle passe aisément, et se recouvre d'un enduit visqueux.

Lorsque l'inflammation est très aiguë, il y a fièvre et même infiltration œdémateuse des parois du cou, ce qui est souvent un indice de suppuration.

Si l'œsophagite est bénigne, elle se termine rapidement par *résolution ;* lorsqu'elle *suppure,* le pus peut être évacué par là bouche ou par l'intestin. La *rupture* de l'abcès peut se faire dans le tissu cellulaire du médiastin et donne lieu à des complications formidables.

Traitement. — Si l'œsophagite était rattachée à la présence d'un corps étranger, il faudrait en débarrasser le malade ; dans les cas légers, on emploiera des boissons mucilagineuses froides et glacées, de manière à calmer les vomissements, des révulsifs sur le cou et les côtés de la colonne vertébrale ; l'abstinence d'aliments solides ; les lavements purgatifs. Si la dysphagie était complète, il faudrait nourrir le malade avec la sonde œsophagienne.

Si l'œsophagite est devenue chronique, il faut insister sur les révulsifs puissants (moxas, cautères), et donner à l'intérieur l'iodure de potassium.

RÉTRÉCISSEMENTS DE L'OESOPHAGE

La diminution du calibre de l'œsophage reconnaît deux ordres de cause très distincts : un spasme de la tunique musculaire, une altération organique de ses parois ou des parties voisines ; de là deux variétés : 1° rétrécissement spasmodique ; 2° rétrécissement organique.

Rétrécissement spasmodique ou œsophagisme.

Étiologie. — Le spasme de l'œsophage peut se produire dans les conditions les plus variées ; il est *parfois spontané* dans l'acception rigoureuse de ce mot, mais cela est rare ; habituellement ce spasme est la manifestation d'une *névrose* (hystérie, hypochondrie, tétanos), d'un *empoisonnement* (rage, stramonium, belladone), d'une *maladie de l'estomac* (cancer), *du cerveau ou de l'utérus*. Enfin, les lésions organiques de l'œsophage se compliquent fréquemment d'un spasme.

Symptômes. — Le spasme survient brusquement, souvent au milieu du repas ; le bol alimentaire est arrêté dans sa marche, et, suivant le siège du spasme, il est immédiatement rejeté, ou bien il séjourne dans l'œsophage en déterminant une sensation des plus pénibles, puis la régurgitation s'effectue ; ou bien le spasme se calme et les aliments arrivent dans l'estomac. Parfois l'introduction des liquides eux-mêmes est impossible ; le sentiment de *constriction* est des plus pénibles ; il survient fréquemment du *hoquet*. D'ailleurs, par un de ces caprices si habituels aux névroses, un malade ne peut avaler que des substances solides, un autre que des liquides ; chez certaines femmes, les phénomènes nerveux se généralisent, ils présentent les caractères de l'hydrophobie ou de l'hystérie.

Le spasme n'a rien de fixe dans sa durée et ses retours.

Diagnostic. — En général facile, car le spasme est transitoire ; il procède souvent par attaques, la dysphagie est donc intermittente, et si la sonde se trouve arrêtée un jour, le lendemain elle passe librement ; j'ajoute cependant que, chez certains malades, le moindre contact détermine un spasme ; le diagnostic doit, en ce cas, être posé par exclusion.

Traitement. — Antispasmodiques et narcotiques, lavement d'asa fœtida et de camphre, préparations de valériane, de bromure de potassium, chloral. Lorsque le spasme va se déclarer, faites immédiatement avaler un verre d'eau aussi froide que possible. Les applications sur le cou de pommade belladonée, etc., ont peu d'effet. Au contraire, l'introduction de sondes enduites de cette pommade a été souvent fort utile.

Rétrécissements organiques.

C'est la diminution permanente du calibre de l'œsophage. Elle reconnaît pour causes : 1° soit *une tumeur qui, née en dehors de l'œsophage*, comprime ce canal (ganglions bronchiques hypertrophiés, anévrysme de l'aorte, cancer du médiastin, déformations de la colonne vertébrale) ; 2° soit *un corps étranger qui s'est arrêté dans l'œsophage ;* 3° soit enfin *une altération des parois elles-mêmes.*

Anatomie pathologique. — Les *altérations des parois* constituent seules les rétrécissements vraiment dignes de ce nom. Follin divise ces altérations en trois groupes ; 1° *induration inflammatoire ;* l'inflammation de l'œsophage a été produite par l'ingestion de liquides trop chauds, de substances caustiques, ou même par le fait de la syphilis (rétrécissements syphilitiques), la muqueuse est rouge, épaissie, et le tissu cellulaire sous-jacent infiltré de productions plastiques ; 2° les *rétrécissements cicatriciels* consécutifs à des blessures ou des pertes de substance de l'œsophage occasionnées par le passage de corps trop volumineux ou de substances caustiques ; 3° les *rétrécissements par néoplasmes*, parmi lesquels le cancer tient le premier rang. Toutes les variétés de *cancer* ont été observées dans l'œsophage, cependant les formes squirrheuses et épithéliales sont les plus communes ; le cancer œsophagien est souvent primitif, il siège plutôt aux extrémités de ce conduit que vers sa partie moyenne, il peut déterminer la perforation de l'œsophage.

Au-dessus du point rétréci, l'œsophage est distendu, *il forme une poche,* un diverticulum qui retombe en forme de sac le long de ce conduit ; parfois l'œsophage est perforé. Au-dessus du point rétréci, la muqueuse est rouge, ramollie, ulcérée par le contact prolongé des aliments (1).

Symptômes. — Le rétrécissement se produisant d'une façon graduelle, les symptômes sont d'abord très peu appréciables ; c'est une dysphagie qui s'accentue au fur et à mesure que la lésion progresse, mais au bout d'un certain temps, le rétrécissement est caractérisé par trois ordres de symptômes : 1º *dysphagie et régurgitation; troubles de la sensibilité;* 3º *troubles locaux et généraux.*

1º *Dysphagie et régurgitation.* — La dysphagie, qui constitue le symptôme capital des rétrécissements, commence d'une façon insensible ; les aliments passent difficilement, et leur progression doit être aidée par quelques gorgées d'eau. Cette difficulté augmente, le malade répète et accentue les mouvements de déglutition, et, malgré ses efforts, il sent que le bol alimentaire éprouve un temps d'arrêt, souvent même il est rejeté. La *régurgitation* survient presque immédiatement si le rétrécissement est placé près du pharynx, elle ne se produit qu'un certain temps après le repas si l'obstacle occupe l'extrémité inférieure de l'œsophage ; les aliments reviennent enduits de mucosités, ramollis, mais peu modifiés, car ils n'ont subi que l'action de la salive. Si le rétrécissement est cancéreux, les matières rejetées renferment souvent du sang.

---

(1) Voyez BARRAL. *Des diverses variétés de rétrécissements de l'œsophage.* G. Steinheil, éditeur.

2° *Douleur.* — Au début, les malades ont la sensation d'un obstacle, soit vers la partie inférieure du cou, soit entre les deux épaules. Mais la douleur va jusqu'à l'angoisse et la suffocation lorsque l'œsophage s'étant dilaté au-dessus de l'obstacle, il s'est formé une poche dans laquelle les aliments s'accumulent. Quand l'œsophage est vide, les malades ne souffrent pas, à moins que le rétrécissement ne soit cancéreux.

3° *Troubles locaux et généraux.* — Parfois on peut reconnaître la présence de l'œsophage tuméfié, mais souvent les poches se font sur la portion thoracique de ce conduit ; elles compriment la trachée, les poumons, et gênent les fonctions des organes contenus dans le médiastin. La santé s'altère rapidement, l'amaigrissement devient extrême, surtout lorsqu'il existe un cancer.

Marche. — Subordonnée à la cause du rétrécissement. S'il est inflammatoire ou cicatriciel, le malade peut vivre de longues années, mais il se peut que la gêne apportée à la nutrition devienne mortelle. Le cancer tue invariablement soit par inanition, soit par perforation de l'œsophage.

Diagnostic. — Une dysphagie siégeant au-dessous du pharynx, la régurgitation d'aliments à peu près intacts, la persistance de ces accidents et leur marche progressive indiquent le rétrécissement de l'œsophage. En tous cas, le *cathétérisme* fournira des renseignements sur le siège et le degré du rétrécissement ; quant à sa *nature*, elle sera révélée par les antécédents d'œsophagite aiguë due à l'introduction de corps étrangers volumineux ou de caustiques : le cancer sera reconnu par l'âge du malade, la présence du sang dans les matières rendues, la persistance des douleurs, la teinte jaune, l'engorgement de quelques ganglions cervicaux.

Traitement. — L'iodure de potassium et les mercuriaux ont pu favoriser la guérison des rétrécissements syphilitiques ou inflammatoires. Mais le véritable traitement consiste dans la dilatation progressive du canal à l'aide de sondes œsophagiennes.

MALADIES DE L'ESTOMAC

EMBARRAS GASTRIQUE

L'embarras gastrique est un état morbide difficile à caractériser nosographiquement, mais dont l'existence est incontestable.

Le plus souvent secondaire, il est caractérisé par des *troubles légers et passagers des fonctions stomacales, attribués sans preuve anatomique à un état catarrhal de la muqueuse.*

Étiologie. — Nous trouvons d'abord *les écarts de régime* et l'influence saisonnière (printemps, automne).

L'embarras gastrique accompagne fréquemment les *pyrexies diverses* (fièvres éruptives, fièvre typhoïde, rhumatisme, angines, pneumonie).

Symptômes. — Il y a de l'inappétence, un dégoût profond des aliments, une soif vive. La langue est *blanche*, large, étalée, recouverte d'un enduit blanchâtre (langue saburrale).

On observe des nausées, des renvois gazeux et nidoreux fétides. Les vomissements sont rares. L'épigastre est tendu, douloureux à la pression.

Fièvre. — Tantôt elle fait défaut (embarras gastrique simple) ; tantôt elle existe avec des caractères spéciaux : la température monte en 24 heures ou 36 heures à 39°,5 ou 40°, pour éprouver ensuite des oscillations très prononcées.

Marche. Durée. Terminaisons. — a) *Forme légère*, consécutive surtout à une indigestion : deux ou trois jours.

b) *Forme intense*, avec fièvre, durant une semaine au plus.

c) Il existe une forme spéciale dite *bilieuse* où dès le 2e ou 3e jour on voit se surajouter aux symptômes énoncés les signes d'un état subictérique avec congestion légère du foie.

Diagnostic. — Il se pose surtout avec la fièvre typhoïde dans les formes intenses de l'embarras gastrique ; nous l'étudierons en traitant de la fièvre typhoïde.

Traitement. — Purgatifs, vomitifs, éméto-cathartiques. En général on administre le premier jour un vomitif qu'on fait suivre le lendemain d'un purgatif salin.

GASTRITE AIGUE

Étiologie. — La gastrite aiguë est primitive ou secondaire. *Primitive*, elle constitue :

1° La gastrite toxique. Parmi les substances toxiques, il en est qui détruisent immédiatement les éléments anatomiques de l'estomac ; c'est plutôt un sphacèle qu'une inflammation : tels sont les *acides sulfurique, nitrique, chlorhydrique, l'ammoniaque*, etc. D'autres les irritent à un très haut degré et les enflamment réellement ; tels sont les *sels d'argent, de mercure, de cuivre*, l'*acide arsénieux*, le *phosphore*, etc. Les liquides trop chauds agissent de la même manière.

2° Elle peut succéder à des écarts de régime, à une mauvaise hygiène, au froid (??).

Secondaire. — Elle apparaît dans le cours de certaines affections graves (typhus, variole, pyohémie).

Anatomie pathologique. — Nous étudierons successivement la gastrite toxique ;

La gastrite érythémateuse ;

La gastrite phlegmoneuse.

1º *Gastrite toxique et par brûlure.* — Les lésions ne sont point bornées à l'estomac ; la bouche, le pharynx, l'œsophage et même l'intestin présentent d'ordinaire des altérations semblables. Ces altérations offrent quelques variétés suivant la nature de la substance toxique, la durée ou les circonstances de son application. On trouve des eschares dont la profondeur variable peut se limiter aux parties les plus superficielles de la muqueuse, ou comprendre toute son épaisseur et même les tuniques celluleuse et musculeuse. Ces eschares sont jaunes, blanches, noires ou d'un brun verdâtre (suivant le poison) ; sur leur pourtour, les tissus sont fortement hyperhémiés ou ecchymosés. Enfin la paroi de l'estomac peut être complétement détruite ; son contenu s'épanche alors dans le péritoine, qui présente les traces d'une inflammation suraiguë.

2º *Gastrite érythémateuse.* — La muqueuse est rouge, injectée, avec hémorrhagie interstitielle parfois et érosions ou ulcérations.

3º *Gastrite phlegmoneuse.* — Tantôt elle est diffuse affectant la forme d'une nappe purulente qui infiltre le tissu sous-muqueux. Tantôt elle forme un foyer siégeant le plus souvent aux environs du pylore soit dans le tissu sous-muqueux, soit dans le tissu sous-péritonéal. L'abcès a une tendance stationnaire, mais peut s'ouvrir soit dans l'estomac, soit dans le péritoine.

Symptôme. — *Gastrite toxique.* — Elle éclate au milieu d'une santé parfaite par de violents troubles gastriques. Puis immédiatement se manifeste une *douleur stomacale atroce,* intolérable ; il survient *des vomissements abondants* mêlés à du sang, puis *des coliques* et des *selles sanguinolentes.* Si l'action du poison est assez violente pour entraîner la mort, le malade tombe, après quelques heures de cette horrible souffrance, dans un état de collapsus, sa face est pâle, une sueur visqueuse couvre son corps, la température s'abaisse, et la *mort* arrive vite. Dans d'autres cas, les accidents présentent les mêmes caractères, mais leur intensité est bien moindre ; cependant la fièvre s'allume, et l'on voit se dérouler rapidement les accidents d'une *péritonite* qui se produit soit par le voisinage, soit par perforation. Mais la péritonite peut bien ne pas se produire, et malgré son absence tout danger n'est point évité, car l'*estomac rejette tout aliment*, et le malade succombe dans le marasme. Cependant dans bien des cas le malade guérit, l'estomac devient plus tolérant ; mais la convalescence est toujours longue et le rétablissement imparfait, car la rétraction des brides cicatricielles gêne le passage des aliments. Les rétrécissements sont très fréquents dans cette circonstance.

Des autres gastrites nous dirons peu de choses : douleur épigastrique, vomissements, soif, anorexie, en somme rien de bien spécial. La *gastrite phlegmoneuse* toujours secondaire se marque par un état de prostration nerveux et une terminaison brusque si l'abcès se fait jour dans le péritoine. Du reste elle est presque toujours mortelle. Le traitement consiste : 1° à expulser la substance toxique ; 2° dans les autres gastrites on traite les vomissements par la glace, l'opium et on s'efforce de calmer la douleur par les opiacés.

GASTRITE CHRONIQUE

C'est l'inflammation chronique de la muqueuse stomacale.

Étiologie. — Les causes habituelles sont :

1° Les *écarts* de régime, l'habitude des repas trop copieux et surtout *l'abus des boissons alcooliques* et du tabac.

2° *Les troubles de la circulation veineuse stomacale*, qui se produisent dans le cours des cirrhoses du foie, ou des maladies du cœur ; mais peut-être est-il juste de penser qu'ici la gastrite chronique n'est pas simplement un effet de ces troubles circulatoires, mais qu'elle est plutôt un effet direct de l'alcoolisme au même titre que les altérations hépatiques et cardiaques avec lesquelles elle apparaît.

3° *Certaines maladies constitutionnelles.* — Tuberculose (1), maladie de Bright, *goutte* surtout.

Anatomie pathologique. — La muqueuse présente toujours une *teinte ardoisée ;* elle offre un état *mamelonné* tout spécial, et parfois des masses polypeuses siégeant aux environs du pylore ; il y a *épaississement, augmentation de consistance de la muqueuse ;* lorsque l'inflammation est généralisée à toute la muqueuse, on observe du rétrécissement de l'organe ; lorsque les lésions sont plus marquées vers le pylore avec sténose de cet orifice, c'est la *dilatation* qui se produit, et l'amincissement des parois.

Dans la *gastrite chronique alcoolique* on observe de petites ulcérations folliculaires superficielles et le plus souvent ces ulcérations s'étendent au duodénum.

Symptômes. — Les symptômes de la gastrite chronique sont les suivants :

1° *Douleurs sourdes* caractérisées par un sentiment de lourdeur à l'épigastre, se réveillant surtout avec l'ingestion des aliments.

2° *Vomissements fréquents.* Les plus remarquables de ces vomissements sont les *pituites* des alcooliques : ils consistent en matières glaireuses filantes, abondantes et aqueuses se reproduisant chaque matin à jeun.

3° *Éructations* fréquentes ; renvois nidoreux, acides.

4° *Inappétence* le plus souvent complète, avec soif vive, langue sèche, constipation, *flatulence et ballonnement abdominal.*

5° L'état général s'aggrave par degrés, et le malade présentant les signes d'une anémie croissante, arrive au *marasme.*

(1) Voyez MARFAN. *Troubles et lésions gastriques dans la phthisie pulmonaire.* G. Steinheil, éditeur.

La céphalalgie, l'hypochondrie et l'apathie sont des symptômes formant habituellement cortège à la gastrite chronique.

Marche. — Le plus souvent, malgré des améliorations passagères, la gastrite chronique se perpétue et cela d'autant mieux qu'elle est entretenue par une affection causale (mal de Bright, tuberculose, etc.).

Diagnostic. — *Avec le cancer*. Souvent, au début, le diagnostic est fort difficile, car le cancer détermine un catarrhe chronique. Voici quels sont les signes différentiels :

1º Le *catarrhe* se produit au milieu d'un concours de circonstances qui expliquent sa venue : le malade est alcoolique, ou bien c'est un grand fumeur, un goutteux, etc. ; l'invasion du cancer est absolument inattendue.

2º Le cancer survient souvent chez la femme à l'époque de la ménopause ; chez l'homme, il s'observe de quarante-cinq à cinquante ans, et, à *cet âge il faut tenir pour suspect* tout dérangement stomacal survenu chez des gens qui n'en ont jamais eu.

3º Dans la gastrite chronique, les *vomissements pituiteux* sont la règle ; dans le cancer, les vomissements sont composés de *substances alimentaires* ou de *sang noir*.

4º Dans la gastrite chronique, il n'existe pas de *tumeurs* et les *douleurs* sont moins vives et moins continues que celles du cancer.

5º Dans la gastrite chronique, les accidents peuvent avoir une durée indéterminée, et, pendant longtemps, l'état général reste convenable ; dans le cancer, le malade présente rapidement une teinte jaune paille, sa peau devient terreuse et sèche, des *coagulations sanguines* se produisent fréquemment dans les veines iliaque et fémorales, surtout celles du côté gauche.

Avec l'*ulcère* (voyez cette maladie).

Traitement. — Il présente trois indications principales :

1° combattre les causes qui ont présidé au développement du catarrhe ; 2° offrir à l'estomac des aliments en rapport avec son état maladif ; 3° corriger par certains agents l'imperfection des sucs digestifs et les produits défectueux de leur action.

1° *Combattre la cause.* — C'est à la fois le point le plus important et le plus difficile ; il est rare qu'un buveur ou un fumeur renonce à ses habitudes, à moins que le catarrhe ne soit très intense. Le catarrhe lié à des congestions veineuses pourra être avantageusement modifié par des purgatifs drastiques ; quant aux catarrhes liés à des maladies constitutionnelles, on obéira à l'indication causale en traitant la maladie primitive.

Si les douleurs sont vives, on les calme par l'usage de la glace, du lait ou du bouillon glacé, de quelques boissons gazeuses ; en même temps, on applique à l'épigastre, soit des sangsues si l'individu est vigoureux, soit un large vésicatoire ; cependant si le catarrhe persiste, il serait utile de recourir à un vomitif qui débarrasse l'estomac.

2° *Régime.* — Son importance est capitale, il faut offrir à l'estomac des aliments d'une digestion facile ; on commence par du petit-lait, du bouillon, du vin rouge, quelques viandes grillées.

3° *Moyens adjuvants.* — On combat la production gazeuse par l'emploi du charbon et des poudres absorbantes faites avec du bicarbonate de soude, de la craie préparée, de la magnésie, du bismuth. Les douleurs seront apaisées par de petites pilules d'opium ou de belladone de 1 centigramme ; le pyrosis par le bicarbonate de soude et les eaux alcalines de Vichy. Si l'estomac se laisse dilater outre mesure, on pourra exciter sa contractilité soit par quelques liqueurs excitantes, soit par de petites doses d'ipéca et de rhubarbe (3 à 5 centigrammes d'ipéca, 25 centigrammes de rhubarbe), soit par du vin de quinquina ou de quassia ; dans les cas rebelles, on a administré la noix vomique.

Voyez du reste, pour le traitement, l'article *Traitement général* des maladies de l'estomac qu'on trouvera plus loin.

ULCÈRE SIMPLE DE L'ESTOMAC — ULCÈRE PERFORANT
GASTRITE CHRONIQUE ULCÉREUSE

On désigne sous ces noms une ulcération non spécifique de la muqueuse de l'estomac, confondue avec le cancer jusqu'aux travaux de Cruveilhier.

Étiologie. — L'ulcère de l'estomac atteint surtout les adultes. Les femmes y sont plus sujettes que les hommes.

C'est principalement à l'âge de la menstruation qu'il apparaîtrait, et sous l'influence de la *chloro-anémie*.

L'*alcoolisme* a une influence incontestée sur la production de l'ulcère simple.

La gastrite chronique offre un bon terrain à l'ulcère ; il faut cependant se garder de confondre les ulcérations superficielles de la muqueuse dans la gastrite chronique avec l'ulcère simple.

Voici les principales opinions émises sur la nature de l'ulcère simple.

Rokitansky croit qu'il se fait d'abord une hémorrhagie sous-muqueuse puis une destruction de la muqueuse sous l'influence du suc gastrique.

Virchow admet un infarctus hémorrhagique de la muqueuse consécutif à un trouble de nutrition vasculaire (athérome des petits vaisseaux de la muqueuse stomacale). La partie mortifiée ayant la forme d'un cône à base regardant la face muqueuse du viscère se détache, s'élimine, laissant une ulcération sur laquelle agit le suc gastrique.

Anatomie pathologique. — Ces ulcérations siègent souvent sur le pylore et sur la petite courbure ; souvent il n'y en a qu'une, ses bords sont durs, saillants ; dans des cas rares, ils sont lardacés, taillés à pic ou en tubes, comme à l'emporte-pièce, le fond est grisâtre, mais sans végétations. Il peut atteindre le volume d'une pièce de 5 francs, et très souvent il

est rond, d'où le nom d'*ulcus rotundum*. Sa profondeur est
variable, car circonscrit d'abord à la muqueuse et au tissu
sous-muqueux, l'ulcère gagne la couche musculaire, et peut
même perforer le péritoine ; mais antérieurement la séreuse,
échauffée par le voisinage du processus ulcéreux, a contracté des
adhérences avec les parties voisines (foie, pancréas, côlon,etc.),
et la destruction du péritoine n'est pas suivie d'épanchement ;
malheureusement l'ulcération se dirige parfois vers une grosse
artère, la splénique, les gastro-épiploïques, et il en résulte des
gastrorrhagies qui peuvent être foudroyantes.

L'*ulcère peut se cicatriser*, laissant une surface lisse,
polie, blanchâtre ; mais souvent il se rétracte et modifie singulièrement la forme de l'estomac qui, fixé aux organes voisins
par les adhérences péritonéales, peut voir sa motilité et les
diamètres du pylore très sérieusement compromis ;
des troubles dyspeptiques peuvent en être la conséquence. Très
souvent la muqueuse présente au voisinage de l'ulcère les altérations du catarrhe.

L'ulcère duodénal n'occupe guère que la première portion
de ce conduit, probablement en raison de l'action du suc gastrique.

Symptômes. — On peut rencontrer des ulcères de l'estomac à l'autopsie d'individus qui, durant leur vie, n'avaient
éprouvé aucun trouble gastrique. Chez d'autres, la première manifestation de l'ulcère consiste en une péritonite suraiguë ou une hématémèse foudroyante. Le plus souvent pourtant la maladie débute lentement par des troubles dyspeptiques
variés : bientôt elle se caractérise par deux symptômes : *douleur et vomissement.*

Douleur. — Elle présente plusieurs caractères : 1° elle
occupe la région épigastrique, le voisinage de l'appendice
xiphoïde, présentant quelques irradiations vers les parties
voisines ; 2° souvent à la *manière d'un trait* elle traverse la
base de la poitrine pour retentir dans le point correspondant
du rachis; 3° elle est *vive, brûlante*, plus rarement sourde,

s'exaspère par la pression et les mouvements ; 4º elle est continue, mais présente des *exacerbations* qui se produisent souvent quelques minutes *après le repas*, durent une ou deux heures, temps moyen de la digestion stomacale. Les aliments difficiles à digérer augmentent son intensité. Pendant ces paroxysmes, on voit quelques patients se tordre dans d'affreuses convulsions.

Vomissement. — Au début, les malades éprouvent du *pyrosis*, des *régurgitations aigres*, mais bientôt surviennent les vomissements ; ils peuvent être de *trois espèces :* 1º Les uns, composés de *matières bilieuses, aqueuses* (vomissements pituitaires), se rattachent au catarrhe qui accompagne presque constamment l'ulcère ; 2º les autres, constitués *par des aliments* plus ou moins digérés suivant le temps qui s'est écoulé après leur ingestion, terminent généralement les accès douloureux ; 3º des vomissements d'un *sang* généralement rouge et abondant sont produits par la destruction des artères ; cependant, si le sang était fourni par les capillaires et s'il avait subi un commencement de digestion, il pourrait être noirâtre ; mais ceci a lieu bien plus fréquemment dans le cancer.

Les individus atteints d'ulcères sont généralement *pâles, anémiques, mais n'ont pas l'aspect cachectique des cancéreux.*

Durée. Terminaison. — La durée de la maladie est indéterminée. Souvent surviennent des améliorations qui durent plusieurs années. — La *guérison* peut être complète ou laisser après elle des troubles digestifs résultant de la gêne créée aux fonctions de l'estomac par les adhérences et les cicatrices dont nous avons parlé. La *mort*, qui est assez rare, résulte de l'épuisement ou d'une *péritonite suraiguë*, ou d'une *hémorrhagie abondante.*

Diagnostic. — Voyez *Cancer de l'estomac.*

Traitement. — La diète lactée avec l'eau de chaux constitue le moyen de traitement le plus puissant ; on pourra y joindre, si les douleurs sont fort vives, quelques opiacés. Contre les vomissements rebelles on a proposé le sous-nitrate de bismuth donné à la dose de 2 à 3 grammes avant le repas ; il se dépose sur l'ulcère et diminue le contact irritant des aliments.

La glace, la créosote, la teinture d'iode (3 ou 4 gouttes dans une cuillerée d'eau sucrée) sont souvent utiles.

CANCER DE L'ESTOMAC

Après l'utérus, l'estomac est l'organe le plus fréquemment atteint par la dégénérescence cancéreuse. Les **causes du cancer** nous sont inconnues, mais on a remarqué que le cancer de l'estomac est habituellement *primitif*, qu'il frappe sans distinction les personnes des deux sexes, depuis quarante-cinq jusqu'à soixante-cinq ans, qu'il est un peu plus fréquent dans la classe riche et les climats tempérés, et que l'*hérédité*, les *chagrins prolongés*, les *dépressions morales* ne sont pas sans influence sur sa production.

Anatomie pathologique. — On rencontre toutes les formes de néoplasme cancéreux : *squirrhe, encéphaloïde, colloïde, épithéliome*, et l'ordre dans lequel nous les énumérons est l'ordre de fréquence de ces diverses formes.

Macroscopiquement on trouve tantôt *une tumeur*, tantôt *une ulcération*.

La *tumeur cancéreuse* est généralement arrondie ou ovalaire dirigée dans le sens du diamètre transversal de l'organe.

Ailleurs le cancer est étalé en plaque.

L'*ulcération* est le plus souvent unique reposant sur une base indurée à bords renversés, développés, bourgeonnants.

La *perforation* stomacale est rare à cause de la marche lente du néoplasme et des adhérences péritonéales qui se sont formées.

En revanche on rencontre souvent des trajets fistuleux cancéreux faisant communiquer l'estomac avec le côlon, le jéjunum, les poumons, etc.

Le *squirrhe* (cancer dur, ligneux, lardacé), apparaît dans le tissu sous-muqueux ; il forme des nappes ou noyaux à coupe fibreuse, lardacée, sèche, demi-cartilagineuse.

L'*encéphaloïde* constitue des tumeurs volumineuses, à développement rapide, végétantes, d'une mollesse remarquable, donnant un suc abondant à la coupe.

Le *cancer colloïde* se présente le plus fréquemment en nappe ; il est d'une marche envahissante, a peu de tendance à l'ulcération ; il constitue des masses gélatiniformes molles et pâles.

L'*épithéltoma* est encore assez mal connu.

Siège. — Le siège de préférence du cancer stomacal est le pylore, au niveau duquel il forme un anneau rétrécissant le canal pylorique.

Puis on l'observe à la petite courbure, au cardia ; les faces et la grande courbure sont plus rarement atteintes.

Lorsque le cancer siège au pylore il y a dilatation souvent énorme de l'estomac avec abaissement du pylore, souvent tel qu'on le rencontre dans la fosse iliaque.

Lorsque le cancer est étalé en nappe l'estomac est rétréci.

Un des phénomènes fréquents, les plus fréquents dans le carcinome stomacal *est la propagation aux organes voisins*.

1º La propagation se fait d'abord *au péritoine* où les noyaux néoplasiques sont disséminés sur la surface péritonéale.

2º Aux glandes lymphatiques voisines surtout de l'épiploon gastro-hépatique.

3º Au foie.

4º Plus rarement, le poumon, la colonne vertébrale sont atteints.

Toutes ces généralisations appartiennent surtout au cancer encéphaloïde.

La phlegmatia alba dolens est fréquente et d'une valeur diagnostique toute particulière.

Symptômes. — *Début*. — Le début est toujours très obscur et les lésions peuvent être fort avancées au moment où le malade commence à s'inquiéter des troubles digestifs auxquels il n'accordait jusqu'alors qu'une médiocre importance ; il est même des cas où le doute est constamment permis. Quoi qu'il en soit, habituellement le cancer débute par quelques *troubles dyspeptiques* : c'est une lenteur et une difficulté croissante dans la digestion, ce sont des *renvois acides, aigres (pyrosis)*, quelquefois même des *nausées* ou des *vomissements* alimentaires ou glaireux ; *l'épigastre est sensible* et même douloureux.

Au bout d'un temps fort variable, le cancer se dessine nettement par des symptômes qui peuvent se grouper sous quatre chefs : *douleur, vomissements, tumeur à l'épigastre, cachexie*.

Douleur. — Il est fort rare qu'un cancer de l'estomac ne soit pas douloureux ; mais la douleur se présente avec des caractères fort variés ; elle occupe l'épigastre, retentit dans le dos, augmente par la pression, souvent aussi par l'ingestion des aliments ; elle est à peu près continue, surtout vers les derniers temps de la maladie, mais elle présente bien rarement ces accès aigus si fréquents au contraire dans l'ulcère : elle est très vive dans le cas de péritonite circonscrite ou de cancer du péritoine.

Vomissement. — Il est également très exceptionnel qu'un individu atteint de cancer de l'estomac ne vomisse pas, du moins à une certaine période de la maladie ; or les vomissements peuvent être formés : 1° par des *matières alimentaires ;* si le cancer occupe le cardia, le vomissement a lieu peu de temps après le repas et les aliments sont rendus presque intacts ; s'il siège au pylore, les aliments peuvent avoir été modifiés par le suc gastrique, ou être encore reconnaissables malgré un séjour prolongé dans l'estomac ; 2° par des *matières filantes, visqueuses,* contenant des sarcines, matières analogues à celles qui constituent le vomissement du catarrhe chronique ; c'est qu'en effet un catarrhe s'est développé sur le pourtour du cancer ; 3° par une *matière noire comparable à de la suie ou à du marc de café*, qui n'est autre chose que du sang noirci par un commencement de digestion ; ces vomissements noirs n'indiquent pas toujours une ulcération de l'estomac, car avant que le cancer ne soit ramolli et fongueux, il détermine dans les parties qui l'avoisinent une hyperhémie énorme et des ruptures vasculaires : les vomissements de *sang pur* sont bien plus rares que dans l'ulcère simple.

Tumeur. — Le cancer augmente toujours la *consistance* de l'estomac et, très souvent, il en modifie la forme au point de constituer *une tumeur*. Mais induration ou tumeur sont plus ou moins appréciables suivant leur siège ; elles sont très manifestes lorsqu'elles occupent la grande courbure, la face antérieure de l'estomac ou le pylore, plus difficiles à reconnaître lorsque c'est la petite courbure **ou le cardia**. La tumeur est dure, bosselée, *elle occupe l'épigastre*, remonte au-dessous des fausses côtes ; elle peut, lorsqu'il n'y a pas d'adhérences, se déplacer d'un lieu à l'autre, suivant l'état de réplétion ou de vacuité de l'estomac. Lorsqu'il n'existe qu'une induration, la palpation de l'épigastre dénote un défaut d'élasticité, une rénitence toute spéciale, dans laquelle il faut faire la part de ce qui revient à la contraction spasmodique des muscles abdominaux. L'épigastre est moins sonore à la percussion et parfois complètement mat.

Cachexie. — Le cancer de l'estomac est peut-être celui qui altère le plus vite la santé, car à l'influence spéciale du cancer se joint ici le désordre des fonctions digestives ; aussi, dès le début, les malades *maigrissent, pâlissent, perdent leurs forces, leur teint* prend bientôt cette pâleur de cire te cette *couleur jaune paille* si caractéristiques. Enfin, il survient habituellement, soit des *œdèmes cachectiques*, soit des *thromboses dans les veines iliaques* ou *fémorales* (1).

____

(1) Trousseau, atteint d'un cancer de l'estomac, se faisait illusion sur la gravité de son état jusqu'au moment où il fut pris d'une thrombose de la veine fémorale, signe dont il avait lui-même fait connaître la valeur.

Marche. — Le *pronostic* est fatal sans exception. La *durée* de la maladie peut varier de un à trois ans ; les causes de la mort sont nombreuses, l'un meurt de faim par rétrécissement du cardia ou du pylore, un second succombe à une hémorrhagie, à une perforation de l'estomac, un troisième s'éteint dans le marasme.

Diagnostic. — Il est dans certains cas si difficile, que l'on ne peut arriver qu'à soupçonner l'existence d'un cancer de l'estomac ; c'est ce qui a lieu chez certaines personnes qui, sans causes appréciables, sans vomissements, sans tumeur à l'épigastre, perdent leurs forces, pâlissent, maigrissent et finissent par succomber dans le marasme ; à l'autopsie, on trouve une infiltration cancéreuse des parois de l'estomac.

Cependant il est deux symptômes qui, sans être pathognomoniques, ont la plus grande valeur, ce sont : 1º les *vomissements noirs* survenant chez un individu d'un certain âge qui s'affaiblit et éprouve des troubles digestifs ; 2º la *tumeur épigastrique*. Il est vrai que le foie, le pancréas, l'aorte, peuvent être le point de départ de tumeurs qui occuperont l'épigastre, mais chacune d'elles présente une physionomie qui lui est propre ; la *tumeur du foie* s'étend à droite, elle suit les mouvements du diaphragme et offre une matité absolue ; l'*anévrysme de l'aorte* présente des battements, des bruits de souffle, le pouls de l'artère fémorale est plus faible que celui de la radiale, il est vrai qu'une tumeur de l'estomac comprimant l'aorte peut être soulevée et déterminer des bruits de souffle ; mais l'anévrysme possède des mouvements d'expansion, tandis que le cancer est soulevé en masse ; de plus, l'état général fournira bien d'autres renseignements. Le *cancer du pancréas* peut offrir la plupart des caractères du cancer de l'estomac ; cependant le *ptyalisme* et les *selles graisseuses* lui appartiennent en propre.

L'*ulcère de l'estomac* était, avant les travaux de Cruveilhier, fréquemment confondu avec le cancer ; voici comment on établira le diagnostic entre ces deux affections.

1º *L'âge du malade.* — *L'ulcère* peut survenir à tout âge, il est même plus fréquent dans l'adolescence que dans la vieillesse ; le *cancer* ne se manifeste guère avant quarante ans.

2º Les *antécédents.* — L'ulcère peut guérir, puis se reproduire (aussi les malades vous disent-ils avoir éprouvé à une époque antérieure des phénomènes semblables), la marche du cancer est continue.

3º Le *caractère de la douleur.* — Elle est extrèmement vive dans l'ulcère, et s'élance comme une flèche de l'appendice xiphoïde vers le rachis ; la douleur est continue dans le cancer et elle est bien moins intense.

4º La *durée de la maladie.* — Lorsqu'elle date de plusieurs années, il y a lieu de croire à un ulcère.

5º L'*état général* qui se conserve bien mieux dans l'ulcère que dans le cancer.

6º Les *vomissements* noirs appartiennent surtout au cancer, les vomissements rouges très abondants sont plutôt sous la dépendance de l'ulcère.

7º La *tumeur épigastrique* est spéciale au cancer.

8º Enfin le *régime lacté* est très efficace dans l'ulcère : il ne soulage que médiocrement le cancer.

Pour le diagnostic avec le catarrhe chronique, voyez cette maladie.

Traitement. — Il ne peut être que palliatif, car la ciguë employée à l'intérieur ou sous la forme d'emplâtres, le calomel, les exutoires à l'épigastre n'ont jamais guéri de véritables cancers. Quoi qu'il en soit, le régime lacté, les préparations opiacées, parfois la pepsine, les boissons gazeuses, la glace pourront combattre certains symptômes tels que les douleurs vives, l'imperfection des digestions, les vomissements, etc.

GASTRALGIE

(Cardialgie, crampes de l'estomac).

C'est la névralgie de l'estomac ; elle ne s'accompagne d'aucune lésion appréciable de ce viscère.

Étiologie. — Les causes les plus habituelles se rattachent à *certains états généraux : chlorose, anémie,* quel qu'en soit le point de départ ; *intoxications* (plomb, fièvres intermittentes); l'*hystérie* et l'*hypochondrie; certaines affections utérines.*

Probablement certaines gastralgies sont déterminées par un *vice dans les ingesta :* abus du café, du thé, des aliments épicés, de certains médicaments, sulfate de quinine, balsamiques, etc.

Il faut accorder une grande influence aux émotions morales et aux causes d'affaiblissement telles que les travaux intellectuels excessifs, les fatigues physiques, les excès vénériens.

La phthisie pulmonaire est une cause très nette de gastralgie. On connaît les crises de gastralgie de l'ataxie locomotrice.

Enfin c'est à la gastralgie qu'il faut certainement rapporter les douleurs de l'ulcère et du cancer.

Symptômes. — La gastralgie est caractérisée par deux ordres de symptômes : des *accès douloureux* et des *troubles digestifs.*

1º *Accès douloureux.* — Ils peuvent débuter brusquement, mais leur invasion est souvent annoncée par des pyrosis, des nausées, de la salivation, puis la douleur éclate, elle est constrictive, brûlante, rongeante, contusive, elle a son maximum dans le creux épigastrique qui se soulève en raison de la pneumatose stomacale et aussi par le fait des contractions spasmodiques des tuniques musculaires de l'estomac.

La douleur s'irradie vers le dos, le ventre, les parois thoraciques, les reins et jusqu'au plexus spermatique ; elle suit en un mot toutes les irradiations du plexus solaire. Elle est parfois vive au point de déterminer l'angoisse et la syncope ; une pression graduelle exercée avec la paume de la main la calme assez souvent.

Après quelques minutes ou quelques heures de cette affreuse souffrance, la douleur s'évanouit instantanément ou se calme peu à peu. La fin de l'accès doit être marquée par des éructations gazeuses, des sueurs, des urines abondantes, etc., elle s'accompagne d'un grand sentiment de bien-être. Ces accès se reproduisent à des intervalles très variables pendant lesquels la santé peut être parfaite ou troublée par un état continuel de malaise stomacal.

2° *Troubles digestifs*. — Ils peuvent complètement manquer ; les malades conservent l'appétit, mais il est plus commun d'observer de la *dyspepsie*, de *l'inappétence*, des *nausées*, quelques vomissements. Souvent l'estomac est le siège d'une *chaleur ardente qui se prolonge dans la gorge* et se termine par le rejet d'un liquide âcre et acide, c'est le *pyrosis*. Il existe aussi des troubles fonctionnels remarquables, tels que la boulimie et la polydipsie (exagération de la faim et de la soif), des perversions du goût portées à un point tel qu'on a vu des gastralgiques rechercher avidement du plâtre, de la colle, des matières fécales.

La constipation est habituelle. Malgré tout, il est rare que par eux-mêmes les troubles gastralgiques amènent le dépérissement : si les malades sont souvent faibles, cela tient à l'état général (anémie, chlorose) qui a développé la gastralgie.

La *durée* de la gastralgie est très variable et subordonnée aux causes qui l'ont engendrée. Elle ne saurait entraîner la mort.

Diagnostic. — 1° *Avec la colique hépatique.* — Les douleurs siégeant dans l'hypochondre droit s'accompagnent d'ictère, augmentent par la pression ; l'étude des antécédents, l'état général éclaireront le diagnostic ; la gastralgie simple est rare dans l'âge avancé.

2° *Avec l'ulcère simple*. — La douleur de l'ulcère est plus exactement circonscrite au voisinage de l'appendice xiphoïde. L'ulcère s'accompagne plus fréquemment que la gastralgie de vomissements et l'hématémèse lèverait tous les doutes.

3° *Avec la gastrite chronique, dyspepsie*. — Voyez ces maladies.

4° *Avec le cancer*. — La durée de la maladie, l'absence de vomissements, l'âge du malade sont autant de circonstances qui faciliteront le diagnostic.

Traitement. — Il faut d'abord songer à l'état général qui préside au développement de l'accès (chlorose, anémie, goutte, tuberculose, écart de régime, etc.).

Au moment de l'accès, il faudra administrer l'opium ; si les vomissements étaient fréquents, on donnerait un lavement avec 15 ou 20 gouttes de laudanum. On a conseillé les inhalations d'éther et de chloroforme. Applications de linges très chauds sur l'épigastre, sinapismes aux mollets.

Si les douleurs se prolongeaient, on appliquerait un vésicatoire morphiné. Les sangsues à l'épigastre ne seraient employées que chez les gens vigoureux.

On a encore employé la valériane, la belladone, la strychnine, l'eau de Vichy.

Le meilleur calmant est une injection sous-cutanée de chlorhydrate de morphine. On se trouvera bien de l'antipyrine, du bromure de potassium.

DYSPEPSIE

La dyspepsie n'est qu'un symptôme, consistant *en lenteur et difficulté de la digestion*, mais son importance clinique est telle que nous croyons devoir lui consacrer un article ici.

Étiologie. — On rencontre la dyspepsie dans :

a. — *Les maladies de l'estomac* (gastrite alcoolique, cancer, ulcère), chez les individus dont le *fonctionnement sto-*

macal est exagéré ou irrégulier, chez les gens *épuisés
par les fatigues physiques ou intellectuelles ;*

   b. — Les maladies du foie et du pancréas ;

   c. — Maladies utérines ;

   d. — Maladies générales dyscrasiques : anémie, chlorose ;

   e. — Les intoxications ; alcoolisme, saturnisme ;

   f. — Les diathèses goutteuse et tuberculeuse ;

   g. — Les névroses (nervosisme, hypochondrie).

Symptômes. — Ils consistent en :

Modifications variables de l'appétit qui tantôt est augmenté jusqu'à la boulimie, tantôt diminué.

Douleur, pesanteur épigastriques surtout *pendant la digestion* qui est très pénible et provoque un *malaise général* avec *bâillements, pandiculations, somnolence, ballonnement épigastrique* avec *renvois gazeux, éructations (dyspepsie flatulente).*

Chez quelques dyspeptiques, on observe, après les *repas, des renvois acides, du pyrosis (dyspepsie acide).*

La régurgitation, les vomissements sont des phénomènes fréquents. On observe dans les vomissements que certaines matières, toujours les mêmes, sont rejetées, d'autres gardées : *l'estomac fait une sélection.*

Enfin il y a de *la dilatation stomacale.*

L'état général se ressent profondément de cet état dyspeptique : il y a anémie, amaigrissement, céphalalgies, migraines, vertige a *stomacho læso* prononcé surtout le matin quand le malade quitte le lit, hypochondrie.

Le *diagnostic* est facile ; il n'y a qu'un intérêt, la recherche de la cause.

DILATATION DE L'ESTOMAC

Les remarquables travaux de M. le professeur Bouchard ont rappelé l'attention sur cette affection trop oubliée jusqu'ici. Nous nous contenterons d'analyser rapidement ici les pages que M. Bouchard a consacrées à la dilatation de l'estomac dans son livre sur les auto-intoxications.

Étiologie. — 1° *Causes hygiéniques*. — Elles comprennent toutes les causes résultant d'une mauvaise hygiène alimentaire ; distension *trop considérable, trop répétée et trop prolongée* ; irrégularité des repos ; insuffisance de la mastication dentaire.

2° *Causes pathologiques*.— Dyspepsie antécédente qui entraîne le séjour prolongé des aliments dans l'estomac, gastrite chronique ; rétrécissements pyloriques cancéreux ou cicatriciels.

La dilatation de l'estomac fait encore suivre la convalescence des maladies graves, et en particulier de la fièvre typhoïde : le mécanisme de cette dilatation est dans la débilité de la tunique musculeuse.

Symptômes. — La dilatation de l'estomac passe souvent inaperçue : seuls les signes physiques permettent de la reconnaître.

Il ne faut compter ni sur la *percussion* ni sur la *succussion* ; le meilleur signe est le bruit de *clapotage*, chez le malade à jeun, venant seulement d'ingérer une petite quantité de liquide, un tiers de verre d'eau, par exemple. Entre le repas l'estomac normal se rétracte ; l'estomac dilaté reste flasque.

Le point le plus intéressant dans la dilatation de l'estomac, c'est les conséquences multiples qu'entraîne cette affection, non dans tous les cas (car elle peut être souvent entièrement silencieuse), mais dans une large proportion.

M. le professeur Bouchard a classé les conséquences de la dilatation de l'estomac en :

1° Accidents directs ;

2° Accidents lointains et à distance.

Accidents directs. — Ils portent sur l'estomac, le foie, le rein.

L'estomac devient le siège d'une gastrite chronique ; le

malade est atteint de dyspepsie gastro-intestinale. La congestion hépatique est fréquente chez les dilatés.

Le rein droit devient flottant consécutivement à la congestion hépatique. Cet accident paraît *relativement* assez commun dans la dilatation gastrique chez les femmes et les militaires.

Accidents lointains. — Ce sont des troubles de l'innervation, tels que la sensibilité au froid, etc. ; des troubles de la nutrition générale, tels que dermatose (eczéma, pytiriasis présternal ou capitis, pytiriasis versicolor, urticaire), albuminurie.

Le professeur Bouchard a surtout appelé l'attention sur une curieuse déformation osseuse spéciale à la dilatation stomacale : cette déformation consiste en *nodosités des articulations phalango-phalangiennes des doigts,* et sont constituées par l'élargissement de la base de la deuxième phalange ; ces nodosités diffèrent par le siège de celle d'Heberden qu'on observe dans le rhumatisme chronique et qui elles, siègent à la troisième articulation phalangienne (1). Les deux figures de la page 607 indiquent bien la différence entre les deux espèces de nodosités. Enfin, la dilatation de l'estomac est souvent en relation avec le rachitisme chez l'enfant, et sans doute aussi avec l'ostéomalacie.

L'aboutissant de la dilatation stomacale est fréquemment la chlorose et la tuberculose.

Traitement. — Il est avant tout diététique.

Les repas, deux par jour, doivent être réguliers, et l'alimentation substantielle sous un petit volume.

Les boissons alcooliques, le vin rouge, doivent être proscrites, et d'une façon générale tout ce qui entraîne des fermentations excessives dans l'estomac.

Il faut réduire aussi la quantité de boissons, 400 gr. par repas au maximum d'eau mélangée d'un tiers de vin blanc ou de bière. Souvent on sera obligé de recourir au régime lacté dans le début, puis on arrivera à un régime mixte.

---

(1) Voyez LE GENDRE. *Dilatation de l'estomac et fièvre typhoïde. Nodosités de Bouchard.* G. Steinheil, éditeur.

TRAITEMENT DES MALADIES DE L'ESTOMAC EN GÉNÉRAL

Il est certains principes et certains modes généraux de traitement s'adressant à toutes les maladies chroniques de l'estomac (gastrite chronique, dyspepsie, cancer) que nous exposerons d'ensemble ici.

En dehors du régime spécial qui peut convenir dans certains cas (diète lactée, etc.), les indications principales qui se présentent sont les suivantes :

1° *Calmer les douleurs ;*

2° *Empêcher l'accumulation de matières septiques dans l'estomac ;*

3° *Alimentation directe stomacale.*

Pour calmer les douleurs, on emploiera les calmants ordinaires, et surtout la cocaïne dont il ne faut pas donner plus de 0,50 centigr. par jour, et le chloroforme prescrit sous forme d'eau chloroformée.

Pour empêcher l'accumulation de matières septiques (matières non digérées, produits pathologiques), on aura recours au lavage stomacal par le tube Faucher ou Debove.

On pourra aussi à ce moyen qui est le plus efficace ajouter l'administration d'eau chloroformée, ou sulfo-carbonée (Dujardin-Beaumetz), qui préviennent efficacement les fermentations.

On arrive au même résultat par l'ingestion de 2 grammes par jour de salicylate de bismuth (Bouchard).

Enfin on retire grand avantage de l'alimentation stomacale directe chez les malades dont l'estomac est à ce point fatigué qu'il est devenu intolérant. On alimentera le malade par le tube stomacal, *après lavage.* Le lait, les œufs, les poudres de viande sont les aliments qu'on réunit de préférence pour cette alimentation.

ARTICLE III

MALADIES DE L'INTESTIN

ENTÉRITE

Le mot entérite signifie d'une manière générale l'inflammation de l'intestin. Limitée au gros intestin, elle a reçu celui de *colite;* limitée au cæcum, celui de *typhlite.*

L'entérite peut être aiguë ou chronique.

Étiologie. — Les causes peuvent se diviser en plusieurs groupes : 1° *Les entérites par mauvaise qualité des ingesta,* qu'elle soit absolue ou relative ; dans ce groupe se rangent : a) les *catarrhes intestinaux reliés aux maladies de l'estomac;* lorsque le viscère élabore les aliments d'une manière incomplète, ceux-ci arrivent dans l'intestin dans de mauvaises conditions et jouent le rôle de corps étrangers ; b) le *catarrhe des enfants à la mamelle* ou à l'époque du sevrage ; c) les catarrhes par purgatifs répétés, etc.

2° *Les entérites par troubles de l'innervation.* — Émotions vives, frayeurs, larges brûlures, impression subite du froid, humidité. Dans ces diverses circonstances, le flux intestinal se produit par action réflexe.

3° *Par stase veineuse.* — Affection du foie, du cœur, des poumons, dilatation variqueuse des veines intestinales.

4° *Entérites symptomatiques.* — Dans les fièvres éruptives, la tuberculose, la fièvre typhoïde, le mal de Brigth, la goutte, l'accumulation des matières fécales, les vers intestinaux.

Anatomie pathologique. — Les parties les plus fréquemment atteintes sont le gros intestin et l'iléum. *La muqueuse est gonflée, ramollie, friable ;* la *rougeur* est générale ou limitée au pourtour des follicules et des plaques de Peyer qui sont gonflées et recouvertes d'un enduit muqueux contenant un grand nombre de cellules jeunes et d'épithélium, dont la chute produit des *érosions* parfois très étendues ; souvent *le tissu sous-muqueux est infiltré de sérosité.* Il peut se faire, *surtout chez les phthisiques,* une destruction des follicules et par suite des *ulcérations* à bords réguliers, parfois très profondes (entérite folliculaire). Les ulcérations si fréquentes dans la tuberculose pulmonaire n'indiquent pas nécessairement la présence de tubercules dans le péritoine ou l'intestin, elles siègent surtout dans le rectum, et sont fréquemment le point de départ des fistules à l'anus. Dans *l'entérite chronique,* la muqueuse est épaissie, bleuâtre, recouverte d'enduits gélatineux on puriformes ; la tunique musculaire de l'intestin est souvent hypertrophiée, d'où augmentation dans la consistance des parois intestinales, mais diminution notable du calibre de cet organe.

Symptômes. — Dans les cas légers, la maladie s'annonce par des douleurs de ventre qui, partant de l'ombilic, s'irradient dans divers sens, s'accompagnent de contractions intestinales et cessent en quelques instants, ce sont les *coliques.* Après un ou plusieurs de ces accès surviennent des *évacuations* composées d'abord des matières dures préalablement accumulées dans le gros intestin, et puis de matières ramollies et même rendues liquides par le fait de l'hypersécrétion dont la muqueuse enflammée est le siège (diarrhée).

Tout peut se borner là, mais souvent les coliques et la diarrhée continuent, la peau de l'anus est irritée ; cependant au bout de quelques jours tout rentre dans l'ordre, du moins chez l'adulte, car *chez les enfants à la mamelle* ou qu'on vient de sevrer l'entérite est toujours plus sérieuse : elle s'accompagne de fièvre, de soif vive, d'une tension douloureuse du ventre et souvent de nausées et de vomissements.

Lorsque l'entérite occupe le duodénum, ce qui est plus rare que ne le croyait Broussais, elle s'accompagne souvent *d'ictère* par oblitération de l'ampoule de Vater, soit *par extension de la phlegmasie à la muqueuse qui tapisse le canal choledoque*.

Est-elle limitée au rectum, elle détermine une vive douleur qui a son maximun d'intensité vers le coccyx et le rectum ; elle précède souvent la dysenterie.

Lorsqu'elle est limitée au cæcum, elle porte le nom de *typhlite* (nous la décrirons à part).

Il est une forme *d'entérite* plus grave que celle que nous venons d'étudier et que de nos jours on a nommée *choléra nostras*. Il frappe à la fois l'intestin et l'estomac, et il est caractérisé par des *vomissements* et une *diarrhée séreuse* remarquables par leur *fréquence*, leur *abondance* et la brusquerie de leur invasion. Cette diarrhée liquide anéantit très rapidement les forces du malade : aussi la voix se casse, la température s'abaisse, la face et les extrémités se cyanosent, les muscles sont le siège de crampes, ce sont, en un mot, tous les caractères du choléra : la distinction s'établira par l'absence d'épidémie, la terminaison favorable de la maladie, sauf chez quelques individus faibles, chétifs, surtout lorsqu'ils sont jeunes.

Enfin chez les enfants, Barthez a décrit *une forme d'entérite* dite *typhoïde*. La peau est brûlante, la température élevée, la fièvre continue avec redoublement, les lèvres et les dents s'encroûtent de fuliginosités, le ventre est tendu, il survient des vomissements, et le malade succombe en une ou deux semaines. Cette forme, heureusement très rare, survient chez les enfants de deux à cinq ans.

Forme chronique. — Elle est primitive ou succède à l'état aigu et présente trois caractères principaux ;

1° *Douleurs* plus ou moins vives survenant d'ordinaire quelques heures après les repas, s'accompagnant de borborygmes et de mouvements intestinaux appréciables par le malade. Chez quelques-uns, les douleurs se produisent aussitôt après l'ingestion des aliments qui , mal élaborés dans l'estomac, traversent l'intestin comme le ferait un corps inerte et sont reconnaissables dans les selles (c'est la *lientérie*). Chez d'autres, les douleurs sont encore moins vives, mais le ventre est tendu, ballonné, au point de gêner la respiration, les digestions sont pénibles, il existe une *constipation* opiniâtre, puis, tout à coup, soit par le fait d'une accumulation excessive de matières fécales, soit par un dégagement plus considérable de gaz, surviennent des douleurs fort vives suivies de l'expulsion d'une quantité énorme de matières, c'est ce qu'on appelle une *débâcle*. Cette forme spéciale d'entérite chronique s'observe surtout chez les goutteux, les hémorrhoïdaires ; elle les plonge souvent dans l'hypochondrie.

2° La *diarrhée* est habituelle, elle se reproduit huit, dix fois par jour, la couleur et la fluidité des matières varient souvent chez le même individu d'un moment à l'autre ; elle renferme parfois des parties muqueuses disposées sous forme de cylindres, quelquefois les matières alimentaires sont reconnaissables (lientérie).

3° L'*amaigrissement* fait des progrès rapides, en rapport avec l'abondance des selles et aussi avec le siège de l'inflammation ; lorsque l'estomac est intact, les forces du malade sont moins directement atteintes que dans le cas contraire.

La **marche** de l'entérite chronique présente de nombreuses alternatives d'amélioration ou d'aggravation. Sa terminaison est subordonnée à la cause qui l'a produite, symptomatique de tubercules, d'ulcérations, d'un mal de Bright, elle suit la destinée de ces maladies : même simple, elle peut, rarement chez l'adulte, plus souvent chez l'enfant, entraîner la mort. La peau devient sèche, terreuse, l'amaigrissement fait des progrès continuels et le malade succombe dans le marasme.

Diagnostic. — L'existence de la fièvre suffit à elle seule pour différencier de la fièvre typhoïde. Ce qu'il importe de reconnaître c'est la cause de la maladie (voyez *Étiologie*).

Traitement. — Lorsque l'entérite est légère, il suffit de prescrire le repos, la diète, quelques lavements et boissons mucilagineuses ; si l'entérite occupait le gros intestin, on pourrait permettre l'usage de la viande bien débarrassée de ses parties tendineuses, car elle sera digérée par l'estomac et l'intestin grêle. Au bout de un à deux jours, on prescrira quelques préparations opiacées ; elles calment les douleurs, modèrent les sécrétions et les contractions intestinales. Il faut surtout s'attacher à combattre les causes de la diarrhée : tient-elle à une mauvaise alimentation ? purgatifs salins, puis change ment de régime ; à un refroidissement ? les diaphorétiques et les opiacés ; à un catarrhe de l'estomac ? les vomitifs. Mais dans les cas où la diarrhée est plus sérieuse, elle résiste à ces précautions hygiéniques ; l'opium, le laudanum, le diascordium et le sous-nitrate de bismuth donnés par la bouche et en lavement sont suivis des meilleurs résultats. Contre les vomissements on emploiera la glace et les injections sous-cutanées de morphine. Si malgré tout, la diarrhée persistait, il faudrait recourir à un moyen très efficace, qui consiste à recouvrir tout l'abdomen d'un vésicatoire volant.

Chez les enfants, la forme typhoïde réclame l'emploi d'un régime tonique. Quant aux diarrhées qui sont si fréquentes durant l'allaitement, un peu de sirop de coing, quelques petits lavements d'amidon et de bismuth, auxquels on joindrait au besoin une ou deux gouttes de laudanum, de petits bains émollients suffiront pour les guérir. Si l'entérite survient à l'époque du sevrage, on peut rendre une bonne nourrice à l'enfant ; ou lui donner du lait de chèvre, d'ànesse, auquel on ajoutera un peu de bicarbonate de soude. Décoction blanche de Sydenham, lavements laudanisés, cataplasmes. L'alimentation doit être l'objet de grands soins : les œufs, la viande très peu cuite.

Contre les *diarrhées chroniques* on a proposé l'emploi du nitrate d'argent en pilules ou en lavements : il ne paraît avoir de l'effet que dans les cas où la diarrhée se relie à une altération de l'estomac ou du rectum.

Souvent dans les diarrhées chroniques on a employé avec

succès les eaux alcalines (Vichy) administrées plutôt en bains qu'en boissons.

Il importe de ne pas condamner les malades à une diète trop absolue ; la viande crue peut rendre de grands services.

TYPHLITE OU INFLAMMATION DU CÆCUM

Le cæcum s'enflamme non seulement sous l'influence des causes ordinaires de l'entérite, mais encore dans des conditions qui lui sont spéciales : de plus, cette inflammation présente dans sa marche et ses terminaisons des particularités qui nécessitent une description particulière.

L'inflammation du tissu cellulaire immédiatement en contact avec le cæcum se nomme *pérityphlite*.

Étiologie. — Les causes spéciales de la typhlite sont l'*accumulation de matière stercorale* et la *présence de corps étrangers* (noyaux de fruits, vers intestinaux, etc.) qui séjournent plus volontiers dans cette partie des voies digestives en raison de sa situation et de sa dilatabilité.

Symptômes. — *Début.* — La typhlite est précédée d'une constipation opiniâtre interrompue de temps à autre par une diarrhée d'abondance variable, mais ses deux symptômes caractéristiques sont : une *douleur* et une *tumeur cylindrique* dans la fosse iliaque.

Douleur. — La fosse iliaque droite est sensible spontanément et à la pression, c'est plutôt un engourdissement douloureux qui s'étend vers les cuisses ou vers les reins qu'une véritable douleur dont la présence indique plutôt une pérityphlite ou même une péritonite partielle.

Tumeur cylindrique. — Elle est constante ; elle reproduit exactement la forme du cæcum et s'étend de la fosse iliaque jusqu'au rebord inférieur des fausses côtes, bien limitée en bas, sa partie supérieure moins exactement marquée remonte plus ou moins haut.

La tumeur est surtout très accentuée lorsque la typhlite se développe sous l'influence d'une accumulation de matières, car alors à l'épaississement des parois enflammées se joint la distension du cæcum. La *matité* est absolue ou relative suivant l'état de plénitude ou de vacuité du cæcum.

Sile cæcum est obstrué par des matières, il existe une *constipation opiniâtre ;* on a même vu certains malades succomber avec les symptômes de l'occlusion intestinale. Mais si le cours des matières n'est pas intercepté, il existe une diarrhée plus ou moins abondante occasionnée par les sécrétions de la muqueuse cæcale enflammée.

Marche et terminaisons. — La typhlite se termine habituellement *par résolution ;* elle peut s'étendre au tissu cellulaire qui entoure immédiatement le cæcum (*pérityphlite*) ou même à tout le tissu cellulaire de la fosse iliaque (*phlegmon iliaque*). Ces complications s'annoncent par l'acuité de la douleur, l'empâtement de la région qui perd sa forme cylindrique, par de la fièvre, etc. (voyez *Phlegmon iliaque*).

La typhlite peut amener la *perforation du cæcum ;* cette perforation a été surtout observée lorsqu'*un corps étranger* (noyaux de fruits, calculs biliaires, vers intestinaux, etc.) se trouve engagé dans l'appendice vermiculaire. La perforation peut donner brusquement lieu à tous les *symptômes d'une péritonite suraiguë* rapidement mortelle, ou bien il se développe un phlegmon gangréneux dans la fosse iliaque.

L'appendice vermiculaire peut s'enflammer d'une façon isolée ; cette inflammation, habituellement latente et sans grande importance, peut se manifester tout à coup par les symptômes de la perforation.

Diagnostic. — La *simple accumulation de matières fécales dans le cæcum* sans inflammation des parois, c'est-à-dire sans typhlite, se reconnaît à l'absence de douleur et à la

disparition de tous les symptômes sous l'influence d'un purgatif.

Le *phlegmon iliaque* se révèle par la vivacité de la fièvre,
l'empâtement général de la région, la difficulté des mouvements de la cuisse et plus tard la fluctuation.

Traitement. — Purgatifs répétés, cataplasmes, applications de glace et de sangsues sur la fosse iliaque.

Les fonctions de l'intestin devront être activement surveil-
lées, car les récidives sont fréquentes.

DYSENTERIE

La dysenterie est une colite ulcéro-membraneuse, épidémique, contagieuse, caractérisée par du ténesme, des selles
muco-sanguinolentes et un état général plus ou moins grave.

Étiologie. — La dysenterie est une maladie contagieuse
dont l'agent pathogène est encore inconnu à l'heure actuelle.
Elle se transmet par les déjections des malades, et un des véhicules préférés de l'agent pathogène est l'eau : c'est donc par
l'usage d'une eau souillée par les déjections des dysentériques
que se fait le plus souvent la contagion.

La dysenterie est surtout une maladie des pays chauds :
mais elle se développe aussi sous nos climats : elle est fréquente dans les armées en campagne (1).

La dysenterie se présente sous trois formes : 1° Elle est
endémique, c'est-à-dire qu'elle règne constamment dans les
pays chauds, où se trouvent toujours réunies les conditions favorables au développement du poison.

2° Elle est *épidémique.* — L'épidémie éclate par la réunion des conditions qui peuvent produire la maladie, elles
sont : l'*encombrement* qui amène l'accumulation des déjections alvines et le défaut de propreté, les *fatigues excessi-*

____

(1) Consultez pour plus de détails : F. ROUX. *Traité pratique des Maladies
des pays chauds.* G. Steinheil, éditeur.

ves, la *mauvaise alimentation*, qui débilitent l'organisme. C'est ce qui nous explique pourquoi la dysenterie frappe les armées, les équipages : elle se généralise d'autant plus vite qu'à l'influence épidémique se joint la contagion.

3o Elle est *sporadique*, c'est-à-dire qu'elle frappe isolément un individu qui s'est refroidi, qui a bu des eaux de mauvaise qualité, mangé des fruits verts, etc.

Anatomie pathologique. — Les lésions occupent le gros intestin, surtout le rectum et l'S iliaque. Au début, la muqueuse présente les altérations d'un *catarrhe très intense ;* elle est hyperhémiée et infiltrée, ainsi que le tissu sous-muqueux, d'une telle quantité de sérosité, que l'épaisseur des parois intestinales devient extraordinaire. La surface de la muqueuse est dépouillée de son épithélium, mais souvent *tapissée par un exsudat pseudo-membraneux* disposé sous forme de plaques ou de points.

Souvent tout se borne là, et le malade guérit ; mais si la lésion progresse, il se forme des *ulcérations ;* elles reconnaissent une double origine : les unes, petites, arrondies, comme taillées à l'emporte-pièce, sont dues à la modification des *follicules muqueux ;* les autres, vastes et irrégulières, tiennent à la destruction de la muqueuse elle-même qui s'est nécrosée par le fait d'une *infiltration plastique effectuée* dans son épaisseur. La muqueuse nécrosée se détache, tombe et est éliminée sous forme de *lambeaux tubulés*, enroulés sur eux-mêmes, et laissant à nu le tissu sous-muqueux infiltré et épaissi. L'ulcération, au lieu de rester superficielle, peut détruire la tunique musculaire, atteindre le péritoine, l'enflammer ou le perforer.

Les ulcérations peuvent guérir, mais par la *formation d'un tissu cicatriciel* dont la rétraction peut gêner le cours des matières au point de déterminer une occlusion intestinale.

La *gangrène* de la muqueuse, l'infiltration purulente du tissu sous-muqueux, la péritonite sont des lésions rares. Au contraire le gonflement des ganglions mésocoliques, la thrombose des veines mésaraïques et les congestions du foie sont très fréquents. Dans les pays chauds, les *abcès au foie* sont communs dans le cours des dysenteries graves ; on les a attribués au transport dans le foie par la veine porte des principes septiques puisés dans la muqueuse intestinale.

Symptômes. — Que la dysenterie soit légère ou grave, ses symptômes sont de même nature et ne diffèrent que par leur intensité. Ce sont : 1° des *douleurs affreuses* vers le fondement et le sacrum ; 2° un *besoin incessant* d'aller à la garde-robe (ténesme rectal) ; 3° des *selles muco-sanguinolentes, avec des fausses membranes,* etc. ; 4° un *état général* plus ou moins grave.

Début. — La dysenterie légère débute souvent sans prodromes ; lorsqu'elle va être plus sérieuse, elle peut, pendant deux ou trois jours, être précédée de malaise, de courbature, de frissons et de diarrhée. Dans certaines épidémies, le début est *foudroyant,* le malade peut être emporté en quelques heures.

Douleurs et ténesme. — Ce sont d'abord des douleurs abdominales assez vagues ; elles ne tardent pas à se localiser dans la fosse iliaque gauche et surtout dans le rectum ; c'est un sentiment de pesanteur, de corps étranger qui éveille au plus haut degré le besoin d'aller à la garde-robe. Mais c'est en vain que le malade cherche à le satisfaire ; ses tentatives réitérées ne calment ni les souffrances qui deviennent atroces, ni les besoins qui deviennent constants : c'est ce que l'on nomme *ténesme rectal ou épreintes ;* plus tard le ténesme vésical peut se joindre au ténesme rectal.

Selles dysentériques. — Les premiers efforts exonèrent l'intestin des matières qui s'y trouvent, puis commencent les véritables selles dysentériques : elles sont formées par un *mucus transparent, mousseux, jaune ou verdâtre,* comparable à du frai de grenouille ou à de la graisse et bientôt coloré en rose ou en *rouge par du sang :* ce sang est souvent parsemé de pellicules blanches, fournies par la desquamation épithéliale de la muqueuse ; chaque épreinte en produit une quantité variable, mais souvent fort petite. Dans les dysenteries légères les selles n'offrent pas d'autres caractères ; mais si les *ulcérations* se produisent, vers le cinquième ou le septième jour les selles deviennent presque complètement sanglantes, elles ont une couleur lie de vin et renferment des *lambeaux membraneux* ou seulement de *petits grains blanchâtres* comparables à du sagou, les lambeaux sont constitués par la muqueuse elle-même ou par les exsudats déposés à sa surface, les petites granulations sont les follicules muqueux.

Plus tard encore, les selles deviennent très fétides, elles ont l'aspect de la *lavure de chair* et sont formées par un liquide séreux au milieu duquel flottent des débris de fausses membranes et des exsudats. Dans un degré plus grave encore, et presque spécial aux pays chauds, l'intestin se gangrène, le malade expulse de longs cylindres noirâtres et succombe.

La *fréquence des selles* est très variable, mais toujours considérable, 10 à 12 dans les cas légers ; dans les cas graves, il est presque impossible de les compter : les malades sont constamment en proie aux plus affreuses épreintes, la peau de l'anus est rouge, excoriée, le passage des déjections détermine un sentiment de brûlure, bientôt le sphincter perd sa contractilité et les matières sont rendues involontairement.

État général. — Les cas légers sont apyrétiques, c'est à peine si l'appétit est diminué ; si la dysenterie est plus sérieuse, elle s'accompagne de fièvre et même de nausées et de vomissements ; enfin, dans les cas graves, le pouls faiblit, le teint s'altère profondément, les yeux sont excavés, les lèvres fuligineuses, la prostration extrême, toutefois l'intelligence se conserve jusqu'à la fin.

Marche et terminaisons. — Dans nos climats, la dysenterie sporadique guérit en quelques jours ; épidémique, elle est plus sérieuse et peut faire de nombreuses victimes ; dans les climats chauds, c'est une des causes de mort les plus communes. La *mort* survient de plusieurs façons : parfois le malade succombe épuisé, ou bien il est enlevé par un abcès du foie, un érysipèle gangréneux, une pneumonie, etc.

Suites. — Une dysenterie grave laisse après elle des complications plus ou moins fâcheuses : non seulement une première atteinte prédispose à de nouvelles, mais encore les ulcérations intestinales peuvent persister, la *maladie devient chronique*, les douleurs et le ténesme se calment, mais les selles se reproduisent encore plusieurs fois par jour, elles sont sanguinolentes et, malgré un appétit vorace, le malade reste pâle, maigre et d'une faiblesse extrème ; ses membres s'infiltrent et il succombe dans le marasme. Ce n'est pas là assurément le terme fatal de toute dysenterie chronique, mais elle doit toujours être tenue pour très grave. A la suite de la dysenterie, on a encore signalé la *paralysie du sphincter* anal et celle des membres, les typhlites et pérityphlites, les parotidites, les occlusions intestinales, etc.

Formes. — Suivant la prédominance de tel ou tel symptôme, on a établi plusieurs formes de dysenteries ; les principales sont : la *forme bilieuse*, presque spéciale aux pays chauds et remarquable par les accidents hépatiques, ictère, vomissements bilieux, abcès du foie, etc. ; la *forme adynamique* ou *putride* caractérisée par un ensemble des symptômes typhoïdes.

Pronostic. — Léger dans la forme sporadique, grave dans les épidémies, très grave dans les pays chauds.

Diagnostic. — Il ne saurait présenter de difficultés.

Traitement. — Si la dysenterie est légère, bornez-vous à prescrire la diète, le repos, les lavements amidonnés avec quelques gouttes de laudanum, des cataplasmes laudanisés, et à l'intérieur une pilule d'extrait thébaïque de 5 centigrammes ; parfois il est utile de débuter par un purgatif léger. Si elle est plus sérieuse, on peut recourir à l'*ipéca*, désigné sous le nom de racine antidysentérique (1).

(1) La méthode brésilienne consiste à faire avec 4 à 6 grammes d'ipéca une

Les purgatifs peuvent rendre de grands services, surtout le calomel à la dose de 1 ou 2 grammes par jour en dix paquets.

On a préconisé le sulfate de quinine, qui n'est indiqué que lorsque la dysenterie revêt la forme pernicieuse, l'administration du blanc d'œuf en potion ou en lavement.

Si la dysenterie se prolonge, il faut modifier l'état de la muqueuse ; on le peut, soit par l'emploi du nitrate d'argent (à l'intérieur ou en lavement), soit par des lavements de teinture d'iode (10 grammes pour 200 grammes d'eau) avec addition de 1 ou 2 grammes d'iodure de potassium.

OCCLUSION INTESTINALE
(ILÉUS, ÉTRANGLEMENT INTERNE, COLIQUE DE MISERERE).

C'est la diminution ou l'oblitération du calibre de l'intestin rendant impossible le cours des matières dans sa cavité (1).

Étiologie. — Des causes fort diverses peuvent arrêter le cours des matières : ces causes peuvent être divisées en trois groupes : A. les unes ont leur siège en dehors de l'intestin ; B. les autres dans l'épaisseur de ses parois ; C. les autres enfin dans sa cavité.

A. *Causes siégeant en dehors des parois* — Elles comprennent : 1º toutes les *hypertrophies*, les *tumeurs, cancéreuses ou autres*, de l'un quelconque des viscères de l'abdomen (cancer du péritoine, du foie, de l'utérus, kystes de l'ovaire, etc.). Ces tumeurs refoulent les parois de l'intestin, les rapprochent et empêchent le cours des matières ; 2º l'*intestin s'engage dans un orifice étroit*, le cours des

___

infusion dans 250 grammes d'eau, on l'avale le même jour en deux fois ; le second jour, nouvelle infusion avec l'ipéca qui a servi la veille, et ainsi de suite pendant cinq à six jours avec le même ipéca.

(1) L'occlusion intestinale étant le symptôme d'affections diverses, son étude appartient plutôt à la pathologie générale qu'aux pathologies spéciales ; toutefois, pour nous conformer à l'usage, nous en donnons ici la description.

matières et du sang est d'abord simplement gêné, puis les parois se congestionnent, s'enflamment et l'oblitération devient complète ; c'est ce qui arrive pour les *hernies* qui s'étranglent ; indépendamment de ces cas qui appartiennent à la chirurgie, on voit, par le même mécanisme, l'intestin s'engager et s'étrangler soit dans l'hiatus de Vinslow, soit entre des brides ou des adhérences créées entre divers viscères par des péritonites partielles.

B. *Causes siégeant dans l'épaisseur des parois.* — Ce sont : 1° l'*enroulement* et la *torsion* de l'intestin sur lui-même (volvulus) ; 2° l'*invagination* ou *intussusception*, c'est-à-dire la pénétration d'un segment intestinal dans un autre, de telle sorte que la séreuse est adossée à elle-même et qu'au niveau de la pénétration il existe trois parois intestinales (supposez un doigt de gant en partie rentré dans lui-même) ; 3° le *cancer* de l'intestin, cause fréquente d'occlusion intestinale, les *tumeurs de diverse nature* (kystes hydatiques, polypes, etc.) ; 4° enfin les *cicatrices* liées aux ulcérations *dysentériques, typhiques, tuberculeuses, syphilitiques,* peuvent se rétracter au point de gêner considérablement la circulation intestinale.

C. *Obstacles occupant la cavité de l'intestin.* — L'accumulation de *matières fécales* durcies, la présence de *substances non digestibles* (noyaux de fruits, corps étrangers quelconques), les *entérolithes*, c'est-à-dire les concrétions formées dans l'intérieur de l'intestin par des phosphates calciques et ammoniaco-magnésiens, les *amas de vers intestinaux* et *surtout d'ascarides lombricoïdes* sont autant de causes capables de produire l'occlusion.

Quelle que soit la nature de l'obstacle, l'intestin présente toujours les mêmes altérations, car elles se rapportent à l'arrêt de la circulation des matières et du sang ; il est *dilaté et distendu au-dessus du point rétréci, effacé et vide au-dessous :* la muqueuse est gonflée, congestionnée et infiltrée de sérosité dans une certaine étendue, les vaisseaux veineux dilatés, le péritoine enflammé ; la péritonite est souvent circonscrite, limitée au point rétréci et à peu près insignifiante, mais elle peut être générale, c'est même ce qui a lieu habituellement lorsque l'intestin est mortifié et perforé.

Lorsque la partie sphacélée est située hors de l'abdomen, ainsi que cela a lieu pour les hernies, elle peut se détacher, créant ainsi par sa chute une ouverture d'où s'échappent les matières ; c'est ce que l'on appelle un anus contre nature.

Symptômes. — Le *début* est lent ou brusque suivant l'évolution de la cause originelle. Mais une fois constitué l'arrêt se traduit par de la *douleur*, du *météorisme*, de la *constipation*, des *vomissements* et par un état général dont le trait le plus saillant est l'*apyrexie*.

Douleur. — Elle est vive, sans avoir l'acuité des douleurs qui se rattachent à la péritonite, elle revient par accès au moment des contractions intestinales ; son point de départ se trouve dans la partie rétrécie, et de ce foyer elle s'irradie en divers sens : elle s'apaise et disparaît même quelques heures avant la mort.

Constipation. — Après avoir rendu les gaz et les matières qui se trouvaient dans le segment intestinal inférieur à l'occlusion, le malade est atteint d'une constipation absolue (1).

Météorisme. — Peu de temps après le début des accidents le ventre *devient sonore* et se *tuméfie.* Le segment intestinal placé au-dessus de l'obstacle se contracte avec énergie pour en triompher, ses anses soulèvent la paroi abdominale en prenant la *forme de gros cylindres et de serpents enroulés ;* ces *contractions spasmodiques* se répètent à des intervalles variés et provoquent les crises douloureuses ; elles s'accompagnent de *borborygmes* ou *gargouillement* dus au mélange de gaz et de liquide.

____

(1) Les Anglais considèrent la *diminution de l'urine* comme un symptôme d'occlusion ; cette diminution serait d'autant plus notable que l'étranglement siège plus haut, car le champ de l'absorption se trouve ainsi restreint.

Laugier a fait remarquer que lorsque l'occlusion a son siège dans le gros intestin, le météorisme est considérable dès le début ; si elle occupé l'intestin grêle, le ballonnement du ventre reste longtemps circonscrit au pourtour de l'ombilic, dont le relief est d'autant plus accentué qu'autour de lui le gros intestin est affaissé.

Le météorisme peut être porté au point de gêner sérieusement la respiration ; en tout cas, il paralyse, en la surdistendant, la tunique musculaire de l'intestin.

Vomissements. — Le vomissement survient d'autant plus vite que l'obstable siège plus haut : d'abord *alimentaire* et constitué par le contenu du bout supérieur, il devient ensuite *muqueux* et *verdâtre*, c'est-à-dire formé par les produits que sécrètent la muqueuse intestinale et l'appareil biliaire irrités et congestionnés ; plus tard encore les vomissements sont *fécaloïdes,* c'est une purée jaunâtre avec quelques grumeaux de même couleur qui, en traversant la bouche du malade, lui fait éprouver une horrible saveur : ces matières ressemblent à celles que l'on trouve vers la fin de l'intestin grêle. Les vomissements se répètent à des intervalles variés et sont suivis de quelques instants de soulagement.

État général. — La température se maintient au minimum physiologique (36 degrés et demi environ) et, vers la fin de la maladie, elle *s'abaisse de 1 ou même de 2 degrés au-dessous* (35 degrés) : la peau est froide, visqueuse, blanchâtre, les traits sont grippés, les yeux enfoncés dans l'orbite et cerclés de noir ; il survient de la *dyspnée*, du *hoquet*, le malade est anéanti, sa voix se casse, des plaques violacées marbrent son corps et son visage, et il meurt au moment où l'apaisement des douleurs lui faisait entrevoir la guérison.

Durée et terminaisons. — La durée varie avec le degré de la constriction, un *obstacle complet et absolu tue en cinq ou six jours ;* mais si l'occlusion est incomplète, de temps à autre l'obstacle est franchi, le malade est soulagé pour un temps plus ou moins long ; ces constipations opiniâtres suivies de diarrhées très abondantes désignées sous le nom de débàcles, s'observent surtout dans le cancer intestinal. La *guérison* se produit dans plusieurs cas : lorsque, par exemple, les corps étrangers sont expulsés, que l'enroulement ou l'invagination disparaissent ; on a vu la partie invaginée se sphacéler, tomber et la soudure établie entre les deux bouts de l'intestin être assez solide pour prévenir la diffusion des matières.

Diagnostic. — Il doit répondre à trois questions : 1º existe-t-il une occlusion ? 2º quel en est le siège ? 3º quelle en est la cause ?

1º *L'occlusion se reconnaît* à la réunion des symptômes que nous venons d'exposer, *douleur abdominale, météorisme, vomissements, constipation, apyrexie ;* il n'est point d'autres affections qui présentent cet ensemble ; si une *péritonite* vient à se déclarer elle s'annonce par l'élévation de la température et par des douleurs vives et superficielles.

2º *Quel est le siège de l'obstacle ?* — Au début, la douleur est circonscrite au niveau de l'occlusion, en ce point se trouve parfois une tumeur. Nous avons vu que lorsque l'occlusion occupe l'intestin grêle, le météorisme soulève les parties centrales de l'abdomen, tandis qu'un obstacle placé sur le gros intestin produit un ballonnement général. Lorsque les urines sont rares, les vomissements précoces et que le malade conserve longtemps des lavements abondants, il y a lieu de croire que l'obstacle siège sur un point élevé de l'intestin.

3º *Quelle en est la nature ?* — Il faut, avant toute autre chose, examiner scrupuleusement toutes les régions qui peuvent être le siège de hernies, car on a bien souvent cru à une occlusion intestinale, alors qu'il s'agissait d'un étranglement herniaire, sur lequel on pouvait directement agir.

L'étude des antécédents sera d'un grand secours ; si le malade présente depuis longtemps des alternatives de constipation et de diarrhée, s'il maigrit, pâlit, prend une teinte jaune paille, surtout s'il existe une tumeur, il y a lieu de croire à l'existence d'un *cancer*. A-t-il été antérieurement atteint de *dysenterie*, de *péritonite*, de *syphilis*, on pourrait croire à un rétrécissement cicatriciel, à un étranglement par une bride péritonéale, ou même à un rétrécissement syphilitique. Ceux-ci ont le rectum pour siège habituel.

Le début brusque appartient au *volvulus ;* un individu jusque-là bien portant est pris tout à coup des symptômes de l'étranglement, ils présentent une rapidité et une acuité toutes spéciales, il n'y a guère que deux choses probables, l'enroulement de l'intestin sur lui-même ou sa hernie extérieure ou intérieure. L'*invagination* a des allures moins vives, elle occupe de préférence le gros intestin, elle pourrait être accessible au toucher, au-dessus d'elle se forme une tumeur cylindrique.

Traitement. — Les moyens les plus usités sont les *purgatifs*, on doit préférer, ceux qui produisent une abondante transsudation séreuse (calomel, huile de croton), car ils ont le double avantage de dissocier les matières et d'exciter les contractions intestinales. Les *lavements* sont aussi fort utiles, ils doivent être lancés vigoureusement; Jaccoud conseille de se servir des appareils à eau de Seltz ; les lavements de décoction ou de *fumée de tabac* comptent quelques succès. Grisolle a recommandé la *glace* en applications sur le ventre, en lavements et en boissons; la glace a l'avantage de condenser les gaz, par conséquent de diminuer le météorisme, elle excite les contractions de l'intestin et prévient la péritonite. Si le météorisme est très prononcé, il faut recourir à quelques *ponctions capillaires* pratiquées avec l'appareil de Dieulafoy.

Si ces divers moyens restent impuissants, si la lésion n'est pas de nature cancéreuse, il reste une précieuse ressource, c'est l'*intervention chirurgicale*, la laparotomie.

CANCER DE L'INTESTIN

Bien moins fréquent que celui de l'estomac, le cancer de l'intestin est ordinairement *primitif;* il se montre plutôt dans le gros intestin, surtout dans le rectum et l'S iliaque, que dans l'intestin grêle. Les *causes en sont inconnues.*

Anatomie pathologique. — On a observé dans l'intestin toutes les variétés de cancer (squirrhe, encéphaloïde, cancer colloïde, villeux). Quelle que soit sa forme, il débute par *le tissu sous-muqueux* et s'étend de là aux autres tuniques et même aux organes voisins ; il entraîne les mêmes désordres que le cancer de l'estomac, *induration, rétrécissement, tumeur* au niveau des parties envahies, *dilatation et rupture* au-dessus des points coarctés.

Symptômes. — *Début*. — Le cancer débute par des *troubles digestifs* assez mal définis ; ce n'est qu'après un certain temps que sa physionomie s'accentue par les symptômes suivants : *signes de rétrécissement, hémorrhagies, tumeurs, signes de cachexie.*

Signes de rétrécissement. — Le malade est pris de *constipation, son ventre se ballonne, il souffre au niveau du point malade,* il est pris de nausées; puis survient une diarrhée abondante, une *débâcle* qui pour quelques jours rétablit le calme. L'intensité de ces symptômes traduit le degré de rétrécissement; au fur et à mesure de ses progrès, ils deviennent plus pénibles, les *vomissements* apparaissent, et c'est *fréquemment à l'occlusion intestinale que succombe le malade.*

Hémorrhagies. — Elles se produisent par un mécanisme semblable à celui qui détermine les hémorrhagies du cancer de l'estomac (*hyperhémie* d'abord, puis *ulcération*), le *sang est rendu par les selles,* il présente une couleur variable

suivant son point de départ : lorsque le cancer occupe le rec
tum le sang est rouge ; il est noirâtre lorsque, provenant d'un
point élevé de l'intestin, il a subi l'action des sucs digestifs :
si le cancer est placé très bas, il s'écoule presque constamment par l'anus un liquide sanieux et putride.

Tumeur. — Son existence n'est pas constante ; une simple induration squirrheuse peut échapper à l'exploration ; cependant, vu l'amaigrissement et la flaccidité des parois abdominales, on parvient assez souvent à reconnaître dans
l'abdomen une tumeur *dure*, *bosselée*, *douloureuse*, plus
ou moins mobile ; le cancer du rectum est appréciable au
toucher, à moins qu'il ne siège à plus de 10 centimètres de
l'anus.

Cachexie. — Il est des malades chez lesquels les signes
de cachexie sont les seuls évidents : ces individus pâlissent,
maigrissent, leur teint devient jaune-paille et cependant il
n'existe que des troubles digestifs insignifiants. En tout cas,
la *cachexie* est constante, les téguments deviennent flasques,
transparents, l'affaiblissement fait des progrès constants, il
survient des œdèmes, et si le malade n'est enlevé par une
occlusion intestinale, une *hémorrhagie*, une *péritonite*,
il s'éteint dans le *marasme* sans avoir jamais présenté de
fièvre.

La **durée** varie de quelques mois à deux ou trois ans.

Traitement. — Le même que celui du cancer de l'estomac.
Le cancer du rectum sera exposé avec les maladies chirurgi-
cales de cet organe.

VERS INTESTINAUX

Les vers qui vivent en parasites dans le tube digestif peuvent être divisés en deux classes.

1° Les vers dont le corps est cylindrique et strié ; ce sont
l'*ascaride lombricoïde*, l'*oxyure* et le *trichocéphale*.

2° Les vers dont le corps est rubané et articulé ; ce sont le *tænia solium*, le *tænia medio-canelata* et le *bothriocéphale*.

Vers cylindriques.

1° **Ascaride lombricoïde**. — Très fréquents chez les enfants, surtout dans les classes pauvres, leur nombre est souvent prodigieux ; ils *habitent l'intestin grêle*, et ce n'est qu'accidentellement qu'on les observe dans les voies biliaires, l'estomac et le gros intestin. Ils *ressemblent aux vers de terre*; leur corps est cylindrique, long de 20 centimètres environ, d'un blanc jaune et demi-transparent ; leur tête possède trois tubercules renfermant des bouches ; chez le mâle la queue est recourbée et possède deux petits pénis, chez la femelle la queue est droite et l'on y distingue deux oviductes blancs.

Les ascarides pondent des milliers d'œufs; il est probable que ces œufs sont avalés soit avec les boissons, soit avec les aliments, et, trouvant dans l'intestin un milieu favorable à leur développement, donnent naissance à de nouveaux ascarides.

2° **Oxyure vermiculaire**. — Ce sont de petits vers blanchâtres, demi-transparents, qui n'ont guère qu'un centimètre; le mâle est même beaucoup plus petit et son extrémité postérieure est contournée en spirale. Les *oxyures habitent le rectum*; ils sont très fréquents chez les enfants et même chez les jeunes gens et les adultes et peuvent, sans les incommoder, s'accumuler en pelotons énormes ; les oxyures peuvent s'introduire dans le vagin et y déterminer un prurit capable d'entraîner de fâcheuses habitudes. La genèse des oxyures est inconnue; on en a accusé l'usage d'une nourriture échauffante, de conserves salées, de l'eau malpropre, etc.

3° **Trichocéphale**. — Ce ver est long de 5 à 6 centimètres, son corps ressemble à un cheveu et sa tête est très effilée, imperceptible (d'où lui vient son nom), sa queue est renflée. Le mâle, plus petit que la femelle, est contourné en spirale. Le trichocéphale est assez rare ; il a été observé dans le cours de certaines épidémies, de fièvres puerpérales, d'entérite ; il *habite le cæcum* et il ne paraît pas avoir de fâcheuse influence sur la santé.

Vers rubanés.

1° Tænia solium (Ver solitaire). — Ainsi nommé parce que d'ordinaire il n'en existe qu'un seul chez le même individu, ce tænia a le corps rubané, long de 6 à 7 mètres environ ; il peut acquérir de bien plus grandes proportions. Son cou, étroit et flexible, supporte une tête du volume d'une tête d'épingle, la tête présente quatre mamelons arrondis au centre desquels se trouvent les ouvertures buccales, et elle se termine par un rostre couronné de crochets à l'aide desquels le tænia s'accroche à l'intestin. Le corps est blanchâtre, formé d'une série d'anneaux qui présentent sur leurs parties latérales les organes sexuels et les ovules ; ce sont ces anneaux qui se séparent, et sont éliminés avec les matières fécales.

Les œufs que renferment ces anneaux sont ingérés par certains animaux et se développent dans leurs tissus, mais ils ne peuvent atteindre qu'une seule phase de leur évolution ; ils deviennent *cysticerques.* L'homme se nourrit des animaux atteints de cysticerques et ceux-ci arrivent chez lui à leur complet développement, c'est-à-dire deviennent tænia. Le cysticerque du tænia solium se trouve chez le porc.

2° Tænia medio-canelata. — Il diffère du tænia solium par ses anneaux plus longs et plus épais et par l'absence de crochets sur sa tête. Son cysticerque se trouve chez le bœuf.

3° Bothriocéphale. — Il a ses orifices sexuels placés sur le milieu des anneaux au lieu de les avoir sur les côtés comme le tænia ; il a une tête à deux fossettes sans crochets ; son cysticerque vit dans l'eau, les poissons, etc.

Il est utile de faire remarquer que ces diverses variétés de
tænia ne sont pas également fréquentes dans les divers pays.
Le tænia solium se rencontre en Abyssinie où il est endémique, en Allemagne, en France, en Angleterre, etc. Le *medio-canelata* est plus commun en Autriche et en Bavière
qu'ailleurs. Le bothriocéphale se rencontre surtout en Russie,
en Pologne, en Suède et Norwège.

Symptômes. — Très fréquemment la présence des vers
dans les voies digestives n'entraîne aucun inconvénient, et si
l'on n'en trouve pas dans les matières fécales on ignore leur
existence. Toutefois, dans bien des cas, les vers intestinaux
déterminent des *phénomènes de deux ordres*, les *uns
locaux ou abdominaux*, les *autres éloignés ou réflexes*.

Symptômes abdominaux. — Ils consistent en *coliques*
sourdes ou vives, sèches ou accompagnées de diarrhée
muqueuse ; *le ventre est ballonné*, l'appétit *vorace* ou
bien *nul et capricieux*, l'haleine est fétide, enfin le malade
rend des *vers* et des *fragments de vers* dans les matières
fécales.

Symptômes éloignés ou réflexes. — Ces symptômes fort
étranges ne peuvent s'expliquer que par des actions réflexes ;
ce sont un *ptyalisme* plus ou moins fréquent, des *nausées* et
des *vomissements*, des *démangeaisons* dans le nez, la
dilatation des pupilles, de la *céphalalgie*, des *convulsions*, du *délire*, de la *stupeur*, du *coma*, des *hémiplégies*, de la *surdité*, de l'*amaurose*. Tous ces phénomènes
pourraient faire croire à l'existence de l'hystérie, de l'épilepsie ou de quelque grave affection cérébrale : dans les pays où
les affections vermineuses sont communes, on doit avoir ces
faits bien présents à l'esprit (1).

(1) Très rare à Paris, où les enfants sont relativement peu sujets aux vers,
ces phénomènes sont bien plus fréquents dans d'autres régions ; dernièrement
j'observais à Urt (Basses-Pyrénées) un enfant de douze ans que l'on croyait
atteint d'une fièvre cérébrale et dont la mort paraissait imminente ; j'administre
des purgatifs, l'enfant expulse une grande quantité de vers et en quelques heures il est guéri.

Les vers intestinaux peuvent avoir encore d'autres inconvénients, ils peuvent *compromettre la nutrition ;* aussi voit-on, malgré un appétit vorace, les gens qui en sont atteints devenir pâles, maigres, ils s'étiolent et perdent toute énergie : dans d'autres cas, on a vu les vers remonter l'œsophage, *s'introduire dans les voies aériennes* et déterminer des accès de suffocation, se glisser dans les *voies biliaires* et les enflammer, produire des *abcès* et la *perforation des intestins,* interrompre le cours des matières au point de faire éclater les *symptômes de l'occlusion intestinale,* etc.

Les oxyures se bornent en général à éveiller au pourtour de l'anus ou de la vulve un prurit plus ou moins intense.

Traitement. — Dans les pays où les vers intestinaux sont fréquents, on surveillera les boissons, on filtrera l'eau, car les œufs de lombrics ne passent pas à travers le filtre ; le régime sera tonique, car les enfants vigoureux y sont moins sujets.

Contre les ascarides on prescrit le semen-contra en poudre (60 centigrammes à 2 grammes) ou la santonine (de 5 à 30 centigrammes), la mousse de Corse, la térébenthine, l'absinthe, l'anis, l'huile de ricin, etc.

Contre le tænia on a employé la racine de grenadier (60 grammes pour 1/2 litre d'eau), la racine de fougère mâle. Mais le médicament souverain ce sont les fleurs de kousso (arbre d'Abyssinie), à la dose de 15 à 20 grammes en poudre enveloppée dans du pain azyme. Trois ou quatre heures après surviennent les évacuations ; on peut les aider par l'emploi de l'huile de ricin.

On examinera soigneusement les portions de ver expulsées, car si la tête ne s'y trouve pas, le ver va se reproduire.

ARTICLE IV

MALADIES DU PÉRITOINE

PÉRITONITE

C'est l'inflammation du péritoine; elle peut être *primitive ou secondaire, aiguë ou chronique, partielle ou générale*.

La péritonite essentielle, c'est-à-dire indépendante de toute lésion des parois ou des organes abdominaux et survenue sous l'influence du froid, par exemple, est fort rare. Le plus souvent *la péritonite est consécutive à la lésion de quelques-uns de ces organes; chez la femme, à celle des organes génitaux*, surtout à la *suite des couches sous l'influence de la puerpéralité (métro-péritonite puerpérale)*; dans les deux sexes, aux *lésions du foie, de l'estomac, de l'intestin*, etc. : les *plaies pénétrantes* de l'abdomen se compliquent très souvent de péritonite (1).

La péritonite peut rester circonscrite au voisinage de la lésion qui l'a engendrée, mais elle se généralise dans certaines circonstances (perforations intestinales, etc.).

Lorsqu'elle est limitée au péritoine qui tapisse le petit bassin, elle a reçu le nom de pelvi-péritonite; cette variété, très fréquemment consécutive à des lésions génitales (blennorrhagie, excès de coït), a été comparée par Bernutz à l'orchite ou plutôt à la vaginalite de l'homme.

Anatomie pathologique. — Les lésions ne diffèrent guère

(1) Voyez Deschamps, *De la péritonite périhépatique enkystée*. G. Steinheil, éditeur.

de celles de la pleurésie (voyez *Pleurésie*) ; ce sont des *altérations de la membrane et des épanchements séreux, purulents ou sanguins ;* des *adhérences* pouvant circonscrire des espaces où le liquide s'accumule de manière à *simuler des tumeurs fluctuantes.* Lorsque la péritonite passe à l'état chronique, ce qui a lieu surtout dans les cas de tubercules, les fausses membranes acquièrent une épaisseur considérable, les anses intestinales sont maintenues immobiles et béantes au milieu de ces néo-membranes qui renferment très souvent de nombreuses granulations tuberculeuses grises demi-transparentes ou opaques ; les ganglions mésentériques sont très tuméfiés, le liquide est au contraire peu abondant et très souvent constitué par du pus.

La pelvi-péritonite enkystée dans le bassin forme, soit dans le cul-de-sac utéro-rectal, soit sur les parties latérales du vagin, des tumeurs qui s'étendent souvent vers les fosses iliaques et qui étaient autrefois confondues avec le phlegmon péri-utérin.

Péritonite aiguë. — Elle peut débuter avec une violence inouïe par une douleur qui, localisée dans un point de l'abdomen, se généralise bientôt ; c'est ce qui arrive dans les péritonites par perforation : dans tout autre cas, son début, quoique très franc, est moins brusque, il se traduit par des *frissons,* de la *fièvre,* des *douleurs abdominales,* des *vomissements verdâtres,* le *ballonnement du ventre.*

1º *Frissons et fièvre.* — Les frissons sont très marqués, ils sont suivis d'une *chaleur qui peut atteindre* 40º 1/2, la rémission matinale est peu marquée. *Le pouls est petit, serré, dur et fréquent.*

2º *Douleur abdominale.* — Elle est des plus vives ; circonscrite au début, elle se généralise rapidement à moins que la péritonite ne soit partielle. Cette douleur augmente par le mouvement, la pression la plus légère ; aussi le malade reste couché sur le dos et diminue les contractions du diaphragme, d'où une certaine *dyspnée* qui est *bien plus marquée lorsque la péritonite est diaphragmatique;* souvent il survient du *hoquet,* qui est une contraction spasmodique du diaphragme. La douleur s'exaspère au moment des contractions intestinales.

3° *Vomissements.* — Phénomène réflexe très important et produit par l'irritation des filets sous-séreux du grand sympathique, ces *vomissements sont verdâtres,* porracés, très fréquents.

4° *Ballonnement du ventre.* — Le ventre se ballonne très rapidement et d'une manière uniforme ; la percussion donne un son tympanique, sauf dans les parties déclives qui sont mates : deux conditions produisent donc la tension du ventre : la distension gazeuse des intestins paralysés par le fait de la phlegmasie séreuse (loi de Stokes) et l'accumulation d'une certaine quantité de liquide.

L'*auscultation* fait entendre parfois un *bruit de frottement* dû au dépoli des surfaces séreuses. La constipation est habituelle, mais elle peut être remplacée par une diarrhée abondante et un relâchement des sphincters.

Enfin la figure du malade est profondément altérée, ses traits sont tirés, ses yeux bordés de noir, les lèvres violacées (*face grippée*).

Marche, terminaisons. — Si la péritonite doit guérir, on voit en peu de jours survenir une *détente générale,* la température s'abaisse, la douleur diminue, l'apparence de la face devient meilleure, les nausées disparaissent, etc. Parfois la guérison est imparfaite et la *péritonite passe à l'état chronique,* elle se termine ainsi principalement dans les cas qui ont présenté dès le début une intensité moyenne. Ces péritonites chroniques sont dangereuses par les *adhérences* qu'elles laissent après elles et qui entravent à des degrés divers les fonctions des organes abdominaux (*douleurs sourdes, constipation opiniâtre, stérilité par adhérences de la trompe de Fallope, avortement par obstacles au développement de l'utérus.*

Dans les cas de phlegmasie très intense, la *mort* peut survenir en quelques heures ou quelques jours ; c'est surtout ce que l'on observe à la suite des *perforations intestinales*.

Les *péritonites partielles* ont quelques symptômes spéciaux dont le principal consiste en une douleur circonscrite à leur niveau ; à cette douleur se joignent les troubles fonctionnels des organes tapissés par le péritoine enflammé : ictère dans le cas de péritonite hépatique, ténesme vésical et suppression de l'urine si la phlegmasie frappe le péritoine vésical. Quant à la pelvi-péritonite, nous en ferons une étude spéciale.

La durée de la maladie est généralement en rapport avec le degré d'intensité qu'elle a présenté dès le début, elle peut tuer en quelques heures, se prolonger huit à dix jours ou passer à l'état chronique.

Diagnostic. — Au début, il peut offrir quelques difficultés, car la phlegmasie aiguë de la plupart des viscères abdominaux peut simuler une péritonite ; en effet, l'*hépatite aiguë*, la *néphrite*, la *cystite* et *surtout* la *métrite* déterminent de la fièvre, des frissons, une vive douleur abdominale et même des vomissements, mais le météorisme, les vomissements verdâtres répétés, l'aspect grippé de la face et surtout la marche de la maladie lèveront tous les doutes.

Dans la *colique néphrétique*, les douleurs suivent un trajet déterminé ; d'ailleurs les attaques antérieures, les caractères de l'urine, la cessation brusque de l'accès lèvent tous les doutes.

Enfin, la péritonite constatée, il faut, chose très importante, *en reconnaître la cause*.

Traitement. — Il doit dès le début être fort vigoureusement conduit. Appliquez des *sangsues* sur l'abdomen, proportionnez-en le nombre à la vigueur du sujet. Si le sujet était trop faible pour qu'il fût possible d'employer la saignée, faites sur l'abdomen de larges onctions d'onguent mercuriel ; elles

me semblent préférables aux applications de collodion élastique, dont l'usage a pu cependant être utile.

Béhier a préconisé *l'emploi continu de la glace* sur
l'abdomen, ce moyen est fortement aidé par l'emploi de l'opium
à haute dose (de 15 à 50 centigrammes par vingt-quatre heures).

Contre les vomissements, employez les boissons glacées, la
potion de Rivière, l'eau de Seltz.

ASCITE

On donne le nom d'*ascite* à l'accumulation de sérosité dans
le péritoine (1).

Pathogénie. — L'ascite peut se produire sous quatre
ordres d'influences.

1° *Par obstacle à la circulation de la veine porte.* —
Ces obstacles augmentent la tension du sang dans les radicules
originelles de cette veine, et ce surcroît de tension produit la
transsudation des parties les plus fluides du sang, c'est-à-dire
de la sérosité. Or les principales origines de la veine porte se
trouvant dans l'intestin, il en résulte qu'une partie de la sérosité est évacuée sous forme de diarrhée, et *une autre s'accumule dans le péritoine pour former l'ascite.*

Les entraves à la circulation de la veine porte sont créées
soit par les *maladies du foie* (*cirrhose, cancer, kystes*),
les maladies de la rate, du pancréas, des ganglions mésentériques, par l'*inflammation* de la veine porte, soit par les
maladies du cœur ; dans ce cas la veine cave inférieure est
la première atteinte et il en résulte un œdème des membres
inférieurs, mais la gêne s'étend à la veine porte qui s'ouvre
dans la veine cave.

Par altération du sang. — Dans ce cas, l'ascite coïn-

(1) L'ascite étant un symptôme d'affections très diverses, sa description se
trouverait mieux placée dans la pathologie générale ; toutefois, pour nous
conformer à l'usage, nous la donnons ici.

cide avec un œdème plus ou moins généralisé et avec des hydropisies dans d'autres cavités séreuses. Cette ascite s'observe dans le *mal de Bright* et dans les *cachexies*.

3° *Par des néoplasmes du péritoine.* — Les cancers, les tubercules du péritoine troublent la circulation de cette séreuse au point de déterminer une ascite, qui n'atteint pas les dimensions colossales des ascites mécaniques.

4° L'*ascite* peut être *idiopathique;* elle ne se rattache à aucune altération saisissable des tissus ou du sang. Cette forme rare a été observée à la suite de *refroidissements* ou de l'ingestion de *boissons glacées.* On a supposé que le froid resserrant les capillaires sur lesquels il est appliqué, le sang est refoulé vers les vaisseaux profonds et les congestionne au point de déterminer l'ascite.

Anatomie pathologique. — Le péritoine est blanchâtre, opalin, dépoli ; il a en quelque sorte macéré dans le liquide ascitique.

La quantité de liquide qu'il contient varie de 1 à 30 litres et même davantage ; ce liquide est transparent, jaune citrin ou bien opalescent, légèrement oléagineux ; il contient une assez forte proportion d'albumine. On n'y trouve de la fibrine que dans deux circonstances : lorsque le péritoine a été enflammé ou lorque du sang s'est mélangé à la sérosité, ce qui arrive fréquemment lorsqu'il existe un cancer.

Faut-il ajouter que l'on trouve à l'autopsie les lésions viscérales qui ont engendré l'ascite (maladies du foie, du péritoine, etc.) ?

Symptômes. — Sauf des cas très exceptionnels, comme l'ascite à *frigore* ou l'oblitération brusque de la veine porte, l'accumulation du liquide dans le péritoine s'effectue d'une façon lente et graduelle. Le malade s'en aperçoit au volume de son ventre, qui augmente chaque jour.

Inspection. — S'il est debout, l'hypogastre et les fosses iliaques forment un relief anormal qui disparaît lorsqu'il se couche, mais alors les flancs s'élargissent; s'incline-t-il sur un des côtés, la saillie du ventre se dessine dans le point le plus déclive; en somme, *le liquide se déplace suivant les lois de la pesanteur.* Si la quantité de liquide est considérable, le ventre peut dépasser trois ou quatre fois ses dimensions normales, mais il reste étalé et ne devient pas globuleux comme cela s'observe dans la grossesse ou les kystes de l'ovaire; de plus on voit *la cicatrice ombilicale se soulever* et former une petite tumeur molle, fluctuante et transparente.

Percussion. — Elle donne un son mat dans tous les points occupés par le liquide; la matité est d'autant plus complète que le liquide est plus abondant. Lorsque le malade est couché, la matité est à son maximum vers les flancs et l'hypogastre, tandis que les régions ombilicale et épigastrique sont le siège d'une sonorité tympanique due à la présence des intestins qui surnagent à la surface du liquide et viennent se placer dans les points les plus élevés. C'est par une transition graduelle que l'on passe des parties mates aux parties sonores, et en *modifiant la position du malade on change la situation respective de la matité et de la sonorité* (1).

Il est facile de produire la *fluctuation* et même la *sensation de flot :* une main étant appliquée à plat sur un de côtés du ventre, on frappa légèrement avec l'autre sur le côté opposé : la première reçoit la sensation d'un choc ou d'une ondulation.

Symptômes de voisinage. — La peau du ventre est lisse, distendue, parfois œdématiée. Il existe une certaine *gêne respiratoire* par le fait du refoulement du diaphragme ; de la *constipation,* par compression des intestins ; une *diminution de la sécrétion urinaire* qui tient moins à la com-

(1) Il est souvent utile qu'un aide applique le long de la ligne blanche le bord cubital de la main, afin d'arrêter la transmission des ondulations musculaires que l'on pourrait confondre avec celles du liquide. Si le liquide est peu abondant, les deux mains qui recherchent la fluctuation doivent être placées à peu de distance l'une de l'autre.

pression des vaisseaux du rein qu'à la déperdition de liquide que l'ascite fait éprouver à l'organisme. Il existe souvent de *l'œdème des membres* inférieurs ; cet œdème tient soit à la même cause que l'ascite, soit à la compression exercée sur la veine cave inférieure par le liquide épanché dans le péritoine.

Marche. — Extrêmement variable suivant les cas, l'ascite idiopathique, qui est des plus rares, guérit en quelques semaines par résorption du liquide épanché ; les autres ascites suivent les destinées des maladies qui les engendrent ; toutefois, le repos, les purgatifs, les diurétiques peuvent retarder leur développement.

Après les ponctions le liquide se reproduit avec une rapidité plus ou moins grande.

Diagnostic. — 1° Avec les *kystes de l'ovaire* (voyez cette maladie) (1).

2° Avec la *grossesse*. — L'utérus gravide forme une tumeur dure, arrondie, globuleuse, occupant la ligne médiane ; à l'auscultation, on y entend les bruits du cœur du fœtus ; le toucher vaginal permet de constater le ramollissement du col utérin, etc.

On a vu la *vessie distendue par l'urine* occuper la presque totalité de l'abdomen, et comme le malade urine par regorgement, on a cru tantôt à une ascite, tantôt à un kyste de l'ovaire ; il suffit de pratiquer le cathétérisme pour dissiper toute erreur.

L'ascite reconnue, il faut en découvrir les causes. L'ascite liée à une *maladie du foie* n'est pas précédée de l'œdème des membres inférieurs, elle s'accompagne de la dilatation des veines sous-cutanées de l'abdomen ; le foie présente les altérations de la cirrhose, du cancer, etc.

---

(1) Voyez GUNDELACH. *De l'ascite symptomatique des tumeurs ovariques.* G. Steinheil, éditeur.

L'ascite liée à une *maladie du cœur* est précédée de l'œdème des membres inférieurs ; de plus, l'auscultation du cœur lève tous les doutes.

L'ascite du *mal de Bright* est précédée de l'œdème des paupières et d'autres régions ; les caractères de l'urine albumineuse, les troubles de la vue, les douleurs lombaires éclairent le diagnostic.

En l'absence de toute lésion organique appréciable, on pourrait penser à une *ascite idiopathique*, mais en réservant son diagnostic, tant cette forme est rare.

Traitement. — Les diurétiques et les purgatifs drastiques constituent le fond de la médication dirigée contre l'ascite : on remarquera que dans les ascites par gêne dans la circulation de la veine porte, les diurétiques sont sans utilité.

Il faut toujours recourir à un régime tonique capable de soutenir les forces épuisées par la transsudation séreuse.

Quelle que soit la cause de l'ascite, *si l'asphyxie est imminente il faut pratiquer une ponction* vers le milieu de la ligne qui s'étend de l'ombilic à l'épine iliaque, après s'être assuré que cette région est mate et qu'il ne s'y trouve pas de veines volumineuses. Après la ponction, la petite ouverture ayant été recouverte d'une croix de Malte en diachylon, on enlace l'abdomen d'un bandage médiocrement serré.

MALADIES DU FOIE ET DES VOIES BILIAIRES

CONGESTION DU FOIE

Elle peut être active ou passive.

1° *Congestion active* :

Les principales causes sont les excès de table, la suppression des règles, des hémorrhoïdes. L'alcool, le miasme paludéen et la dysenterie exercent une influence incontestable.

L'accès de goutte est souvent précédé de congestion hépatique.

Les symptômes de la congestion active sont obscurs : gêne et pesanteur de l'hypochondre, subictère, pression douloureuse, augmentation de volume.

2° *Congestion passive* :

Déterminée par un excès de pression dans le système des veines sus-hépatiques et de la veine cave.

Les causes principales sont les lésions de l'orifice mitral et tricuspide, les lésions chroniques du poumon, etc.

Le type de cette congestion passive est ce qu'on observe dans les lésions mitrales : c'est ce qu'on a nommé le *foie cardiaque*.

A l'autopsie on trouve dans une première période le foie congestionné, hypertrophié ; les lobules forment chacun un îlot rouge au centre, grisâtre à la périphérie (foie muscade). Dans la partie centrale la rougeur est due à la dilatation de la veine centrale ; la pâleur périphérique, à l'anémie des cellules excentriques.

Dans une période plus avancée le foie s'atrophie, sa surface devient granuleuse ; les cellules hépatiques centrales atrophiées ont disparu et sont remplacées par un tissu conjonctif de néoformation, tissu qui se développe également à la périphérie du lobule (W. Legg).

La congestion hépatique permanente s'exagère encore pendant les attaques d'asystolie : elle se révèle par la douleur hépatique à la pression, la sensation de pesanteur, la teinte subictérique et les troubles dyspeptiques et l'augmentation de matité. Plus tard la sclérose du foie entre pour une part dans la production de l'ascite, et, lorsque cette ascite est précoce, l'état du foie doit en être entièrement la cause.

HÉPATITE SUPPURÉE. — ABCÈS DU FOIE

Rare dans nos climats, l'hépatite suppurée est *fréquente dans les pays chauds, où elle règne d'une manière endémique* et frappe spécialement les gens non acclimatés et ceux qui se livrent à des excès de table.

Compagne habituelle de la dysenterie, elle peut se développer la première et sous l'influence de la même endémie ; lorsqu'elle est consécutive, on a prétendu qu'elle était sous la dépendance de la dysenterie elle-même : des particules septiques provenant des ulcérations intestinales pénétreraient dans la veine porte, oblitérant quelques-unes de ses divisions hépatiques et produisant ainsi un abcès.

On observe encore dans le foie d'autres abcès dont l'étude ne figurera ici qu'à titre d'indication.

Ce sont :

1º Les abcès métastatiques de l'infection purulente.

2º Les abcès de la pyléphlébite consécutive aux ulcérations de l'intestin.

3º Les abcès d'angiocholite biliaire.

Anatomie pathologique. — La suppuration commence par de petits foyers pouvant se fusionner au point de constituer des poches énormes (1).

Ces abcès peuvent s'enkyster, ou bien gagner rapidement la surface du foie, provoquer une péritonite adhésive et s'ouvrir dans l'estomac, le duodénum, la plèvre, les bronches, etc. L'abcès ouvert et vidé, il arrive souvent que la suppuration continue abondamment, et la cicatrisation peut s'effectuer, mais difficilement. Enfin, dans des cas très rares, le pus pourrait se résorber et laisser après lui une cicatrice.

Symptômes. — L'hépatite peut être aiguë ou chronique.

Forme aiguë. — Elle s'annonce par des *frissons répétés*, de la *fièvre* et une vive *douleur* dans l'hypochondre droit, douleur qu'exaspèrent le mouvement et la pression : aussi en résulte-t-il une *dyspnée* qui, jointe aux symptômes précédents, peut faire croire à une pleurésie diaphragmatique ; le diagnostic, difficile au début, se fera plus tard par l'absence des signes d'auscultation et par la percussion indiquant une augmentation du volume du foie.

L'*ictère* se montre souvent vers le quatrième ou cinquième jour, mais ce n'est pas un symptôme constant ; les *vomissements bilieux* sont au contraire habituels.

Après quelques jours de cet état (10 à 30) la fièvre diminue d'intensité, il survient de petits frissons irréguliers, la peau est chaude, visqueuse, et le malade accuse une amélioration notable ; tous ces symptômes indiquent la formation du pus.

Forme chronique. — Bien plus insidieuse, elle peut passer complètement inaperçue, mais elle se traduit d'ordinaire par des *douleurs sourdes dans l'hypochondre*, une *teinte subictérique*, une *fièvre* qui peut revêtir le *type intermittent* et différents troubles digestifs ; souvent le diagnostic est difficile.

Abcès. — Aux signes déjà indiqués viennent se joindre les

(1) Voyez *Infection purulente* dans ma *Pathologie générale*.

changements dans le volume et la forme du foie. L'abcès peut soulever le diaphragme, dilater les espaces intercostaux, proéminer au-dessous des côtes et donner lieu à la fluctuation ; il peut aussi comprimer la veine porte et les conduits biliaires, d'où ascite et ictère. Très souvent la fièvre, la diarrhée colliquative plongent le malade dans le marasme.

L'*abcès* peut s'ouvrir à l'*extérieur*, ce qui est très rare ; dans le *péritoine*, ce qui arrive lorsqu'une péritonite adhésive ne s'est pas produite dans son voisinage : il en résulte une péritonite aiguë ; dans la plèvre et les bronches (pneumothorax et vomique) ; enfin dans l'estomac et l'intestin, ce qui s'annonce par des vomissements et une diarrhée purulente.

La *mort* est la terminaison habituelle.

Traitement. — Il n'existe qu'un seul traitement rationnel des abcès du foie, c'est l'ouverture avec les précautions antiseptiques.

CIRRHOSES DU FOIE

Laënnec a le premier fait mention de l'atrophie du foie entraînant l'ascite : le foie cirrhosé dont il est question dans une courte note du traité de l'Auscultation, correspond à la cirrhose atrophique.

La sclérose ou cirrhose du foie est une lésion fréquente : on la rencontre dans les cas les plus divers, mais tantôt elle n'est *qu'un épisode d'une affection concomitante*, tantôt elle est ou paraît être *toute la maladie.*

Dans le premier groupe nous ferons rentrer la sclérose du foie *consécutive aux affections du cœur* (cirrhose cardiaque, foie cardiaque), et celle qui est consécutive à l'*obstruction chronique des voies biliaires.*

Le second groupe comprendra :

1º La *cirrhose atrophique vulgaire* ;

2º La *cirrhose hypertrophique avec ictère* que les

recherches d'Ollivier (de Rouen), Hayem, Cornil et Hanot ont fait entrer définitivement dans les cadres nosologiques.

A côté de ces deux formes bien tranchées et bien étudiées, la clinique et l'anatomie pathologique montrent qu'il y a place pour d'autres variétés de cirrhose hépatique, mais c'est là encore une question trop obscure pour être exposée à l'heure actuelle.

3° Nous consacrerons enfin quelques lignes à une variété de sclérose hépatique très intéressante : la *syphilis hépatique*.

Nous avons étudié le *foie cardiaque* dans l'article Congestion du foie.

La **cirrhose hépatique** consécutive à *l'obstruction des voies biliaires* fait partie des accidents de la lithiase biliaire et sera étudiée avec ceux-ci.

CIRRHOSE ATROPHIQUE

Anatomie pathologique. — L'aspect macroscopique du foie cirrhosé est tout à fait typique. Il est d'une *coloration générale jaune roux*. L'atrophie y est très marquée : le foie pèse souvent de 7 à 800 grammes au plus.

La surface est *granuleuse*, hérissée de *petites masses dures, mamelonnées* de couleur *rousse :* la grosseur de ces *grains* varie d'une tête d'épingle à un pois, une noisette (*foie cloulé* des Anglais).

A la coupe le *tissu se déchire difficilement, crie* sous le scalpel et la *coupe* se parsème de *granulations saillantes* semblables à celles de la surface extérieure et s'énucléant facilement.

Le *microscope* fait mieux comprendre ce qu'est la cirrhose atrophique ; c'est une *prolifération conjonctive aboutissant à un tissu fibreux qui enserre et atrophie les lobules hépatiques.*

Cette prolifération naît dans les espaces portes et les fissures, enserre d'abord en bloc un certain nombre de lobules hépatiques et forme ainsi *des granulations volumineuses.* Puis des tractus secondaires naissent à leur tour qui, dans la granulation primitive, isolent d'autres granulations plus petites, mais comprenant aussi plusieurs lobules : *jamais* le tissu conjonctif ne pénètre dans l'intérieur des lobules qu'il réunit dans un même anneau fibreux : ainsi se trouve justifiée la définition que Charcot a donnée de la cirrhose atrophique : *sclérose multilobulaire, annulaire, extra-lobulaire.*

Une injection poussée dans la veine porte ne passe pas dans le système des veines sus-hépatiques.

Quelques auteurs pensent que le processus morbide débute dans le système porte et en premier lieu dans les rameaux veineux qui entourent tout un groupe de lobules, rameaux qui ont reçu le nom de prélobulaires. La cirrhose atrophique serait donc une cirrhose d'origine porte (veineuse).

Lésions concomitantes. On constate le plus souvent de la *périhépatite.*

La rate se *tuméfie* et se *cirrhose ;* il est de plus ordinaire de trouver aussi de la *sclérose rénale ;* il est bien probable que cette association dépend d'une même cause : *l'alcoolisme* qui entraîne simultanément la cirrhose de ces trois organes.

Enfin il y a des *varices œsophagiennes,* et une circulation collatérale abdominale très développée.

Étiologie. — La cirrhose atrophique ne reconnaît qu'une cause : *l'alcoolisme; c'est le foie des buveurs* (gin drinkers'liver).

Symptômes. — Les malades atteints de cirrhose atrophique ont un faciès assez spécial, *amaigri, terreux avec couperose des pommettes.*

Les troubles digestifs sont accentués : ces malades sont des *dyspeptiques* et présentent tous les symptômes de cet état que nous avons étudié.

Les *urines* sont rares, brunes et laissent au refroidissement un dépôt *orangé* tout à fait caractéristique ; elles ne sont pas *ictériques*.

L'ascite est un des symptômes capitaux de la cirrhose atrophique. Elle tient à l'étranglement des radicules portes dans le foie, mais en partie aussi à la périhépatite. Elle paraît être dans une certaine mesure en balancement avec le développement de la circulation sous-cutanée abdominale veineuse, *circulation supplémentaire*. Les veines ainsi anormalement développées forment sur la peau de l'abdomen du pubis à l'appendice xyphoïde, un réseau apparent, très marqué surtout autour de l'ombilic (tête de Méduse).

A la percussion on constate, si l'ascite le permet, l'*atrophie du foie*, et l'*hypertrophie de la rate*.

Les hémorrhagies sont fréquentes (épistaxis, *surtout de la narine droite*, gastrorrhagie, hématémèse, melœna) et tiennent soit aux varices des veines intéressées, soit à la *dyscrasie*.

L'ictère fait défaut, caractère très important dans l'espèce.

La *terminaison* de la cirrhose atrophique est fatalement la mort soit par le progrès de la *cachexie*, soit par *complication* (péritonite, pleurésie, pneumonie, hémorrhagie).

Diagnostic. — Il est en général assez facile à la période d'état : le *développement du ventre* et l'*ascite* contrastant avec la maigreur des membres inférieurs, le *faciès terreux et variqueux*, l'*atrophie du foie* avec hypertrophie de la rate, le *caractère des urines* forment un ensemble assez caractéristique. La seule difficulté est le diagnostic avec la *péritonite tuberculeuse à forme ascitique*.

L'ascite est moins abondante dans la péritonite ; les hémorrhagies, la circulation collatérale, l'hypertrophie de la rate appartiennent surtout à la cirrhose. Enfin le sujet atteint de péritonite tuberculeuse a généralement des signes de tuberculose pulmonaire.

Traitement. — Il est purement palliatif et consiste en *to-*

niques et en *ponctions abdominales*, lorsque le développement excessif du ventre devient intolérable au malade.

CIRRHOSE HYPERTROPHIQUE AVEC ICTÈRE

Anatomie pathologique. — Le foie est considérablement *augmenté de volume*. Son poids peut aller jusqu'à 3,000 grammes. *Sa forme n'est pas modifiée, la surface est lisse.* A la coupe *il résiste :* le parenchyme présente une couleur *brun verdâtre*, il y a des *granulations mais peu saillantes* et par conséquent bien *différentes de celles de la cirrhose atrophique.*

La lésion primordiale de la cirrhose hypertrophique est une *sclérose conjonctive.*

Le tissu conjonctif est disposé en *îlots* qui *naissant dans les espaces portes s'agrandissent, circonscrivent un lobule hépatique et le dissocient :* c'est donc une cirrhose *mono-lobulaire, insulaire, intra-lobulaire* (Charcot).

L'origine de la cirrhose hypertrophique paraît être dans les canaux biliaires des espaces portes. *Ces canaux sont dilatés et forment un réseau flexueux anastomotique qui pénètre le lobule.*

On trouve également ici l'*hypertrophie* de la rate et de la *périhépatite.*

Symptômes. — Tout d'abord il y a une période insidieuse qui comprend surtout des poussées hépatiques congestives, fébriles ou non, avec ictère et augmentation de volume du foie.

Peu à peu l'ictère se constitue à l'état permanent et la maladie confirmée se traduit par :

1° L'*ictère*, constant, permanent, s'accentuant de temps à autre et arrivant à la *teinte brun olivâtre des ictères chroniques.*

Les *urines sont biliphéiques*, on y décèle la présence du

pigment biliaire par la réaction de l'acide nitrique; l'urée y est diminuée.

2º *L'hypertrophie du foie* qui déborde largement les fausses côtes et a conservé sa forme.

Il y a également *hypertrophie de la rate* démontrée facilement par la percussion.

3º *L'absence d'ascite et de circulation collatérale* constituent de bons signes négatifs.

La *marche* de la cirrhose hypertrophique est essentiellement chronique.

La terminaison est *fatale* et amenée soit par l'*ictère grave*, soit par une poussée de *péritonite*, soit par des hémorrhagies (*épistaxis, purpura, hématémèse*, etc.).

Diagnostic. — Obscur au début, il s'affirme plus tard par l'ensemble des symptômes que nous avons énumérés.

Étiologie. — On sait encore peu de choses sur ce point. L'*alcoolisme* paraît avoir une influence certaine et peut-être aussi la lithiase biliaire.

SYPHILIS HÉPATIQUE

Anatomie pathologique. — La syphilis hépatique présente deux formes anatomiques principales qui coexistent souvent :

1º Hépatite scléreuse infiltrée ;

2º Hépatite nodulaire gommeuse.

Hépatite scléreuse infiltrée. — Chez les nouveau-nés c'est la forme qu'affecte la syphilis hépatique. Elle a été décrite par Gubler.

Le foie a gardé sa forme et son aspect lisse ; il est *dur, élastique*, d'une *teinte jaunâtre*. A la coupe on voit un certain nombre de *petites granulations blanchâtres*, qui ne sont autre chose que des gommes *microscopiques*.

Chez l'adulte le foie est *atrophié, bosselé, marronné, lobulé plutôt que granuleux*.

Dans les cas types les bords sont anfractueux, irréguliers, les faces sont bosselées, *labourées par des sillons irradiant du ligament suspenseur :* on a peint cette apparence en disant que le *foie est ficelé*.

Hépatite nodulaire gommeuse. — Elle est caractérisée par la présence des *gommes* à la surface ou dans la profondeur du foie ; ces gommes dépassent rarement le volume d'un pois ou d'une noisette. D'abord grisâtres et résistantes, elles se ramollissent à leur centre. Elles produisent à la surface du foie des *cicatrices étoilées*.

Symptômes. — La syphilis hépatique de l'adulte, *lésion de la période tertiaire*, est d'un diagnostic difficile.

Les sujets affectés de cette lésion présentent des symptômes de dyspepsie, de l'amaigrissement, de la diarrhée. Ils ont une *teinte subictérique*. L'œdème apparaît aux membres inférieurs, et à la période ultime l'*ascite* et la circulation collatérale s'établissent.

Le tableau est donc un peu celui de la cirrhose vulgaire et sans autres symptômes syphilitiques présents, il est difficile d'établir nettement le diagnostic.

Le traitement spécifique est sans influence sur cette lésion trop avancée pour céder.

CANCER DU FOIE

Maladie fréquente de cinquante à soixante ans, le cancer du foie peut être primitif ou consécutif à d'autres manifestations cancéreuses.

Le cancer primitif est *rare* (1). Le cancer secondaire est *fréquent*. Tous les cancers organiques se généralisent souvent au foie ; tels sont les cancers de l'estomac, de l'intestin, du rectum, du péritoine. En règle générale, le cancer secondaire du foie reproduit le type du cancer primitif.

(1) Voyez GILBERT. *Cancer massif du foie.* G. Steinheil, éditeur.

Anatomie pathologique. — Le cancer primitif est le plus souvent une masse homogène ; le cancer secondaire affecte le plus souvent la forme de noyaux arrondis disséminés çà et là dans le parenchyme : Les noyaux affleurant la surface sont le plus souvent affaissés en forme de cupule à leur sommet.

Le cancer encéphaloïde et le cancer mélanique peuvent donner au foie des proportions colossales.

Symptômes. — Le *cancer secondaire* tantôt passe tout à fait inaperçu, dominé par les signes du cancer qui l'a engendré, tantôt au contraire occupe le premier rang et sa symptomatologie rentre alors dans celle du *cancer primitif* que nous étudions maintenant.

Il est des cas où l'on ne peut que soupçonner l'existence d'un cancer du foie. C'est ce qui a lieu chez certains individus qui s'affaiblissent graduellement sans qu'un ictère, une hypertrophie du foie, une ascite puissent permettre de localiser le cancer dans le foie.

Habituellement le cancer du foie se produit par des *signes locaux* et *généraux*. Ceux-ci consistent en une *perte graduelle des forces*, de l'*amaigrissement*, une *teinte jaune paille* très souvent masquée par l'*ictère*, parfois des coagulations veineuses et enfin le marasme.

Les signes locaux dont l'existence n'est pas constante sont:

1º Une *douleur sourde* dans l'hypochondre droit, cette douleur devient vive lorsque le péritoine s'est enflammé par voisinage.

2º Une *augmentation de volume* du foie et des bosselures appréciables au toucher.

3º Un *ictère* produit par la compression des conduits biliaires ou par un catarrhe concomitant.

4º Une *ascite* par gêne de la circulation de la veine porte.

5º Des *vomissements* qui peuvent être sympathiques ou résulter de la compression exercée par le cancer sur l'estomac.

6º Souvent des *hémorrhagies dyscrasiques* (par altération du sang), surtout des épistaxis (Monneret).

La *mort* arrive au bout d'un temps variable (six mois à deux ou trois ans).

Traitement. — Soutenir les forces par un traitement tonique : eau de Vichy ; calmer les douleurs par les préparations opiacées.

KYSTES HYDATIQUES. — ÉCHINOCOQUES

Sous les noms de kystes hydatiques, acéphalocystes, échinocoques, employés souvent en clinique d'une façon indifférente, on désigne uue affection parasitaire dont le lieu de prédilection est le foie et qui se présente sous l'aspect de poches grosses en moyenne comme des œufs de poule, transparentes, et renfermant un liquide limpide comme le cristal de roche.

Chacune de ces poches peut être considérée comme *formée de quatre parties :*

1º Une *enveloppe conjonctive* formée par irritation de voisinage aux dépens de l'organe dans lequel s'est développée la poche. Cette enveloppe se nomme *kyste adventice.*

2º La *poche elle-même*, constituée par deux tuniques ; l'une extérieure en contact avec le kyste adventice est une membrane anhyste sans structure, élastique et transparente : c'est le *kyste hydatique* proprement dit. Il peut être séparé du kyste adventice et se présente alors sous l'aspect d'une boule tremblotante comme de la gélatine.

3º La seconde tunique tapisse la face interne de la membrane anhyste et la sépare du liquide : c'est la *membrane granuleuse ;* ses *granulations*, comparables à des grains de sable ou de semoule, sont formées par une multitude de *vers microscopiques* désignés sous le nom d'*échinocoques.* Chaque échinocoque se compose de deux parties séparées par un étranglement : l'une, qui forme la tête, est constituée par un rostre entouré d'une double couronne de crochets et par quatre suçoirs ; la deuxième partie ou la queue est lisse, arrondie.

La membrane granuleuse peut manquer ; cet état constitue l'*acéphalocyste* de Laënnec ou kyste stérile.

4° Enfin la poche est pleine d'un *liquide transparent* dont les principaux caractères sont l'*absence d'albumine* et la présence d'une grande quantité de *chlorure de sodium*.

Au milieu de ce liquide on voit parfois flotter de petites vésicules semblables à la grande : ce sont des *vésicules filles*.

En résumé, un kyste hydatique comprend :

1° Une *enveloppe conjonctive* ou *kyste adventice* ;

2° Une *enveloppe anhyste sans structure* ou *kyste hydatique* ;

3° Une *membrane granuleuse dont les granulations sont formées par des vers dits échinocoques;*

4° Un *contenu liquide, transparent comme du cristal de roche.*

Sur le pourtour du kyste, le *tissu du foie* est sain ou légèrement congestionné.

Ces kystes peuvent offrir diverses altérations : ils peuvent *s'enflammer*, leur enveloppe s'épaissit et leur contenu devient lactescent ; ils peuvent subir la *transformation calcaire*, le liquide devient caséeux, jaunâtre, analogue à du mastic, et si ce n'était la présence de quelques crochets d'échinocoques, on pourrait méconnaître leur nature.

Enfin, il est fréquent de voir la tumeur se rompre dans les organes du voisinage (*péritoine, estomac, intestin, plèvre, poumons*).

On rencontre parfois des *kystes multiloculaires* ou *alvéolaires*, c'est-à-dire dont la cavité se trouve divisée en un certain nombre de loges. Enfin, chez quelques individus, on a trouvé une quantité innombrable de kystes.

Pathogénie et étiologie. — Les échinocoques que l'on rencontre chez l'homme sont dépourvus d'organes sexuels ; ce sont les *scolex d'un tænia qu'on n'a trouvé que chez le chien*. Comment s'effectue la transmission de ce ver du chien à l'homme ? Il est probable que les œufs de ce tænia sont rendus par les excréments, ils se mêlent à l'eau, s'incrustent sur les végétaux, et c'est grâce à ces véhicules qu'ils sont avalés par l'homme ; l'enveloppe de l'œuf est détruite par le suc gastrique, et l'embryon, grâce à ses crochets et à ses petites dimensions, s'insinue à travers les divers tissus et s'arrête dans tel ou tel organe, surtout dans le foie, en obéissant à des lois qui nous sont inconnues.

Les kystes hydatiques sont extrèmement communs en Islande et en Australie où il existe beaucoup de chiens, ils sont assez rares en France ; on peut d'ailleurs les observer à tout âge.

Symptômes. — La marche des kystes est fort lente et ils peuvent atteindre de grandes dimensions sans que rien révèle leur présence. Cependant ils donnent lieu d'ordinaire à deux ordres de symptômes, les uns *physiques*, les autres *fonctionnels*.

Signes physiques. — *L'augmentation de volume* du foie est souvent appréciable à la vue, elle peut être uniforme ou partielle : souvent c'est une *saillie globuleuse* qui s'avance vers l'épigastre au point de faire croire à une tumeur de l'estomac. La percussion révèle l'existence d'une *matité d'étendue anormale* qui démontre que le foie s'élève très haut dans la poitrine ou descend fort bas dans l'abdomen. Parfois le doigt qui percute a la sensation d'un frémissement vibratoire comparable à celui qu'on obtient en frappant un sommier : c'est là le *frémissement hydatique* découvert par Briançon. Ce signe est pathognomonique, mais il est assez rare, car sa production nécessite la collision de vésicules flottant dans le liquide de la poche.

Troubles fonctionnels. — Très variables suivant le volume et le siège de l'hydatide, ils consistent en un sentiment de *gêne*, de *pesanteur* plutôt qu'en une douleur véritable ; ils consistent fréquemment en *troubles digestifs* résultant soit de la gêne dans la circulation de la bile, soit d'une compression de l'estomac, *l'ictère* est assez rare : chez d'autres malades, c'est une *dyspnée* plus ou moins prononcée, elle a lieu lorsque le kyste développé sur la face convexe du foie entrave les mouvements du diaphragme. Un phénomène plus rare, c'est l'*ascite* par compression de la veine porte ou l'*œdème* des membres inférieurs par compression de la veine cave inférieure.

Terminaisons. — 1º Le kyste peut rester petit et *persister indéfiniment* sans troubler la santé ; il peut *guérir* par la mort des échinocoques, la transformation calcaire des parois et l'épaississement du contenu ; 3º il peut *s'enflammer*, ce qui s'annonce par des frissons, de la fièvre, des douleurs hépatiques, en un mot par tous les symptômes d'une hépatite suppurée : l'avenir est le même ; 4º il peut *s'ouvrir* dans les organes du voisinage ; soit dans le péritoine et la plèvre ; soit, s'il s'est formé des adhérences, dans l'estomac, l'intestin, les poumons et même la veine cave inférieure, etc. Ces perforations peuvent être *mortelles* par péritonite, par pleurésie, ou bien elles sont le *point de départ de la guérison* en permettant l'évacuation du kyste. Il n'est pas fort rare de voir ces kystes s'ouvrir dans les bronches et être rejetés sous forme de *vomique*.

Souvent avec le kyste du foie coïncident des kystes semblables dans d'autres organes.

Diagnostic. — La forme globuleuse de la tumeur différencie le kyste d'une simple hypertrophie du foie.

La difficulté consiste parfois à distinguer d'un *épanchement pleurétique* un kyste développé sur la face convexe du foie ; même matité, même absence de bruits, même dilatation du thorax ; les antécédents de pleurésie aiguë, la façon brusque dont s'est effectué l'épanchement peuvent servir de guide ; en tout cas, on pourrait faire une ponction capillaire : le liquide du kyste est *transparent, sans albumine ;* le liquide pleural est toujours albumineux et plus ou moins trouble.

Quant aux *tumeurs de l'estomac*, elles sont de nature cancéreuse, et les vomissements noirs, les douleurs, l'émaciation, le teint caractéristique, la marche relativement rapide permettent d'éviter l'erreur.

Traitement. — Les moyens médicaux tels que chlorure de sodium, iodure de potassium, kamala, n'ont donné que des résultats douteux. Lorsque le kyste détermine des accidents ou s'accroît rapidement, il faut donc agir plus activement.

Une seule ponction avec l'appareil Dieulafoy ou Potain a souvent amené la guérison, mais reste ordinairement insuffisante. D'ailleurs dans les kystes suppurés il n'y faut pas songer.

On pourra avoir recours soit à la méthode ancienne de Récamier, un peu délaissée de nos jours, soit à la méthode de Verneuil qui consiste à laisser à demeure dans la poche kystique un gros tube en caoutchouc qu'on introduit au moyen d'un trocart, soit enfin à l'incision et au drainage antiseptique du kyste (1).

DÉGÉNÉRESCENCE AMYLOIDE DU FOIE

Chez certains malades épuisés par des suppurations osseuses prolongées, par la tuberculose ou par la cachexie palustre, différents viscères, mais surtout le foie, la rate, les reins, la muqueuse intestinale, peuvent être envahis par un produit morbide désigné sous le nom de *dégénérescence amyloïde*.

Anatomie pathologique. — Lorsque la substance amyloïde a envahi le foie, elle se rencontre presque constamment dans les autres organes que nous venons de nommer et même, mais d'une façon très exceptionnelle, dans les ganglions lymphatiques, le pancréas, les muscles. Ce fait n'est point étonnant, car ce produit morbide n'est pas la conséquence de

(1) Voyez BRAINE. *Traitement chirurgical des kystes hydatiques du foie.* G. Steinheil, éditeur.

l'état pathologique de tel ou tel organe, mais bien l'expression d'une profonde déchéance vitale.

La *substance amyloïde* ainsi désignée en raison de sa ressemblance avec l'amidon, est une substance quaternaire très pauvre en azote : c'est le produit d'une nutrition imparfaite ; on la reconnaît en la traitant *par la teinture d'iode :* elle prend alors *une teinte rouge* qui se transforme *en bleu* si l'on ajoute de l'acide sulfurique.

La substance amyloïde commence toujours par se développer dans la tunique musculaire des petites artères, les fibres-cellules deviennent opaques et sont bientôt transformées en un bloc brillant de substance amyloïde (Virchow).

Les organes atteints de cette dégénérescence s'hypertrophient ; ainsi le foie est volumineux : si l'on y pratique une coupe on remarque la coloration blanche due à une anémie occasionnée par les oblitérations vasculaires ; la coupe est nette, luisante, opaline, d'où le nom de dégénérescence cireuse ou lardacée donné autrefois à cette lésion.

Symptômes. — Le principal caractère auquel on peut reconnaître la dégénérescence amyloïde du foie est l'*augmentation du volume de cet organe survenue sans douleur chez un individu cachectique*. Généralement il n'existe *ni ictère, ni ascite*, et s'il se dépose un peu de liquide dans le péritoine, cette ascite légère est consécutive à un œdème cachectique qui a déjà infiltré les membres inférieurs. En même temps on peut observer un *gonflement de la rate*, une *diarrhée incoercible*, de l'*albuminurie ;* ce sont là les symptômes d'une dégénérescence semblable survenue dans la rate, la muqueuse intestinale ou les reins.

Pronostic. — Sauf certains cas de syphilis, la dégénérescence amyloïde a annoncé presque constamment une mort prochaine.

Traitement. — La dégénérescence amyloïde ne présente

pas d'indications spéciales ; il faut combattre l'état cachectique dans lequel se trouvent les malades.

ICTÈRE CATARRHAL OU SIMPLE

Le mot ictère signifie coloration jaune : or la coloration jaune des téguments peut s'observer dans des conditions assez diverses pour que l'étude de l'ictère appartienne à la pathologie générale. L'ictère catarrhal est celui qui se rattache à l'inflammation catarrhale des voies biliaires, inflammation que l'on a encore désignée sous le nom d'*angiocholite*.

Pathogénie. — La membrane muqueuse qui tapisse les voies biliaires s'enflamme, se gonfle, oblitère ces conduits et empêche l'arrivée de la bile dans l'intestin ; la bile s'accumule dans le foie, passe dans le sang et va colorer tous les tissus : voilà l'origine de l'ictère catarrhal.

Cette inflammation survient souvent au printemps et en automne par le fait des refroidissements ; elle peut *régner d'une façon épidémique* comme les embarras gastriques ; elle n'est souvent que l'*extension* d'un catarrhe gastro-intestinal produit lui-même par des écarts de régime. Elle peut être *symptomatique* de calculs biliaires.

Anatomie pathologique. — La muqueuse qui tapisse les voies biliaires est *gonflée, injectée*, tapissée par un enduit formé de nombreux cylindres muqueux parmi lesquels se trouvent des cellules épithéliales. Cet enduit oblitère ces conduits ou les rétrécit beaucoup ; parfois il s'accumule sous forme de bouchon au niveau de l'ampoule de Vater. D'ailleurs le catarrhe est généralisé à toutes les voies biliaires ou limité à la vésicule, au canal cholédoque, hépatique, ou aux conduits biliaires. Nous avons dit que s'il n'oblitère pas toujours complètement ces conduits il les rétrécit beaucoup, de telle sorte que les parties situées en arrière de l'obstacle sont distendues par la bile, et le foie lui-même devient volumineux par le fait de cette rétention.

La phlegmasie peut devenir *chronique*, surtout lorsqu'elle a pour point de départ un calcul ; souvent alors elle est limitée à la vésicule biliaire qui peut acquérir des proportions énormes. Cette inflammation circonscrite à la vésicule a reçu le nom de *cholécystite*.

Symptômes. — Les symptômes sont d'abord ceux d'un *embarras gastrique* (langue sale, anorexie, malaise général, léger mouvement fébrile ou plus simplement une *douleur dans l'hypochondre droit*) ; au bout de quelques jours (quatre à dix) l'*ictère* apparaît. La coloration jaune débute par la face, souvent par les conjonctives, puis elle se généralise en présentant une intensité variable, tous les liquides de l'économie (sueur, larmes, lait), les liquides pathologiques eux-mêmes, prennent la coloration jaune ; dans des cas très rares la coloration de l'humeur aqueuse fait voir les objets en jaune. L'*urine* est très épaisse et l'on peut y révéler la présence des matières colorantes de la bile en la traitant par la teinture d'iode ou d'acide nitrique versée goutte à goutte, l'acide gagne le fond du vase et entre les deux liquides apparaît une zone verte au-dessus de laquelle se trouvent souvent diverses nuances (bleu, rouge, jaune). Très souvent le malade éprouve des *démangeaisons* pénibles, sa peau prend un aspect huileux.

Le *pouls* devient très lent, probablement par une action directe de la bile sur les contractions cardiaques.

Les *matières fécales* devant leur coloration à la bile *sont nécessairement décolorées* dans les cas d'ictère, elles présentent un aspect argileux, grisâtre.

Le *foie* et la *vésicule biliaire* ont augmenté de volume par rétention de la bile, ce que l'on peut constater par la percussion qui est souvent un peu douloureuse.

Dès que l'ictère s'est manifesté il survient une grande amélioration dans les symptômes généraux ; quelques malades, quoique encore très jaunes, reprennent leurs occupations, la fièvre tombe et en huit à dix jours la teinte morbide a disparu. Mais il n'en est pas ainsi lorsque l'ictère est symptomatique de calculs (voyez *Calculs*).

Traitement. — S'occuper d'abord de l'embarras gastrique, que l'on traite par des vomitifs, des purgatifs, des boissons acidules et la diète. S'il existe de la diarrhée on administrera 40 à 60 centigrammes par jour de poudre Dover. Plus tard, si la constipation apparaissait, infusion de rhubarbe additionnée de bicarbonate de soude. La rhubarbe agit spécialement sur le duodénum.

LITHIASE BILIAIRE

On donne le nom de calculs biliaires à des concrétions formées dans la vésicule et les voies biliaires aux dépens de certains éléments de la bile (1).

Étiologie. — Maladie rare dans la jeunesse, fréquente vers quarante ans et au delà, *plus commune chez la femme que chez l'homme*, assez souvent observée chez les ecclésiastiques ; ses causes probables sont, outre l'âge, 1º une *vie sédentaire ;* 2º une *nourriture très substantielle* qui augmente la proportion des éléments concrescibles de la bile ; 3º *tout ce qui peut favoriser la stase de la bile dans la vésicule ;* 4º *le catarrhe des voies biliaires.*

Une relation intéressante est la coïncidence de la lithiase biliaire avec la lithiase urinaire, et d'une façon générale avec l'obésité, la diathèse goutteuse.

Anatomie pathologique. — La vésicule biliaire est le véritable lieu de formation des calculs.

Leur nombre est communément de 5 à 30. Le calcul

(1) Voyez M. DENUCÉ. *Tumeurs et calculs de la vésicule biliaire*. G. Steinheil diteur.

solitaire est de grand volume, et inversement le volume diminue avec le nombre des calculs.

La *forme* est variable (arrondie ou à facettes). La *coloration* varie avec la composition : les calculs de cholestérine sont presque blancs.

Dans les calculs biliaires c'est la *cholestérine* qui domine (70 à 80 0/0).

Les calculs sont en outre formés de *pigment biliaire* et *d'acides biliaires pour une faible partie.*

Voici comment se forment les calculs biliaires *dans la théorie de Frerichs*, la plus généralement admise.

Sous l'influence du ralentissement du cours de la bile la muqueuse du cholécyste s'enflamme : la bile en présence du mucus devient acide : les sels biliaires se dédoublent alors et la cholestérine ainsi que la bilirubine se déposent.

Une fois formés les calculs biliaires vont être rejetés au dehors avec la bile, mais cette *migration ne va pas sans accident.* S'il s'agit de gravelle biliaire et de calculs de toute petite dimension, tout se passe simplement, mais il en va tout autrement si les calculs sont plus volumineux.

On peut diviser les accidents de la lithiase biliaire de la façon suivante :

A. — Migration du calcul par les voies naturelles (canal kystique, cholédoque, duodénum) : *colique hépatique.*

B. — Arrêt du calcul. *Rétention biliaire avec ses lésions.*

C. — Migration par voies anormales : *Ruptures, perforation, fistules.*

A. — Coliques hépatiques.

Ces accès débutent souvent deux ou trois heures après le repas au moment où, la digestion stomacale terminée, les aliments pénètrent dans le duodénum et provoquent l'évacuation de la vésicule biliaire. Alors, en effet, la bile en se précipitant vers le duodénum entraîne avec elle un calcul et l'engage dans le conduit cystique, hépatique ou cholédoque ; ce calcul, soit par son volume, soit par l'irrégularité de sa forme, ne progresse que difficilement et en déchirant les parois du conduit dans lequel il est engagé ; il en résulte une *douleur* atroce dans l'hypochondre droit et l'épigastre, s'irradiant vers le dos et l'épaule droite ; le patient s'agite, se roule par terre, il peut même survenir une syncope. Cette douleur s'accompagne de *nausées* et *vomissements* aqueux ; ces vomissements se produisent par action réflexe, on conçoit que d'ordinaire ils ne seront pas verdâtres, puisque le calcul s'oppose à l'arrivée de la bile dans l'intestin. L'*ictère* n'est pas constant, il peut manquer lorsque par exemple le calcul occupe le canal cystique (1) ; en tous cas il n'apparaît que plusieurs heures après le début de l'accès. Pendant l'accès on peut constater parfois une *dilatation* de la vésicule.

L'accès est souvent *apyrétique*.

Dès que le calcul est arrivé dans le duodénum, ce qui ordinairement a lieu au bout de quelques heures, le malade éprouve un bien-être inexprimable qui marque la terminaison de l'accès : le calcul sera ensuite expulsé avec les matières fécales, dans lesquelles il faut toujours le rechercher.

Les accès se répètent à des époques indéterminées, ils sont souvent séparés par un espace de plusieurs années. Durant leurs intervalles la santé peut être parfaite, mais souvent les malades éprouvent des douleurs sourdes dans l'hypochondre, des troubles digestifs, leur teint est jaunâtre.

Diagnostic. — 1° *Avec une péritonite localisée dans l'hypochondre droit.* — La douleur de la péritonite augmente par la pression, l'agitation du malade est moindre, il n'existe pas de rémission aussi marquée que dans la colique hépatique. Les anciens accès et la présence de calculs dans les fèces éclaireront le diagnostic. Ajoutons qu'il n'est pas très rare de voir une péritonite partielle se développer au niveau de la vésicule enflammée.

2° *Avec la névralgie du foie.* — La névralgie du foie ou hépatalgie est très rare, elle ne survient guère que chez les hystériques, les douleurs sont moins vives, la vésicule n'est pas gonflée, il n'y a pas de calculs dans les selles.

3° *Avec la colique néphrétique.* — Dans celle-ci la douleur siège dans la région lombaire, descend le long du cordon, détermine la rétraction du testicule, ne donne pas lieu à de l'ictère et s'accompagne de troubles de la sécrétion urinaire. Enfin le calcul est rendu avec les urines et non avec les fèces.

4° *Avec l'occlusion intestinale* (voyez cette maladie).

B. — Arrêt du calcul. — Rétention biliaire.

A. — Si le calcul s'arrête dans le *canal cystique* la vésicule biliaire, ne recevant plus de bile, deviendra le siège d'un curieux phénomène appelé hydropisie de la vésicule ; c'est-à-dire qu'elle sera distendue par un *liquide clair*.

B. — Plus souvent le calcul s'arrête dans le *canal cholédoque*.

On voit alors survenir de ce fait une série de modifications pathologiques du foie : il y a d'abord *dilatation progressive des voies biliaires*, et *irritation de leur muqueuse* (angiocholite).

Puis l'irritation gagne le *tissu conjonctif voisin* et aboutit à la *cirrhose biliaire*.

Enfin les *abcès miliaires* se forment dans le foie et peuvent, par leur réunion, aboutir à la formation d'un gros abcès hépatique.

a. *Dilatation des voies biliaires.* — *Tumeur biliaire.* — La dilatation porte sur les gros canaux et la vésicule.

Le cholédoque peut atteindre la dimension d'une anse intestinale ; la vésicule distendue forme tumeur.

Le foie est gros, d'une couleur olivâtre ; à la coupe il paraît comme caverneux et les orifices béants laissent échapper la bile en grande quantité.

b. *Cirrhose biliaire.* — Le foie est augmenté de volume, et dépasse les fausses côtes d'une étendue variable. Il est *dur*, mais lisse et régulier ; à la longue il s'atrophie. D'une couleur verdâtre il laisse à la coupe échapper une grande quantité de bile et renferme de petits foyers d'*apoplexie biliaire*.

La lésion porte sur le tissu conjonctif entourant les gros canaux, et sur le tissu conjonctif des espaces portes et des fissures entourant les lobules ; comme dans la cirrhose hypertrophique c'est une cirrhose périlobulaire et monolobulaire.

Les cellules hépatiques sont *pigmentées, altérées*.

Le *cœur* est frappé de myocardite.

La *rate* est augmentée de volume. Il y a de la *périhépatite*, de la *péritonite chronique*, des *varices œsophagiennes*.

Le *rein* altéré par le passage de la bile présente à la longue les caractères de la *néphrite*.

c. *Hépatite suppurée*. — Les abcès hépatiques se présentent dans la rétention biliaire sous *deux formes :* la première, plus fréquente, est l'abcès de petite dimension criblant le foie (abcès miliaire, pisiforme, lenticulaire). Plus rarement les abcès miliaires se réunissent pour former un vaste abcès.

Symptômes de la rétention biliaire.

Le symptôme capital est l'*ictère chronique, ictère foncé, vert olivâtre*, avec *ralentissement du pouls, décoloration des selles, troubles digestifs, xanthelasma*, etc.

De temps à autre se montre une crise de *colique hépatique*.

Fièvre intermittente hépatique. — L'accès est semblable à celui de la fièvre intermittente paludéenne et comprend les trois stades de *frisson, chaleur, sueur*. Mais la fièvre intermittente hépatique *affecte rarement la régularité typique de la paludéenne*, les accès sont *surtout vespéraux* et le *taux de l'urée diminué par le fait de la lésion hépatique reste abaissé* contrairement à ce qui se passe dans la paludéenne.

La rate est grosse ; il se produit des hémorrhagies diverses : gastriques, intestinales, nasales.

Le cœur s'affaiblit, les urines deviennent *albumineuses*, et contiennent *peu d'urée.*

Enfin l'ictère se fonce, la cachexie s'établit progressive, et la série d'accidents se termine le plus souvent par le *syndrôme de l'ictère grave*, ou un *état comateux.* La mort survient dans un délai variant de quelques mois à deux ans tout au plus.

La *guérison* peut s'observer quand l'occlusion vient à prendre fin, mais cette éventualité n'est pas fréquente.

C. — Migration du calcul par les voies anormales.

Tantôt le calcul rompt d'emblée les parois du canal qui le contient (vésicule surtout) et tombe dans le péritoine, déterminant une péritonite suraiguë, tantôt il use peu à peu la paroi qui s'enflamme chroniquement, contracte des adhérences avec les organes voisins, et le calcul est ainsi conduit par un trajet fistuleux vers l'estomac, le duodénum, le côlon ou la paroi abdominale.

Traitement. — Il comprend :

1º Le traitement de l'accès de la colique hépatique ;

2º Le traitement des complications ;

3º Le traitement général de la lithiase biliaire, c'est-à-dire les moyens destinés à prévenir la formation et la reproduction des calculs.

Le traitement de la colique hépatique consiste surtout en calmants, tels que morphine, chloral en lavements, etc.

Lorsque le calcul s'est arrêté il faut favoriser son expulsion par l'administration de purgatifs huileux ou salins, et la médication alcaline.

Lorsque le calcul est depuis longtemps enclavé, *pour prévenir la série des accidents* auxquels donne lieu cet enclavement, il faut, s'il se peut, avoir recours à la chirurgie, qui depuis quelques années a tenté avec succès l'opération de la *cholécystotomie.*

Le *traitement général* de la lithiase biliaire consistera dans la médication alcaline (eaux de Vichy, Carlsbad, etc.).

Le remède de Durande comprenant trois parties d'éther et deux parties d'essence de térébenthine a été autrefois beaucoup vanté.

ICTÈRES GRAVES

Il existe deux variétés d'ictère grave qu'il ne faut pas confondre.

1º L'*ictère grave primitif*, apparaissant d'emblée, de nature vraisemblablement infectieuse ;

2º L'ictère grave se greffant sur un état pathologique antérieur du foie : *ictère grave secondaire*, ictère devenu grave, *ictère aggravé* de Bouchard.

ICTÈRE GRAVE PRIMITIF

Les divers noms qu'a reçus tour à tour cette affection assez rare (*atrophie jaune aiguë du foie, ictère typhoïde, ictère hémorrhagique essentiel, ictère grave essentiel,* etc.) dénominations basées soit sur les lésions anatomiques, soit sur l'aspect clinique, prouvent combien sa nature a été diversement interprétée.

Frerichs pensait qu'il existait un substratum anatomique constant à cette affection, et que ce substratum était *l'atrophie jaune aiguë* de Rokitansky, ou mieux une *hépatite parenchymateuse diffuse aiguë.*

Cette idée a longtemps régné en maîtresse. Mais des autopsies nombreuses démontrèrent bientôt que les lésions d'atrophie et d'hépatite parenchymateuse aiguë pouvaient manquer totalement, et que le foie était souvent à peine altéré alors que le sujet avait présenté pendant la vie les symptômes les plus légitimes d'ictère grave. On en revint alors à l'opinion déjà ancienne de Trousseau qui faisait de l'ictère grave une *maladie générale* avec localisation marquée sur le foie.

Il paraît en effet certain, à l'heure actuelle, quoique la preuve ne soit pas entièrement faite, que l'ictère grave est une *maladie générale, infectieuse*, une maladie *bactérienne;* mais l'agent pathogène est encore à trouver.

Anatomie pathologique. — Souvent, ainsi que nous l'avons dit, les lésions sont à peine appréciables : il en est surtout ainsi dans les cas à marche extrêmement rapide.

Ordinairement on trouve les lésions suivantes :

Le foie est *atrophié* et *ramolli*, et présente une *couleur jaune uniforme* avec des *marbrures rouges*. L'atrophie peut être générale et le foie n'a plus que la moitié ou le tiers de son volume primitif, mais elle peut être partielle et plus prononcée à gauche qu'à droite.

Le *foie* contient peu de sang et de bile.

Au microscope on constate l'atrophie et la destruction des cellules.

Les *reins* sont altérés et présentent les lésions de la néphrite parenchymateuse. Le sang est dissous, noirâtre, poisseux, diffluent.

La *rate* est tuméfiée, ramollie. Le *cœur* est mou, flasque (myocardite aiguë). Enfin les divers viscères sont le siège d'hémorrhagies interstitielles.

Symptômes. — L'évolution de la maladie peut être divisée en deux périodes.

La première période consiste en symptômes de *catarrhe gastro-duodénal :* le malade perd l'appétit et le sommeil, il éprouve des nausées et des vomissements bilieux, il souffre de la tête et il est atteint de courbature, d'une fièvre légère, puis l'ictère apparaît. Cette première période a une durée fort variable ; elle peut être courte au point de passer inaperçue ou se prolonger durant plusieurs jours.

La deuxième période est caractérisée par de l'*ictère*, des *hémorrhagies multiples* et un *état général grave*.

L'ictère prend en général une teinte de plus en plus foncée, la face jaune est marbrée çà et là de plaques cyanosées, la conjonctive est congestionnée. La région du foie est sensible, et par la percussion on peut parfois apprécier la *diminution de son volume*, et au contraire l'*hypertrophie de la rate*.

Hémorrhagies. — Bientôt le sang s'extravase de la plupart des vaisseaux, il se répand à la surface des muqueuses : de là des épistaxis, des hématémèses, des métrorrhagies, du mélæna ; il s'infiltre dans le tissu cellulaire en produisant des ecchymoses et du purpura ; il peut même s'épancher dans la substance cérébrale, en produisant les symptômes de l'hémorrhagie cérébrale. Ces diverses hémorrhagies doivent être attribuées à l'altération considérable du sang.

État général. — Il est profondément altéré, d'où le nom d'ictère grave ou typhoïde ; la *température s'élève à 40 degrés et même au delà*, avec une légère rémission matinale ; le malade tombe dans la stupeur, les lèvres et les dents se couvrent de fuliginosités ; bientôt survient du *délire*, des *convulsions* et un *coma* mortel.

Durée et terminaisons. — L'ictère grave dure une semaine environ ; on cite quelques cas de guérison, mais ils sont trop rares pour alléger la gravité du pronostic.

Diagnostic. — Pendant la première période, le diagnostic est à peu près impossible ; dans la deuxième, il s'établira sur l'ictère, les hémorrhagies et la gravité de l'état général.

L'*empoisonnement par le phosphore* peut déterminer des accidents absolument semblables à ceux de l'ictère grave : c'est qu'en effet le phosphore produit la même atrophie jaune aiguë du foie ; les antécédents permettront d'établir le diagnostic.

La *fièvre jaune* ressemble beaucoup à l'ictère grave ; elle s'accompagne, il est vrai, de douleurs lombaires affreuses et d'hémorrhagies gastro-intestinales très abondantes.

La fièvre jaune d'ailleurs, n'est pas une maladie de nos pays.

Traitement. — Il est nul.

ICTÈRE GRAVE SECONDAIRE

L'ictère grave secondaire vient terminer l'évolution de la *cirrhose hypertrophique*, du *cancer du foie*, de la cirrhose biliaire, et bien plus rarement de la cirrhose atrophique et du foie syphilitique : c'est donc ordinairement un ictère devenu grave, un ictère aggravé (Bouchard).

La **pathogénie** paraît en être la suivante : « empoisonnement « biliaire (cholémie), dégénérescence cellulaire, et notamment « l'altération des cellules hépatiques. Atrophie du foie et sup- « pression de ses fonctions (acholie). Altérations rénales de « causes diverses aboutissant à l'insuffisance rénale ; enfin auto- « intoxication mixte par acholie, c'est-à-dire par la rétention de « produits toxiques anormaux, et par urémie, c'est-à-dire par « non élimination des produits toxiques normaux que l'urine « emporte physiologiquement » (Bouchard).

Les **symptômes** sont à peu près ceux de l'ictère grave primitif, mais moins complets.

Le **diagnostic** sera ici plus facile ; l'existence d'une maladie antérieure du foie, et d'un *ictère chronique devenu subitement grave* l'éclairera ordinairement.

LIVRE IV

MALADIES DE L'APPAREIL URINAIRE

ARTICLE PREMIER

MALADIES DES REINS

CONGESTION RÉNALE

On peut la diviser en :
1° *Congestion passive;*
2° *Congestion active.*

Congestion passive. — Le type de la congestion passive est le *Rein cardiaque*, c'est-à-dire cette forme de congestion qui est déterminée par la stase du sang dans les veines rénales au cours des *maladies organiques du cœur non compensées*. On l'observe aussi dans les *maladies du poumon qui entravent la circulation cardiaque*. Les reins sont *volumineux, légèrement indurés;* la capsule se détache bien, la surface du rein est lisse, rouge sombre et les étoiles de Verheyen se détachent en teinte plus foncée encore. Sur une coupe les *deux substances apparaissent gorgées de sang*.

Les symptômes se réduisent à ceci : sécrétion urinaire diminuée, urines rouges, riches en urates, légèrement albumineuses.

Congestion active. — Il est bien difficile en l'état actuel de définir ce que c'est que la congestion active ; la plupart des faits qu'on a réunis sous ce titre correspondent plutôt à la néphrite aiguë que nous étudierons bientôt. Elle parait ne reconnaître pour causes que les empoisonnements par substances médicamenteuses telles que *cantharides, térébenthine*, etc., et les *vastes brûlures du tégument externe*. Elle se traduit par des troubles urinaires passagers, *l'albuminurie principalement*.

NÉPHRITES AIGUES

On admettait autrefois une *néphrite catarrhale légère* et une *néphrite albumineuse* ou *parenchymateuse aiguë* plus grave, dont on faisait deux maladies distinctes, croyant à tort qu'il s'agissait de deux maladies à localisations morbides différentes : dans la première, la lésion portait sur l'épithélium des tubes excréteurs, dans la seconde sur l'épithélium des tubuli contorti et des anses de Henle. Anatomiquement il n'y a qu'une néphrite aiguë dont les lésions diffèrent considérablement suivant les cas en étendue et en gravité, mais répondent à un même type.

Étiologie. — Les néphrites aiguës sont : a) *primitives,* b) *secondaires*.

a. — Le type de la *néphrite primitive* est la néphrite a *frigore*.

b. — *Néphrites secondaires*.

1º Néphrites des maladies infectieuses (1). La *néphrite*

---

(1) Toutes les maladies infectieuses ont des déterminations rénales; c'est une loi établie par le prof. Bouchard ; il est presque certain que les néphrites de ce groupe doivent être rapportées à la présence des bactéries dans les reins. Mais l'anatomie pathologique n'est pas encore en mesure d'en donner la preuve dans la plupart des cas.

scarlatineuse, qu'il ne faut pas confondre avec l'albuminurie légère des premiers jours, apparaît pendant la convalescence vers le 15ᵉ jour.

On observe encore la néphrite aiguë dans la variole, la diphthérie, la fièvre typhoïde, etc.

2° Néphrites toxiques et médicamenteuses.

La néphrite cantharidienne est le type de ce groupe.

3° Néphrite de l'état puerpéral.

Symptômes. — Tantôt ils sont si légers que la néphrite passerait inaperçue si l'on ne songeait à examiner l'urine qui renferme de l'albumine.

Tantôt ils se traduisent par une albuminurie de peu de durée et des œdèmes localisés (paupières, scrotum, malléoles) et fugaces.

Tantôt enfin ils forment la *néphrite aiguë* grave que nous allons étudier.

Le *début* est ou brusque avec fièvre, *vomissements, douleur lombaire*, ou insidieux.

Urine. — Diminuée de quantité, 400 à 500 grammes au plus dans les 24 heures, parfois anurie complète.

L'urine est *albumineuse*, et contient une plus ou moins grande *quantité de sang*, ce qui lui donne une teinte rose ou rouge foncé. On y constate la présence des débris épithéliaux et *de cylindres*.

L'*œdème* se généralise (*anasarque*).

En même temps apparaissent *des épanchements dans les cavités séreuses* (hydrothorax, hydropéricarde, ascite).

L'*œdème de la glotte* est fréquent, et *parfois initial*.

Le malade est exposé aux diverses manifestations *de l'urémie* et surtout aux formes convulsive ou comateuse.

On observe également l'*amblyopie* pouvant aller jusqu'à l'amaurose, cet accident est toujours passager.

Diagnostic. — Il est facile.

Pronostic. — Varie suivant la forme. La forme grave peut guérir, tuer en quelques jours ou passer à l'état chronique ; les autres sont bénignes.

Anatomie pathologique. — A un degré quelconque tous les éléments du rein sont touchés.

Les reins sont augmentés de volume, la capsule se détache facilement ; la substance corticale est congestionnée, rouge. Si la lésion est plus grave, le rein offre l'aspect d'un *gros rein blanc* : il est volumineux, gris jaunâtre, la substance corticale tuméfiée donne au rein son aspect et sa couleur.

Au microscope on constate les lésions suivantes :

a. *Tubes collecteurs.* — Gonflement, multiplication et desquamation de l'épithélium.

b. *Glomérules.* — Les capillaires sont dilatés ; un exsudat albumineux est épanché au sein de la capsule, il y a parfois hémorrhagie intra-glomérulaire.

Le tissu conjonctif interposé aux anses subit un développement embryonnaire.

c. *Tubuli contorti, anses de Henle.* — Les canalicules sont dilatés, opaques, l'épithélium est trouble, granuleux, tuméfié. Les cellules sécrètent une substance coagulable qui forme les cylindres.

d. *Tissu conjonctif.* — Il est infiltré de globules blancs, et commence à se multiplier.

Traitement. — Régime lacté. Purgatifs drastiques.

NÉPHRITES CHRONIQUES. — MAL DE BRIGHT

En 1827, Bright reconnaît pour la première fois la relation des œdèmes et de l'albuminurie avec des lésions rénales et donne la description d'une des grandes formes de l'altération rénale chronique : *le gros rein blanc lisse.*

Mais il s'en faut et de beaucoup que le *gros rein blanc* soit la seule forme pathologique liée au complexus clinique décrit par Bright : on rencontre encore un *gros rein blanc granuleux*, *un petit rein blanc lisse*, ou *granuleux* et *un petit rein rouge*. Les auteurs Rayer, Frerichs, etc., déclarèrent que c'étaient là des formes successives d'un seul et même processus. Cependant l'Ecole anglaise contestait cette unicité : elle vit que le rein contracté (petit rein rouge) différait du gros rein blanc non seulement au point de vue anatomique mais encore au point de vue clinique. Chez nous, Charcot adopta et vulgarisa cette opinion et la *dualité* de la maladie de Bright triompha.

Au *gros rein blanc* répondait :

1° Une étiologie spéciale : *a frigore*, ou *maladies consomptives;*

2° Un processus anatomique nettement défini *s'attaquant à l'épithélium* des tubuli contorti et respectant le tissu interstitiel (néphrite parenchymateuse) ;

3° Un aspect clinique caractérisé par des *œdèmes* et *une albuminurie considérable.*

Au *petit rein rouge* répondait :

1° Comme étiologie : l'*alcoolisme*, la *goutte*, le *saturnisme:*

2° Une prolifération interstitielle du tissu conjonctif (néphrite interstitielle).

3° Au point de vue clinique la *polyurie*, une *albuminurie passagère* et peu marquée, enfin et surtout *l'hypertrophie cardiaque.*

Enfin, une troisième forme s'imposait pour compléter la série pathologique du mal de Bright : *le rein amyloïde* que nous étudierons à part.

Mais on ne tarda pas à reconnaître qu'aussi bien au point de vue anatomique qu'au point de vue clinique la distinction était loin d'être aussi tranchée entre ces formes.

A. — Anatomiquement il y a dans le gros rein blanc, des lésions interstitielles ; de plus les aboutissants du gros rein blanc : *petit rein blanc, granuleux ou lisse*, ressemble beaucoup histologiquement au petit rein rouge.

Le point de départ du petit rein rouge est une *altération épithéliale* qui engendre par sa présence l'irritation et la prolifération du tissu conjonctif (cirrhose viscérale épithéliale de Charcot).

B. — Cliniquement certains symptômes attribués exclusivement à la néphrite interstitielle, tels que l'hypertrophie cardiaque, font aussi partie du tableau de la néphrite parenchymateuse.

A un moment donné le tableau de la néphrite interstitielle sous l'influence d'une poussée aiguë du côté de l'épithélium se transforme et reproduit le tableau de la néphrite parenchymateuse.

Ainsi donc il fallait en revenir à la doctrine uniciste. Le mal de Bright représente une vaste série : aux deux extrêmes sont : 1° la néphrite où dominent les lésions parenchymateuses (gros rein blanc), et 2° celles où dominent les lésions interstitielles (petit rein rouge).

Entre les deux, et de beaucoup les plus nombreuses sont les néphrites diffuses, ou mixtes dont la lésion et la clinique tiennent de l'une et de l'autre.

Mais après avoir établi l'unicité de la maladie de Bright, nous dirons que l'histoire des néphrites diffuses ou mixtes est encore bien obscure : nous décrirons donc seulement les deux formes *opposées* et le lecteur pourra facilement imaginer toutes les intermédiaires.

NÉPHRITE PARENCHYMATEUSE CHRONIQUE

Synonymie : Gros rein blanc lisse.

Anatomie pathologique. — On trouve à l'autopsie le rein *doublé de volume, blanc, nacré ou jaunâtre, à surface lisse.*

A la coupe on constate que la *couche corticale* blanche a *doublé d'épaisseur*, et que la *couche médullaire* qui a gardé sa couleur rouge est au contraire *diminuée de volume*.

Le microscope fait reconnaître que les tubuli contorti sont dilatés, et que leurs cellules sont troubles, granulo-graisseuses et sécrètent un exsudat albumineux, coagulable qui va former les cylindres dans les tubes droits.

Il y a également des lésions interstitielles : épaississement fibreux des glomérules.

Des îlots jaunâtres peuvent se développer dans le gros rein blanc; celui-ci peut s'atrophier partiellement et enfin dans sa totalité ; delà les divers aspects de *gros rein blanc granuleux*, de *petit rein gras lisse, petit rein gras granuleux* qui sont les aboutissants du gros rein blanc lisse.

Étiologie. — Elle est obscure : le froid, l'humidité paraissent jouer un certain rôle ainsi que les maladies cachectisantes (phthisie, scrofule, syphilis, etc.).

Symptômes. — A. *Altération des urines.* — Les urines sont rares : la quantité émise dans les 24 heures dépasse rarement 1000 gr. et oscille ordinairement entre 500 et 600 gr.

Les urines sont troubles, *mousseuses*, à reflet verdâtre Leur modification capitale consiste dans la présence de l'*albumine*. Cette albumine, identique à la sérine et à la globuline du sang, est en quantité variable; l'urine en contient ordinairement de 3 à 15 gr. par litre, ce qui donne une déperdition de 2 à 12 gr. environ par 24 heures; mais la déperdition est souvent beaucoup plus grande et peut aller jusqu'à 20, 25 gr. par litre.

L'*urée* est diminuée; sa quantité varie de 15 à 20 gr. par jour.

Les sédiments urinaires consistent en débris épithéliaux et en *cylindres*.

Les cylindres urinaires qui étaient, il n'y a pas bien longtemps, regardés comme un élément diagnostique extrêmement important, et qui aujourd'hui sont considérés comme beaucoup moins significatifs, sont de deux sortes :

1° *Cylindres épithéliaux* (desquamation des tubes droits et collecteurs) sans grande importance.

2° *Cylindres hyalins*, indices d'une affection grave du rein.

B. *Hydropisies.* — L'œdème est ordinairement partiel et localisé, puis il s'étend et finit par se généraliser à tout le tissu cellulaire et à toutes les cavités séreuses.

C'est le plus souvent l'*œdème des paupières*, le matin, au réveil, qui marque le début de l'affection. Vient ensuite l'œdème péri-malléolaire qui, comme l'œdème des paupières est tout d'abord passager. Puis l'œdème s'installe à l'état permanent envahissant les membres inférieurs, le tronc, le scrotum, le dos des mains, le cou, la face. Cet œdème est blanc, lisse, dépressible et gardant la trace du doigt.

Enfin les cavités séreuses sont elles-mêmes envahies à un degré plus avancé de l'affection et on voit alors se produire l'ascite, l'hydrothorax, l'hydropéricarde.

Outre ces deux symptômes fondamentaux, on observe dans la néphrite parenchymateuse la dyspepsie, des vomissements, de la diarrhée et de nombreuses et graves complications.

Complications. — *Œdème de la glotte* : il résulte de l'infiltration des replis aryténo-épiglottiques ; des plus graves, cet accident est rare dans le cours de la néphrite parenchymateuse. Il faut bien savoir que parfois il peut marquer le début de l'affection.

Complications pulmonaires. — L'*œdème du poumon* est fréquent et grave.

La *bronchite* est la plus fréquente des complications pulmonaires. Lasègue en distinguait trois formes :

a. — Bronchite caractérisée par des accès de dyspnée passagère, nocturne.

b. — Bronchite à début brusque, à phénomènes dyspnéiques intenses, à crachats sanguinolents.

c. — Véritable broncho-pneumonie.

La *pneumonie* est plus rare ; c'est une pneumonie de la base à tendance suppurative.

Les *inflammations des séreuses* diverses sont ordinaires : ce sont surtout la pleurésie, la péricardite, les synovites.

Enfin l'*érysipèle* et la *gangrène* des téguments œdématiés se voient fréquemment dans le cours de la néphrite parenchymateuse.

La **marche** de la maladie est progressive et lente : la durée est de deux ans au plus, et la mort survient soit par la cachexie progressive, soit par suite d'une des complications énumérées, soit *au cours* d'une *attaque d'urémie*. L'urémie, terme fatal des maladies qui désorganisent le rein, sera étudiée plus loin en détail.

Diagnostic. — Il est assez facile : l'albuminurie, les hydropisies diverses, la marche lente donnent à cette affection un cachet assez spécial.

Traitement. — Le traitement curatif est à peu près nul. On peut avoir recours au tannin ; aux purgatifs drastiques qui servent à éliminer par le tube digestif les déchets organiques accumulés dans le rein par suite de l'insuffisance rénale, et qui peuvent exercer une influence favorable sur la diminution de l'œdème.

La méthode de beaucoup la plus recommandable est la *diète lactée absolue*. Il est rare que sous son influence l'albumine ne diminue pas notablement. Mais ce n'est là qu'un moyen palliatif, et un moyen d'amélioration : ce n'est pas un moyen curatif.

NÉPHRITE INTERSTITIELLE

Synonymie : Rein contracté, petit rein rouge, rein goutteux, rein saturnin.

Étiologie. — Cette affection se rencontre surtout de 50 à 60 ans.

L'*alcoolisme*, le *saturnisme*, la *goutte* en sont des causes évidentes.

Anatomie pathologique. — Les reins *sont diminués de volume* d'une façon considérable parfois jusqu'à peser chacun à peine 50 grammes. Leur surface est *bosselée, granuleuse, rouge* : la capsule est adhérente et lorsqu'on l'enlève, elle *entraîne des fragments du parenchyme*.

A la surface dépouillée on voit des granulations miliaires jaunâtres.

La coupe met en évidence l'*atrophie corticale* considérable et la présence de *kystes* nombreux de volume très variable.

Histologiquement il s'agit d'une cirrhose, c'est-à-dire d'une sclérose du tissu conjonctif interstitiel, mais il y a également altération de l'épithélium des tubuli contorti ; du reste l'altération de cet épithélium paraît avoir été la première en date, et avoir commandé la cirrhose.

Avec la néphrite interstitielle coexistent : l'*hypertrophie cardiaque* du ventricule gauche, une artério-sclérose généralisée le plus souvent, et la sclérose d'autres organes (foie, rate, poumon).

Symptômes.— *Urines.*—Le fait capital est ici la *polyurie*. Le malade rend au minimum deux litres d'urine par 24 heures ; souvent la quantité s'élève à cinq, six litres et plus.

M. le professeur Dieulafoy a fait remarquer que dans le mal de Bright il existe deux symptômes réunis jusqu'ici sous le même nom de polyurie et qu'il ne faut pourtant pas confondre ; les malades urinent souvent : c'est la *pollakiurie ;* et la quantité d'urine émise en 24 heures est considérable : c'est la *polyurie*.

Dans la néphrite interstitielle l'*albuminurie* est toujours très peu marquée ; elle est souvent passagère ; mais la quantité d'albumine peut augmenter dans de fortes proportions lors des poussées parenchymateuses.

L'œdème est comme l'albuminurie peu marqué et passager.

L'urée est toujours de quantité normale, et souvent en excès.

Hypertrophie du ventricule gauche. — Cœur rénal. — C'est là un symptôme des plus importants dans la néphrite interstitielle.

Le cœur est hypertrophié ; sa matité est augmentée, et la pointe abaissée vient battre sur la 7e ou la 8e côte. L'auscultation révèle un phénomène dont la découverte est due au professeur Potain ; c'est un *redoublement du premier bruit du cœur*, un *bruit de galop*.

La relation entre la néphrite et l'hypertrophie ventriculaire déjà signalée par Bright, a été surtout établie par les travaux de Traube.

La pathogénie de cette hypertrophie cardiaque a été très diversement interprétée.

Traube admettait que l'hypertrophie cardiaque avait son point de départ dans l'exagération de la tension artérielle due au rétrécissement ou à l'oblitération des artérioles rénales étouffées par la sclérose du rein.

M. le professeur Potain a démontré que « dans un bon « nombre de cas on peut constater que la néphrite est le fait « primitif, et que l'hypertrophie du cœur est le fait secondaire. »

M. Strauss a cherché à démontrer expérimentalement que l'hypertrophie cardiaque succède à la tension rénale et a prouvé qu'en liant un uretère chez des cobayes on provoque une atrophie scléreuse du rein, et consécutivement une hypertrophie du ventricule gauche.

Gull et Sutton qui pensent que la néphrite interstitielle est l'expression locale d'une altération généralisée des petits vaisseaux (artério-capillary fibrosis), admettent que l'obstacle à la circulation qui détermine l'hypertrophie cardiaque réside dans tous les capillaires de l'organisme.

Debove et Letulle pensent que l'altération rénale et l'hypertrophie cardiaque sont connexes, et qu'il s'agit d'une *véritable maladie cardio-rénale*.

Troubles digestifs. — La polyurie entraîne la *polydipsie*.

Troubles visuels. — Il y a ordinairement amblyopie plus ou moins accusée ; très rarement le trouble va jusqu'à l'amaurose.

Les lésions constatées à l'ophthalmoscope sont celles de *la rétinite albuminurique : hémorrhagies*, exsudats liquides ou fibrineux, taches graisseuses brillantes.

Hémorrhagies. — Elles sont fréquentes et affectent les sièges les plus variés : ce sont des hémorrhagies rétiniennes, des épistaxis, des hémorrhagies méningées et cérébrales.

Inflammations viscérales. — On observe ici, comme dans la néphrite parenchymateuse, des péricardites, des pleurésies, des bronchites, etc.

Marche. Durée. Terminaison. — La marche de la néphrite interstitielle est fort lente. Son cours est traversé par des poussées aiguës d'albuminurie et d'œdème qui peuvent en modifier complètement l'aspect.

Le malade meurt par *asystolie*, ou *hémorrhagie cérébrale*, ou *accidents urémiques* qui sont surtout fréquents dans cette forme du mal de Bright.

Diagnostic. — Difficile au début, il est plus facile quand le tableau est complet. La polyurie, l'hypertrophie cardiaque, les troubles visuels, l'albuminurie et l'œdème peu marqués forment un ensemble assez caractéristique.

Traitement. — Absolument nul.

REIN AMYLOIDE

La dégénérescence amyloïde se produit dans les caries osseuses, les suppurations de longue date, la tuberculose chronique, la syphilis tertiaire.

Elle est *rarement isolée* : la dégénérescence amyloïde se voit le plus souvent en même temps dans d'autres organes (foie, rate, tunique musculeuse de l'intestin, poumon).

Anatomie pathologique. — La dégénérescence amyloïde existe assez rarement seule dans le rein ; d'ordinaire elle est précédée et accompagnée de lésions de néphrite parenchymateuse.

Le rein amyloïde peut être de volume normal, hypertrophié ou atrophié.

La coloration en est jaunâtre ; le rein gros ou normal est lisse ; le rein atrophié est granuleux avec capsule adhérente.

Pour reconnaître immédiatement les parties atteintes de dégénérescence amyloïde, on les touche avec de la teinture d'iode iodurée ; elles se colorent immédiatement en rouge brun ; l'acide sulfurique détermine le passage au bleu et au violet de la partie amyloïde colorée par la teinture d'iode.

Symptômes. — Le rein amyloïde se traduit souvent par les symptômes du mal de Bright (néphrite parenchymateuse) avec lequel il coexiste.

Lorsque le rein amyloïde existe à l'état de pureté sa symptomatologie est des plus obscures. On remarque surtout la *polyurie*. Quant à l'albuminurie, Strauss a montré qu'elle n'était pas constante dans ces cas.

NÉPHRITE SUPPURÉE

Étiologie. — La néphrite suppurée s'observe surtout chez les vieillards.

Ses causes principales sont les maladies des voies urinaires : les cystites, les prostatites, les rétrécissements de l'urèthre. Elle est une complication fréquente des opérations sur l'urèthre et la vessie (rein chirurgical).

Les abcès métastatiques du rein se rencontrent dans la septicémie, la pyémie, etc.

Anatomie pathologique. — La suppuration de la néphrite suppurée peut être *diffuse* ou *collectée en abcès ;* ces deux formes sont d'ailleurs souvent réunies.

Les *abcès métastatiques* forment une lésion spéciale.

Dans la *forme diffuse* le pus est infiltré dans la substance corticale et la substance des pyramides : l'organe est jaunâtre, et la pression donne issue au pus sur une coupe.

Les *abcès* du rein sont en nombre variable, et de dimensions différentes. Le rein qui renferme des abcès est souvent déformé, bosselé.

La voie d'élimination du pus est assez variable : tantôt l'abcès s'ouvre dans le bassinet et est évacué avec l'urine ; tantôt il s'ouvre dans le duodénum ou se fraye un chemin vers la peau de la région lombaire. Parfois il s'ouvre dans le péritoine.

Les abcès métastatiques ont la forme ordinaire des infarctus dont ils ne sont qu'une variété : c'est-à-dire la forme conique avec la base tournée vers la périphérie de l'organe.

Symptômes. — Parfois la néphrite suppurée débute d'une *façon aiguë* par des frissons, de la fièvre, des nausées, des vomissements et une vive douleur dans la région lombaire ; puis l'affection évolue et l'abcès se révèle en se vidant par une des voies que nous avons indiquées.

Mais une forme beaucoup plus commune et qui s'observe surtout chez les vieillards atteints d'affections des voies urinaires, ou qui ont subi une opération sur l'urèthre ou la vessie, se présente avec un appareil beaucoup moins aigu. La suppuration s'installe insidieusement et se traduit par un aspect typhoïde, l'adynamie, les sueurs et surtout une sécheresse extrême de la langue : *langue rôtie.*

Le **pronostic** de cette forme est absolument grave.

REIN FLOTTANT. — REIN MOBILE

Cette curieuse affection qui a encore reçu le nom de *luxation du rein*, est ordinairement unilatérale et siège *surtout à droite*. Elle est beaucoup plus fréquente chez *la femme* que chez l'homme.

On a invoqué, pour l'expliquer, les traumatismes et les contusions de la région lombaire ; les grossesses répétées ; l'amaigrissement rapide. Le professeur Bouchard fait jouer un rôle important à la *dilatation de l'estomac* dans la production du rein flottant. Le rein *droit* serait luxé par des congestions répétées du foie.

Symptômes. — Les deux signes les plus importants sont la *douleur* et la *tumeur*.

Douleur.— Elle occupe un siège variable : flanc, hypochondre, région lombaire. Elle est ordinairement unilatérale. Tantôt c'est une douleur légère, un sentiment de malaise, de pesanteur, de tiraillement. Mais parfois la douleur est beaucoup plus vive : c'est une sorte de colique, avec des exacerbations très marquées et très violentes, surtout à l'époque de la menstruation.

Tumeur. — Elle occupe ordinairement les parties latérales de l'abdomen. Elle rappelle par ses caractères la forme du rein : elle est ovoïde, allongée, lisse, à grand diamètre dirigé de dehors en dedans et de bas en haut.

Cette tumeur se déplace sous la main de l'explorateur, comme elle se déplace aussi spontanément d'un jour à l'autre.

Elle est mate. En même temps on constate un aplatissement de la région lombaire du côté où le rein a quitté sa loge.

On observe fréquemment des troubles de la santé consistant en phénomènes nerveux divers.

Pronostic. — Le rein mobile n'est pas une affection grave ; il cause cependant de la douleur parfois fort vive et peut être l'occasion du développement de la pyélite ou même de la néphrite.

Diagnostic. — Il est souvent fort difficile.

Les douleurs peuvent en imposer pour un lumbago, des coliques néphrétiques.

Quant à la tumeur, elle peut être prise pour un abcès par congestion, un kyste ovarique, etc.

Traitement. — Il ne peut être que palliatif.

On a conseillé et tenté dans les cas graves l'extirpation du rein.

HYDRONÉPHROSE. — KYSTES DES REINS

Les reins sont assez fréquemment le siège de kystes : les uns sont purement séreux, de petit volume, ils passent souvent inaperçus ; d'autres sont des kystes hydatiques qui n'atteignent guère de grandes dimensions et n'offrent que peu d'inconvénients. Enfin on a vu le rein tout entier ou plutôt quelques-unes de ses parties se dilater par suite de l'obstacle apporté au cours de l'urine : cette dilatation a reçu le nom *d'hydronéphrose*.

Toutes les causes qui gênent la circulation de l'urine dans le rein peuvent engendrer l'hydronéphrose ; tels sont les tumeurs du ventre, du bassin, les déplacements de l'utérus, les calculs, etc. Le volume de l'hydronéphrose est fort variable, lorsque tout le rein se dilate il peut acquérir des proportions énormes. Les parties de la glande en rapport avec le kyste sont plus ou moins atrophiées.

Le contenu du kyste est un liquide citrin, renfermant souvent de l'urée, parfois de l'albumine, du pus ou même un liquide noirâtre coloré par du sang.

Peu développée, la tumeur passe inaperçue, elle n'est reconnue que par le trouble qu'elle apporte aux fonctions des organes voisins lorsqu'elle a acquis un grand volume, dans ce cas elle a pu être confondue avec un kyste de l'ovaire.

L'hydronéphrose est parfaitement compatible avec la santé, à moins que par son volume elle ne détermine une atrophie considérable du rein.

Si son volume gênait les fonctions des organes voisins, il faudrait la ponctionner avec l'aspirateur Dieulafoy. Hors ce cas, il n'y a pas de traitement à tenter.

CANCER DU REIN

Le cancer du rein est très rare, il est plutôt secondaire que primitif, sa forme la plus commune est l'encéphaloïde qui débute par des noyaux disséminés dans la substance corticale et finit par former une tumeur bosselée, irrégulière.

Le squirrhe et le cancer alvéolaire sont plus rares. Enfin le cancer du rein détermine souvent la thrombose de plusieurs veines, iliaques, rénales, etc., des engorgements ganglionnaires.

Symptômes. — Le cancer du rein peut passer assez longtemps inaperçu, mais il finit par se révéler : 1° par des symptômes de *cachexie*, amaigrissement, teinte jaune paille, thrombose, etc. ; 2° par une *tumeur rénale*, qui est bosselée, irrégulière, dure, parfois ramollie en certains points, cette tumeur est immobile et ne suit pas les mouvements du diaphragme ; 3° par des *altérations de l'urine* dont les plus fréquentes sont l'*hématurie* et l'albuminurie. On a cru pouvoir trouver dans l'urine les cellules volumineuses, multinucléaires du cancer, mais l'observation ne justifie pas ces données théoriques ; 4° la *douleur* est assez rare et souvent obscure.

Le traitement ne peut être que palliatif.

URÉMIE

Au cours de certaines maladies du rein on voit éclater des accidents graves revêtant une physionomie spéciale, auxquels on a donné le nom d'urémie, dénomination vicieuse, mais qui a prévalu dans la pratique.

Étiologie. — L'urémie se rencontre :

1° Dans les lésions graves du rein : mal de Bright et surtout néphrite interstitielle, cancer, hydatides, hydronéphrose, etc. ;

2° Dans les maladies qui produisent un obstacle à l'élimination de l'urine, telles que l'anurie calculeuse double.

Théories pathogéniques de l'urémie.

Elles sont nombreuses. On peut, avec M. le professeur Bouchard, les rangers sous cinq chefs.

1° Théorie de l'*œdème cérébral* (Traube). — C'est à l'accumulation de l'eau dans le sang (hydrémie) que seraient dus les accidents urémiques. L'hydrémie produit la tendance aux œdèmes et notamment à l'œdème cérébral. L'œdème cérébral comprimant la substance nerveuse, produit l'anémie cérébrale (Coindet et Odier). Cette théorie est fausse car l'œdème cérébral, l'hydropisie ventriculaire et l'anémie cérébrale font le plus souvent défaut à l'autopsie des urémiques.

2° Théorie de l'*accumulation de l'urée dans le sang* (Wilson). — Outre que dans bien des cas l'examen du sang pratiqué chez des urémiques n'a pas permis de trouver l'urée en excès, les faits expérimentaux de Grehant et Quinquaud (injection d'urée dans le tissu cellulaire), de Treitz (injection d'urée dans les veines), de Ritter (injection d'urée à l'état de pureté absolue) ont démontré que l'urée n'avait pas la toxicité suffisante pour déterminer à elle seule des accidents semblables à ceux de l'urémie.

3° Théorie de l'*ammoniémie* (Frerichs).
Cet auteur a avancé que le carbonate d'ammoniaque résultant

du dédoublement de l'urée est le poison pathogénique de l'urémie.

4° Théorie de la *créatinémie* (Jaccoud).

Le professeur Jaccoud a donné le nom de créatinémie à une théorie qui incrimine la présence des matières extractives dans le sang (acide urique et hippurique, créatine, créatinine, leucine, tyrosine, etc.).

5° Théorie de l'*intoxication par la potasse* (Feltz et Ritter).

M. le professeur Bouchard a adopté une *théorie mixte* qui résume tout ce qu'il y a de vrai dans toutes les théories susénoncées, qui contiennent chacune une partie de la vérité, mais ne la contiennent pas tout entière. En effet, l'urée, les matières extractives, la potasse, sont des poisons, mais ne peuvent agir que par leur réunion ; chacun pris isolément est insuffisant.

« Je conçois l'urémie, dit le professeur Bouchard, comme « un empoisonnement complexe auquel contribuent dans des « proportions inégales tous les poisons introduits normalement « ou fabriqués physiologiquement dans l'organisme, lorsque la « quantité de poisons fabriqués ou introduits en 24 heures ne « peut plus être éliminée dans le même temps par les reins « devenus trop peu perméables. »

Symptômes. — L'urémie éclate souvent à la suite de l'exposition au froid, d'émotions morales vivés, d'accès de colère, d'excès de table.

Elle est à redouter quand survient une diminution notable de la quantité d'urine avec abaissement de la densité ; quand on voit l'œdème se résorber.

Les symptômes qui caractérisent l'urémie peuvent se développer graduellement ou éclater tout à coup ; ils offrent chez les divers malades des différences assez tranchées qui ont conduit à décrire trois formes d'urémie :

1° *Forme cérébrale ;*
2° *Forme dyspnéique ;*
3° *Forme gastro-intestinale.*

1° *Forme cérébrale.* — Elle comprend deux types : *a)* la forme convulsive; *b)* la forme comateuse.

A. *Forme convulsive.* — Les symptômes ressemblent beaucoup à ceux d'une attaque d'épilepsie et ne s'en distinguent que par des nuances, telles que l'absence du cri initial, etc. Tantôt tout se borne à une ou deux attaques en 24 heures ; tantôt le malade est comme en état de mal épileptique, les attaques se répétant à de courts intervalles, et même se succédant sans intervalles : cet état est rapidement mortel.

B. *Forme comateuse.*— Le malade tombe dans un état de somnolence qui devient bientôt du coma ; la face est pâle, le pouls ralenti, la respiration peut être stertoreuse, mais il n'y a pas de paralysie limitée.

2° *Forme dyspnéique.* — Elle se traduit surtout par le rythme respiratoire connu sous le nom de phénomène de Cheyne-Stokes. Voici en quoi consiste cette modification de la respiration : les mouvements respiratoires s'accélèrent graduellement ; puis ils diminuent jusqu'à une certaine pause complète de la respiration, après quoi une nouvelle accélération suivie d'une diminution aboutissant à une pause se produit, et la série continue ainsi.

3° *Forme gastro-intestinale.* —Elle consiste surtout en vomissements et en phénomènes diarrhéiques ou dysentériques. On retrouve l'urée dans les vomissements et dans les selles.

Telles sont les principales formes aiguës de l'urémie; mais il y a aussi une forme lente caractérisée par la céphalie, les vomissements et le coma progressif.

Marche et terminaisons. — L'urémie lente tue en quelqués semaines ; l'urémie aiguë évolue plus rapidement et tue en quelques jours. Cependant elle peut céder à une intervention bien conduite ; mais le danger reste entier pour l'avenir, les causes qui engendrent l'attaque urémique étant le plus souvent incurables.

Diagnostic. — Il s'établit sur deux éléments principaux :
1o *L'absence de fièvre et de paralysie motrice* qui permet d'éloigner l'idée d'une phlegmasie ou d'une lésion circonscrite de l'encéphale ;

2° La connaissance des désordres préexistants de la sécrétion urinaire, tels que destruction des reins par un mal de Bright, un cancer, une néphrite suppurée, ou obstacles au cours de l'urine par calculs, par lésions vésicales, etc. Les convulsions et le coma survenant dans ces conditions doivent faire penser à l'existence de l'urémie.

Traitement (1). — Le professeur Bouchard recommande le traitement suivant comme le plus rationnel et le plus efficace : *diurétiques* et surtout *le lait; antisepsie intestinale* qui s'obtient par l'administration de la naphthaline ou d'un mélange de charbon et d'iodoforme ; la *saignée* contre les accidents immédiatement menaçants ; et les *inhalations d'oxygène*.

LITHIASE RÉNALE. — COLIQUE NÉPHRÉTIQUE
GRAVELLE

On donne le nom de lithiase rénale à la formation de concrétions calcaires dans la partie supérieure des voies urinaires: Suivant leur volume, ces concrétions ont été nommées : 1° *sable*, ce sont des sédiments pulvérulents ; 2° *graviers*, lorsque leurs dimensions, à peu près comparables à celles d'une

____

(1) Voyez ROLAND. *Traitement de l'urémie.* G. Steinheil, éditeur.

tête d'épingle, ne dépassent cependant pas le calibre de l'uretère ; 3° *calculs* ou *pierres*, lorsque leur volume, beaucoup
plus considérable, est supérieur au diamètre de l'uretère.

Pathogénie. — Trois opinions principales ont été émises
sur l'origine de la lithiase rénale.

1re *opinion*. — Les concrétions urinaires seraient dues
à la formation exagérée dans l'organisme de sels tels que
urates, *phosphates*, *oxalates*, etc. Aussi la lithiase rénale
est-elle très fréquente chez les goutteux. La surabondance
de ces sels suffit à expliquer leur dépôt sous forme de sable,
de gravier, etc.

2e *opinion*. — Si ces sels se séparent et se déposent, c'est
que les *voies urinaires enflammées* favorisent leur préci-
pitation (catarrhe lithogène de Meckel).

3e *opinion*. — Plusieurs conditions sont nécessaires à la
formation des graviers : ce sont la présence en excès dans le
sang des *sels uriques*, la *stagnation de l'urine* dans les
voies urinaires par obstacle à la miction ; enfin l'*inflammation de la muqueuse*, à peu près constante en cette occasion, favorise la production de ces dépôts. C'est une opinion
mixte que nous acceptons volontiers (Scherer).

Étiologie. — La lithiase rénale peut s'observer à tout âge,
mais elle est plus commune dans l'âge adulte et chez l'enfant ;
on a remarqué que, dans l'âge adulte, la lithiase frappe plutôt les gens riches, tandis que, dans l'enfance, elle est plus
commune dans la classe pauvre. Elle est plus fréquente chez
l'homme que chez la femme.

Ses causes habituelles sont celles qui favorisent la diathèse
urique et la goutte (nourriture trop succulente, défaut d'exercice) ; peut-être une nourriture trop végétale prédispose-t-elle
aux dépôts de carbonate de chaux ; l'usage de l'oseille qui
renferme de l'acide oxalique prédispose aux dépôts d'oxalate
de chaux. *La gravelle est très fréquente chez les goutteux*, car gravelle et goutte sont les manifestations d'une
même diathèse.

Les *affections des voies urinaires* ont une influence considérable sur le développement de la gravelle.

Anatomie pathologique. — Le *volume* des concrétions varie depuis celui d'un grain de sable jusqu'à celui d'un œuf de pigeon, leur *forme* est arrondie ou irrégulière ; les calculs vésicaux prennent, en raison des mouvements auxquels ils sont soumis, la forme ovoïde des galets roulés par la mer, leur *couleur* et leur *consistance* dépendent de leur composition chimique et de leur ancienneté (1).

Les *calculs d'acide urique et d'urates* sont très durs, à surface lisse et d'un rouge brun.

Les *calculs d'oxalate de chaux* sont également très durs, à surface irrégulière, leur couleur est tantôt blanchâtre, tantôt noirâtre.

Les *calculs de phosphate ammoniaco-magnésien* et calcaires sont blancs, crayeux, friables. Les acides xanthique et cystique donnent une couleur jaune. Enfin il est très ordinaire de rencontrer des *calculs mixtes*. Lorsqu'on pratique une coupe sur une concrétion volumineuse, on remarque qu'elle est formée par plusieurs couches stratifiées, dont le centre ou noyau souvent fort dur est constitué, soit par l'acide urique, soit par de l'oxalate de chaux, quelquefois par du mucus ou des caillots sanguins.

Les reins, les bassinets et les uretères présentent les altérations de la pyélo-néphrite.

Symptômes. — Les symptômes de la lithiase rénale peuvent se résumer ainsi :

1er *cas.* — Certaines personnes rendent du sable et des graviers sans en être le moins du monde incommodées.

2e *cas.* — D'autres personnes présentent les symptômes de la pyélo-néphrite, c'est-à-dire des urines purulentes, des douleurs lombaires, un état fébrile, de l'amaigrissement, et de

---

(1) Voyez JARDET. *Des lésions rénales consécutives à la lithiase urinaire.* G. Steinheil, éditeur.

temps à autre elles souffrent d'accès de coliques néphrétiques.

3e cas. — La maladie se manifeste sous la forme d'accès douloureux désignés sous le nom de *coliques néphrétiques*.

Coliques néphrétiques. — On donne ce nom à de violents accès de douleurs occasionnées par le passage de calculs à travers l'uretère. (Faut-il ajouter que de semblables coliques ont été observées à la suite du passage d'un caillot sanguin, d'un kyste hydatique.)

La colique néphrétique peut éclater brusquement chez une personne qui ne souffrait point des voies urinaires ; le fait est rare, il est bien plus commun de voir ces coliques se produire chez des gens déjà atteints de gravelle et qui depuis un certain temps souffrent des reins.

L'accès s'annonce par une *douleur presque toujours unilatérale* qui occupe la région lombaire ; cette douleur acquiert très vite un haut degré d'acuité, elle s'étend vers les cuisses, vers le *testicule qui est rétracté;* il survient par action réflexe des *nausées*, des *vomissements* et quelquefois même des *convulsions;* la douleur devient affreuse, car le calcul poussé par l'urine déchire de plus en plus l'uretère, les malades se roulent par terre, poussent des plaintes et ne savent comment exprimer ce qu'ils souffrent. La sécrétion de l'urine n'est pas suspendue (car il est bien exceptionnel que deux calculs viennent simultanément obturer les deux uretères, ou bien que le malade n'ait qu'un seul rein ou un seul uretère) : le malade rend avec effort quelques gouttes d'une urine tantôt claire et limpide, tantôt trouble ou sanguinolente. Pendant l'accès le pouls reste calme.

L'accès peut durer plusieurs heures, quelquefois vingt-quatre heures ; la douleur peut disparaître brusquement et être remplacée par un sentiment tout particulier de bien-être, ce signe permet d'affirmer que le calcul a franchi l'uretère et est tombé dans la vessie. Presque aussitôt le malade rend une grande quantité d'urine, et au fond du vase se trouve le corps du délit ; s'il n'est pas expulsé, son séjour dans la vessie peut devenir fort fâcheux et être le point de départ d'un calcul vésical.

Au lieu de se terminer brusquement, l'accès peut se calmer peu à peu ; mais si le calcul reste enclavé dans l'uretère, il en résulte une pyélo-néphrite extrèmement violente avec ses conséquences de rupture, d'infiltration urineuse, de péritonite, etc.

Terminaisons. — 1° Il peut se faire que l'accès ne se reproduise pas, mais c'est fort rare.

2° Il se développe une pyélo-néphrite ou une hydronéphrose.

3° On voit survenir les symptômes d'un calcul vésical.

Souvent le malade reste toute sa vie atteint de gravelle et présente des alternatives d'amélioration et d'aggravation.

Pronostic. — Il est très sérieux.

Diagnostic. — La colique néphrétique ne pourrait être confondue qu'avec une colique hépatique, et encore l'erreur ne pourrait-elle se produire qu'au sujet du rein droit. Nous avons exposé déjà les éléments de ce diagnostic (voyez *Calculs biliaires*).

Traitement. — Au moment de l'accès il faut calmer la douleur. Administrez aussitôt l'opium à haute dose (10 centigrammes) par la bouche et en lavements, recouvrez la région douloureuse de cataplasmes arrosés de laudanum, les malades seront placés dans un bain tiède. On pourra leur faire avaler quelques cuillerées de sirop de chloral ; le meilleur calmant est la morphine en injections hypodermiques. On pourra également faire usage de l'antipyrine qui, à la dose de 2 à 4 grammes, est un excellent calmant.

Les vomissements seront calmés par l'emploi de boissons gazeuses et glacées. On a conseillé de faire boire beaucoup de tisanes diurétiques pour augmenter la sécrétion urinaire et favoriser la progression du calcul, mais souvent les vomissements ne permettent pas de recourir à cette méthode.

La deuxième indication consiste à diminuer la quantité des urates et à prévenir leur dépôt. Pour cela on suivra les prescriptions indiquées contre la goutte, régime sobre, exercice, usage des eaux minérales (Seltz, Contrexéville, Vichy, etc.). Les eaux alcalines comme les eaux de Vichy sont surtout utiles contre les calculs formés par l'acide oxalique ou par l'urate d'ammoniaque, mais s'il s'agit de ces calculs phosphatiques que l'on rencontre fréquemment dans les urines neutres alcalines, c'est-à-dire dans les cas de pyélite, les alcalins satureraient le peu d'acide de l'urine et favoriseraient le dépôt des sels ; dans ce cas il serait préférable de recourir aux eaux simplement gazeuses. On pourra prescrire avec avantage le carbonate de lithine à la dose de 50 centigrammes par jour, le citrate ou le carbonate de potasse à la dose de 8 à 10 grammes par jour dans un litre d'eau.

PYÉLITE. — PYÉLO-NÉPHRITE

Rayer a décrit sous le nom de pyélite l'inflammation de la membrane muqueuse qui tapisse le bassinet et les calices : dans la grande majorité des cas cette inflammation coïncide avec celle des reins (pyélo-néphrite).

Étiologie. — La pyélite est occasionnée par la *présence des graviers ou des calculs*, beaucoup plus rarement par *l'extension d'une blennorrhagie*, le passage de substances irritantes comme les *cantharides* ou la *stagnation de l'urine*. Ces diverses causes ne se rencontrent guère que chez les adultes ou les vieillards.

Anatomie pathologique. — Les altérations sont celles de toute *inflammation catarrhale* au début (1) : c'est une hyperhémie avec épaississement de la muqueuse qui est dépouillée de son épithélium et recouverte de muco-pus ; mais d'ordinaire, lorsque le malade succombe, les altérations sont ancien-

(1) Consulter le mémoire important : N. HALLÉ. *Urétérites et pyélites.* G. Steinheil, éditeur.

nes, la muqueuse est blanchâtre, très ramollie, ulcérée, les calices et même le bassinet sont remplis *d'un pus épais, visqueux*, au milieu duquel on découvre *des graviers ou des calculs*. Sous l'influence des obstacles au cours de l'urine, le *bassinet* et l'*uretère se sont dilatés* d'une manière notable. Lebert a vu le bassinet devenir plus gros que la tête d'un adulte, dans d'autres cas il y a eu *perforation*, l'urine s'est infiltrée dans le tissu cellulaire du bassin et cette infiltration a tué le malade.

Les *reins* présentent à peu près constamment les altérations de la néphrite suppurée : ils sont creusés de poches purulentes, contenant aussi des graviers et des débris caséeux. Fréquemment le rein est hypertrophié ; il adhère aux parties voisines, etc.

Symptômes. — Le premier symptôme est un *accès de colique néphrétique*. Mais cet accès, au lieu de se terminer d'une façon nette, se prolonge outre mesure ; les malades éprouvent un *sentiment de pesanteur* dans la région lombaire ; la douleur se réveille fréquemment sans cause appréciable, ou à l'occasion du moindre mouvement, d'une quinte de toux, par exemple. La *sécrétion urinaire* est troublée, l'urine contient du *sang* qui lui donne une couleur rosée, du *mucus* qui la rend nuageuse, elle est constamment mêlée à du pus ; le pus forme au fond du vase des dépôts blanchâtres que l'on rend gélatineux en y versant quelques gouttes d'ammoniaque et en remuant le liquide pendant quelques instants. Le *microscope* peut révéler la présence dans l'urine des cellules épithéliales imbriquées, allongées et à gros noyaux qui tapissent la muqueuse du bassinet et des calices.

Phénomènes sympathiques. — Il survient des *nausées*, des *vomissements*, et un léger mouvement fébrile, surtout au moment des exacerbations et des accès de colique néphrétique, qui ne sont pas fort rares.

Lorsqu'un calcul reste enclavé dans les uretères, si la pyélite existait seulement d'un côté, l'urine cesserait brusquement d'être purulente, et il se ferait dans la région lombaire une tumeur due à la dilatation du bassinet par accumulation de l'urine, en arrière de l'obstacle. Cette tumeur peut persister longtemps et entraîner l'atrophie du rein, ou bien elle peut déterminer une perforation des voies urinaires, une infiltration d'urine et une péritonite mortelles.

Si l'oblitération avait lieu des deux côtés, l'excrétion de l'urine serait complètement abolie et le malade succomberait en quelques jours à des phénomènes d'urémie.

Marche et terminaison. — La pyélo-néphrite calculeuse est fort grave, elle tue les malades après un laps de temps souvent assez long ; ils sont emportés par la fièvre hectique, l'affaiblissement qu'entraîne la persistance de la suppuration, parfois par quelque complication.

Diagnostic. — La présence dans l'urine de graviers, de sang, de muco-pus, les accès de colique néphrétique, les douleurs lombaires et la fièvre sont des éléments qui permettent d'établir le diagnostic. Une tumeur formée par la dilatation du *bassinet* et du *rein* pourrait-elle être prise pour une tumeur du *foie* ou de la *rate ?* On peut remarquer que les tumeurs de ces organes descendent rarement aussi bas, de plus elles suivent les mouvements du diaphragme, tandis que la tumeur rénale est immobile.

Traitement. — On combattra la lithiase rénale par les eaux alcalines ; on calmera l'inflammation par l'usage du lait, des balsamiques, tels que le goudron et la térébenthine, et par l'hydrothérapie.

S'il existe une tumeur volumineuse dans la région lombaire, il est indiqué de l'opérer de la même façon que s'il s'agissait d'un abcès périnéphritique. Je dois ajouter qu'en France on éprouve une grande répugnance à pratiquer la néphrotomie, qui est, au contraire, parfaitement admise par les chirurgiens anglais.

ABCÈS PÉRINÉPHRITIQUES

On donne ce nom à l'inflammation suppurée du tissu cellulo graisseux qui entoure le rein.

Étiologie. — Ces abcès passent quelquefois inaperçus à leur début, tant à cause de leur rareté que de l'éclat des phénomènes concomitants qui appellent toute l'attention.

Leurs causes sont : 1° Les *traumatismes*, coups, chutes sur la région lombaire, longues courses à pied ou à cheval.

2° *Impression d'un air froid et humide.*

3° La *néphrite* et la *pyélo-néphrite calculeuses* en sont les causes habituelles. On se rend parfaitement compte de l'irritation que ces lésions rénales entretiennent dans le tissu cellulaire voisin et du développement d'une phlegmasie de voisinage. Enfin lorsque les calices ou le bassinet ont été perforés par des calculs, le contact de l'urine développe un phlegmon des plus intenses et des plus graves.

4° On a vu ces abcès se développer à la suite de *coliques néphrétiques*. Faut-il admettre qu'il y a dans ce cas extension d'une pyélo-néphrite ou bien la douleur peut-elle à elle seule provoquer la phlegmasie? Cette dernière opinion est celle de Trousseau.

5° On a vu ces abcès dans l'*infection purulente* et chez les nouvelles accouchées.

Symptômes. — L'abcès périnéphritique n'est, en somme, qu'un phlegmon suppuré ; aussi constaterons-nous tous les signes de cette maladie, empruntant, il est vrai, à leur siège une physionomie particulière.

1° *Douleur dans la région lombaire.* — Tout à coup, ou d'une manière progressive, le malade éprouve dans la région rénale une douleur sourde, diffuse, augmentant par la pression et le mouvement. Lorsqu'il existe déjà une néphrite calculeuse, cette douleur est moins significative, et c'est seulement l'apparition de signes nouveaux qui conduit au diagnostic.

2° *Symptômes généraux*. — Il existe de la fièvre, la température s'élève, le pouls devient fréquent, le type de la fièvre n'a rien de régulier, mais sa présence a une grande valeur diagnostique, car elle révèle l'existence d'une phlegmasie, et non d'une simple névralgie ou de l'irritation des voies urinaires par un calcul. Bientôt quelques frissons irréguliers indiquent la formation du pus.

3° *Troubles de voisinage*. — Il existe une constipation opiniàtre, elle se rattache peut-être à la recrudescence de douleur qu'éprouvent les malades lorsqu'ils font effort pour aller à la garde-robe.

4° *Tuméfaction de la région lombaire*. — Au bout de quelques jours la région lombaire, toujours très douloureuse, se *gonfle*, et devient le siège d'un *empâtement*, d'un *œdème* (très habituels dans les tissus qui recouvrent des points en suppuration) ; la peau elle-même prend une teinte rosée. L'échancrure costo-iliaque s'efface et, en glissant la main au-dessous de la région lombaire, on a la sensation d'une masse volumineuse que l'on peut saisir imparfaitement entre les deux mains. L'exploration de la région saine fera ressortir toutes ces différences de volume et d'élasticité.

5° *Formation du pus*. — Ces signes indiquent la formation du pus ; dès qu'il est constitué, la douleur diminue, il y a une détente notable dans les symptômes généraux et une main habile peut constater l'existence d'une fluctuation profonde.

Marche et terminaisons. — Il est fort rare de voir ces phlegmons se terminer par résolution. Lorsque le pus est formé, il peut s'ouvrir une voie : 1° Par la *région lombaire* en glissant dans le triangle circonscrit par le grand oblique et le grand dorsal (triangle de J.-L. Petit).

2° Il est plus fréquent de lui voir *envahir la fosse iliaque interne*, tout l'y engage, la pesanteur, la continuité de tissu qui existe entre le tissu cellulaire péri-néphritique et celui de la fosse iliaque. Le pus est alors sous-péritonéal, placé entre la séreuse et le *fascia iliaca* qui le sépare du muscle psoas iliaque, il peut passer au-dessous de l'arcade et former une tumeur sur la partie antérieure de la cuisse. Il est plus rare de le voir s'infiltrer à travers une éraillure du *fascia iliaca* dans la gaine du psoas.

3° Le *péritoine* qui, au niveau de la région rénale, ne tapisse que la demi-circonférence antérieure du côlon, est à l'abri de toute complication, mais on a vu l'abcès s'ouvrir dans le gros intestin.

On sait que la face postérieure des côlons ascendant et descendant, dépourvue de péritoine, est immédiatement appliquée sur la partie antérieure du rein.

Diagnostic. — 1° L'existence de la fièvre, l'élévation de la température distingueront l'abcès de toute névralgie, de l'hydronéphrose, du cancer du rein, de la colique néphritique.

2° Les urines albumineuses et purulentes appartiennent aux néphrites et pyélo-néphrites.

3° Si l'abcès est venu se joindre à ces lésions, on reconnaîtra cette complication par le gonflement, l'empâtement et l'œdème de la région lombaire.

Pronostic. — Il est toujours sérieux, surtout lorsque l'abcès est symptomatique d'une néphrite ou d'une perforation.

Traitement. — Au début, ventouses scarifiées, vésicatoires volants, cataplasmes laudanisés sur la région lombaire. Les purgatifs seront également utiles.

Lorsque la suppuration est formée, on fera une *large incision* en procédant couche par couche et en redoublant de précautions lorsqu'on se rapproche du rein.

LIVRE V

MALADIES DE L'APPAREIL D'INNERVATION

ARTICLE PREMIER

MALADIES DES MÉNINGES

MÉNINGITES

On donne le nom de méningites aux inflammations des enveloppes des centres nerveux, encéphale et moelle épinière. Il convient d'admettre plusieurs variétés de méningites, **méningite cérébrale, méningite rachidienne, méningite cérébro-spinale.**

Nous ne décrirons ici que les méningites cérébrale et rachidienne. Quant à la méningite cérébro-spinale, maladie toute spéciale, maladie contagieuse, épidémique, elle sera décrite dans une autre partie.

A. — MÉNINGITE CÉRÉBRALE

Elle comprend deux espèces distinctes : a) la *méningite simple*, c'est-à-dire l'inflammation de l'arachnoïde et de la pie-mère ; b) la *méningite tuberculeuse*, dans laquelle l'inflammation est occasionnée par la présence de *granulations tuberculeuses*.

Nous réservons la description de la méningite tuberculeuse pour le chapitre où nous étudierons les maladies tuberculeuses dans leur ensemble, et nous donnons ici la description de la méningite simple.

MÉNINGITE SIMPLE

Elle comprend : 1° la *méningite aiguë ;* 2° la *pachymé-ningite,* forme chronique toute spéciale qui englobe les hémorrhagies méningées dont on ne peut la séparer.

I. — MÉNINGITE AIGUE

Étiologie. — Les causes principales de la méningite aiguë sont le *traumatisme,* les *insolations,* la *carie des os* et les lésions de *l'oreille interne ;* la méningite aiguë se montre parfois au cours d'un *érysipèle de la face,* du *rhumatisme,* de la *fièvre typhoïde,* de la *variole,* et de la *scarlatine.*

Anatomie pathologique. — Les lésions anatomiques qui siègent à la convexité ou à la base consistent en une *altération des tissus enflammés* et en une *sécrétion de produits morbides.*

L'arachnoïde est épaissie, inégale et tomenteuse, la pie-mère est hyperhémiée, il en est souvent de même de la substance cérébrale qu'elle recouvre et à laquelle elle devient plus adhérente, les veines qui rampent à la surface du cerveau sont gonflées et turgescentes.

Les troubles de sécrétion les plus remarquables consistent dans la production d'un épanchement *séro-purulent* ou même *purulent* qui se mêle au liquide arachnoïdien et distend la cavité des ventricules, et dans l'accumulation de *dépôts fibrineux* qui, sous forme de flocons ou fausses membranes, s'accumulent sur la pie-mère, autour de l'origine des nerfs crâniens, etc.

Symptômes. — *Début*. — La méningite simple a un début très net, très franc; par exception seulement elle peut être précédée durant quelques heures d'agitation, de vertiges et de mal de tête. Son évolution comprend deux phases : 1° *une phase d'excitation;* 2° *une phase de dépression.*

1° *Phase d'excitation*. — Les symptômes que présentent, au début, les malades atteints de méningite franche expriment l'état de surexcitation dans lequel se trouve l'encéphale au contact des membranes enflammées; ce sont : de *la fièvre, de la céphalalgie et des vomissements, du délire, des convulsions et des contractures.*

La *fièvre* s'annonce moins par la fréquence du pouls, qui peut cependant dans cette phase dépasser cent pulsations, que par l'élévation de la température qui atteint 40° et ne présente qu'une rémission insignifiante, le matin ; elle peut encore avoir un petit frisson initial ; le regard a un aspect brillant et animé ; de toutes les inflammations intra-crâniennes, la méningite franche est celle qui détermine la fièvre la plus forte.

La *céphalalgie* est opiniâtre, extrêmement violente, elle occupe souvent le front ou la tempe, rarement toute la tête; tout l'exaspère, le bruit, la lumière, les mouvements, etc. Elle s'accompagne presque aussitôt de *vomissements* bilieux ou alimentaires, ces vomissements qui sont constants surviennent par action réflexe.

Délire. — Le délire peut être calme, mais dans la méningite franche il est habituellement très violent; le malade devenu furieux ne peut être maintenu que par des liens ou par la camisole de force.

Convulsions. — *Contractures*. — Les convulsions cloniques ou toniques (contractures) peuvent occuper un point quelconque du corps et leur diffusion constitue par elle-même un symptôme important; les convulsions des muscles du visage se traduisent par du *strabisme, un clignotement des paupières et les grimaces les plus variées* qui donnent à la physionomie un aspect bizarre et sardonique, etc. Les mâchoires sont fortement fermées (*trismus*), la tête est inclinée sur l'une ou l'autre épaule, quelquefois renversée en arrière. Les membres sont convulsés et contracturés de façons diverses. Dans le domaine des muscles organiques, on peut observer de la *dysphagie,* une *certaine gêne dans la respiration,* de la *constipation* et de la *rétention d'urine.*

2° *Phase de dépression.* — L'excitation générale dont nous venons de parler fait graduellement place à une dépression profonde, les convulsions et les contractures se transforment en résolution et en paralysie, le malade, qui était en proie à un délire violent et qu'on maintenait difficilement, tombe dans *la somnolence et le coma.* Cette transformation dans les symptômes est graduelle : lorsqu'elle est complètement effectuée, le malade est plongé *dans la stupeur,* tous ses membres sont *dans le relâchement, la pupille dilatée, les sphincters paralysés,* la respiration lente et stertoreuse, le *pouls très lent,* mais la fièvre continue, ainsi que le démontre l'*élévation permanente de la température,* qui se maintient à 40 degrés.

Marche et terminaison. — La méningite est presque constamment mortelle ; la mort, presque foudroyante, peut arriver en deux ou trois jours, avant la venue des phénomènes de dépression ; dans d'autres cas, la phase d'excitation est si courte, si peu accentuée, qu'elle passe inaperçue. La durée pourrait, en moyenne, être évaluée à une semaine ; la guérison n'est pas impossible, elle a été plusieurs fois obtenue.

Diagnostic. — Au début, il peut être difficile ; cependant, sauf l'*encéphalite aiguë,* qui présente à peu près les mêmes caractères et qui d'ailleurs coexiste très fréquemment avec elle, les autres affections s'en distinguent aisément ; ainsi l'*alcoolisme aigu,* l'*épilepsie,* l'*urémie,* ne présentent pas l'élévation de température que l'on constate dans la méningite. Les fièvres, telles que fièvre typhoïde, fièvre paludéenne, etc., s'en distinguent par leurs caractères spéciaux. Nous verrons plus loin comment on peut distinguer la méningite simple de la méningite tuberculeuse.

Traitement. — Il doit être très énergique et institué immédiatement. Suivant la vigueur du sujet on prescrira une saignée au bras ou l'on se bornera à appliquer des sangsues derrière les oreilles; on administre des purgatifs, on établit d'une façon permanente de la glace sur la tête, on peut même la raser et y appliquer un large vésicatoire.

On recommande l'emploi du calomel à dose fractionnée, de façon à produire rapidement la salivation et même les onctions mercurielles sur la face interne des cuisses. On peut enfin employer très utilement, à titre sédatif, le bromure de potassium et le chloral à doses élevées.

II. — PACHYMÉNINGITE

Hématome de la dure-mère. — Hémorrhagies méningées.

La pachyméningite est l'inflammation de la dure-mère. Cette inflammation produit une néo-membrane dont les vaisseaux se rompent habituellement et donne lieu à un kyste sanguin désigné sous le nom d'*hématome de la dure-mère :* c'est pour cela que *l'histoire de la pachyméningite ne saurait être séparée de celle des hémorrhagies méningées.*

Dans les hémorrhagies méningées le sang peut occuper trois positions différentes, ce qui permet de distinguer trois variétés d'hémorrhagie, et cette distinction est encore plus tranchée par la différence de leurs causes et de leurs symptômes : 1º Hémorrhagie entre les os du crâne et la dure-mère; 2º entre la dure-mère et l'arachnoïde, ou, suivant quelques auteurs, entre les deux feuillets de l'arachnoïde; 3º au-dessous de l'arachnoïde, dans les mailles de la pie-mère.

Étiologie. — 1ʳᵉ *Variété*. — *Hémorrhagie entre les os du crâne et la dure-mère.* — Nous ne pouvons l'étudier ici, car toujours consécutive à des fractures, à des déchirures de l'artère méningée, elle appartient à la chirurgie ; il en est de même de ces épanchements sanguins que l'on trouve chez le nouveau-né (céphalématome interne).

2e *Variété. — Hémorrhagie sus- ou intra-arachnoïdienne. — Pachyméningite. — Hématome de la dure-mère.* — Cette variété est remarquable en ce qu'elle est à peu près constamment précédée par une fausse membrane, produit de l'inflammation chronique de la dure-mère (pachyméningite). Cette néomembrane est extrêmement riche en vaisseaux, dont les parois minces et fragiles se rompent et produisent un épanchement sanguin enkysté par les feuillets de la néomembrane (hématome de la dure-mère).

La *pachyméningite* est plus commune aux deux extrêmes de la vie, chez les enfants et chez les vieillards. On l'observe surtout chez les *aliénés* et les *alcooliques ;* le rhumatisme et certaines fièvres graves peuvent également la produire. Les morts subites observées chez les ivrognes sont presque toujours déterminées par une hémorrhagie méningée (Tardieu). Elle peut être une des causes de l'état mal défini désigné sous le nom d'asphyxie des nouveau-nés (Cruveilhier).

3e *Variété. — Hémorrhagie sous-arachnoïdienne.* — Elle est causée par la rupture des capillaires de la pie-mère ou des grosses artères placées à la surface de l'encéphale, ou encore des sinus veineux. De plus, une hémorrhagie primitivement cérébrale peut se faire jour jusqu'à la surface du cerveau, et s'étaler dans les mailles de la pie-mère. Les causes de cette variété sont semblables à celles de l'hémorrhagie cérébrale (influence de l'âge, altérations des parois vasculaires).

Anatomie pathologique. — A. Hémorrhagie sus-arachnoïdienne. — Nous venons de voir que ces hémorrhagies ont pour cause habituelle la rupture des vaisseaux d'une néomembrane qui s'est développée sur la surface interne de la dure-mère ; nous étudierons donc : 1° la *néomembrane ;* 2° le *kyste sanguin* ou *hématome formé dans son épaisseur.*

1° *Néomembrane.* — Elle se développe sur la surface interne de la dure-mère, probablement par le fait d'une irritation chronique (pachyméningite), bien que l'on n'ait jamais constaté une hyperhémie préalable. Souvent voisine de la faux du cerveau, elle est uni- ou bilatérale, parfois symétrique; d'abord mince et réticulée comme une toile d'araignée, ne se distinguant que par une teinte foncée due à un légère infiltration sanguine, à mesure qu'elle avance en âge, elle augmente d'épaisseur par le dépôt successif de nouvelles couches qui lui donnent un aspect stratifié. Cette néomembrane se fait toujours remarquer par un grand nombre de vaisseaux à parois minces et fragiles.

2° *Kyste sanguin ou hématome.* — Tôt ou tard, soit en raison de leur fragilité, soit par le fait de quelque dégénérescence (graisseuse ou athéromateuse), ces vaisseaux se rompent, et le sang s'accumule en quantité variable entre les couches stratifiées de la fausse membrane; il en résulte un kyste dont les dimensions, fort variables, peuvent atteindre et même dépasser celles d'un œuf de poule. Il peut exister plusieurs kystes, chacun d'eux répondant à une rupture vasculaire. Leur forme est ovalaire, aplatie, ils dépriment les circonvolutions cérébrales, dont ils sont toutefois séparés par l'arachnoïde et la pie-mère (1).

Le sang contenu dans le kyste peut être pur, liquide ou coagulé; souvent il présente certaines métamorphoses régressives en rapport avec l'ancienneté de l'hémorrhagie.

B. **Hémorrhagie sous-arachnoïdienne.** — Le sang est infiltré en quantité plus ou moins grande au milieu des mailles de la pie-mère; rien ne s'oppose à sa diffusion, aussi *il s'étale*

---

(1) Il y a peu de temps encore on ignorait la préexistence d'une néo-membrane engendrée par la surface interne de la dure-mère enflammée; mais comme l'autopsie montrait toujours le sang renfermé et enkysté, on supposait que la membrane enkystante était, soit le feuillet pariétal de l'arachnoïde décollé de la surface interne de la dure-mère, soit une fausse membrane formée après l'épanchement, mais d'une façon très rapide, puisque, disait-on, vingt-quatre heures suffisent à sa formation.

à la surface du cerveau, s'accumule dans les ventricules ; on l'a même vu fuser autour de la moelle. Le cerveau n'est point déprimé comme dans l'hématome de la dure-mère, mais sa surface est souvent un peu infiltrée par la sérosité du sang épanché. Les plexus choroïdes sont congestionnés ; il est rare de retrouver la rupture vasculaire qui a occasionné l'hémorrhagie. En somme, dans l'hémorrhagie sus-arachnoïdienne liée à la pachyméningite, le sang est *toujours enkysté, il ne l'est jamais* dans l'hémorrhagie sous-arachnoïdienne.

Symptômes et diagnostic. — A. *Hémorrhagie sus-arachnoïdienne.* — *Pachyméningite.* — Cette espèce d'hémorrhagie méningée est, ainsi que nous l'avons vu, sous la dépendance d'une néomembrane dont les vaisseaux se rompent à une époque indéterminée, de telle sorte que les symptômes se rapportent à deux périodes. Ce sont : 1° *les symptômes de la néomembrane ; 2° ceux de l'hémorrhagie.*

1° La *néomembrane* passe souvent inaperçue ; cependant elle peut donner lieu à certains troubles, tels que céphalalgie habituelle, tintement d'oreille, vertige avec délire, engourdissement, rétrécissement des pupilles ; souvent, il est vrai, chez les alcooliques et les déments, la signification de ce phénomène échappe.

Chez les enfants, la pachyméningite détermine de la *fièvre ;* les convulsions sont très fréquentes, et il en est de même de la contracture des pieds et des mains.

2° *Lorsque les vaisseaux de la fausse membrane se rompent,* le sang, en s'accumulant entre ses couches, forme *une tumeur* qui comprime brusquement l'encéphale et en suspend les fonctions ; il y a donc une *attaque d'apoplexie* semblable à celle de l'hémorrhagie cérébrale. Cependant, si l'accumulation du sang dans la fausse membrane était peu abondante et graduelle, le cerveau s'habituerait à ce nouvel état, et au lieu d'une attaque bien franche, on observerait un affaiblissement graduel de toutes les facultés, un engourdissement, une tendance au sommeil, de l'incontinence d'urine et des matières, puis un coma progressif qui se termine par la mort.

Dans d'autres cas, soit lorsque l'apoplexie s'est dissipée, soit en dehors de toute attaque, on observe des paralysies limitées, tantôt une hémiplégie, tantôt une paralysie localisée à la face ou ailleurs.

Les convulsions et les contractures sont fréquentes. Quelques auteurs les considèrent comme l'indice de méningite ou encéphalite développée autour de l'hématome.

La mort est la terminaison à peu près constante, surtout chez les enfants.

Chez les enfants, la pachyméningite détermine de la fièvre, ce qui, joint à la céphalalgie, au délire, aux convulsions, au rétrécissement de la pupille, peut faire croire à une méningite tuberculeuse ; cependant la pachyméningite ne détermine que peu ou point de vomissements, pas de constipation ; peut-être la coïncidence d'autres manifestations tuberculeuses fera songer à une méningite de cette nature.

Chez l'adulte et le vieillard, la pachyméningite, ne déterminant ni fièvre ni vomissements, ne saurait être confondue avec une méningite ou une encéphalite ; elle serait plus difficile à distinguer d'un ramollissement, d'une hémorrhagie cérébrale ou d'une tumeur encéphalique (voyez *Hémorrhagie cérébrale*).

B. *Hémorrhagie sous-arachnoïdienne.*—Son début peut consister en certains désordres encéphaliques, céphalalgie, vertiges ; la maladie peut se traduire par un engourdissement progressif, mais souvent elle s'annonce par une *attaque d'apoplexie :* le malade tombe foudroyé, privé d'intelligence, de sentiment et de mouvement, il est en même temps atteint de vomissements, d'incontinence d'urine et des matières. Habituellement cette attaque tue en quelques heures ou quelques jours ; mais si, par cas, le coma vient à diminuer, jamais on n'observe de *paralysie limitée.* Cette absence de paralysie est beaucoup plus significative que les convulsions ou contractures partielles considérées par Boudet comme spéciales à l’hémorrhagie méningée, et qui appartiennent plutôt à la pachy-méningite.

Cette hémorrhagie n’est point rare chez le nouveau-né ; elle se traduit par une stupeur et une somnolence, interrompues par des vomissements et des convulsions ; la mort en est la terminaison habituelle. Mais parfois la maladie se prolonge, et, en devenant chronique, elle prend tous les caractères de l’hydrocéphalie.

Lorsqu’il y a apoplexie, le diagnostic est à peu près impossible ; sans cela le meilleur caractère distinctif d’avec l’hémorrhagie cérébrale, c’est l’absence d’hémiplégie et de paralysie partielle.

En quoi l’hémorrhagie sous-arachnoïdienne diffère-t-elle de la sus-arachnoïdienne ? Rappelons d’abord que cette dernière est surtout fréquente chez les aliénés et les alcooliques ; de plus les prodromes (céphalalgie, engourdissement) sont plus longs et l’attaque apoplectique moins brusque ; il peut aussi y avoir des paralysies limitées, chose presque sans exemple dans l’hémorrhagie sous-arachnoïdienne. Quoi qu’il en soit, le diagnostic est toujours obscur.

Traitement. — C’est absolument celui de l’hémorrhagie cérébrale.

B. — MÉNINGITE RACHIDIENNE

C’est là une maladie rare et obscure. Nous ne décrirons qu’un seul type bien défini, cliniquement et anatomiquement bien connu ; c’est la pachyméningite cervicale hypertrophique.

Pachyméningite cervicale hypertrophique.

Étiologie. — La maladie paraît due le plus souvent à l’influence du froid humide.

Anatomie pathologique. — Dans la région cervicale médullaire on voit à l'autopsie un *renflement fusiforme* de cinq à six centimètres de long remplissant le canal rachidien. Ce renflement est constitué par *l'inflammation chronique de la dure-mère épaissie de cinq à six millimètres*. Les *racines nerveuses* sont irritées et altérées dans leur passage à travers la dure-mère enflammée. La moelle est surtout comprimée et présente des lésions de la myélite transverse et une dégénération secondaire du faisceau pyramidal.

Symptômes. — On distingue dans l'évolution de la pachyméningite cervicale hypertrophique trois périodes.

1° Période *névralgique* ou *pseudo-névralgique* caractérisée par des douleurs vives, paroxystiques, ayant leur siège dans le cou et la partie postérieure de la tête. Après une durée de 4 à 6 mois, ces douleurs disparaissent.

2° Période *paralytique* caractérisée par l'impuissance motrice des membres supérieurs. L'atrophie se montre et surtout sur les muscles innervés par les nerfs médian et cubital, d'où la prédominance d'action du radial et un aspect spécial de la main, *griffe radiale, main de prédicateur*.

3° A la *troisième période* la maladie peut rétrocéder et disparaître ; mais ordinairement l'atrophie persiste indélébile. Dans certains cas il se fait une myélite transverse avec dégénération secondaire du faisceau pyramidal ce qui se traduit cliniquement par une paraplégie spasmodique des membres inférieurs avec participation de la vessie et du rectum.

ARTICLE II

MALADIES DE L'ENCÉPHALE

LOCALISATIONS CÉRÉBRALES

Symptômes des lésions cérébrales localisées.

I. — LÉSIONS DES CENTRES CORTICAUX

On s'accorde généralement aujourd'hui à reconnaître sur l'écorce cérébrale certaines régions déterminées, certains *centres* présidant à des fonctions précises et dont les lésions donnent lieu à des symptômes que nous allons passer en revue.

Ces centres sont les suivants :

a. — Sur le pied de la 3ᵉ circonvolution frontale gauche le centre de l'articulation des mots (1).

b. —Autour du sillon de Rolando sur les circonvolutions frontale et pariétale ascendantes et sur le lobule paracentral à la face interne de l'hémisphère cérébral se groupent les *centres moteurs* de la *face, du membre supérieur* et du *membre inférieur.*

Le centre de la face est placé à la partie inférieure des circonvolutions ascendantes, au voisinage de la scissure de Sylvius ; le centre moteur du bras à la partie moyenne de la frontale ascendante ; le centre moteur du membre inférieur à

---

(1) C'est à Broca que l'on doit la connaissance de ce centre et de l'aphasie que détermine sa lésion. Aussi la 3ᵒ circonvolution frontale gauche reçoit-elle souvent le nom de circonvolution de Broca.

la partie supérieure des deux circonvolutions ascendantes et sur le lobule paracentral.

On reconnait encore sur l'écorce cérébrale l'existence des centres suivants :

c. — Sur la première circonvolution temporale gauche le centre qui préside à la *réception auditive des mots.*

d. — Sur le pied de la 2ᵉ circonvolution frontale gauche le centre qui préside à la *reproduction écrite des mots.*

e. — Sur le lobule pariétal inférieur ou lobule du pli courbe le centre qui préside à la réception visuelle des mots.

Les centres corticaux que nous venons de passer en revue sont donc de deux sortes.

1° Les uns président à l'articulation, à la vision à l'audition et à la reproduction écrite des mots, c'est-à-dire des signes de langage.

2° Les autres président à la motilité de la face et des membres.

La lésion des premiers se traduira par un ensemble de symptômes connus sous le nom d'*aphasie* : celle des seconds par des *troubles de la mobilité.*

APHASIE

« Le terme aphasie, considéré dans son acception la plus « large comprend toutes les modifications... que peut présenter « dans l'état pathologique la faculté que possède l'homme « d'exprimer sa pensée par des signes » (Charcot).

Le signe de la pensée, le *mot* se compose de plusieurs éléments : il doit être *entendu* et *articulé, lu* et *fixé par l'écriture.* L'aphasie portera sur un ou plusieurs de ces éléments d'où quatre formes principales d'aphasie (Bernard).

La perte de l'articulation des mots sera l'*aphasie motrice* (Charcot) ; la perte de l'écriture des mots sera l'*agraphie.* La perte de la faculté de percevoir les mots par l'audition sera la *surdité verbale ;* la perte de la faculté de les percevoir par la vision sera la *cécité verbale.*

A. — **Aphasie motrice**.

L'aphasie motrice dont la définition a été donnée ci-dessus a des degrés très divers. Au degré le plus élevé du trouble de la fonction l'aphasique ne peut articuler aucun mot ; il ne peut pousser qu'un grognement, ou un cri guttural grave ou aigu.

Au degré le moins élevé, le malade substitue seulement un mot à un autre dans le courant d'une phrase : il s'aperçoit de son erreur, s'arrête, essaye de la réparer et y réussit plus ou moins.

Entre ces deux termes extrêmes on peut observer tous les intermédiaires.

Ainsi le discours peut être borné à une seule syllabe (interjection ou son bizarre tel que *ta*, *tan*, etc.), répétée à tout propos. Ailleurs le malade n'a à son service qu'un seul mot étrange n'appartenant à aucune langue, tel que *monomomentif*, *iqui phophoïqui*, un juron ou un seul mot (chaussette, chapeau), qui lui sert à répondre à toutes les interrogations, à formuler toutes ses demandes.

Tantôt le malade repète à tout propos, quelques mots, un bout de phrase.

Une des caractéristiques les plus singulières de l'aphasie est la perte des substantifs. Le malade aura parfois recouvré toutes les parties du discours, hormis les substantifs.

Gairdner a attiré l'attention sur ce qu'il appelle l'intoxication par un mot : sans cesse un seul et même mot se représente, et sert à l'aphasique pour exprimer tous les substantifs.

L'aphasie motrice est le plus souvent associée à l'hémiplégie droite. Elle correspond à une lésion du pied de la 3e circonvolution frontale gauche.

B. — **Agraphie**.

L'agraphie est, ainsi qu'il a été dit, la perte plus ou moins complète des mouvements coordonnés nécessaires à l'écriture et à la figuration des signes.

On peut observer ici comme dans l'aphasie motrice tous les degrés. Tantôt le malade ne peut rien tracer à la plume ou seulement des traits irréguliers, ailleurs il n'écrit qu'une lettre, une syllabe toujours la même ; ailleurs c'est un nom, un fragment de phrase, toujours le même, etc.

L'agraphie est liée à une lésion du pied de la 2e circonvolution frontale gauche.

C. — Cécité verbale.

C'est l'impossibilité dans laquelle se trouvent les malades de lire les lettres, les syllabes, les mots, les signes figurés placés sous leurs yeux, tandis qu'ils peuvent en distinguer la silhouette, la position, l'arrangement général (Bernard).

Le malade peut écrire couramment, mais est incapable de lire ce qu'il vient d'écrire.

Ordinairement la cécité verbale est associée à l'hémiopie ou hémianopsie (perte d'une moitié du champ visuel) ou au rétrécissement concentrique du champ visuel (1).

La cécité verbale est liée à une lésion du lobule pariétal inférieur ou lobule du pli courbe gauche.

D. — Surdité verbale.

C'est l'impossibilité pour le malade de comprendre la signification de la parole, et même de tous les sons représentant conventionnellement des idées. Le malade a d'ailleurs parfaitement conservé l'ouïe : il entend la voix humaine, le moindre bruit, etc. La surdité verbale est liée à une lésion de la 1re circonvolution temporale gauche.

Telles sont les principales formes dissociées de l'aphasie.

---

(1) Cette coïncidence s'explique aisément, car la lésion causale de l'hémiopie siège comme celle de la cécité verbale sur le lobule pariétal inférieur.

Mais souvent ces formes sont associées : le malade est à la fois atteint d'aphasie motrice, d'agraphie, de cécité et de surdité verbales. Ailleurs il présente deux ou trois des formes d'aphasie : on peut ainsi observer toutes les combinaisons possibles.

La raison de ces associations et de l'existence de l'aphasie complexe est simple : tous ces centres divers ont la même irrigation artérielle : ils sont tous tributaires de la sylvienne.

Étiologie. — L'aphasie peut être le résultat d'une lésion destructive de l'écorce et dans ce cas elle est permanente : la lésion la plus ordinaire est le ramollissement par thrombose ou embolie de l'écorce cérébrale gauche. C'est dans ce cas qu'on observe l'hémiplégie droite et l'aphasie. Plus rarement elle est produite par l'hémorrhagie, le traumatisme cérébral.

Ailleurs l'aphasie est transitoire et due à un trouble momentané de la circulation cérébrale : c'est ce qui a lieu dans la migraine, la migraine ophthalmique, l'artérite syphilitique, l'aura épileptique, et l'attaque épileptique.

Enfin l'hystérie peut donner lieu à une aphasie nettement caractérisée.

II. — LÉSIONS DES CENTRES MOTEURS

Les lésions atteignant les centres moteurs peuvent agir de deux façons :

a. — En les irritant.

b. — En les détruisant.

A l'irritation des centres moteurs répond le symptôme *convulsions;* à leur destruction le symptôme *paralysie.* On comprend aisément que les convulsions ou les paralysies seront plus ou moins étendues suivant que la zone motrice sera elle-même plus ou moins largement irritée ou détruite.

A. — **Convulsions.** — **Épilepsie Jacksonienne.**

Les convulsions sont de trois ordres :

a. — Elles se limitent à un seul groupe musculaire. Cette forme est assez rare.

b. — Parties d'un groupe musculaire donné, elles s'étendent à une moitié du corps, s'y limitent ou y prédominent. C'est là l'épilepsie partielle, hémiplégique, épilepsie *Jacksonienne* (1).

La crise débute soit par le membre supérieur, gagnant ensuite la face, puis le membre inférieur ; soit par la face atteignant ensuite le membre supérieur puis le membre inférieur, soit enfin, ce qui est plus rare, par le membre inférieur, et se généralisant à toute la moitié du corps.

Dans quelques cas les convulsions dépassent le côté où elles s'étaient d'abord montrées et l'épilepsie devient *générale*.

c. — Enfin on peut observer des attaques épileptiformes complètes avec une aura très nette et toujours la même portant sur la face, le membre inférieur ou supérieur.

Étiologie. — Les principales lésions déterminant des convulsions par lésion corticale sont les tumeurs cérébrales (gros tubercule, exostose), les tumeurs méningées et surtout la pachyméningite gommeuse syphilitique. C'est cette dernière lésion qui est la cause la plus ordinaire de l'épilepsie jacksonienne.

B. — **Paralysie.** — **Monoplégie.**

Les paralysies d'origine corticale ont des caractères variables suivant l'étendue de la lésion causale. C'est ainsi qu'on peut observer.

a. — Une hémiplégie *totale* portant sur les membres et la face avec contracture tardive (voyez *Ramollissement cérébral*).

(1) Du nom de l'éminent médecin anglais H. JACKSON qui a le premier fait une remarquable étude de ces cas.

b. — De paralysies *partielles* et dissociées portant sur le bras, la jambe, la face ou même sur un groupe musculaire seul. Ces paralysies qui ont reçu le nom de monoplégie lorsqu'elles ne frappent qu'un membre, sont parfois passagères ; mais peuvent s'établir à l'état permanent et être suivies de contracture tardive.

Étiologie. — Les lésions causales sont ici principalement les hémorrhagies et surtout le ramollissement par thrombose ou embolie, processus pathologique qui sera étudié plus en détail ci-dessous.

III. — LÉSIONS DU CENTRE OVALE

Capsule interne. — Faisceau pyramidal. — Faisceau sensitif.

De l'écorce grise partent des faisceaux de fibres blanches qui la mettent en communication avec les autres parties de l'axe nerveux ; protubérance, bulbe et moelle. Ces faisceaux se groupent en une large bande de substance blanche dite .*capsule interne* située entre le noyau caudé et la couche optique d'une part et le noyau lenticulaire de l'autre. La capsule interne dont les lésions ont une importance capitale en pathologie cérébrale se compose de deux parties (antérieure et postérieure) réunies à angle aigu. L'angle de réunion a reçu le nom de *genou*.

La partie antérieure contient les fibres émanées des circonvolutions frontales.

Les 2/3 antérieurs de la partie postérieure sont formés par le *faisceau pyramidal*. On nomme ainsi un faisceau émané de la zone motrice cérébrale qui parcourt toute la longueur de l'axe nerveux, mettant en communication les centres moteurs de l'écorce et les cornes antérieures de la moelle. En quittant la capsule interne ce faisceau occupe la partie moyenne de l'étage inférieur du pédoncule cérébral, passe à travers la pro tubérance, forme les pyramides antérieures du bulbe, s'entre-croise *en partie* au collet du bulbe avec le faisceau pyramidal de l'autre côté et descend dans la région antéro-latérale de la moelle. La partie qui ne s'est pas entre-croisée forme dans la moelle le cordon de Türck, c'est-à-dire un petit faisceau situé tout à fait à la partie antérieure, contre la commissure anté-rieure.

Le 1/3 postérieur de la partie postérieure de la capsule interne constitue le carrefour des fibres sensitives, le faisceau sensitif. C'est là que se massent toutes les fibres sensitives émanées des régions cérébrales postérieures et se rendant aux autres parties de l'axe nerveux.

Les lésions de la capsule interne se traduiront donc par des symptômes tout à fait différents suivant qu'elles porteront sur l'une des régions si distinctes que nous venons d'y décrire.

Les lésions qui intéressent la capsule interne peuvent l'at-teindre *directement* (hémorrhagies, ramollissement) ou *indi-rectement* en la refoulant et comprimant : c'est ainsi qu'a-gissent certains foyers hémorrhagiques situés hors de la capsule interne.

LÉSIONS DU FAISCEAU PYRAMIDAL. — HÉMIPLÉGIE. —
DÉGÉNÉRESCENCE SECONDAIRE.

Lorsque la capsule interne est atteinte, détruite ou fortement comprimée dans la région du faisceau pyramidal on observe une *hémiplégie portant sur toute la moitié du corps opposée à l'hémisphère atteint*, atteignant la face *sauf l'orbiculaire des paupières*, le membre supérieur et le mem-bre inférieur. Nous décrirons cette hémiplégie plus en détail en traitant de l'hémorrhagie cérébrale.

Si la capsule interne n'est que légèrement comprimée, la compression venant à cesser, le faisceau pyramidal recouvre ses fonctions et l'hémiplégie disparaît. Mais si le faisceau pyra-midal est détruit soit directement soit par une compression forte on voit bientôt ses *fibres dégénérer dans toute la hauteur de son trajet*, et on a ainsi un faisceau de *dégénérescence secondaire* (c'est le nom qu'on donne à ce phénomène) partant du point lésé, se prolongeant dans *la capsule interne, l'étage inférieur du pédoncule cérébral*, les *pyramides antérieures du bulbe et la moelle*. A cette dégénérescence secondaire correspond un phénomène capital : *la contracture*. Les parties naguère paralysées sont envahies par la contracture et se mettent dans des positions que nous étudierons à propos de l'hémorrhagie cérébrale. C'est cette contracture qui a reçu le nom de contracture tardive.

LÉSIONS DU FAISCEAU SENSITIF

HÉMIANESTHÉSIE. — HÉMICHORÉE

Lorsque la capsule interne est atteinte dans la région du faisceau sensitif la lésion de ses fibres se traduit par le syndrôme hémianesthésie portant sur le côté du corps opposé à la lésion.

L'hémianesthésie cérébrale se caractérise par une *insensibilité complète de toute une moitié du corps* jusqu'à la ligne médiane. Cette insensibilité porte sur tous les modes : le malade ne sent ni le *contact*, ni la *douleur*, ni *le froid* ou *le chaud*. Le sens musculaire est affaibli ou aboli même.

Il y a anesthésie des muqueuses : la bouche, la langue, le voile du palais sont anesthésiés sur toute une moitié; la conjonctive oculaire de l'œil est anesthésiée, mais la *cornée reste sensible*.

Tous les sens sont *atteints* à un degré variable dans l'une des moitiés du corps.

L'ouïe, l'odorat, le gout sont affaiblis ou abolis.

Il y a affaiblissement de la vue portant :

1° Sur l'acuité visuelle qui est diminuée.

2° Sur le champ visuel qui est rétréci. Il y a en même temps dyschromatopsie : certaines couleurs cessent d'être perçues et d'abord le violet puis le vert; le bleu persiste le dernier et lorsqu'il a disparu, tous les objets sont vus sous une teinte *sépia uniforme.*

A côté de l'hémianesthésie il est un symptôme qu'on trouve souvent associé à elle c'est *l'hémichorée.* Survenant généralement après l'hémiplégie (d'où son nom d'hémichorée paralytique) elle consiste en tremblement à caractère choréique dans toute la moitié du corps frappée d'hémiplégie. L'hémichorée si souvent associée à l'hémianesthésie paraît devoir se localiser dans la partie postérieure de la capsule interne, dans les régions avoisinant la partie la plus reculée de la couche optique, à côté du faisceau sensitif.

CONGESTION CÉRÉBRALE

La congestion cérébrale peut se diviser en : A. Congestion active ; B. Congestion passive.

A. *Congestion cérébrale active.* — Les causes principales sont : *l'insolation,* le *refroidissement,* le *séjour dans un bain* pendant le travail de la digestion, le *frisson des accès de fièvre intermittente,* le *rhumatisme,* l'*alcoolisme.*

On rencontre dans la *sclérose en plaques,* la *paralysie générale,* les *lésions cérébrales en foyer* de date ancienne et accompagnées d'hémiplégie permanente des *attaques dites congestives* sur lesquelles nous reviendrons.

B. *Congestion passive.* — Elle se rattache à une gêne de la circulation de la veine cave supérieure et des jugulaires, gêne succédant à *la strangulation,* aux *insuffisances de la valvule tricuspide* (lésions chroniques du poumon) et aux *affections de la valvule mitrale.*

Anatomie pathologique. — La congestion peut être générale ou partielle, plus marquée dans un point que dans l'autre dans les méninges que dans le cerveau.

Très souvent les membranes de l'œil sont simultanément hyperhémiées.

On trouve les veines du diploé et les sinus gorgés d'un sang noir ; sur le cerveau gonflé se dessinent des milliers d'arborisations vasculaires fines et élégantes.

A la coupe, on constate une augmentation de consistance et la présence d'une multitude de points rouges, ce sont des capillaires dilatés (leur diamètre peut s'élever de $0^{mm},15$, état normal, à $0^{mm},28$). Lorsque la congestion est plus forte, elle détermine une transsudation séreuse dans le tissu cérébral et la pie-mère, les capillaires deviennent flexueux et restent béants lorsqu'on les divise (état criblé de Durand-Fardel). Cette forme de congestion est souvent partielle et symptomatique d'une lésion circonscrite.

Symptomatologie. — Avec Jaccoud on peut admettre trois formes de congestion cérébrale active.

A. *Forme légère*. — Céphalée avec battements des artères carotides et temporales. Injection de la face et des yeux.

B. *Forme grave*. — Troubles psychiques avec insomnie, agitation et délire.

C. *Forme apoplectique*. — C'est l'ictus apoplectique tel que nous le décrirons en parlant de l'hémorrhagie cérébrale.

Chez les vieillards et chez les enfants la congestion se présente avec des caractères spéciaux.

Chez les vieillards. — Durand-Fardel à décrit une forme spéciale. Pendant la nuit le vieillard se réveille, se lève, délirant, ne sachant où il est. Le jour ramène un peu de lucidité dans les idées, mais le laisse triste et morose ; bientôt surviennent le délire et les autres symptômes.

Chez les enfants, les convulsions constituent le symptôme le plus frappant de la congestion cérébrale, qui est d'ailleurs fort rare à cet âge, et qui se distingue de la méningite par l'invasion brusque des accidents, leur peu de durée, l'absence de température fébrile.

La *congestion passive* a quelques traits spéciaux dont le

type est représenté par la congestion cérébrale des cardiaques : *paresse de l'intelligence, somnolence, stupeur, rêvasseries, subdelirium.*

Diagnostic. — Dans une leçon célèbre sur la congestion cérébrale apoplectiforme, Trousseau a démontré qu'il faut se garder d'admettre à la légère une congestion cérébrale et que la plupart des attaques rangées sous ce titre appartiennent le plus souvent à l'*épilepsie*, au *vertigo à stomacho læso* et à l'*hémorrhagie* ou au *ramollissement* du cerveau.

La congestion à forme apoplectique seule présente quelques difficultés (voyez le diagnostic de l'apoplexie à l'*hémorrhagie cérébrale*).

Les *attaques* dites *congestives* se rencontrant dans les maladies cérébrales que nous avons citées plus haut, se présentent d'après Charcot sous deux formes principales.

1° *Attaques apoplectiformes* (pseudo-apoplexy des Anglais) et moins fréquemment 2° *attaques convulsives ou épileptiformes.* Les caractères des deux types peuvent d'ailleurs s'entremêler et se confondre dans un même accès.

Le trait commun à toutes ces affections cérébrales déterminant des attaques congestives paraît être l'existence de lésions scléreuses occupant des sièges divers dans l'axe cérébro-spinal, mais *toujours présentes dans l'isthme de l'encéphale* et *constantes dans le bulbe* (Charcot).

.L'hypothèse de congestion surajoutée brusquement aux lésions anciennes et expliquant les accidents apoplectiformes doit être rejetée, car jamais on ne trouve dans les autopsies une lésion récente congestive (Charcot).

Traitement. — Bien que la congestion cérébrale tienne à des causes fort diverses, dans la plupart des cas (sauf dans les congestions observées au début des fièvres graves) elle présente comme une indication capitale de diminuer la tension sanguine ; on atteint ce résultat par l'application de sangsues derrière les oreilles ou par une saignée générale et par des purgatifs énergiques (aloès, eau-de-vie allemande 30 à 40 gr., avec quantité égale de sirop de nerprun).

Les gens sujets aux congestions cérébrales doivent suivre un régime tout spécial et très sobre, s'abstenir de liqueurs, de café, de veilles, de fatigues, coucher dans une chambre fraîche, sur un lit dur, dormir peu, faire de l'exercice, combattre la constipation et les maux de tête par l'aloès et les purgatif salins.

ANÉMIE CÉRÉBRALE

Deux conditions peuvent produire l'anémie cérébrale : 1º le sang possède ses propriétés normales, mais il ne peut arriver à l'encéphale en quantité suffisante ; 2º le sang arrive librement au cerveau, mais il est trop pauvre en globules rouges pour y entretenir convenablement les phénomènes de la vie.

Dans le premier groupe se rangent les anémies cérébrales résultant de tumeurs comprimant les carotides, de la ligature de ces vaisseaux, de leur simple compression artificielle, phénomène qui n'aurait point échappé aux anciens et qui avait valu aux carotides leur nom (κάρος, assoupissement); c'est là, en effet, le premier symptôme de l'anémie cérébrale expérimentale.

Il faut ranger dans ce groupe les anémies cérébrales résultant de l'appel énergique du sang vers des régions éloignées du crâne (ventouses de Junod). Il faut y placer encore celles qui résultent d'un défaut d'impulsion suffisante du cœur, qu'il y ait surcharge, dégénérescence graisseuse ou insuffisance aortique.

Dans le second groupe, nous plaçons toutes les *anémies générales sans exception*, occasionnées par des hémorrhagies abondantes, quelles qu'en soient les causes, par la chlorose, une nourriture insuffisante, des maladies graves, des diarrhées prolongées.

Anatomie pathologique. — Le cerveau et les méninges

sont habituellement décolorés, les mailles de la pie-mère et les ventricules cérébraux sont distendus par une quantité anormale de sérosité.

Symptômes. — L'anémie peut être lente ou rapide; or les symptômes diffèrent dans les deux cas.

1º *Anémie rapide.* — Engendrée par de grandes pertes de sang, elle se traduit par des symptômes semblables à ceux que présentent les animaux qui meurent d'hémorrhagie : ce sont des vertiges, des bourdonnements d'oreilles, bientôt le malade devient insensible aux excitants extérieurs, il perd connaissance, sa peau est froide, visqueuse, la pupille d'abord rétrécie se dilate, il survient des convulsions générales et un coma qui annoncent une mort prochaine.

2º *Anémie lente.* — Lorsque le cerveau ne se trouve que graduellement privé de la quantité de sang nécessaire à l'accomplissement de ses fonctions, il exprime sa souffrance par une céphalalgie habituelle, par des vertiges, de l'insomnie, quelques troubles dans les perceptions sensorielles et même du délire. Les malades éprouvent fréquemment des nausées, des palpitations de cœur, ils sont très facilement excitables, tressaillent au moindre bruit, mais retombent presque immédiatement dans une grande apathie intellectuelle et morale (c'est ce que les Anglais désignent sous le nom de *faiblesse irritable*).

Ces malades présentent en même temps les symptômes habituels à l'anémie générale, décoloration des muqueuses et des téguments, souffles vasculaires, etc.

Diagnostic. — Que l'encéphale soit congestionné ou qu'il soit anémié, il exprime sa souffrance de la même façon; aussi est-ce sur l'état général que se basera le diagnostic : si l'individu qui souffre de la tête et éprouve des vertiges est fort et vigoureux, c'est que son cerveau est congestionné; si c'est au contraire une personne faible, délicate, ses souffrances indiquent une anémie cérébrale.

Traitement. — Dans l'anémie subite, il faut envoyer au cerveau la plus grande quantité de sang possible en donnant au malade une position horizontale, en comprimant l'aorte et les artères du membre supérieur ; en même temps il faut soutenir l'excitabilité de la substance cérébrale en administrant du vin, de l'alcool, une potion cordiale et excitante (ammoniaque et sirop d'éther, la liqueur d'Hoffmann (dose de 10 à 15 gouttes). Enveloppez le malade de linges chauds, promenez des sinapismes sur divers points de son corps. Enfin comme dernière ressource, on pourrait pratiquer la transfusion du sang.

Dans l'*anémie lente*, il faut recourir aux ferrugineux, aux toniques, à l'hydrothérapie.

HÉMORRHAGIE CÉRÉBRALE

Pathogénie et étiologie. — La cause efficiente de l'hémorrhagie cérébrale est la rupture d'un *anévrysme miliaire*. On désigne sous ce nom la *dilatation anévrysmale d'une artériole cérébrale* se présentant sous l'aspect d'une petite granulation visible à l'œil nu ou à la loupe, de couleur rouge ou brunâtre. Toutes les artérioles cérébrales peuvent porter de semblables dilatations anévrysmales. Celles qui en sont le plus souvent atteintes *sont les branches de l'artère sylvienne destinées au corps strié (artères lenticulo-striées)*.

L'anévrysme miliaire a la structure ordinaire des anévrysmes (Cornil et Ranvier) : il y a lésion des tuniques interne et externe qui se fusionnent par suite de l'atrophie de la tunique moyenne : il y a donc à la fois *périartérite* (Charcot) et *endartérite* (Zenker).

L'*étiologie* de l'hémorrhagie cérébrale comprend : 1° toutes les causes lointaines qui peuvent déterminer la production de l'anévrysme miliaire, et 2° les causes prochaines qui peuvent en déterminer la rupture :

1º Les anévrysmes miliaires appartiennent surtout à l'*âge avancé :* ils paraissent nettement *héréditaires :* l'*alcoolisme*, l'*intoxication saturnine*, la *goutte*, le *rhumatisme* ont une influence étiologique certaine.

2º L'anévrysme formé se rompra sous l'influence d'une tension sanguine exagérée soit d'une *manière habituelle* (hypertrophie cardiaque du mal de Bright), soit d'une façon *brusque et passagère :* impression subite du froid et effort, tel que *la défécation* ou le *coït chez les vieillards.*

Hémorrhagies dyscrasiques. — Dans quelques cas l'hémorrhagie cérébrale résulte d'un processus hémorrhagique général : c'est ce qu'on observe dans les *maladies typhoïdes*, la *pyémie*, l'*ictère grave*, le *purpura*, l'*hémophilie*, la *leucocythémie*, etc. Mais ces hémorrhagies d'une interprétation encore obscure sont l'exception : la règle est l'hémorrhagie par rupture d'anévrysme miliaire.

Anatomie pathologique. — Le foyer d'hémorrhagie cérébrale occupe de préférence certaines régions du cerveau. Le siège le plus fréquent est *entre la capsule externe et le noyau extra-ventriculaire* du corps strié. Il y a là une *cavité virtuelle* dans laquelle rampent les branches lenticulostriées de la sylvienne, cavité que le foyer hémorrhagique rend réelle. Plus rarement déjà le foyer occupe les *noyaux gris* (corps striés, couches optiques) ; exceptionnellement il siège dans les autres parties.

Lorsque le sang fait irruption dans la pulpe cérébrale, il s'y creuse un *foyer* par la destruction des éléments nerveux ; si la mort n'est pas immédiate, le sang épanché et les parois du foyer qui le renferment subissent une série de transformations. Aussi examinerons-nous : 1º l'état d'un foyer récent ; 2º la réparation de ces désordres ; 3º les lésions secondaires.

1º *État d'un foyer récent.* — Souvent il est unique et ses dimensions varient de celles d'un pois à celle du poing.

Le *sang* forme un caillot noirâtre et mou qui, d'abord compact, ne tarde pas à se séparer en deux parties, l'une solide, l'autre liquide ; celle-ci s'infiltre dans la pulpe nerveuse et la ramollit.

Les parois du foyer sont irrégulières, ramollies par l'infiltration sanguine qui les colore en rouge, jaune, etc., leur donne en un mot les diverses teintes de l'ecchymose. On peut, mais rarement, retrouver dans ces parois la petite artère ou l'anévrysme dont la rupture a occasionné l'hémorrhagie. Un filet d'eau bien dirigé détache le caillot et met en évidence l'irrégularité des parois du foyer.

2° *Période de réparation.* — Le travail réparateur commence très vite, il consiste dans l'absorption du sang épanché et la cicatrisation du foyer.

Le coagulum se ramollit, forme une bouillie noirâtre, puis fauve, jaune, dans laquelle on trouve des cristaux d'hématoïdine, des leucocytes, des granulations graisseuses, des globules rouges altérés. En même temps les *parois du foyer se recouvrent d'une fausse membrane conjonctive* qui sépare les tissus sains des parties mortifiées et enferme celles-ci dans un véritable kyste.

A mesure que la cavité se vide par la résorption du sang, la fausse membrane se rétracte, ses parois s'adossent, et il en résulte une *cicatrice* d'un brun jaunâtre dont les dimensions sont en rapport avec celles du foyer.

3° *Effets de voisinage. Lésions secondaires.* — Lorsque le foyer hémorrhagique siège au *lieu d'élection* et qu'il n'est pas considérable, il *évolue sans provoquer aucun effet de voisinage, aucune lésion secondaire.* Lorsqu'au contraire le sang s'est épanché en quantité assez considérable il refoule, comprime et anéantit les parties avoisinantes et la *capsule interne par conséquent :* la destruction de celle-ci deviendra l'origine de lésions secondaires (*dégénération secondaire,* voyez *lésions du faisceau pyramidal.*) Il en est de même des *foyers des noyaux gris,* mais de plus les foyers siégeant dans le *noyau caudé* et la *partie interne de la couche optique* peuvent faire irruption dans les ventricules, *complication rapidement mortelle.*

Symptômes. — Nous diviserons l'étude symptomatique de l'hémorrhagie cérébrale en trois périodes :

1º Période de début ;

2º Période d'état ou période paralytique ;

3º Période tardive.

1º *Période de début*. — L'hémorrhagie cérébrale débute de deux façons :

a. — Sans ictus apoplectique ;

b. — Avec apoplexie.

a. — Dans le premier cas, tantôt le malade à son réveil s'aperçoit qu'il est paralysé d'un côté, tantôt il assiste en pleine connaissance à l'établissement de sa paralysie.

b. *Apoplexie*. — L'apoplexie est *l'abolition subite de toute manifestation motrice sensitive et intellectuelle résultant de l'altération spontanée d'un ou plusieurs points du cerveau : deux fonctions subsistent seules : la circulation et la respiration*. L'apoplexie fait donc aussi partie symptomatique de lésions cérébrales autres que l'hémorrhagie, mais nous allons l'étudier ici une fois pour toutes.

Le malade a perdu connaissance, il est dans la résolution musculaire générale, les jambes abandonnées dans le lit, les bras étendus le long du corps. *Toute sensibilité est abolie ; les mouvements réflexes* ont disparu. Le malade perd ses urines et ses matières fécales dans le lit. La face est turgescente, congestionnée, bleuâtre, cyanosée avec écume buccale. La respiration est bruyante, stertoreuse.

On peut dès cette période apoplectique reconnaître de quel côté siège la paralysie qui existe dès le début de l'ictus dans l'hémorrhagie cérébrale : on se guide sur les symptômes suivants :

1º Déviation conjuguée de la tête et des yeux. — L'apoplectique hémiplégique a la tête et les yeux invinciblement tournés vers un côté, et ce côté est celui de sa lésion, opposé par conséquent à l'hémiplégie. Lorsqu'on a ramené la tête dans la position droite et qu'on vient à l'abandonner à elle-même, elle reprend sa position déviée. Vulpian et Prévost ont nettement établi que *dans les lésions des hémisphères céré-*

braux le sens de la déviation indique le côté de la lésion.

2º Tous les membres sont, il est vrai, dans la résolution musculaire, mais si on soulève tour à tour l'un et l'autre bras et l'une et l'autre jambe on voit que *d'un côté les membres retombent brusquement et comme une masse, tandis que du côté opposé les membres retombent plus lentement et moins brusquement.*

A la face la joue paralysée se soulève et s'affaisse alternativement à chaque mouvement respiratoire : le malade *fume la pipe du côté paralysé.*

Lorsque le foyer hémorrhagique fait irruption dans les ventricules on observe pendant la période apoplectique des *convulsions* et des *contractures* tantôt limitées au côté paralysé, tantôt généralisées : ce sont là les *convulsions et les contractures dites précoces* du plus fâcheux pronostic.

L'apoplectique est exposé aux congestions viscérales, bâtardes, telles que *pneumonie hypostatique, broncho-pneumonie* qui peuvent contribuer à hâter la terminaison fatale.

Enfin, dans les cas de haute gravité on voit survenir un symptôme d'un pronostic absolument mauvais : c'est le *décubitus acutus.* Au bout de quelques heures apparaît *au milieu de la fesse paralysée* une plaque érythémateuse. Bientôt cette plaque se couvre de bulles, indice de l'escharification prochaine, et les tissus mortifiés se détachent mettant à nu de vastes surfaces. *La mort survient dans presque tous les cas où paraît le décubitus acutus.*

La marche de la température est des plus importantes au point de vue pronostique dans l'ictus apoplectique. Tout d'abord la température centrale s'abaisse, le thermomètre marque 36 et même 35 1/2 degrés : le malade est algide.

Puis la température se relève, atteint la moyenne normale, oscillant autour d'elle, mais ne la dépassant pas si le malade doit guérir. Enfin, dans les cas mortels elle monte rapidement à 40º, 41º en même temps que la respiration s'accélère jusqu'à 160 mouvements par minute et plus.

Si le malade survit à cette période, l'ictus apoplectique se dissipe et il entre dans la deuxième période.

2º *Période d'état ou paralytique.* — Le symptôme dominant de cette période est l'*hémiplégie motrice* qu'il faut étudier à la face et aux membres. *L'hémiplégie siège du côté opposé à la lésion* tant à la face qu'aux membres : *si donc la lésion cérébrale est dans l'hémisphère gauche, il y aura paralysie à droite de la face et des membres* et inversement.

Il n'existe qu'un cas où la face est paralysée du côté opposé aux membres (hémiplégie alterne de Gubler) : c'est lorsque la lésion siège dans la *protubérance ou le bulbe.*

Face. — La joue paralysée est flasque ; la bouche est déviée, c'est-à-dire que *la commissure labiale se porte en haut et en dehors vers le côté sain :* ce qui s'explique par la traction qu'exercent les muscles du côté sain, traction qui n'est plus compensée.

La langue, lorsqu'on la fait tirer, se porte du côté paralysé, à cause de l'action du génioglosse sain.

Un caractère très important de cette paralysie faciale dans l'hémorrhagie cérébrale et dans les lésions semblables c'est *l'intégrité de l'orbiculaire des paupières* dont le jeu reste intact ; au contraire dans la paralysie faciale à frigore ou traumatique, en un mot dans la *paralysie faciale périphérique,* l'orbiculaire des paupières est paralysé : *le malade ne peut fermer l'œil du côté paralysé.*

Membres. — La paralysie est complète au membre supérieur, incomplète au membre inférieur qui peut exécuter quelques mouvements dans le lit.

En règle générale, tous les muscles dont les mouvements sont associés, c'est-à-dire qui ne peuvent produire un *mouvement qu'en se contractant avec leurs symétriques* (diaphragme, intercostaux, muscles abdominaux, etc.), *échappent à la paralysie.*

Le plus souvent à l'hémiplégie motrice, il ne se joint aucun trouble de la sensibilité, mais parfois on constate l'anesthésie du côté paralysé, c'est-à-dire l'*hémianesthésie*. Cette hémianesthésie dite cérébrale et qui a un tableau clinique tout à fait caractéristique, indique *une lésion* (de nature variable bien entendu, ici il s'agit d'un foyer hémorrhagique), ayant touché *la partie postérieure* de la capsule interne (voyez plus haut *Lésions du centre ovale. Hémianesthésie*).

La seconde période de l'hémorrhagie cérébrale s'accompagne parfois de *troubles trophiques*, tels que le *décubitus acutus* que nous avons déjà décrit et les *arthropathies*.

L'*arthropathie* des hémiplégiques est un phénomène tardif, confinant à la troisième période. Elle atteint surtout l'épaule, puis le coude, le poignet, etc. Tantôt le début est aigu, à la façon d'une arthrite aiguë (douleur, rougeur, tuméfaction), tantôt et plus souvent il est subaigu. Il s'agit *anatomiquement* d'une synovite subaiguë végétante avec épanchement intra-articulaire.

Le malade peut succomber dans cette seconde période, soit au décubitus acutus, soit à quelque complication pulmonaire. Il peut aussi guérir. Dans le cas contraire, il arrive à la *période tardive*.

3° *Période tardive*. — Deux cas se présentent ici : ou l'*hémiplégie reste flaccide* ou *la contracture apparaît dans les membres paralysés*.

La *contracture* est un phénomène des plus importants, et *elle est liée aux dégénérations secondaires, cérébrales et médullaires*, suite de la lésion de la capsule interne, ainsi que nous l'avons dit à l'anatomie pathologique.

La contracture des vieux hémiplégiques présente *deux types principaux* au membre supérieur qui est toujours le premier et le plus fortement atteint :

1° Flexion ;

2° Extension.

Type de flexion. — Tous les segments du membre supérieur sont fléchis les uns sur les autres : les *doigts* sont recourbés dans la paume de la main qu'ils ulcèrent si on n'y prend garde ; l'*avant-bras* est fléchi à angle droit sur *le bras* qui est appliqué au tronc.

Dans le *type d'extension*, seule la position de l'avant-bras varie : celui-ci est *étendu* sur le bras.

Au membre inférieur, le type général est le *type d'extension* : tous les segments sont en extension forcée les uns sur les autres.

La mort est l'aboutissant fatal de cette période tardive, soit par *complication pulmonaire* (pneumonie bàtarde), soit par *eschares multiples* aux points sur lesquels porte la pression du lit, soit par *une attaque nouvelle* qui vient traverser le cours de l'affection ancienne et chronique.

Diagnostic. — Il se pose : 1° A la période apoplectique ; 2° A la période paralytique.

Diagnostic à la période apoplectique :

a. — Avec le ramollissement cérébral de forme embolique (voyez *Ramollissement cérébral*).

b. — Avec l'hémorrhagie méningée. — Le tableau est à peu près semblable, mais les symptômes sont diffus dans l'hémorrhagie méningée : il n'y a pas de paralysie localisée, mais plus souvent des contractures et des convulsions.

c. — La congestion cérébrale simple. — Il n'y a pas de paralysie.

d. — L'encéphalopathie saturnine et urémique ont leurs commémoratifs et certains signes spéciaux (albuminurie, liséré saturnin, etc.).

e. — Les attaques apoplectiformes qui traversent le cours de la paralysie générale et de la sclérose en plaques ont leurs commémoratifs tout à fait caractéristiques.

Diagnostic à la période paralytique. — Nous retrouvons ici le ramollissement cérébral.

L'hémiplégie hystérique. — Elle s'accompagne le plus souvent d'hémianesthésie, ce qui doit éveiller l'attention, et puis il y a d'autres signes caractéristiques.

L'hémiplégie par tumeurs cérébrales a été précédée ou est

accompagnée de vomissements, de céphalalgie, de convulsions épileptiformes et de paralysies des nerfs crâniens, la troisième et la sixième paire surtout.

Enfin, il faut faire le *diagnostic du siège*, ce qui emporte le *pronostic*.

Les *contractures et convulsions précoces* impliquent l'atteinte des ventricules et entraînent un pronostic fatal.

La rapide amélioration des symptômes, la disparition de l'hémiplégie indiquent que la capsule interne n'a pas été touchée ; *il est probable alors que le foyer siège au lieu d'élection et n'est pas considérable.*

La contracture tardive indique que la capsule interne est intéressée soit directement, soit indirectement.

RAMOLLISSEMENT CÉRÉBRAL

THROMBOSE ET EMBOLIE CÉRÉBRALES

On désigne sous le nom de ramollissement cérébral la désorganisation ou gangrène d'une partie de l'encéphale consécutive à l'oblitération des artères chargées de la nourrir (1).

Étiologie. Pathogénie. — L'oblitération des artères cérébrales se fait suivant deux processus bien différents.

a. — Par un corps oblitérant *né sur place ;* ce corps a reçu le nom de *thrombus* et le processus s'appelle *thrombose*.

b. — Par un corps oblitérant *migrateur :* le corps s'appelle un *embolus*, et le processus *l'embolie*.

(1) Nous rappelons pour l'intelligence de cet article que la circulation de l'écorce du cerveau et celle des parties centrales sont complètement distinctes et que dans chacune de ces circulations les artères d'un territoire sont terminales, c'est-à-dire n'ont aucune communication, aucune anastomose avec celles du territoire avoisinant ; enfin que les branches corticales de la sylvienne nourrissent toute la zône motrice, la circonvolution de Broca et tous les centres de l'aphasie ; que les branches centrales nourrissent les noyaux caudé et lenticulaire, la capsule interne, et partiellement la couche optique.

Embolie.

Les sources les plus communes de l'embolie sont :

a. — *Les lésions du cœur :* endocardite aiguë surtout dans ses formes *ulcéreuse et infectieuse ;* lésions valvulaires, surtout le rétrécissement mitral.

b. — Les lésions de l'aorte : aortite chronique, anévrysme.

L'embolus est ordinairement un fragment de valvule, de pilier cardiaque, de végétation de l'endocarde. L'embolus s'engage presque toujours de l'aorte dans la *carotide gauche*, la *carotide interne* et la *sylvienne gauche*. C'est dans le tronc de la sylvienne ou dans l'une de ses branches qu'il s'arrête. Du point où il s'arrête dépend l'étendue du ramollissement qui peut porter à la fois sur les parties centrales (*noyaux caudé* et *lenticulaire, capsule interne, couche optique*) et sur les parties corticales (*zône motrice, circonvolutions de l'aphasie*) si l'arrêt a lieu dans le tronc de la sylvienne ; sur la zône corticale seule si l'arrêt a lieu après la naissance des artères centrales ; ou enfin sur une circonvolution seule si l'arrêt se fait sur une des branches de division.

Thrombose.

La thrombose cérébrale est la conséquence de l'athérome artériel.

L'athérome diminue le calibre des vaisseaux ; au contact des plaques se forment peu à peu des caillots sanguins qui lentement, progressivement arrivent à oblitérer le vaisseau.

L'athérome cérébral est produit par la *vieillesse, l'alcoolisme* et la *syphilis*.

Anatomie pathologique. — Quelle que soit la lésion déterminante, embolie ou thrombose, la conséquence est la même : c'est le ramollissement de la substance cérébrale comprenant trois stades dans son évolution.

1º *Premier stade ou ramollissement rouge.* — Lorsqu'une artère cérébrale est oblitérée, toute sa circonscription frappée d'anémie prend une coloration blanche, mais bientôt les artères collatérales amènent sur son pourtour une quantité surabondante de sang : aussi tandis que le foyer est à peu près blanc au centre, sa circonférence est hyperhémiée. Mais la suractivité des collatérales peut entraîner soit des ruptures (hémorrhagies punctiformes), soit une transsudation séreuse (souvent colorée par l'hématine), d'où l'aspect rosé que prend le foyer de la nécrobiose ; cette sérosité dissocie les cellules et les fibres nerveuses et diminue ainsi la consistance de la pulpe cérébrale. Ce stade dure environ de huit à quatorze jours.

2° *Ramollissement jaune.* — Le foyer présente une coloration jaune due à des leucocytes dégénérés, à des granulations graisseuses ; il forme déjà une sorte de bouillie dans laquelle on trouve des débris de cellules et des fibres nerveuses en voie de dégénérescence graisseuse.

3° *Ramollissement blanc.* — C'est la période ultime des dégénérescences morbides : tout le foyer est occupé par une masse blanchâtre demi-fluide dans laquelle on ne rencontre guère que des granulations graisseuses. Que deviennent ces foyers? On en a vu qui se résorbaient, laissant après eux des cicatrices ; d'autres s'enkystent.

Lorsque le ramollissement est consécutif à une embolie, celle-ci ne peut être trouvée à l'autopsie que lorsque la mort ne s'est pas fait longtemps attendre ; il est donc probable qu'elle peut se résorber.

Symptômes. — Le ramollissement *embolique* débute ordinairement d'une façon subite par *l'ictus apoplectique* dont nous avons tracé le tableau complet à l'article hémorrhagie cérébrale. L'*hémiplégie* du ramollissement siège *presque toujours à droite* et s'accompagne du syndrôme *aphasie* (voyez plus haut *Aphasie*).

L'avenir de l'hémiplégie du ramollissement est le même que celui de l'hémiplégie dans l'hémorrhagie. Elle se dissipe ou aboutit à la contracture tardive.

Enfin le malade peut être emporté dès la phase apoplectique avec les symptômes de décubitus acutus et de congestions viscérales diverse (voyez *Hémorrhagie cérébrale*).

Le ramollissement par *thrombose* peut quelquefois, malgré la lenteur du processus anatomo-pathologique, débuter subitement par l'apoplexie. Mais le plus souvent la marche est tout autre : le malade se plaint d'étourdissement, de mal de tête, a des engourdissements ; sa parole s'embarrasse, sa bouche se dévie et l'hémiplégie se constitue plus ou moins complète, mais surtout sujette à des alternatives qui lui ont fait donner le nom d'hémiplégie variable.

Les troubles intellectuels du ramollissement par thrombose sont des plus intéressants et donnent à cette forme un cachet tout spécial : le malade perd la mémoire, les idées, pleure et rit sans motif, divague, a des périodes d'excitation (délire, colère, manie) ou de dépression.

L'hémiplégie par ramollissement, chronique (thrombose) parcourt toutes les phases que nous avons déjà décrites.

Le ramollissement chronique peut durer pendant de longues années ; la marche en est interrompue quelquefois par de *nouvelles attaques apoplectiformes* ou *épileptiformes* qui peuvent enlever le malade. Ordinairement le ramolli finit dans le *gâtisme complet* et succombe à quelque *complication intercurrente*, pneumonie, etc.

Nous avons vu plus haut que l'embolie ou la thrombose pouvaient n'affecter qu'un territoire très circonscrit de l'écorce: c'est dans ces cas qu'on observe pour tout symptôme :

a. — L'aphasie complète ou dissociée.

b. — La paralysie d'un bras, d'une jambe, de la face et même des paralysies plus circonscrites, telles que paralysie de la langue, d'un groupe musculaire.

Diagnostic. — Le ramollissement par embolie présente les plus grandes analogies avec l'hémorrhagie cérébrale ; on l'en distinguera quelquefois :

1° Par le fait du siège de *l'hémiplégie* à droite *avec apha-*

sie, qui est la règle dans l'embolie et une rare exception dans l'hémorrhagie.

2° Par le fait de lésions cardiaques ou aortiques dont le rôle dans l'embolie a été décrit ci-dessus.

Le ramollissement par thrombose, sauf dans les cas à début aigu, ne ressemble pas à l'embolie ou à l'hémorrhagie cérébrale. Il a sa physionomie très spéciale.

Traitement. — Remplir les indications qui se présenteront. Si le malade est faible, le ranimer par tous les moyens possibles. Dans des conditions opposées, employer les purgatifs, les boissons rafraîchissantes ; les alcalins et l'iodure de potassium ont eu un instant de vogue.

Lorsque le ramollissement est nettement constitué, toute la médication doit se borner à l'observation exacte des lois de l'hygiène.

ENCÉPHALITES

ENCÉPHALITE AIGUE

Étiologie. — L'encéphalite aiguë peut être *primitive* et tenir, dit-on, à des fatigues intellectuelles, à l'action du froid, de la chaleur, de l'insolation. Elle est le plus souvent *secondaire*, c'est-à-dire consécutive, soit à une *altération du rocher*, à une *otite*, à une *tumeur cérébrale* quelle que soit sa nature, soit à un *traumatisme* (contusion cérébrale, esquilles enfoncées dans la pulpe nerveuse).

Anatomie pathologique. — Au début, la partie atteinte d'encéphalite se vascularise, ce qui se traduit par la couleur rouge, le ramollissement et la turgescence ; bientôt ses vaisseaux laissent transsuder un exsudat qui, s'infiltrant à travers les éléments nerveux, les ramollit et les détruit ; le foyer a alors l'aspect d'une bouillie rougeâtre, on y trouve des globules rouges et blancs, des débris de fibres et de cellules nerveuses et des amas de granulations graisseuses. A cette époque, il est impossible de le différencier d'un foyer de nécrobiose, mais il ne *tarde pas à suppurer, ce qui est le caractère absolu de l'encéphalite aiguë*. Si l'air peut arriver jusqu'au foyer, ainsi que cela a lieu dans certaines fractures et otites, le pus devient sanieux et fétide.

Le pus peut être seulement infiltré dans les éléments nerveux ou réuni en foyer, c'est l'*abcès du cerveau ;* souvent il s'accompagne d'un œdème des parties voisines, parfois il est nettement enkysté par une membrane.

Symptômes. — Ils se présentent sous des formes assez diverses, mais ce qui prédomine, au début du moins, ce sont les *contractures*, l'*agitation* et le *délire*. Lorsque l'encéphalite est traumatique, les phénomènes qui la caractérisent ne surviennent que trois ou quatre jours après l'accident.

La *contracture* est le symptôme le plus frappant, elle s'accompagne souvent d'une grande agitation et de convulsions, et peut se localiser dans une partie quelconque ou revêtir la forme hémiplégique.

L'intelligence peut être conservée, mais très souvent il existe du *délire*, de l'amnésie, des troubles de la sensibilité, très rarement de la paralysie.

La *fièvre* est un symptôme aussi important que la contracture ; elle s'accompagne souvent de constipation, parfois de céphalalgie et de vomissements.

Après deux ou trois jours, cette période d'excitation fait place à de la dépression, de la stupeur, de la paralysie, du coma, et le malade succombe, ou bien il revient peu à peu et survit plusieurs mois en conservant, soit une douleur de tête, soit quelques symptômes indiquant que la guérison n'est pas complète. Il est très fréquent de voir survenir de nouvelles attaques.

Il importe de savoir que certains abcès du cerveau consécutifs à des fractures du crâne ne révèlent leur présence qu'au bout d'un temps assez long. Quoi qu'il en soit, la mort est la terminaison habituelle de l'encéphalite suppurée.

Diagnostic. — La contracture, l'agitation et la fièvre sont les traits distinctifs de l'encéphalite, surtout lorsqu'ils progressent incessamment ; ils la différencient de l'hémorrhagie et de la nécrobiose cérébrale dans lesquelles prédominent au contraire les phénomènes de stupeur. L'hémorrhagie ventriculaire peut produire de la contracture, mais elle est apyrétique. La méningite coïncide très fréquemment avec l'encéphalite, et l'on ne peut guère faire le diagnostic différentiel.

D'ailleurs, on doit s'éclairer de la connaissance des circonstances : otorrhée, fractures, contusions cérébrales, etc.

Traitement. — On cherchera à diminuer la congestion par des saignées, l'application de la glace sur la tête, le calomel à doses fractionnées, 10 centigr. en vingt paquets (un par heure).

ENCÉPHALITE CHRONIQUE

ATROPHIE PARTIELLE DU CERVEAU

L'atrophie partielle du cerveau est une lésion circonscrite à une partie du cerveau et *consécutive* à une *autre affection cérébrale survenue pendant la vie intra-utérine ou le très jeune âge*.

Cotard qui a bien étudié cette affection dans sa thèse inaugurale (1868) distingue deux cas :

1° Tantôt (et c'est le cas le moins fréquent) la lésion primitive est assez étendue pour produire à elle seule, *par suite de la résorption du tissu primitif* une atrophie considérable (vaste ramollissement).

2° Tantôt l'atrophie est médiate : la lésion primitive est petite, *mais elle devient le point de départ d'un travail de sclérose diffuse* irradiant de la lésion et se terminant par l'atrophie des parties envahies.

Anatomie pathologique. — On doit donc distinguer :

A. *L'atrophie cérébrale simple* qui peut être telle que

le tissu cérébral a complètement disparu sur les points malades et que les méninges viennent toucher la membrane ventriculaire.

B. *L'atrophie cérébrale avec sclérose.* — Dans celle-ci l'hémisphère atteint est très diminué de volume ; les circonvolutions sont amoindries, effacées, ratatinées, écartées par le travail de sclérose secondaire (1).

On trouve en outre les vestiges de la lésion initiale qui est *une plaque jaune* (ramollissement cérébral) ; un *kyste* (ramollissement, hémorrhagie) ; *une infiltration celluleuse* c'est-à-dire une cavité anfractueuse au sein de la substance blanche traversée par des brides conjonctives formant des sortes de cellules remplies de liquide laiteux (ramollissement cérébral). Enfin la lésion initiale peut-être la *sclérose elle-même,* sclérose lobaire décrite par Pinel sous le nom d'induration du cerveau.

L'atrophie partielle du cerveau est plus ou moins étendue : elle porte soit sur une circonvolution, soit sur un lobe, soit même sur un hémisphère.

Outre la lésion initiale et la sclérose atrophiante secondaire on rencontre une *sclérose fasciculée descendante* dans le *pédoncule cérébral, la protubérance, le bulbe du côté de la lésion, le cordon latéral de la moelle du côté opposé.* Turner a signalé l'atrophie secondaire du *lobe cérébelleux* du côté opposé.

Dans le crâne on rencontre un épanchement séreux comblant le vide entre les parois osseuses et l'hémisphère atrophié (*hydropisie ex vacuo*), un retrait de la table interne et une augmentation de l'épaisseur des os crâniens du côté atteint. Le crâne est parfois déformé (aplatissement en avant et sur les côtés). Les muscles sont atrophiés du côté hémiplégié, et cette atrophie est parfois masquée par l'adipose. Il y a du même côté arrêt de développement des os.

____

(1) Voyez RICHARDIÈRE. *Des scléroses encéphaliques primitives chez les enfants.* G. Steinheil, éditeur.

Étiologie. — L'atrophie cérébrale partielle est une maladie propre au premier âge : tantôt elle s'est produite dans la vie intra-utérine, tantôt elle se produit dans les premiers temps de la vie extra-utérine.

Les lésions causales sont, par ordre de fréquence :

a. — Le ramollissement cérébral (plaque jaune, kyste, infiltration celluleuse, ramollissement par stéatose résorbant une partie de la substance cérébrale), ramollissement athrepsique de Parrot.

b. — Les hémorrhagies cérébrales et méningées.

c. — Le traumatisme. Cotard rapporte au traumatisme intra-utérin une partie des cas où l'on trouve chez l'enfant naissant une disparition totale de la substance cérébrale d'un hémisphère ou d'une partie d'un hémisphère.

Symptômes. — Si l'atrophie cérébrale s'est produite pendant la vie intra-utérine, l'*enfant naît hémiplégique;* et le plus souvent avec quelque déformation telle qu'un pied-bot.

Si la lésion débute dans le très jeune âge, l'enfant est pris d'une ou plusieurs attaques de convulsions bientôt suivies d'hémiplégie.

Au bout d'un temps variable survient la *contracture*. Elle prédomine dans le membre supérieur.

La main a une attitude caractéristique bien décrite par Bouchard. L'avant-bras est dans la pronation ; il est fléchi à angle droit sur le bras. Celui-ci est collé au thorax.

Dans le membre inférieur la contracture est moins marquée; le pied est cependant presque toujours *bot en varus équin;* le malade marche en fauchant ou en sautillant.

Il y a raccourcissement du membre hémiplégié et diminution de volume souvent très marqués.

On peut observer de l'*hémichorée* ou de l'*hémiathétose* du côté atteint.

Parfois il existe un certain degré d'hémiplégie faciale avec atrophie. Le crâne est dans quelques cas déformé comme il a été dit plus haut, et le tronc peut être incurvé du côté paralysé.

Organes des sens. — La vue est souvent affaiblie, on trouve du nystagmus, du strabisme, du ptosis.

La *sensibilité générale* est habituellement intacte.

L'état mental est variable : l'intelligence est affaiblie le plus souvent, et cet affaiblissement peut aller jusqu'à l'*idiotie*.

On observe enfin parfois des *hallucinations*, la *perte de la mémoire, des accès de manie aiguë;* des troubles de la parole, mais jamais d'aphasie véritable.

Fréquemment cet état est traversé par des crises épileptiques, soit généralisées soit partielles, affectant le côté paralysé et contracturé (épilepsie jacksonienne).

Enfin le malade est emporté par une affection intercurrente ou tombe dans le gâtisme et la cachexie.

TUMEURS CÉRÉBRALES

On peut rencontrer dans le cerveau les tumeurs les plus diverses, ce sont :

1° **Tumeurs vasculaires**. — Ce sont des *anévrysmes* dont le volume varie souvent d'une noisette à une amande, et qui siègent soit sur l'artère basilaire, soit sur les artères de l'hexagone de Willis ; ils sont rares. Les tumeurs érectiles de la pie-mère sont bien plus rares encore.

2° **Tumeurs parasitaires**. — Le *cysticerque* et l'*échinocoque;* ils siègent surtout dans les hémisphères ; leur nombre est très variable.

3° **Tumeurs diathésiques**. — *Cancer, tubercule, syphilome.* — Le *cancer* débute souvent par le cerveau ; il peut perforer le crâne et se montrer à l'extérieur ; sauf ce cas, il ne subit ni le ramollissement ni l'ulcération ; l'encéphaloïde est la forme la plus commune, puis vient le squirrhe et le colloïde.

Les *tubercules* ont pour siège les hémisphères et le cervelet ; ce sont de petites tumeurs du volume d'un grain de blé, d'une noix, en nombre variable, d'une couleur jaune, au centre qui s'est caséifié et parfois crétacé ; ces tumeurs sont souvent enkystées par une couche conjonctive qui les sépare du tissu nerveux.

Le *syphilome* coïncide fréquemment avec des lésions semblables du foie, de l'estomac ; le plus souvent il forme une tumeur dans les méninges ou le cerveau ; elle n'est pas enkystée, elle est molle, homogène, d'un gris rougeâtre ; elle peut donner un suc opalescent.

Ces tumeurs sont essentiellement formées de noyaux et de cellules semblables aux globules blancs du sang et occupant les mailles d'un réseau conjonctif de nouvelle formation.

4° Des **tumeurs diverses** qui sont des tumeurs à tissu embryonnaire : *sarcome mou, sarcome névroglique, ou gliome*, sarcome angiolithique ou psammome, tumeur à corpuscules calcaires ;

Des tumeurs à tissu conjonctif, *myxome, fibrome*, etc.

Des tumeurs à tissu cartilagineux, *chondrome ;*

Des tumeurs à tissu osseux, *ostéome ;*

Des tumeurs à tissu nerveux, *névrome.*

Symptômes. — Les symptômes des tumeurs cérébrales sont rangés par Jaccoud en deux groupes : les symptômes diffus qui ne sont pas subordonnés au siège de la lésion, et les symptômes de foyer qui sont des symptômes en rapport avec le siège de la lésion des symptômes topographiques.

A. *Symptômes diffus.* — Ce sont la *céphalalgie*, les *vertiges*, les *vomissements* et les *convulsions épileptiformes.*

La *céphalalgie* est souvent le premier symptôme ; elle est vive, opiniâtre, fixe ou diffuse ; lorsqu'elle est localisée dans la région occipitale, elle indique une tumeur du cervelet ; le moindre bruit l'exaspère ; elle s'accompagne de tintements d'oreille, d'hallucinations, de troubles de la vue et parfois de délire ou d'une grande apathie.

Le *vertige* est un symptôme très important et très constant, il se produit souvent dans la station debout. Quelques malades éprouvent des *symptômes bizarres*, il leur semble que leur crâne va éclater, qu'un corps mobile flotte dans leur tête.

Vomissement. — Il a lieu sans efforts, sans nausées, sans crachotements préalables : il est très influencé par la position de la tête, et il diminue dans la station couchée ; il peut exister longtemps comme symptôme unique et se joint à une constipation opiniâtre.

Convulsions épileptiformes. — Elles constituent souvent le premier symptôme et se présentent sous forme d'accès absolument semblables à ceux de l'épilepsie essentielle ; rares au début, ces accès deviennent de plus en plus fréquents.

A côté de ces convulsions épileptiformes généralisées il faut noter l'épilepsie partielle qui, elle, est un symptôme nettement topographique et que nous allons retrouver ci-dessous.

B. *Symptômes de foyer.* — Ce sont des troubles de la motilité *convulsions* ou *paralysies* et des *symptômes oculaires*.

Convulsions. — Elles affectent la forme que nous avons déjà étudiée d'épilepsie partielle, d'épilepsie jaksonienne et indiquent une tumeur siégeant dans la région motrice de l'écorce cérébrale.

Paralysies. — Elles peuvent revêtir des formes très diverses ; on observe :

a. — *L'hémiplégie totale :* cette forme est assez rare : l'hémiplégie des tumeurs cérébrales est moins méthodiquement circonscrite, moins systématique que les hémiplégies vulgaires (Fournier).

b. — *L'hémiplégie partielle* limitée à un bras, une jambe, à la face : c'est un signe de lésion de l'écorce motrice.

c. — *L'hémiplégie croisée ou alterne* (de Gubler) portant d'un côté sur les membres et de l'autre côté sur la face ; cette forme indique une tumeur lésion du mésocéphale.

Ces diverses formes d'hémiplégie peuvent s'accompagner d'*hémianesthésie* dont nous avons indiqué la signification topographique, et de contracture tardive indiquant que le faisceau pyramidal a été touché en *un point quelconque de son trajet.*

d. — Paralysie des nerfs crâniens. La paralysie peut atteindre *un* ou *plusieurs* nerfs crâniens ou se limiter à l'une *des branches d'un de ces nerfs.* Lorsque la paralysie est ainsi dissociée, c'est que la tumeur siège ou sur l'une des branches *périphériques* du nerf, ou sur une de ses branches *d'origine centrale.* Les nerfs ainsi atteints sont surtout les *nerfs moteurs de l'œil* (IIIe IVe et VIe paires) et le facial.

Symptômes oculaires. — Les symptômes oculaires sont des plus communs et aussi des plus caractéristiques dans les tumeurs cérébrales. On observe surtout le *strabisme* interne ou externe, le *prolapsus de la paupière supérieure*, l'*inégalité des pupilles,* et enfin des troubles profonds portant sur la rétine et allant de l'amblyopie à l'amaurose : l'examen ophthalmoscopique fait reconnaître dans ce cas les lésions d'une névro-rétinite : papille irrégulière et blanchâtre avec exsudats à la périphérie (Abadie).

Enfin il est quelques symptômes importants encore à noter tels que l'*aphasie* permanente ou transitoire, seule ou associée à l'hémiplégie qui indique une lésion des centres corticaux que nous avons décrite, le *coma,* les attaques *apoplectiformes* et les *syncopes.*

Il est à peine besoin de dire en terminant cette description que tout ce cortège symptomatique n'existe pas en entier pour chaque tumeur, mais que la symptomatologie varie avec chaque cas se composant d'un ou de plusieurs des signes que nous venons d'énumérer suivant le siège et l'étendue de la tumeur.

Diagnostic. — L'existence et le siège de la tumeur pourront être reconnus d'après le tableau précédent. Pourra-t-il en être de même de sa nature? Si le sujet est jeune, faible, présente des manifestations tuberculeuses dans d'autres points du corps, on pourra songer à des tubercules encéphaliques. S'il a eu la syphilis, à un syphilome. Si l'individu devient cachectique, le cancer sera aisément reconnu. S'il existait des vers vésiculaires dans un autre point du corps, on pourrait supposer une tumeur cérébrale de même nature.

Pronostic. — Sauf quelques tumeurs syphilitiques qui peuvent guérir, la mort est une terminaison à peu près constante des tumeurs cérébrales.

Traitement. — Il n'a quelque chance de réussir que dans le cas d'une tumeur syphilitique. Il faut dans ces cas agir vite et énergiquement, administrer l'iodure de potassium à la dose de 6, 8 ou 10 gr. par 24 heures et faire faire des frictions mercurielles chaque jour avec 5 à 6 gr. d'onguent napolitain. « Le traitement doit être maintenu autant que possible, dans « toute sa rigueur, pendant 20 jours environ, suspendu ensuite « complètement durant quelques jours, rétabli de nouveau de « la même façon que la première fois, et ainsi de suite à trois « ou quatre reprises » (Charcot).

HYDROCÉPHALIE ACQUISE. — APOPLEXIE SÉREUSE

Certains enfants naissent hydrocéphales, c'est-à-dire avec une quantité anormale de liquide céphalo-rachidien qui distend le crâne : c'est l'hydrocéphalie congénitale. Quant à l'hydrocéphalie acquise, c'est l'hydropisie du cerveau survenant dans le cours de certaines maladies. Elle peut siéger dans les ventricules (hydrocéphalie proprement dite), dans le tissu cérébral (œdème du cerveau), dans les mailles de la pie-mère, l'espace sous-arachnoïdien (hydrocéphalie sous-arachnoïdienne).

Les **causes** sont : ou une *gêne dans la circulation des veines et sinus encéphaliques* (tumeurs intra-crâniennes, lésions cardiaques, thromboses des sinus, etc.), ou une *alté-*

ration du sang (mal de Bright, tuberculose, cachexie cancéreuse, inanition). Sa pathogénie indique qu'elle existe rarement isolée lorsqu'elle tient à une cachexie.

Anatomie pathologique. — L'hydrocéphalie est habituellement symétrique. Peu abondante, elle passe inaperçue ; cependant on peut constater que le feuillet viscéral de l'arachnoïde
est soulevé, que la consistance du cerveau a diminué ; dans
certains cas, le doigt, appliqué à sa surface, creuse une dépression en forme de godet dans laquelle s'accumule du liquide ;
le ramollissement est alors très marqué.

Mais c'est surtout dans les ventricules que s'accumule la
sérosité, elle les distend, anémie et ramollit l'épendyme et les
parties cérébrales voisines, déprime les circonvolutions.

Dans l'hydrocéphalie chronique, la quantité de liquide peut
être de 300 à 400 grammes ; elle coïncide souvent avec l'atrophie du cerveau, l'épaississement ou l'amincissement des os
du crâne.

Symptômes. — Ils varient suivant la rapidité avec laquelle
s'est effectué l'épanchement. *Survient-il brusquement,* le
malade tombe privé de sentiment et de mouvement, la respiration est lente, stertoreuse, le pouls peu fréquent, la mort peut
survenir en quelques minutes ou quelques heures : c'est l'apoplexie séreuse, que l'on ne saurait distinguer de l'apoplexie
par hémorrhagie cérébrale qu'en raison des antécédents des
malades (tumeur cérébrale, carie du rocher, cachexie, etc.).

La *forme rapide*, dit Jaccoud, aboutit aussi au coma, mais
après une période d'excitation caractérisée par des convulsions,
des contractures, du délire ; cette forme est la plus commune,
elle s'observe surtout chez les phthisiques et se distingue de
la méningite par l'absence de fièvre ; on la voit encore dans le
mal de Bright, le décours de la scarlatine.

Enfin on a décrit une *forme plus lente*, se traduisant par
des engourdissements, perte de la mémoire, subdélirium ; elle
peut s'observer chez les phthisiques et dans la plupart des
maladies du cerveau et des méninges.

Quelle que soit sa forme, l'hydrocéphalie acquise est à peu près incurable.

Traitement. — Agir sur l'intestin par des purgatifs drastiques (jalap, scammonée), sur les reins par des diurétiques, sur la peau par des sinapismes aux mollets, des vésicatoires aux cuisses.

ARTICLE III

MALADIES DE LA MOELLE

Anatomiquement la moelle est constituée par deux parties bien distinctes :

a. — La *substance grise centrale* en forme de croissant, divisée en : *corne antérieure* contenant la colonne des cellules motrices et donnant naissance aux racines antérieures des nerfs spinaux ; et *corne postérieure* donnant naissance aux racines postérieures des nerfs spinaux.

b. — La substance blanche composée de cordons blancs et coiffant de toutes parts la substance grise. On distingue dans cette substance blanche trois régions,

1° Le *cordon antérieur* entre la scissure antérieure et l'émergence des racines antérieures : c'est à la partie la plus interne de ce cordon que se trouve le faisceau de Türck dont nous avons parlé à propos du faisceau pyramidal. Le cordon de Türck n'est autre chose en effet que la partie du faisceau pyramidal qui ne s'est pas entre-croisée au niveau du collet du bulbe.

2° Le *cordon latéral* situé entre les racines antérieures et les racines postérieures des nerfs spinaux ; c'est dans le cordon latéral que se place le *faisceau pyramidal;* sauf à la région lombaire, le faisceau pyramidal ne touche pas la périphérie de la moelle dont il reste séparé par un tractus blanc, le faisceau cérébelleux direct.

3° Le *cordon postérieur* situé entre la scissure postérieure et les racines postérieures des nerfs spinaux. Ce cordon se divise en deux parties : l'une petite, triangulaire, confinant à la scissure postérieure est le cordon de Goll ; l'autre large, occupe tout le reste de la région postérieure : c'est le faisceau de Burdach, ou faisceau postéro-externe.

Toutes ces parties sont loin d'avoir la même importance en pathologie médullaire ; trois seulement d'entre elles doivent être retenues : ce sont :

1º Les cornes grises antérieures.

2º Les cordons latéraux, ou mieux les faisceaux pyramidaux.

3º Les faisceaux postéro-externes, faisceaux de Burdach.

Les lésions qui peuvent atteindre la moelle tantôt se cantonnent dans une des régions que nous avons indiquées et elles reçoivent alors le nom de *myélites systématiques*, tantôt frappent tous les départements médullaires, et ce sont alors des *myélites diffuses*.

MYÉLITES SYSTÉMATIQUES

I. — **Lésions des cornes grises antérieures. — Polio-myélites antérieures.**

Les cornes grises antérieures ou pour mieux dire les grosses cellules des cornes grises antérieures tiennent sous leur dépendance la nutrition des muscles. Les lésions des cornes grises se caractériseront donc par un symptôme majeur : *l'atrophie de la région musculaire que tient sous sa dépendance la partie malade.*

Les lésions des cornes antérieures sont :

1º Primitives ;

2º Secondaires à quelque altération d'une région médullaire voisine.

A. — **Lésions primitives de la corne grise antérieure.**

1º *Aiguës.*	Paralysie infantile. Paralysie spinale aiguë de l'adulte.	Polio-myélites antérieures aiguës.

2° *Subaiguës* : Paralysie générale spinale antérieure subaiguë.

3° *Chroniques* : Atrophie musculaire progressive.

A. — PARALYSIE INFANTILE

On peut diviser son *évolution* en quatre périodes :

1° Début. — En pleine santé l'enfant est pris *de fièvre,
et quelquefois de convulsions*. Cet état dure un ou deux
jours puis survient la paralysie ;

2° *La paralysie atteint d'emblée son maximum
d'intensité :* tantôt *elle frappe les quatre membres*,
ailleurs elle est *paraplégique*. La monoplégie, l'hémiplégie sont rares.

Il y a intégrité absolue de la sensibilité.

Dès le septième ou huitième jour la contractilité faradique
disparaît de certains groupes musculaires d'une façon définitive. Ce sont les groupes sur lesquels portera une atrophie
irréparable.

3° *La paralysie rétrocède*, quitte un certain nombre de
muscles et se localise sur certains groupes de muscles ou certains muscles (du deuxième au sixième mois). Les muscles
frappés de préférence sont, pour le membre inférieur, les
muscles du *groupe antéro-externe de la jambe* (jambier
antérieur, extenseurs des orteils), puis les *péroniers*, et les
jumeaux ; le *deltoïde* au membre supérieur.

4° Ces muscles *s'atrophient* alors et leur atrophie amène
*des déformations ou attitudes vicieuses du membre,
par action non compensée des antagonistes restés sains.*
Quelques-unes de ces attitudes vicieuses sont éminemment
caractéristiques de la paralysie infantile, tel est le *pied bot
équin varus ou valgus*. En outre, les os du membre atteint
sont *frappés d'arrêt de développement*, ce qui entraîne un
raccourcissement du membre affecté, et ce membre est dans

un état de *refroidissement permanent* comparé au membre sain.

Étiologie. — On ne sait rien de l'étiologie. La paralysie infantile frappe les enfants de un à trois ans surtout.

Le **pronostic** n'est pas grave *quoad vitam* : il est grave à cause des lésions permanentes qui succèdent à la paralysie, et font des malheureux atteints ainsi dans le jeune âge des infirmes pour la vie.

Le **diagnostic** facile en général se fonde sur la *période fébrile de courte durée suivie d'une paralysie* qui, d'abord très étendue, *rétrocède*, se *localise* et s'accompagne de l'atrophie des muscles sur lesquels elle s'est cantonnée.

Anatomie pathologique. — C'est l'inflammation aiguë des cellules motrices des cornes antérieures des renflements lombaire et cervical.

Il y a atrophie des racines antérieures des nerfs sortant à ce niveau et atrophie musculaire.

Traitement. — Il est nul et d'une façon générale on doit en dire autant dans toutes les maladies de la moelle.

PARALYSIE SPINALE AIGUE DE L'ADULTE

Elle reproduit trait pour trait les symptômes et les lésions de la paralysie infantile. Il est bien évident seulement qu'on n'observera pas à la dernière période l'arrêt de développement du membre frappé. De même les difformités consécutives sont rares.

B. — PARALYSIE GÉNÉRALE SPINALE ANTÉRIEURE SUBAIGUE

C'est une maladie extrêmement rare qui ne se développe guère que chez l'adulte.

Les autopsies sont peu nombreuses : elles ont permis d'établir qu'il s'agit *d'une inflammation chronique des cornes antérieures et de la destruction lente de leurs cellules.*

Étiologie. — Obscure, rien de certain.

Symptômes. — Le premier symptôme est la faiblesse musculaire qui augmente peu à peu jusqu'à l'impuissance. Elle frappe les membres inférieurs d'abord, et de bas en haut les muscles de la jambe, ceux de la cuisse, et enfin de la hanche.

La sensibilité est intacte : les *réflexes sont abolis*, puis survient, après la paralysie, l'*atrophie musculaire.* Il faut des mois, des années pour que les troubles de la motilité atteignent leur acmé.

Après les membres inférieurs les membres supérieurs sont atteints et de bas en haut également.

Tantôt les choses en restent là ; tantôt le bulbe est atteint et la scène se termine par le syndrôme de la paralysie *labio-glosso-laryngée.* Tantôt enfin les symptômes s'amendent et une guérison relative survient dans l'ordre inverse.

C. — ATROPHIE MUSCULAIRE PROGRESSIVE

Étiologie. — Nous ignorons les causes de cette maladie. Tout ce qu'on sait, c'est qu'elle frappe souvent les membres d'une même famille et qu'elle est plus fréquente chez l'homme adulte que chez la femme. Elle n'épargne pas l'enfance.

Anatomie pathologique.— 1° *Muscles.*— Ils sont frappés *d'atrophie simple*, parfois avec développement du tissu conjonctif interstitiel et adipose interstitielle qui peut contribuer à masquer l'atrophie.

2° *Système nerveux.* — Les racines antérieures sont atrophiées et forment à leur émergence un bouquet grêle (Cruveilhier).

3° Mais la lésion capitale siège plus haut encore, c'est l'atrophie des cellules motrices des cornes antérieures (*atrophie scléreuse, atrophie pigmentaire*).

Symptômes. — Le signe capital est l'atrophie des masses musculaires qui s'accentue lentement : les saillies s'aplatissent puis il y a un creux véritable : *il y a de la peau de trop.*

A cette atrophie lente correspond une impuissance motrice qui augmente d'autant : le muscle fonctionne chaque jour plus difficilement jusqu'à ce que l'atrophie soit complète : alors tout mouvement cesse dans le muscle.

La contractilité faradique persiste tant qu'il y a une fibre intacte dans le muscle (Duchenne).

La sensibilité est *intacte.*

Les muscles en voie d'atrophie sont secoués de temps à autre par des contractions *fibrillaires* qui soulèvent la peau à la façon de petites cordes sous-cutanées.

Les atrophies sont *symétriques.*

Marche. — Le début a lieu de préférence chez l'adulte par le membre supérieur et en particulier par l'éminence thénar qui s'aplatit. Le premier métacarpien se rapproche du second, se met sur le même plan et cesse d'être opposable *(main de singe)*; la destruction des interosseux entraîne une déformation très caractéristique, une sorte de griffe constituée de la façon suivante : *extension des premières phalanges sur le métacarpe ; flexion des deuxièmes sur les premières et des phalangettes sur les phalangines.* De plus la charpente osseuse de la main apparaît nettement sous la peau *(main en griffe).*

De la main les lésions s'étendent *en montant,* mais le plus souvent, l'envahissement est diffus sans ordre réglé.

L'avant-bras peut être décharné complètement ainsi que le bras et le squelette osseux apparaît alors sous la peau,

L'atrophie du deltoïde laisse apparaître les saillies osseuses de l'articulation scapulo-humérale, et donne lieu à la production d'un méplat sous-acromial.

Le trapèze disparaît dans sa portion inférieure et le bord spinal de l'omoplate se dessine sous la peau.

Les premières côtes viennent faire saillie sous-cutanée par suite *de l'atrophie des pectoraux*, et *l'atrophie du grand dentelé* écarte le scapulum du thorax à la manière d'une aile.

Les extenseurs et les fléchisseurs du tronc sont pris alors et le malade tendant à perdre son centre de gravité incurve, pour y remédier, sa colonne vertébrale.

Enfin la maladie continuant son cours on voit apparaître deux groupes de symptômes d'une haute gravité.

1° *La paralysie des muscles respiratoires, diaphragme et intercostaux* qui compromet au plus haut degré la fonction respiratoire, exposant le malade soit à des crises asphyxiques, soit à la mort à propos de la moindre complication thoracique (bronchite).

2° *La paralysie des muscles de la langue, des lèvres, du palais et du larynx :* c'est le syndrôme de la paralysie labio-glosso-laryngée que nous étudierons à part ; il est un signe certain que le bulbe est envahi et emporte un pronostic fatal.

Les membres inférieurs restent généralement intacts quand la maladie débute ainsi par les membres supérieurs et marche s'étendant vers le tronc.

Terminaisons. — Le malade meurt d'*inanitiation progressive ;* ou bien est emporté par sa paralysie diaphragmatique ou l'extension de la maladie au bulbe (*paralysie labio-glosso-laryngée*).

Durée. — Maladie essentiellement chronique, durant dix, quinze et vingt ans.

Pronostic. — Il est fatal.

Diagnostic. — Des plus simples ; il n'est aucune maladie

qui reproduise ce tableau (voir ci-dessous les amyotrophies
indépendantes de lésions spinales).

Traitement. — Nul.

B. — **Lésions secondaires de la corne antérieure**.

La corne grise antérieure se prend secondairement :
1º Dans les affections du cordon latéral ;
2º Dans les affections du cordon postérieur.

1º *Affections du cordon latéral.* — Lorsque l'affection
du cordon latéral est primitive et qu'elle se complique d'altération de la corne grise antérieure on a l'affection connue sous le
nom de *sclérose latérale amyotrophique* (voyez plus loin).

Lorsque l'affection du cordon latéral est elle-même secondaire (sclérose descendante, dégénération secondaire), au symptôme prédominant, la *contracture, viennent s'ajouter* par
le fait de l'atteinte portée à la corne antérieure des *atrophies
musculaires* : c'est ce qu'on voit par exemple chez les anciens
hémiplégiques contracturés : l'affection cérébrale a déterminé
une sclérose descendante du cordon latéral qui s'est traduite
par la contracture permanente s'emparant du membre hémiplégié, et à son tour l'affection du cordon latéral retentissant sur
les cornes antérieures on a en quelques points des atrophies
musculaires surajoutées à la contracture.

2º *Affections du cordon postérieur.* — Il s'agit ici de
l'ataxie locomotrice dans laquelle on peut voir en effet des
atrophies musculaires, quoique le fait soit rare.

**Amyotrophies progressives indépendantes de toute
lésion médullaire.**

Les lésions des cornes antérieures se traduisent comme on
vient de le voir par un symptôme majeur l'*amyotrophie ;*
aussi lorsque cette relation fut connue, parut-il logique de faire
rentrer dans le cadre des poliomyélites antérieures et à côté de

l'atrophie musculaire progressive que nous venons de décrire un certain nombre de types cliniques dont la caractéristique était *l'atrophie musculaire progressive*, quoique la marche ne fut pas tout à fait celle de *l'atrophie musculaire progressive type*. On décrivit ainsi :

a. — La *forme juvénile de l'atrophie musculaire progressive* (Erb). Le début de cette affection a lieu *vers la 20ᵉ année*. L'atrophie débute par les membres supérieurs, le bras et les muscles scapulaires, jamais par les *éminences thénar* et *hypothénar*. Les membres inférieurs sont atteints ensuite, mais les mollets quoique impuissants ne *s'atrophient jamais*.

b. — *L'atrophie musculaire progressive de l'enfant*, (Duchenne). Le début se fait ici dans *l'enfance* par la face, et en particulier par *l'orbiculaire des lèvres*. Cette paralysie de l'orbiculaire des lèvres se marque par un facies spécial : *masque hébété, arrondi, traits effacés, pas de sillon labio-nasal, impossibilité de prononcer les labiales, de souffler ou de rire*. La paralysie gagne les membres supérieurs après être restée longtemps localisée à la face.

c. — *La forme héréditaire de l'atrophie musculaire progressive* (Leyden) à début par les membres inférieurs.

Toutes ces formes doivent être aujourd'hui distraites du cadre des amyotrophies d'origine médullaire. La lésion des cornes antérieures manque dans tous ces types : ce sont des *myopathies primitives* ainsi qu'Erb l'a montré pour la *forme juvénile*, Déjerine et Landouzy *pour la forme infantile* (Charcot).

d. — Il en est de même de la curieuse affection que nous allons décrire, la paralysie pseudo-hypertrophique de Duchenne.

PARALYSIE PSEUDO-HYPERTROPHIQUE

C'est une maladie des premiers temps de la vie, débutant en général avant la dixième année, et presque exclusivement chez les enfants du sexe *masculin*. Elle est caractérisée suivant Duchenne :

1º Par un affaiblissement des mouvements, débutant par les membres inférieurs et les muscles lombaires, s'étendant progressivement aux membres supérieurs, et s'aggravant jusqu'à l'abolition des mouvements.

2º Par l'augmentation du volume de la plupart des muscles ainsi parésiés.

3º Par l'hyperplasie du tissu fibro-adipeux interstitiel, dont l'augmentation masque l'atrophie de la fibre musculaire.

Symptômes et marche. — Duchenne décrit trois périodes à cette affection :

Première période. — Elle dure quelques mois à un an et se caractérise par un affaiblissement limité aux muscles moteurs des membres inférieurs et par *certains troubles très caractéristiques de l'attitude dans la station et de la démarche*.

Attitude dans la station. — Les jambes sont écartées, de manière à élargir autant que possible la base de sustentation ; il y a ensellure lombaire très marquée ; les mains étendues sur les côtés servent à maintenir un équilibre tellement instable que souvent le moindre attouchement suffit à jeter le malade à terre.

Démarche. — Il y a un dandinement très évident pendant la déambulation ; le malade garde d'ailleurs l'attitude ci-dessus décrite. Il éprouve les plus grandes difficultés à passer de la position horizontale ou assise à la station verticale.

Deuxième période. — C'est la période d'hypertrophie apparente qui, le plus souvent, débute quelques mois à un an après l'établissement de la première période. Ce sont les ju-

meaux qui, les premiers, augmentent de volume d'une façon
caractérisée. Les fessiers et les muscles de la masse sacro-
lombaire s'hypertrophient le plus souvent aussi, et l'hypertrophie de ces trois groupes de muscles forme un ensemble très
spécial. Puis, l'augmentation de volume s'étend à tous les muscles affaiblis ou à quelques-uns seulement d'entre eux : dans
l'espace d'un an à un an et demi, l'augmentation de volume
arrive à son maximum, et le petit malade reste alors dans cet
état deux à trois ans et plus.

La *troisième période* se marque par l'extension de la
parésie aux membres supérieurs qui, graduellement, perdent
tous leurs mouvements. *Mais les muscles ici restent grêles ;* le malade, impuissant de la totalité de son système musculaire, prend le lit et succombe à l'épuisement ou est emporté
par une maladie intercurrente.

La paralysie pseudo-hypertrophique n'a *pas d'anatomie
pathologique certaine* en dehors des lésions musculaires
signalées plus haut. Les lésions médullaires qu'on y a décrites
sont variées et inconstantes.

II. — Lésions des cordons latéraux.

Elles portent sur cette partie des cordons latéraux que l'on
connaît sous le nom de *faisceau pyramidal* et que nous
avons déjà étudiée à propos des localisations cérébrales. Rappelons seulement ici les points essentiels. Le faisceau pyramidal
contient toutes les fibres conductrices de l'incitation motrice
qui vont du cerveau à la moelle. Ce faisceau, né de divers
points de l'écorce cérébrale, se rassemble au cerveau en un tractus, situé d'abord dans la capsule interne, puis dans le pédoncule cérébral, siège au bulbe dans les pyramides antérieures,
se place dans la moelle (après entre-croisement au collet du
bulbe), dans les cordons latéraux, et descend ainsi de la région
cervicale à la région lombaire.

Les *lésions systématiques* qui atteignent les faisceaux
pyramidaux à la moelle sont toutes des lésions de sclérose.

Elles sont : 1° primitives ; 2° secondaires.

1° Les lésions systématiques primitives ou scléroses primitives du faisceau pyramidal *pures, c'est-à-dire dégagées de toute autre association* sont encore hypothétiques. Erb a décrit sous le nom de *Tabes dorsal spasmodique* la sclérose latérale primitive.

Au contraire, la sclérose primitive du faisceau pyramidal associée à l'atrophie des cornes grises antérieures, forme une affection très bien définie, étudiée par Charcot : *la sclérose latérale amyotrophique.*

2° Les lésions systématiques secondaires du faisceau pyramidal, scléroses secondaires, ou pour employer une expression plus connue, *dégénérations secondaires*, se produisent de la façon suivante : lorsque le faisceau pyramidal a été atteint et altéré en une région de son trajet médullaire, comme cela se voit *dans la myélite transverse chronique, la compression lente de la moelle* et la *sclérose en plaques*, ce faisceau *se sclérose (dégénère) progressivement de haut en bas, à partir de la région primitivement atteinte.*

Les symptômes caractéristiques de la sclérose des faisceaux pyramidaux sont dans les régions dépendant de la partie altérée :

1° Affaiblissement musculaire graduel ;

2° État spasmodique intermittent, puis état de contracture permanente;

3° Exagération des réflexes.

L'examen des *réflexes* et leurs modifications étant en pathologie médullaire d'une haute valeur diagnostique, nous croyons (d'autant qu'il sera désormais très souvent question de ces phénomènes) devoir leur consacrer ici quelques lignes.

Les mouvements réflexes que l'on peut provoquer à l'état normal sont des plus nombreux, mais en clinique on a choisi quelques-uns d'entre eux toujours faciles à produire et dont les modifications bien étudiées ont acquis une autre valeur. Nous examinerons ainsi :

1° Un réflexe cutané ou superficiel : *le réflexe plantaire ;*

2° Un réflexe profond : le réflexe du *tendon rotulien.*

Le réflexe plantaire s'obtient en chatouillant la peau de la plante du pied ; il en résulte une contraction des muscles du pied, ou mieux encore, si le réflexe irradie, comme cela se produit souvent, une contraction des muscles de la cuisse et de la jambe.

Le réflexe du tendon rotulien (phénomène du genou, réflexe patellaire) s'obtient en frappant le tendon, le *genou étant en demi-flexion et le pied au repos.* On voit que dans ces conditions la jambe se projette subitement en avant.

Modification des réflexes. — Les réflexes peuvent être : 1° abolis ; 2° exagérés.

Abolition des réflexes. — Les lésions spinales qui détruisent les racines postérieures, les faisceaux postéro-externes, les cornes grises antérieures et les racines antérieures, abolissant l'arc réflexe médullaire, abolissent évidemment les réflexes.

La lésion systématique qui produit surtout ce résultat est l'ataxie locomotrice (sclérose des faisceaux postéro-externes).

Exagération des réflexes. — Elle se produit dans deux cas :

1° Lorsque la moelle est séparée en deux parties, ou pour mieux dire coupée de ses communications avec le cerveau (section traumatique de la moelle, compression totale), car les mouvements réflexes échappent alors au contrôle cérébral, qui peut les atténuer dans une certaine mesure.

2° Lorsqu'il y a sclérose des cordons pyramidaux (sclérose latérale primitive, sclérose latérale amyotrophique, dégénération secondaire).

C'est dans ces cas que l'on voit apparaître un *mouvement réflexe qui manque entièrement dans l'état normal :* le clonus réflexe du pied, phénomène du pied ; *c'est un mouvement rythmique* du pied, dû à la contraction des muscles du mollet *qu'on obtient en portant brusquement le pied dans la flexion par une pression sur l'extrémité des orteils, la jambe étant dans l'extension incomplète.*

Lorsque les réflexes sont dans un état d'exagération très marqué, ce n'est pas seulement la convulsion clonique du pied qu'on obtient par cette manœuvre, mais encore celle de la jambe, du membre inférieur tout entier ; parfois même la convulsion passe au membre du côté opposé et peut se généraliser à tout le corps ; c'est alors l'*épilepsie spinale, la trépidation épileptoïde*. Pour faire cesser le mouvement, il suffit d'étendre le pied qu'on avait fléchi.

SCLÉROSE LATÉRALE PRIMITIVE. — TABES DORSAL SPASMODIQUE

Erb, sans preuves anatomiques suffisantes, a décrit, sous le nom de *tabes dorsal spasmodique,* un ensemble clinique dont il attribue la genèse à la *sclérose primitive des cordons antéro-latéraux.*

On peut attribuer trois périodes au tabes dorsal spasmodique :

1º Le premier symptôme est une *faiblesse des membres inférieurs* à laquelle ne tarde pas à s'ajouter une tendance *aux spasmes:* au lit, subitement ou à l'occasion du moindre effort, les membres *se raidissent dans l'extension et l'adduction* et sont pris de trépidation spontanée. La rigidité et la contracture augmentent quand le malade se tient debout. Il y a exagération du réflexe patellaire et trépidation épileptoïde lorsqu'on fléchit brusquement le pied comme nous l'avons indiqué plus haut.

2º Au bout de quelque temps, la contracture qui n'apparaissait que par accès devient permanente : les membres inférieurs *rigides, étendus,* sont *serrés l'un contre l'autre.* La marche est difficile et des plus caractéristiques : *Le malade, appuyé sur des béquilles, détache avec peine le pied du sol et le porte, la pointe basse et frottant à terre, le talon élevé, à une courte distance de l'autre.* Le pied, quand il est porté en avant, est pris d'une trémulation qui peut s'étendre à tout le corps.

Dans la troisième période, le malade est confiné au lit par l'excès de la contracture, et meurt d'une maladie intercurrente quelconque. La maladie peut s'étendre aux masses sacro-lombaires et aux membres supérieurs. *Durant toutes ces périodes, le malade ne présente aucun trouble de la sensibilité.*

Diagnostic. — Voyez *dégénérations secondaires.*

SCLÉROSE LATÉRALE AMYOTROPHIQUE

Elle est caractérisée par l'association de la sclérose primitive des cordons latéraux (faisceaux pyramidaux) avec l'altération atrophique des cellules motrices des cornes grises antérieures (1).

Anatomie pathologique. — 1° *Sclérose des faisceaux pyramidaux.* — Elle existe aux régions lombaire, dorsale, cervicale de la moelle, se prolonge dans les pyramides antérieures du bulbe, et même dans la partie inférieure de la protubérance.

2° *Atrophie des cellules motrices.* — Très marquée à la région cervicale, cette atrophie, très nette encore à la région dorsale, disparaît à la région lombaire.

Les cellules des noyaux d'origine des nerfs moteurs bulbaires (12e, 11e et 7e paires) *sont également atrophiées et progressivement détruites.*

Les racines antérieures sont grêles, atrophiées.

Les muscles présentent les lésions de l'atrophie simple. C'est la sclérose latérale qui est *la première en date;* l'altération des cornes grises antérieures ne vient qu'en second lieu.

Symptômes. — *Première période.* — Affaiblissement

(1) Voyez FLORAND. *De la sclérose latérale amyotrophique.* G. Steinheil éditeur.

des membres supérieurs tout d'abord, puis émaciation de ces membres. L'atrophie musculaire et la parésie frappent le membre en masse. Bientôt, des crises de convulsions toniques raidissent ces membres de temps à autre, et finissent par leur imposer une attitude fixe assez caractéristique : *les doigts sont fléchis dans la main ; l'avant-bras est demi-fléchi sur le bras ; celui-ci est collé au corps.* Bientôt, lorsque l'atrophie musculaire arrive au comble, la rigidité spasmodique cesse, mais l'attitude reste la même. Le début est en général unilatéral, mais l'autre côté se prend vite.

Deuxième période. — Deux à neuf mois après le début, les membres inférieurs se prennent, ils faiblissent, mais *l'atrophie ne s'y montre jamais.* Bientôt ils deviennent le siège de contractures se montrant sous forme d'accès qui finissent par s'établir à l'état permanent : le tableau est exactement celui que nous avons tracé du tabes dorsal spasmodique.

Troisième période. — Les symptômes bulbaires ou de paralysie labio-glosso-laryngée se montrent enfin, et le malade meurt emporté par sa paralysie bulbaire.

L'évolution est rapide : de un à trois ans du début, la mort survient. Les différences que présente la sclérose latérale amyotrophique avec l'atrophie musculaire, maladie avec laquelle on l'a si longtemps confondue, sont les suivantes :

1º L'élément paralytique est ici très accusé ;

2º Il y a tout un ensemble de phénomènes de spasme et de rigidité qui n'existent pas dans l'atrophie musculaire progressive.

3º La sclérose latérale amyotrophique n'est pas exempte de douleurs plus ou moins vives qui ne se montrent jamais au contraire dans l'atrophie musculaire progressive.

LÉSIONS SECONDAIRES DU FAISCEAU PYRAMIDAL. — DÉGÉNÉRATIONS SECONDAIRES. — PARAPLÉGIE SPASMODIQUE

Voici comment les choses se passent : un *foyer de myélite transverse* siège à la *région dorsale* de la moelle. Les *faisceaux pyramidaux* étant atteints à la région dorsale au même titre que les autres systèmes médullaires, il s'ensuit *une dégénération (sclérose) secondaire de ces faisceaux dans le reste de leur trajet*, c'est-à-dire de ce point à la partie inférieure de la moelle.

Cliniquement on constate *une paraplégie* des membres inférieurs plus ou moins marquée suivant le degré de destruction des fibres du faisceau pyramidal, puis bientôt avec la sclérose descendante se montrent les phénomènes spasmodiques dans les membres inférieurs : rigidité musculaire d'abord intermittente, raidissant ces membres pour quelques instants, puis permanente, et exagération des réflexes plantaires et rotuliens, avec apparition du clonus réflexe du pied et de l'épilepsie spinale.

On voit combien ce tableau est semblable à celui de la sclérose latérale primitive, pour peu que la paraplégie initiale ne soit pas portée trop loin : on a désigné tous ces faits sous le nom de *paraplégie spasmodique*. Mais les paraplégies spasmodiques présentent le plus souvent quelques symptômes qui les distinguent du tabes dorsal spasmodique, et ces symptômes sont dus à la concomitance d'autres lésions médullaires ainsi que nous le verrons au chapitre de la myélite transverse.

Tout au contraire lorsque la sclérose en plaques débute dans les faisceaux pyramidaux de la moelle et s'y cantonne pour un temps, le tableau est trait pour trait celui du Tabes dorsal spasmodique, et la confusion est à ce point inévitable que la plupart des cas qu'on croyait pouvoir attribuer sur le vivant à la sclérose latérale primitive se sont trouvés à l'autopsie être des cas de sclérose en plaques frustes. Il arrive encore que chez les hystériques il se développe dans les membres inférieurs un état de rigidité spasmodique qui reproduit entièrement le tableau du Tabes dorsal spasmodique. — On a, dans ce cas, pour se guider les commémoratifs et la concomitance d'autres symptômes tels qu'hémianesthésie, etc. Ajoutons que cette paraplégie spasmodique des hystériques peut disparaître brusquement sous l'influence d'une émotion.

III. — Lésions des cordons postérieurs.

ATAXIE LOCOMOTRICE PROGRESSIVE. — TABES DORSAL

Étiologie. — On n'a pas encore de données étiologiques bien certaines sur l'ataxie locomotrice. La *syphilis* en est certainement une cause active. L'hérédité nerveuse paraît également pouvoir être mise en cause.

Anatomie pathologique. — La lésion capitale est la sclérose des *faisceaux postéro-externes* de la moelle ou faisceaux de Burdach ; les cordons de Gall (faisceaux postéro-internes) sont souvent atteints, mais leur lésion n'est qu'accessoire et n'entre pour rien dans la symptomatologie de l'ataxie.

En même temps on remarque de *la méningite spinale postérieure* qui est constante.

La sclérose des nerfs et des bandelettes optiques est également commune.

Symptômes. — On divise le cours de l'ataxie locomotrice en trois périodes :

Première période. — *Période prodromique* ou mieux *période préataxique.*

Elle est marquée par :

A. — Des symptômes céphaliques ;

B. — Des douleurs fulgurantes.

A. — Les symptômes céphaliques portent sur :

a. *Les nerfs moteurs oculaires* qui sont atteints de *paralysies passagères*, rarement permanentes (strabisme, diplopie).

b. *Les nerfs optiques.* — C'est une amaurose envahissant un œil, puis l'autre jusqu'à cécité absolue : *souvent cette amaurose est, et de bien loin, le premier symptôme du tabes.* A l'ophthalmoscope cette amaurose présente des caractères pathognomoniques : *la papille a conservé sa forme mais elle a perdu sa transparence, elle réfléchit la lumière, elle est d'un blanc nacré.* Cette altération ne se retrouve dans aucune autre affection.

B. — Les douleurs fulgurantes présentent trois variétés bien distinctes :

1° Elles se limitent à un point, et produisent l'effet d'une brûlure, d'un poignard retourné dans les chairs : ce sont *les douleurs térébrantes.*

2° *Douleurs lancinantes, fulgurantes vraies : elles passent en éclair le long d'un trajet nerveux,* membre inférieur généralement.

3° Elles sont constrictives, étreignent le *thorax*, le bras, la jambe comme dans un étau : *douleurs en ceinture.* Toutes ces douleurs qui siègent d'abord aux membres inférieurs et au tronc, puis plus tard aux membres supérieurs ont une durée passagère : elles se montrent sous forme *d'accès* durant de quatre à cinq jours et composés d'une série de fulgurations.

Des douleurs viscérales se montrent en même temps que les douleurs fulgurantes : ce sont des douleurs viscérales rectales, uréthrales, et *surtout des crises de gastralgie (crises gastriques) formidables.*

Deuxième période. — *Période ataxique.* — La première période peut avoir une très longue durée, parfois même elle reste seule : la deuxième période ne se montrera jamais.

Deux phénomènes capitaux caractérisent cette seconde période :

A. — L'incoordination motrice ;

B. — Les troubles de la sensibilité.

A. — L'incoordination motrice frappe d'abord les membres inférieurs.

Le malade s'aperçoit qu'il trébuche dans l'obscurité ; un autre a la première notion de son état en valsant : *il s'aperçoit qui lui est impossible de tourner, qu'il hésite, et est près de tomber.*

Bientôt la démarche devient caractéristique ; le malade tient les yeux fixés sur ses jambes et chaque pied, quand il *quitte le sol, est projeté* vivement *en avant et de côté,* et retombe *sur le sol en frappant du talon.*

Romberg a indiqué un signe qui met parfaitement en évidence l'action de la vue sur la démarche du malade. Si on commande à un ataxique de se tenir debout les pieds exactement joints, il peut y réussir encore, mais vient-on à lui fermer subitement les yeux, il trébuche et tombe.

Bientôt la démarche devient de plus en plus folle ; le malade jetant ses pieds de côté et d'autre, dans le plus grand désordre, tombe à chaque instant, et il est obligé de renoncer à ses tentatives, il se confine alors au lit ; ses membres inférieurs sont impuissants, il est vrai, à le faire marcher, mais *c'est un faux paraplégique car la force musculaire est énorme dans ce membre qui ne peut plus coordonner ses mouvements.*

On s'assure de l'intégrité de cette force musculaire en commandant au malade de résister aux tentatives de flexion ou d'extension de sa jambe sur la cuisse et on se rend compte ainsi du degré considérable de force qu'il a conservé.

Au lit l'incoordination des mouvements des membres inférieurs se démontre par les manœuvres suivantes :

1º Ses yeux restant ouverts, on commande au malade d'atteindre du bout du pied un objet qu'on lui désigne et qu'on met à portée ; il n'y arrive qu'après les oscillations les plus déréglées en tous sens.

2º Les yeux étant fermés, on lui commande de mettre par exemple son talon droit sur son pied gauche ; le mouvement est également des plus incoordonnés.

B. — Troubles de la sensibilité :

Un des premiers en date est l'anesthésie plantaire : il semble au malade qu'il marche sur de l'ouate ; il ne sent plus le parquet.

Bientôt on remarque çà et là des plaques d'anesthésie sur la surface cutanée.

La sensibilité est affectée de diverses manières. Il y a *retard dans les perceptions;* ailleurs, *erreur de lieu;* enfin il y a surtout *dissociation de l'anesthésie;* le malade peut sentir le contact, la température, mais n'a plus de perception douloureuse : il est *analgésique.*

A cette période encore on observe des troubles trophiques très importants, et en premier lieu les *arthropathies ataxiques* magistralement décrites par Charcot.

Elles se caractérisent par un début brusque : le gonflement articulaire est extrême, il y a empâtement, hydarthrose, mais *sans fièvre, rougeur, ni douleur.*

Tantôt tout se dissipe ; tantôt au contraire l'arthropathie poursuit sa marche et on perçoit des craquements, les surfaces se disjoignent : il se produit des subluxations, mais tout cela sans douleur. Le siège de prédilection de ces athropathies est le genou, puis vient l'épaule.

Un symptôme très intéressant de cette *période est l'abolition du réflexe rotulien,* qui d'ailleurs appartient également à la période de début, *car il est un symptôme précoce de l'ataxie* (1).

Troisième période. — Période terminale.

Elle est caractérisée par la paralysie vraie, la paraplégie : c'est la consomption médullaire (tabes dorsal).

Le malade meurt dans le marasme ou par tuberculose pulmonaire.

---

(1) Parfois au cours de l'ataxie locomotrice il survient des atrophies musculaires limitées que l'on peut rapporter à l'extension de la lésion sur les cornes antérieures.

Voyez à ce sujet CONDOLÉON. *Etude pathogénique de l'amyotrophie tabétique.* G. Steinheil, éditeur.

Pronostic. — Il est fatal, à moins que la première période une fois constituée ne se prolonge indéfiniment.

Diagnostic. — L'ataxie locomotrice ne saurait guère être confondue avec aucune affection.

Traitement. — Il est impuissant. Ce qui paraît avoir donné les meilleurs résultats jusqu'à présent, c'est l'application de pointes de feu sur la colonne vertébrale.

MYÉLITES DIFFUSES

Elles peuvent être aiguës ou chroniques.

MYÉLITES DIFFUSES AIGUES

Les myélites diffuses aiguës qui diffèrent par les symptômes cliniques en raison de leurs sièges, reconnaissent les mêmes causes et présentent les mêmes lésions.

Étiologie. — Les myélites diffuses aiguës sont primitives ou secondaires.

a. — Myélites primitives : elles sont dues au *froid*, à *des efforts musculaires violents*, aux *traumatismes* (plaie commotion, contusion de la moelle, fractures ou luxations des vertèbres).

b. — Myélites secondaires : elles résultent soit de la propagation de l'inflammation ou de l'irritation directes (*méningites, abcès ossifluents, esquilles*, tumeurs méningées ou médullaires) ; soit de la propagation d'une irritation des nerfs périphériques : telles sont les myélites qu'on observe dans les maladies des voies urinaires (cystite chronique, rétrécissement du l'urèthre, prostatite), les maladies utérines, la dysenterie. Souvent il ne s'agit là que de troubles réflexes sans lésion, mais parfois on a affaire à une myélite vraie. Ordinairement cette myélite est chronique.

Une catégorie intéressante de myélites est celle qui survient dans la convalescence des maladies aiguës (*fièvre typhoïde, typhus, choléra, variole*).

Anatomie pathologique. — La myélite diffuse aiguë peut affecter différents sièges et léser soit la moelle cervicale, soit la moelle dorso-lombaire. Elle peut occuper toute la section de la moelle, ou seulement la moitié.

La lésion principale est le *ramollissement* d'abord rouge, puis jaune et enfin gris. Dans les affections cérébrales le ramollissement est *rarement* inflammatoire ; c'est le contraire dans les affections médullaires.

Symptômes. — Le tableau de la myélite est variable selon le siège de la lésion, mais se compose d'un certain nombre de traits communs qui sont :

1º La *fièvre*.

2º Les *douleurs* : leur foyer correspond au segment de la moelle atteint : de là elles irradient soit en ceinture, soit dans les membres ; elles suivent le trajet des nerfs dont les racines émergent des parties malades.

3º Les *troubles de la motilité* : paralysie occupant toute la région du corps au-dessous de la zone médullaire atteinte ; convulsions et contractures.

4º Les *troubles de la sensibilité : hyperesthésie* et plus tard *anesthésie*.

5º Les *troubles trophiques* consistant surtout en *eschares* et en œdème.

Ces symptômes généraux se groupent de la façon suivante dans les variétés de la myélite aiguë.

A. *Myélite dorso-lombaire :* on y observe la paralysie des membres inférieurs (paraplégie) avec anesthésie et contractures : les réflexes sont exagérés, les sphincters sont atteints de spasme ; l'urine s'altère, une eschare apparaît au milieu de la région sacrée et le malade est emporté soit en quelques jours, soit un peu plus lentement. L'affection peut d'ailleurs guérir, récidiver (type à rechutes) ou passer à l'état chronique.

B. *Myélite cervicale.* — Elle se caractérise par les *douleurs* à la nuque, douleurs irradiées vers les membres supérieurs, avec contracture du cou. Puis apparaît la paralysie le plus souvent limitée aux membres supérieurs, les membres inférieurs gardant leur intégrité : c'est cet état qu'on désigne sous le nom *de paraplégie cervicale ;* la paralysie s'accompagne de contractures.

Les *troubles trophiques* sont variés : œdème, arthropathies ; enfin Charcot a noté la *toux*, la *dyspnée*, la *gêne de la déglutition*, le *ralentissement du pouls*, les *accès syncopaux* ou *apoplectiques*.

C. *Myélite hémilatérale.* — Elle se caractérise par l'appareil symptomatique suivant : *paralysie* d'une moitié du corps avec *hyperesthésie du côté de la lésion*, et *anesthésie du côté opposé*.

D. *Maladie de Landry.* — Nous donnons ici une courte description de la maladie de Landry ou *paralysie ascendante aiguë*, encore qu'il soit bien probable que la moelle n'y participe guère.

La paralysie *débute par les membres inférieurs* (muscles des pieds et des orteils, muscles postérieurs de la cuisse et du bassin, muscles antéro-internes de la cuisse suivant l'ordre établi par Landry), gagne ensuite les membres supérieurs, le tronc, et enfin atteint les muscles bulbaires (muscles de la respiration, de la langue, du pharynx et de l'œsophage). A cette période le malade succombe à une syncope ou à un accès d'étouffement. La *marche* peut être suraiguë : 3 ou 4 jours ; aiguë ou subaiguë.

C'est le plus souvent chez des sujets *antérieurement*

atteints d'une maladie infectieuse que survient la maladie de Landry qui, au point de vue anatomique, semble caractérisée aujourd'hui par une névrite des nerfs périphériques avec intégrité de la moelle, du bulbe et de la protubérance (Gombault, Pitres et Vaillard).

MYÉLITE CHRONIQUE DIFFUSE

Étiologie. — Elle est le plus souvent secondaire à :

1º *Une myélite aiguë;*

2º *Une méningite et une pachyméningite chroniques;*

C'est là en particulier le mécanisme de la myélite transverse de *la compression médullaire.*

3º *A la syphilis*, à l'intoxication saturnine, et enfin aux altérations des voies urinaires (paraplégie urinaire).

Anatomie pathologique. — La myélite chronique diffuse atteint tous les éléments de la moelle, substance blanche et substance grise, au lieu de se cantonner dans un système comme les myélites systématiques.

Suivant son siège, la myélite chronique est :

1º *Transverse ;* toute la section transversale de la moelle, ordinairement au niveau des régions lombaire et dorsale, est intéressée ;

2º *Hémilatérale;* elle n'occupe qu'une moitié de la section transversale de la moelle ;

3º *Périphérique* ou annulaire ; le processus inflammatoire est limité à la surface de la moelle ;

4º *Centrale ;* le processus inflammatoire siège autour du canal central.

Les myélites diffuses annulaire et centrale sont rares et d'un diagnostic obscur ; nous étudierons seulement :

1º La myélite transverse totale ;

2º La myélite hémilatérale.

I. — Myélite transverse.

Le tableau clinique diffère suivant que la myélite transverse
siège aux régions dorso-lombaire ou cervicale.

A. — *Myélite transverse dorso-lombaire.*

Le symptôme dominant est la *paraplégie*. Il y a d'abord
affaiblissement dans la moitié des membres inférieurs. Bientôt
le malade est obligé de s'appuyer sur une canne et marche en
*fauchant des deux pieds : le pied ne quitte pas le sol ; il
glisse sur la pointe et décrit une courbe pour se porter
en avant.* — Enfin, il se confine au lit.

La *sensibilité* est rarement abolie dans les membres inférieurs et au tronc, mais elle est atteinte de diverses manières :
il y a des *sensations anormales*, engourdissements, fourmillements ; *du retard des perceptions* et des erreurs de lieu,
le malade désignant un endroit alors qu'un autre a été touché ;
de *l'analgésie* (insensibilité à la douleur) ; des douleurs constrictives, en ceinture ; enfin, de *l'anesthésie plantaire.*

L'atrophie musculaire n'existe que sur un petit groupe de
muscles ; ceux dont les cellules trophiques (cellules des cornes
grises antérieures) sont comprises dans la lésion, et les paraplé-
giques, même totalement impuissants, conservent ordinairement de belles masses musculaires.

Les réflexes *sont exagérés dans les membres inférieurs
quand la lésion siège à la région dorsale ; ils sont abolis
quand elle siège à la région lombaire.*

Il y a *rétention d'urine* si la lésion est *dorsale ; incontinence*, si elle siège à la région *lombaire* : il en est pour les
matières fécales comme pour l'urine.

Contracture. — Dans les premiers temps, la lésion des
cordons latéraux intéressés dans la plaque de myélite se révèle
par quelques crampes passagères. Puis, lorsque la dégénération
secondaire (sclérose descendante) se produit, on remarque tout
un ensemble de phénomènes spasmodiques dont nous avons

déjà parlé, crampes, exagération du réflexe rotulien, trépidation épileptoïde, contracture permanente.

A la longue, il se produit une eschare, de la cystite, des complications rénales, et le malade meurt ainsi ou est emporté par une pneumonie ou une maladie intercurrente quelconque.

B. — *Myélite tranverse cervicale.*

Elle est caractérisée par la *paralysie des membres supérieurs*, soit isolée, soit accompagnée de la paralysie des membres inférieurs, celle-ci étant toujours moins marquée que la paralysie des membres supérieurs.

Les phénomènes d'anesthésie, d'atrophie musculaire, etc., sont les mêmes, mais on observe quelques symptômes spéciaux importants à connaître.

Lorsque le centre cilio-spinal est atteint, il y a *dilatation des pupilles et pâleur de la face* par excitation de ce centre ; puis survient la paralysie, et alors à la mydriase succède le myosis.

On a signalé encore la toux, la dyspnée, la gêne de la déglutition, le hoquet, le ralentissement du pouls avec accès syncopaux.

II. — Myélite chronique hémilatérale.

Quand une moitié de la moelle est lésée à la région dorso-lombaire, il se développe un syndrôme spécial, étudié par Brown-Séquard : c'est *l'hémiparaplégie spinale avec hémianesthésie croisée.*

Du côté de la lésion il y a :

1° Paralysie du membre inférieur et des muscles de la moitié du tronc jusqu'à hauteur de la lésion ;

2° Sensibilité normale dans toute la région paralysée du mouvement ;

3° Zone d'anesthésie peu considérable dans les parties dont les nerfs naissent de la moelle immédiatement au-dessous de la lésion ;

4º Au-dessus de la zone d'anesthésie est une zone d'hyperesthésie plus ou moins marquée.

Du côté opposé à la lésion il y a :

1º Intégrité motrice complète ;

2º Anesthésie nettement limitée en haut au niveau de la lésion et s'arrêtant à la ligne médiane.

Si la lésion hémilatérale siège à la région cervicale, la combinaison est la même : *hémiplégie motrice du côté de la lésion* avec anesthésie du côté opposé.

Nous omettons les variétés *phériphérique ou annulaire* et *centrale* de la myélite chronique, dont la description est encore trop obscure, mais avant de passer à la description de la sclérose en plaques, nous étudierons un point intéressant de la pathologie médullaire, la *compression lente de la moelle.*

III — Compression lente de la moelle.

Elle a fait l'objet d'une description magistrale de Charcot dans ses leçons.

Elle entraîne toujours une myélite chronique transverse avec dégénérations secondaires.

Étiologie. — Au milieu de toutes les causes possibles de compression, il en est deux seulement ayant une importance majeure :

1º Le mal de Pott ;

2º Le cancer vertébral.

1º *Mal de Pott*. — La courbure n'a aucune influence sur la compression médullaire.

Le mécanisme est le suivant : a. — L'abcès caséeux résultant du mal vertébral repousse le ligament vertébral antérieur et vient comprimer immédiatement la moelle (rare).

b.— Plus souvent, le ligament vertébral s'ulcère : le pus vient au contact de *la face externe* de la dure-mère qui s'enflamme, prolifère et forme une sorte de champignon caséeux qui comprime la moelle.

2° *Cancer vertébral.* — Les vertèbres ramollies s'affaissent, et les troncs nerveux sont comprimés directement dans les trous de conjugaison.

Ailleurs, ce sont les matières cancéreuses qui, se faisant jour hors des vertèbres, atteignent et compriment la moelle.

Anatomie pathologique. — Les lésions de la moelle consistent en *une myélite transverse interstitielle*, portant surtout sur la substance blanche et amenant à sa suite les dégénérations secondaires.

Fait important : la lésion des *tubes est réparable* si la cause cesse d'agir, d'où la curabilité de la paraplégie du mal de Pott.

Symptômes. — On peut les diviser en deux groupes :

A. — *Symptômes intrinsèque*s dus à la *myélite chronique transverse* : c'est la paralysie avec toutes ses variétés cliniques, suivant le siège de la compression (hémiplégie, hémiparaplégie, paralysie des 4 membres, paraplégie). Nous avons étudié déjà ces symptômes plus haut : on pourra se reporter à leur description.

B. — *Symptômes extrinsèques* dus à la compression des racines nerveuses dans les trous de conjugaison.

Ces symptômes sont surtout *des troubles de la sensibilité.* La forme la plus commune et la plus caractéristique est la *névrite douloureuse* ou *pseudo-névralgie.* De vives douleurs siègent sur les trajets nerveux sans qu'il y ait de véritables point douloureux et *s'accompagnent de zona et de troubles trophiques des muscles.*

Dans le mal de Pott dorso-lombaire, on observe ainsi :

Des douleurs en ceinture qui étreignent le tronc du malade comme dans un étau ;

Des névralgies sciatiques et crurales, avec zona et atrophie musculaire.

Dans le cancer vertébral, les douleurs pseudo-névralgiques acquièrent leur maximum d'intensité, car c'est là que la compression médullaire et l'irritation des troncs nerveux à leur passage dans les trous de conjugaison sont le plus marquées ; les douleurs en ceinture sont vives, permanentes, irradiant dans les membres inférieurs, et elles sont dans les paroxysmes portées à un degré d'intensité effroyable : les narcotiques restent sans aucun effet sur elle : c'est cet état que Charcot désigne sous le nom de *paraplégie douloureuse des cancéreux.*

La sensibilité est modifiée d'une façon constante dans la compression lente de la moelle : tantôt, il y a des sensations anormales, telles que fourmillements, engourdissements, élancements, tantôt il y a anesthésie, tantôt hyperesthésie ; le plus souvent on observe un signe d'une haute valeur caractéristique : *l'anesthésie douloureuse,* c'est-à-dire que les parties *insensibles de toutes les manières* (au toucher, à la douleur, au froid ou à la chaleur), *sont le siège de vives douleurs spontanées.*

Nous allons maintenant donner la description de deux affections qui portent sur tout l'axe nerveux encéphale, bulbe et moelle : l'une est la *sclérose en plaques,* sclérose cérébro-spinale ; l'autre est la *paralysie générale progressive.*

SCLÉROSE EN PLAQUES. — SCLÉROSE CÉRÉBRO-SPINALE

C'est une *inflammation chronique diffuse* des centres nerveux caractérisée par des *plaques de sclérose disséminées en divers points de l'axe cérébro-spinal.*

Anatomie pathologique. — L'affection est caractérisée par des *plaques circonscrites grises,* tranchant nettement sur la substance blanche nerveuse, moins bien sur la substance grise. Ces plaques sont des îlots de sclérose (hyperplasie conjonctive).

Siège des plaques de sclérose. — Rares dans l'écorce cérébrale, elles siègent de préférence dans les parties centrales et les parois ventriculaires.

Elles envahissent aussi le *cervelet*, le *bulbe* et la *protubérance* (pyramides, 4e ventricule), et toutes les régions de la *moelle*.

Les racines nerveuses antérieures et postérieures émergent souvent d'une plaque de sclérose.

Parmi les nerfs crâniens, ce sont surtout ceux de la 1re, 2e et 5e paires qui sont atteints.

Étiologie. — On ne possède absolument aucune notion sur ce point.

Symptômes. — A. *Tremblement.* — Il est caractéristique : *il se produit à l'occasion des mouvements volontaires : au repos on ne constate rien.* Dans le tremblement de la sclérose en plaques, la direction générale du mouvement est conservée malgré les oscillations.

B. *Troubles de la vision.* — Le principal et le plus frappant est le *nystagmus.*

C. *Embarras de la parole.* — Il offre une *analogie frappante avec celui de la paralysie générale.* C'est le débit des *gens avinés. Les mots sont scandés un à un avec pause entre chaque syllabe et celles-ci sont articulées nettement.*

Au moment de l'émission vocale il y a tremblement des lèvres.

D. *Vertige.* — Il se produit par accès et entraîne la chute des malades. A côté du vertige, il faut placer *des attaques apoplectiformes* qui, analogues à celles de la paralysie générale, traversent le cours de l'affection, laissant chaque fois l'état aggravé.

E. *Faciès et état mental.* — Le faciès est tout à fait caractéristique : *le regard est vague, incertain, les traits sont hébétés, stupides :* toute *expression en est bannie ;* la mémoire est affaiblie, les facultés affectives émoussées.

F. *Parésie et phénomènes spasmodiques des membres inférieurs.* — Souvent le symptôme initial est un *état parétique* des membres inférieurs.

Un peu plus tard survient un état spasmodique spécial. Le membre est d'abord secoué par des accès spasmiques, puis les accès se rapprochent, et enfin la contracture permanente s'établit, augmentée encore à l'occasion des mouvements : le membre inférieur est placé dans l'extension, le pied est bot, en varus équin, les genoux, serrés l'un contre l'autre, ne peuvent s'écarter.

On trouve ici le clonus réflexe du pied et la trépidation épileptoïde provoquée ; en somme, le tableau est tout à fait analogue à celui du tabes dorsal spasmodique, car, ainsi que nous l'avons dit, beaucoup de cas de tabes dorsal spasmodique ne sont que des cas de sclérose en plaques, se confinant ou à peu près aux cordons latéraux pour un certain temps.

La *durée* de la sclérose en plaques est très longue : six à dix ans.

Le malade meurt emporté dans une *attaque apoplectiforme* ou succombe à la propagation au bulbe, c'est-à-dire avec des *phénomènes de paralysie labio-glosso-laryngée.*

Diagnostic. — Voyez *Paralysie agitante.*

Traitement. — Nul.

PARALYSIE GÉNÉRALE PROGRESSIVE

La paralysie générale progressive encore appelée *méningo-encéphalite interstitielle diffuse* est une maladie du système cérébro-spinal tout entier.

Anatomie pathologique. — A l'ouverture du crâne on trouve les *méninges épaissies, soudées entre elles et au cerveau* (symphyse méningée).

Les *circonvolutions* mises à nu par l'enlèvement des méninges qui s'en séparent très difficilement et entraînent avec elles une partie du tissu cortical, sont excoriées, raboteuses, irrégulières, quelquefois ulcérées.

Baillarger a démontré qu'en grattant la couche corticale avec le dos du scalpel on obtient de petites crêtes blanches.

La surface du 4ᵉ ventricule et des ventricules latéraux est hérissée de granulations, produits de la sclérose comme les crêtes de la substance blanche.

On remarque aussi que le cerveau en masse a diminué de volume. En somme, il y a là *une encéphalite interstitielle chronique* conduisant à la destruction des cellules nerveuses et à l'atrophie du cerveau.

Les mêmes lésions de méningite et de sclérose se rencontrent dans la moelle avec prédominance parfois sur les cordons postérieurs.

Les nerfs aussi présentent parfois cette altération.

Étiologie. — L'*hérédité* joue un rôle incontestable, la paralysie générale frappe surtout les adultes et de préférence les hommes.

Les causes morales (fatigues intellectuelles), l'alcoolisme, les excès de toute sorte jouent un rôle étiologique certain.

Symptômes. — La caractéristique clinique de la paralysie générale est l'affaiblissement progressif des facultés intellectuelles et de la motilité.

A. *Motilité*. — L'affaiblissement se montre d'abord dans les mouvements exigeant de la précision alors que les grands mouvements se font encore facilement. Cet affaiblissement va en augmentant jusqu'à ce que le malade, incapable de tous ses membres, soit confiné au lit. On peut facilement suivre le progrès de cet affaiblissement en observant les *troubles progressifs de la parole*, phénomène de la plus haute importance. Il y a d'abord *lenteur, hésitation dans la parole*. Cela ressemble au *débit des gens avinés* : les mots sont détachés et

scandés lentement avec hésitation et *tremblement fibril-
laire des lèvres et de la langue*. Le trouble augmente peu
à peu, et au dernier degré, c'est un bredouillement saccadé
absolument inintelligible.

B. *Intelligence*. — Les malades éprouvent d'abord quelques lacunes bizarres dans leurs aptitudes intellectuelles ; puis
la mémoire, le jugement, les facultés intellectuelles déclinent
et finissent par disparaître : le paralytique général n'a plus que
des instincts : *la démence est l'aboutissant final*.

Délire. — C'est le phénomène objectif le plus important :
tantôt c'est un délire expansif, tantôt un délire mélancolique.

Le délire expansif est *le délire des grandeurs* qui, avec
les troubles de la parole et l'état des pupilles, suffit souvent à caractériser la paralysie générale.

Le délire des grandeurs n'est d'abord qu'hyperbolique, mais
*il finit par dépasser toute vraisemblance : il y a un
fonds de démence évident : le malade est roi, empe-
reur, a des milliards de millions, etc.*

Le *délire mélancolique* montre la même exagération
démente ; *le malade n'a plus de ventre, plus de bouche, plus d'intestins : des mille millions de vers le ron-
gent, etc.*

Enfin, le délire *impulsif* a une grande importance, c'est
lui qui, au début de la paralysie générale, entraîne les malheureux aliénés à commettre des actes de vol et de libertinage
tout à fait en dehors de leurs habitudes.

Symptômes accessoires. — *Troubles oculaires* — L'i-
négalité des pupilles est un phénomène habituel.

Attaques apoplectiformes et épileptiformes. — Elles
se montrent à toutes les phases de la maladie, mettant en danger la vie du malade en aggravant singulièrement sa position.

Marche. — Terminaison. — La marche est essentiellement progressive et le malade aboutit au gâtisme et à la démence. Tantôt il est emporté par une attaque congestive, tan

tôt il succombe à une maladie intercurrente, tantôt et souvent il meurt asphyxié par un bol alimentaire trop volumineux que son pharynx est incapable de diriger.

Le diagnostic n'offre de difficultés qu'à la première période, alors que les symptômes ne sont qu'ébauchés.

Traitement. — Nul.

ARTICLE IV

MALADIES DU BULBE

Nous ne décrirons que la paralysie *bulbaire* ou paralysie *labio-glosso-laryngée*, les autres parties de la pathologie bulbaire étant encore trop obscures pour être exposées d'une façon élémentaire.

PARALYSIE BULBAIRE. — PARALYSIE LABIO-GLOSSO-LA-RYNGÉE. — PARALYSIE PROGRESSIVE DE LA LANGUE, DES LÈVRES ET DU VOILE DU PALAIS (Duchenne).

Définition. — C'est une maladie du bulbe qui se traduit cliniquement par l'*envahissement paralytique* des muscles de la langue, du voile du palais, de l'orbiculaire des lèvres, et trouble, à une époque avancée les fonctions du cœur et de la respiration. Les malades succombent soit à l'inanition, soit dans une crise d'étouffement ou dans une syncope.

Anatomie pathologique. — La paralysie labio-glosso-laryngée répond à l'altération des cellules d'origine sur le plancher du 4e ventricule des nerfs hypoglosse, facial, spinal, trijumeau (partie motrice) et pneumogastrique.

Elle détermine l'atrophie et la destruction de ces cellules. Elle est donc jusqu'à un certain point l'analogue des lésions médullaires qui détruisent les cellules des cornes antérieures.

On sait qu'anatomiquement la colonne des cellules d'origine des nerfs moteurs bulbaires fait suite à la corne antérieure de la moelle : cette relation explique la propagation au bulbe dans les cas d'*atrophie musculaire progressive*, de *sclérose latérale amyotrophique*, et l'apparition de la paralysie labio-glosso-laryngée dans le cours de ces affections.

Étiologie. — Tantôt la paralysie bulbaire est primitive et on ignore absolument ce qui peut la causer, tantôt elle est *secondaire* et alors vient terminer :

1º L'atrophie musculaire progressive ;

2º La sclérose en plaques ;

3º La sclérose latérale amyotrophique.

Symptômes. — *Paralysie de la langue.* — La langue s'*affaisse* peu à peu, *se ride, se fixe sur le plancher de la bouche :* le malade ne peut plus en relever la pointe ni la mouvoir.

La déglutition éprouve de ce fait une première gène ; la salive s'accumule dans la bouche, y devient visqueuse, coule sans cesse au dehors. *Le malade ne peut plus prononcer les linguales.*

Paralysie du voile du palais. — La voix est nasonnée, les aliments sont rejetés par les fosses nasales. Les symptômes sont ceux de la paralysie du voile du palais, étudiés déjà à propos de la paralysie diphthérique.

Paralysie de l'orbiculaire des lèvres. — La face prend un aspect pleurard *tout spécial*, car les sillons naso-labiaux se creusent et le diamètre transversal de la bouche s'agrandit.

Il devient impossible au malade de souffler, froncer les sourcils et siffler. L'émission des labiales est abolie.

Chacune de ces trois paralysies altère la parole pour son compte ; lors donc qu'elles sont toutes trois réunies, il est impossible au malade de faire entendre autre chose qu'un grognement inintelligible.

A un degré plus avancé encore, *les muscles ptérygoïdiens* se prennent ainsi que les muscles du larynx.

Enfin apparaissent *les troubles de la respiration :* ce sont des crises d'étouffement avec cyanose et tendance à la syncope.

Les accidents cardiaques se traduisent par la défaillance du pouls, les lypothymies et la syncope souvent mortelle.

Marche. — Durée. — Terminaison. — Les symptômes se présentent dans l'ordre où nous les avons étudiés : la durée de la maladie est de quelques mois à deux ou trois ans.

La mort est le terme fatal : elle survient soit par *l'impossibilité croissante de l'alimentation*, soit par le *poumon*, soit par le *cœur*.

ARTICLE V

NÉVROSES

HYSTÉRIE

Nous étudierons successivement *l'attaque convulsive hystérique et ses modalités;* les symptômes de *l'hystérie non convulsive,* c'est-à-dire en *dehors de l'attaque :* nous dirons enfin un mot de l'hypnotisme chez les hystériques.

Attaque convulsive hystérique. — Elle est très variable dans son expression, et l'on doit distinguer :

1° La petite attaque;

2° La grande attaque ou attaque hystéro-épileptique ;

3° Les attaques frustes ou modifiées.

Petite attaque. — Elle est précédée d'une *aura* à point de départ variable.

L'aura complète part de la région ovarienne (gauche ou droite), gagne le creux épigastrique puis, *sous forme de boule,* monte au larynx, Le globe hystérique s'arrête là quelques instants, produisant une sensation d'étouffement, d'étranglement, enfin, l'aura gagne la tête : la malade entend des sifflements, a de l'obnubilation de la vue, ressent comme un coup de marteau sur la tête : à ce moment, elle tombe et perd connaissance.

Telle est l'*aura* complète : mais souvent elle part de la région épigastrique et s'arrète au larynx; parfois elle est purement céphalique.

Le malade tombe en état de *perte de connaissance, soit réelle, soit apparente; elle étouffe ;* la face est vultueuse, injectée, mais *a gardé son expression normale*. Au bout de quelques instants commencent des *convulsions cloniques qui déplacent* les membres en tout sens, en leur faisant exécuter de grands mouvements qui, au contraire des mouvements épileptiques, rappellent des mouvements physiologiques.

Lorsque la scène a duré quelques moments, tout rentre dans l'ordre pour recommencer souvent presque aussitôt. Ailleurs , l'attaque hystérique *se termine par une période d'hallucination ;* la malade exprime par sa mimique, par quelques mots entrecoupés, soit *la peur*, soit *la volupté*, etc. Enfin, tout finit par un *accès de sanglots* ou *de rire fou*.

Grande attaque hystérique. — *Attaque hystéro-épileptique.* — Il est des hystériques qui sont en même temps des épileptiques et ont à ce titre tantôt une *crise épileptique vraie*, tantôt une *crise hystérique ;* mais, chez certaines hystériques, *exemptes de tout symptôme comitial*, l'attaque se modifie *par adjonction de symptômes épileptiformes :* c'est ce qu'on appelle la grande attaque hystérique, *l'attaque hystéro-épileptique :* cette forme ne se rencontre en général que chez des hystériques possédant au plus haut degré l'ensemble des symptômes de l'affection, *en un mot les grandes hystériques.*

La grande attaque s'annonce presque toujours par des prodrômes : l'hystérique sent très bien sa crise approcher. Tantôt elle devient *taciturne, mélancolique,* tantôt elle est en proie à *l'excitation ;* elle a des malaises, des vomissements, de l'inappétence, etc., puis l'aura apparaît, *montant de l'ovaire au cerveau,* et l'hystérique tombe en poussant un cri guttural, qui n'a rien du *cri épileptique.*

L'attaque se divise en quatre périodes :

1re *période (épileptoïde).* — Elle comprend une *phase tonique* dans laquelle une immobilité tétanique s'empare de tout le corps ;

Une *phase clonique,* où la face grimace, où les membres sont agités de petites oscillations brèves et rapides ;

Enfin *une phase terminale* de résolution musculaire et de respiration stertoreuse.

Après quelques secondes de calme apparaît la 2e *période* (*des contorsions et des grands mouvements*).

Cette période se caractérise :

a. — *Par des contorsions :* le corps prend des attitudes bizarres, étranges, dont l'une des plus communes est *l'arc de cercle ;*

b. — *Ou par de grands mouvements oscillatoires*, rapides et étendus, de tout le tronc ou des membres seulement : un des plus fréquents est le suivant (Charcot) : la malade se redresse sur son séant, sa tête s'incline jusqu'à toucher les genoux, puis elle retombe brusquement sur son oreiller, et ainsi de suite.

3e période. — *C'est la période des attitudes passionnelles.* La malade, par une mimique expressive, par des mots entrecoupés, rend une scène tantôt gaie, tantôt triste, dont elle est l'héroïne.

4e période. — *C'est la période terminale.* La malade revient à la connaissance, mais garde plus ou moins longtemps un délire d'hallucinations tristes.

La grande attaque dure un quart d'heure environ, mais souvent la malade entre en état de mal : les attaques se succèdent les unes aux autres sans intervalles pendant 24 heures et plus : *la température ne s'élève pas chez l'hystérique en état de mal, alors que chez l'épileptique en état de mal, elle atteint les plus hautes limites.*

L'attaque hystéro-épileptique est soumise à deux lois :

1o Elle naît sous l'excitation d'une des zones hystérogènes ;

2o Elle s'arrête par compression de l'ovaire d'où part l'aura, ou par friction des zones hystérogènes.

Zones hystérogènes. — On désigne sous ce nom des régions circonscrites dont la compression fait naitre l'attaque hystéro-épileptique. Les plus communes de ces zones sont :

1o La ligne médiane de la tête, du front au sinciput ;

2o Les zones sous-mammaires ;

3º Les apophyses épineuses de quelques vertèbres cervicales ou dorsales ;

4º Les ovaires.

Compression de l'ovaire. — C'est le moyen le plus efficace d'arrêter l'attaque.

Variétés de l'attaque hystérique. — L'attaque de grande hystérie peut être modifiée dans son expression :

1º Par prédominance d'une des périodes ;

2º Par immixtion de phénomènes cataleptiques ou somnambuliques.

Dans le premier cas, si l'attaque se borne à la première période, *c'est une attaque épileptoïde ;* si la deuxième période prédomine, c'est *l'attaque démoniaque* (Charcot) ; si la troisième période prédomine, c'est *l'attaque extatique ;* enfin, tout peut se borner *au délire* de la quatrième période.

Dans le deuxième cas, on a l'attaque de catalepsie, de somnambulisme.

Enfin, il est des hystériques qui présentent des attaques de *sommeil,* de *coma,* de *léthargie* se prolongeant parfois des temps fort longs.

Les *symptômes* de l'hystérie en dehors de l'attaque sont des plus nombreux ; il est difficile de les classer. Nous les rangerons sous deux catégories :

1º *Symptômes moteurs :*

2º *Symptômes sensitifs.*

1º Symptômes moteurs. — *Appareil digestif.* — Les principaux sont : des *vomissements,* soit passagers, soit tenaces, soit même *incoercibles,* et des *borborygmes.*

Appareil respiratoire. — Il est fréquemment le siège de courtes convulsions, se traduisant par des symptômes singuliers, tels *qu'aboiements, hurlements,* et surtout *hoquet, accès de rire ou de sanglots.*

Toux hystérique. — Cette toux, à *son aigu,* fatigante et pénible pour la malade, tantôt est continue, tantôt se montre sous forme d'accès, durant une ou plusieurs heures : en tout cas, elle *cesse la nuit*. Le diagnostic se pose quelquefois avec la phthisie commençante, mais l'auscultation est ici absolument négative.

Système musculaire. — Chorée. — Ce n'est pas la chorée vulgaire, mais de grands mouvements rythmiques, tels que mouvement de salut, etc. : c'est ce qu'on appelle la *chorée rythmique hystérique*, qui peut durer de quelques jours à des années.

Contractures. — C'est un symptôme de la plus haute importance qui n'appartient qu'à l'hystérie nettement confirmée. Tantôt, la contracture affecte *le type hémiplégique :* au membre supérieur, *l'avant-bras est le plus souvent en flexion, le bras collé au corps ;* le membre inférieur est *dans l'extension avec pied bot varus équin* (pied bot hystérique). Tantôt elle affecte le *type paraplégique* avec extension et adduction portées à l'extrême.

Parfois, les quatre membres sont pris.

Plus souvent il y a des contractures circonscrites *naissant spontanément ou sous l'influence d'un traumatisme léger :* les plus fréquentes de ces contractures isolées sont le *torticolis, le pied bot varus équin* et la contracture de *l'orbiculaire.*

Un type de contractures hystériques intéressant et fréquent est la contracture périarticulaire, où les *douleurs, l'immobilité articulaire* et les *contractures musculaires* font songer à une tumeur blanche : la plus fréquente est la *coxalgie hystérique.* Le chloroforme, en faisant disparaître la contracture pendant le sommeil, lèverait tous les doutes.

Toutes les contractures hystériques surviennent sans raison apparente, durent un temps parfois fort long, des mois et des années et disparaissent subitement.

Paralysies. — Les paralysies hystériques entraînent rarement la perte absolue du mouvement : *il y a plutôt parésie. L'anesthésie* est le plus souvent associée à la paralysie. Tantôt il y a *monoplégie, paraplégie,* plus souvent *hémiplégie.*

Au groupe des paralysies appartiennent *l'aphonie*, la *rétention d'urine*, le *tympanisme*.

Comme les contractures, les paralysies, après une durée souvent très longue, disparaissent subitement.

2° Symptômes sensitifs. — Dans l'hystérie, tantôt la sensibilité générale ou spéciale est accrue, tantôt et plus souvent elle est diminuée.

Hyperesthésie. — L'hyperesthésie *cutanée* est rare ; parfois elle se montre *étendue à toute la surface cutanée.*

La *rachialgie* fréquente est parfois intense.

La *céphalalgie* tantôt se montre sous forme hémicrânienne, tantôt occupe un point fixe : c'est *le clou hystérique.*

Ovarie. — C'est un des symptômes les plus importants de l'hystérie. Il consiste en une douleur iliaque siégeant dans le flanc à l'intersection d'une ligne horizontale, partant de l'épine antéro-supérieure, et d'une ligne verticale, partant de l'épigastre.

Briquet en place le siège *dans les muscles de la paroi,* Charcot dans *l'ovaire même.*

L'ovarie est le plus souvent unilatérale et coïncide alors, dans la majorité des cas, avec une anesthésie siégeant du même côté. C'est de l'ovaire douloureux que part l'aura, et c'est lui qu'il faut comprimer pour arrêter l'attaque.

Anesthésie. — C'est un symptôme majeur de l'hystérie. La sensibilité peut être atteinte dans tous ses modes, et la sensibilité spéciale peut être modifiée comme la sensibilité générale.

L'anesthésie cutanée se montre, soit sous forme *disséminée* (anesthésie en plaques), soit sous forme *hémiplégique.* Cette dernière forme est la plus fréquente, et à l'hémianesthésie cutanée s'ajoute alors *l'hémianesthésie du goût,* de *l'odorat,* de *l'ouïe* et de *la vue* : l'ovarie siégeant de ce côté complète une association fréquente et caractéristique.

Troubles visuels. — Du côté anesthésié il y a diminution de l'acuité visuelle et *rétrécissement concentrique* du champ visuel. Le *champ des couleurs diminue, et certaines couleurs deviennent invisibles pour l'hystérique* : le *violet* disparaît le premier, puis le *vert ;* le bleu disparaît en dernier, et alors tous les objets sont vus sous une teinte sépia uniforme.

Troubles de la sécrétion urinaire. — Il y a souvent *polyurie,* quelquefois aussi *ischurie* ou *oligurie* se prolongeant très longtemps, sans compromettre la santé.

Hypnotisme chez les hystériques. — Sans vouloir entrer dans de grands détails à ce sujet, nous croyons utile de dire quelques mots de ces curieux et intéressants phénomènes.

On doit à James Braid, de Manchester, les premières expériences sur la catalepsie provoquée.

Charcot, ces dernières années, a repris la question d'une façon plus large, et dégagé nettement le mode de production, de succession et les caractères des différents états qui composent l'hypnotisme provoqué.

Ces états sont au nombre de trois :

1° Catalepsie ;

2° Léthargie ;

3° Somnambulisme.

Catalepsie. — Fait-on fixer à une hystérique la lumière d'une lampe Bourbouze ou Drummond, elle tombe en catalepsie, état de suspension des manifestations intellectuelles et volontaires, caractérisé par la propriété qu'ont les membres de garder la position qu'on leur donne, se laissant façonner comme de la cire molle.

Léthargie. — Vient-on à *éteindre brusquement* ou à supprimer *la lumière* ou à *fermer les yeux* de la malade en catalepsie, elle passe à *l'état léthargique.* C'est un état de perte de connaissance avec résolution musculaire et anesthésie complètes, et dont la caractéristique est l'hyperexcitabilité neuro-musculaire, c'est-à-dire que si on excite un muscle ou un trajet nerveux, on fait entrer en contraction le muscle ou le groupe musculaire commandé par le filet nerveux excité.

Cette contraction survit à l'excitation, devient permanente et ne cesse qu'au réveil. Le réveil s'obtient en soufflant brusquement au visage de la malade. Si au lieu de réveiller la malade, on l'excite fortement, on la fait passer à l'état de :

Somnambulisme vrai. — Au commandement, la malade se lève, se dirige, agit, etc.

On peut faire commencer l'hypnotisme par la léthargie : on endort la malade en lui faisant fixer un objet maintenu entre les deux yeux, ou en pressant avec les doigts ses globes oculaires, les paupières étant fermées. On passe de l'état léthargique à la catalepsie en ouvrant les yeux de la malade.

ÉPILEPSIE

Nous distinguerons deux catégories bien tranchées dans l'épilepsie.

A. — *L'épilepsie essentielle, épilepsie vraie* (1).

B. — *L'épilepsie symptomatique.*

A. — Épilepsie essentielle.

Étiologie. — L'épilepsie essentielle se montre surtout dans l'enfance et l'adolescence : *bien rarement elle apparaît après la 20ᵉ année.*

Elle est souvent *héréditaire*, et l'*alcoolisme* chez les *antécédents* en est une cause manifeste.

On a accordé quelque influence à la *frayeur*, aux *impressions morales vives*, à *l'onanisme*, etc.

Symptomatologie. — L'épilepsie essentielle se traduit sous deux formes.

____

(1) Ce groupe se réduit de jour en jour et les progrès de l'anatomie pathologique le feront certainement un jour rayer des cadres de la nosologie. Mais nous n'en sommes pas encore là, et comme ce groupe a sa physionomie bien tranchée, nous avons cru utile de maintenir la distinction.

a. — Une forme convulsive : *le grand mal.*

b. — Une forme non convulsive : *le petit mal.*

Elle entraîne à la longue des *troubles cérébraux* particuliers.

a. — *Grand mal.*

La *première attaque survient inopinément*, sans que rien ait pu la faire prévoir ; il n'en est pas de même des suivantes : elles sont souvent précédées de certains prodromes assez constants chez le même individu et qui lui font savoir plusieurs heures à l'avance qu'il se trouve sous l'imminence d'une attaque (*prodromes éloignés*). Une ou deux secondes avant qu'elle n'éclate, le malade éprouve les sensations les plus étranges, fourmillements, hallucinations, bruits et odeurs étranges qui, d'un point quelconque du corps, s'élancent vers le cerveau avec la rapidité de l'éclair. C'est l'*aura* qui ne s'observe guère que dans la moitié des cas.

Le malade *tombe* alors foudroyé en jetant un *cri* ; il a *perdu connaissance* ; sa face est d'une *pâleur livide*, mais se congestionne bientôt ; ses muscles ont toute la *rigidité cadavérique* (spasme tonique) ; les pouces sont dans une flexion forcée. Après une demi-minute environ, la scène change ; certains groupes de muscles, ceux de la face, de la langue, etc., sont agités de secousses convulsives qui donnent au patient un horrible aspect ; la langue est violemment projetée hors de la bouche (ce que l'on a expliqué par la congestion des racines des nerfs hypoglosses) ; elle est mordue et déchirée, le sang, se mêle à la salive pour former une *écume sanglante* ; la tête se soulève, retombe violemment, tourne sur elle-même ; les yeux roulent dans l'orbite ; les membres, agités de mouvements furieux et désordonnés, se heurtent contre tout ce qui les entoure.

Cependant, au bout de deux à trois minutes, la face perd son aspect coloré ; le pouls prend de l'ampleur ; souvent il survient des sueurs abondantes, et le malade tombe dans le *coma*, d'où il sort peu à peu brisé, contusionné, mais n'ayant conservé aucun souvenir de ce qui s'est passé.

En somme, une attaque d'épilepsie se compose :

1º Des prodromes éloignés et des prodromes immédiats ou aura, c'est-à-dire des sensations très diverses, très bizarres, variables suivant les malades et dont l'existence est loin d'être constante ;

2º De la chute avec cri, perte de connaissance, pâleur livide de la face, rigidité cadavérique : durée, une demi-minute ;

3º Des convulsions cloniques portant sur la plupart des muscles : durée, deux à trois minutes ;

4º Du coma, dont la durée est beaucoup plus longue.

L'*attaque nocturne* dans le grand mal est fort importante à connaître : elle a été décrite de la façon suivante par Trousseau :

« Un individu nous raconte que le matin il s'est éveillé
« avec de la céphalalgie ; il nous dit que pendant la nuit il a
« eu de l'incontinence d'urine ; il a un certain embarras de la
« parole dû à un gonflement douloureux de la langue qui a
« été mordue ; enfin vous apercevez sur la peau du front et
« du cou des taches ecchymotiques (purpura). Vous pouvez
« alors non pas présumer, mais affirmer que le malade a eu
« pendant la nuit une attaque d'épilepsie ».

b. — *Petit mal.*

Il comprend le *vertige* et l'*absence.*

Le *vertige* est caractérisé par une perte de connaissance ou un étourdissement qui ne dure que deux ou trois minutes ; le malade peut tomber, être agité de convulsions très légères, être forcé de tourner sur lui-même ou de courir, soit en avant, soit en arrière, mais il revient presque aussitôt à lui.

Dans l'*absence*, dit Calmeil, l'individu arrête brusquement son occupation, ses sens paraissent momentanément fermés aux impressions ; le tout se dissipe très rapidement.

Le vertige et l'absence précèdent souvent le grand mal.

Dans des cas rares, l'épilepsie peut être *larvée* et représentée soit par une névralgie de la cinquième paire, soit par une angine de poitrine (Trousseau). Les accès peuvent survenir la nuit et passer inaperçus ; cependant, à son réveil, le malade se trouve brisé, ecchymosé.

Troubles cérébraux. — L'épileptique ancien, présente souvent un état mental particulier : il est morose, colère, irritable, vindicatif : c'est un individu dangereux, d'autant plus que chez lui surviennent fréquemment des *impulsions* terribles le portant au *suicide*, au *vol*, à *l'incendie*, à *l'homicide*. Quand il revient à lui il a perdu *complètement* le *souvenir* de *l'acte accompli*.

Pronostic. — L'épilepsie est une affection des plus graves, conduisant à la déchéance intellectuelle et aux différentes formes d'aliénation mentale.

Diagnostic. — Le diagnostic de l'attaque épileptique en elle-même n'est pas difficile : nous avons vu en étudiant l'hystérie à quel point elle diffère de l'attaque hystérique. Mais l'attaque reconnue, il faut savoir si elle appartient à l'épilepsie vraie ou à l'épilepsie symptomatique que nous allons étudier maintenant.

B. — Épilepsie symptomatique.

On peut voir dans différents états morbides survenir des attaques à caractère épileptique.

Ces états sont : *l'encéphalopathie saturnine, l'urémie, la paralysie générale progressive, les scléroses cérébro-bulbaires, les corps étrangers de l'intestin,* et enfin les *tumeurs cérébrales.* De toutes ces épilepsies symptomatiques la plus difficile à distinguer est l'épilepsie due aux tumeurs cérébrales qui reproduit parfois entièrement le tableau de l'épilepsie vraie (1).

____

(1) Il est bien entendu fait exception pour l'épilepsie partielle, l'épilepsie hémiplégique que nous avons étudiée ailleurs et qu'il est ordinairement si simple de rattacher à sa cause.

On se rappellera pour poser le diagnostic que la tumeur cérébrale est le plus souvent d'origine syphilitique, qu'elle est
tardive, survient rarement avant 30 ans et que, ainsi que
Fournier l'a posé en règle, « si un adulte au-dessus de trente
« ans vient à être pris pour la première fois d'une crise épi-
« leptique, et cela dans le cours d'une bonne santé apparente,
« il y a huit ou neuf chances sur dix pour que cette épilepsie
« soit d'origine syphilitique ».

Traitement. — Le traitement le plus efficace de l'épilepsie vraie paraît être le *bromure de potassium donné à
dose forte* (8 à 10 gr. en commençant par 2 gr. et en élevant
progressivement) et longtemps continué.

Pour l'épilepsie symptomatique il faut discerner la *cause*
et la combattre. Nous avons dit ailleurs (Épilepsie partielle)
comment il fallait combattre la syphilis cérébrale.

GOITRE EXOPHTHALMIQUE

C'est une maladie caractérisée par la triade symptomatique
suivante : *goître, exophthalmie, palpitations*.

Décrite pour la première fois par Graves en 1835, étudiée
plus complètement par Basedow en 1840, elle a été observée en
France pour la première fois par Charcot (1856). Elle est
connue encore sous les noms de maladie de Graves ou de Basedow.

Étiologie. — Le goître exophthalmique s'observe chez les
nerveux ; il est souvent associé à une des grandes névroses :
hystérie, épilepsie, chorée, paralysie agitante ; il coïncide aussi
fréquemment avec l'anémie, la chlorose ou des états pathologiques de l'appareil génital chez la femme.

Cheadle a cité un cas où quatre membres d'une même famille furent atteints de goître exophthalmique.

Plus fréquent chez la femme, quoiqu'il puisse être observé
aussi chez l'homme, il se rencontre surtout à l'âge moyen.

Souvent on trouve une cause déterminante telle que les émotions morales, les efforts (coït, danse, etc.).

Symptômes. — *Palpitations.* — Les palpitations surviennent d'abord par accès, puis la tachycardie s'établit à l'état permanent.

Les carotides et les vaisseaux thyroïdiens sont animés de battements nettement perceptibles à l'œil et au doigt.

Le cœur est hypertrophié, et l'hypertrophie se marque par les symptômes connus (voussure précordiale, claquements forts, etc., etc.).

Goître. — Le corps thyroïde qui est le siège de battements artériels est hypertrophié : le développement est quelquefois seulement unilatéral, en tout cas toujours plus développé d'un côté, à droite.

L'hypertrophie est sujette à des alternatives : au cours de crises marquées par des palpitations et une exagération de l'exophthalmie, le corps thyroïde grossit, et la crise passée il s'affaisse ; mais après un certain temps, après un certain nombre de crises le goître s'établit à l'état permanent. Dans quelques cas rares l'hypertrophie thyroïdienne peut donner naissance aux symptômes du goître suffocant, et nécessiter même le recours à la trachéotomie (Trousseau).

Exophthalmie. — Les globes oculaires font une saillie très remarquable qui donne à la figure des malades un aspect étrange tout à fait spécial.

L'exophthalmie est double ; elle est d'ailleurs plus ou moins marquée, et sujette à des variations au cours des crises.

D'après de Graefe, le mouvement synergique de la paupière supérieure qui suit normalement le mouvement du globe oculaire quand celui-ci s'élève ou s'abaisse, serait ici supprimé.

Par suite de l'exophthalmie les paupières sont souvent insuffisantes à fermer l'œil, et on observe alors comme conséquence de cette inocclusion la sécheresse, la congestion, de la conjonctivite, de l'épiphora.

La pupille est normale.

En dehors de ces *trois symptômes capitaux* on observe encore plusieurs autres signes fort importants, ce sont :

Le *tremblement* (1). — Le tremblement est très fréquent et probablement constant. Dans les cas où il est très accentué, le malade est comme en vibration totale et perpétuelle. Dans d'autres cas le tremblement est localisé aux membres supérieurs, et a beaucoup d'analogie avec le tremblement des alcooliques ; ailleurs le tremblement est localisé aux membres inférieurs.

Les *modifications du caractère*. — Les malades sont tristes, irritables, coléreux.

Les *troubles digestifs*. — Ce sont surtout de la boulimie, de la diarrhée, des vomissements.

En outre les malades sont sujets à des sensations de chaleur intense ; les femmes ont des troubles menstruels très marqués.

Marche. — Tantôt le goître exophthalmique guérit au bout d'un temps variable ; tantôt il suit une marche progressive aboutissant au marasme, à la cachexie.

Anatomie pathologique. — A l'autopsie on trouve des lésions portant sur le cœur, le corps thyroïde et la cavité orbitaire, lésions qui correspondent aux symptômes observés pendant la vie. Le cœur est hypertrophié, et parfois il est le siège de lésions valvulaires.

Dans le corps thyroïde les artères sont dilatées, les veines variqueuses ; le tissu de la glande est sclérosé.

Il y a ampliation du système vasculaire de l'orbite.

On a décrit des lésions des ganglions cervicaux du grand sympathique. Ces lésions, fort inconstantes d'ailleurs, ont servi à édifier une théorie qui attribue le goître exophthalmique à une lésion du grand sympathique. On tend plutôt aujourd'hui à en faire l'expression d'une *névrose généralisée*.

Diagnostic. — Lorsque les symptômes du goître exoph-

(1) Voyez MARIE. *Formes frustes de la maladie de Basedow.*

thalmique sont réunis le diagnostic est facile ; mais il existe des formes frustes : parfois le goître manque, ou bien l'exophthalmie, et le diagnostic est moins aisé.

Traitement. — On administrera les bromures, la belladone à haute dose ; les toniques : on se trouvera bien aussi de l'usage de l'hydrothérapie. On a conseillé et pratiqué l'extirpation du corps thyroïde.

PARALYSIE AGITANTE. — MALADIE DE PARKINSON

Cette maladie présente un double caractère : c'est un tremblement progressif, continu, général, auquel se joint un affaiblissement graduel de la force musculaire.

Étiologie. — Sans exemple au-dessous de trente ans, cette maladie qui n'est point commune s'observe surtout de cinquante à soixante-cinq ans. Les seules causes appréciables sont l'impression du froid humide et les émotions morales, surtout la terreur.

Anatomie pathologique. — La paralysie agitante n'a pas d'anatomie pathologique (1).

Symptômes. — *Début.* — Il peut être brusque, c'est ce qui a lieu dans les paralysies agitantes occasionnées par une émotion morale, une vive terreur ; mais souvent il est assez obscur pour que le malade n'en puisse préciser l'époque. Peut-être, dans quelques cas, le tremblement est-il précédé par un sentiment de fatigue, de gêne et par quelques douleurs rhumatoïdes.

Quoi qu'il en soit, la maladie est essentiellement caractérisée

____

(1) Voyez DUBIEF. *Nature des lésions dans la maladie de Parkinson.* G. Steinheil, éditeur.

par le *tremblement* ; nous étudierons aussi la *paralysie du mouvement* et certaines déformations signalées par Charcot.

Tremblement. — C'est le caractère essentiel et longtemps unique de la maladie. D'abord partiel, limité à un bras ou aux deux, il s'étend assez rapidement aux membres inférieurs et, beaucoup plus tard, aux muscles du cou, de la face, de la mastication (d'après Charcot, les muscles de la tête et de la face ne seraient pris de tremblement que dans la sclérose en plaques).

Le tremblement est d'abord peu marqué, mais son intensité s'accroît graduellement ; plusieurs causes peuvent, soit le calmer, soit l'exagérer ; ainsi il s'aggrave sous l'influence de la fatigue et des émotions vives, au contraire il se calme ou s'arrête par l'effet de la volonté, du sommeil, de la pression exercée sur un point d'appui résistant, d'une hémiplégie, etc. Ceci est surtout vrai lorsque la maladie est à son début ; souvent même, à cette époque, le tremblement est intermittent, mais plus tard il devient permanent et incoercible.

Ses effets doivent être étudiés dans chaque partie du corps. Les membres supérieurs atteints les premiers exécutent une série d'oscillations rythmiques qui se passent dans toutes les jointures (poignet, coude, etc.) et consistent en flexions et extensions alternatives ; vient-on à donner la main à ces malades, ils l'agitent de secousses se succédant très rapidement (Charcot). La préhension des objets devient difficile et même impossible.

Le tremblement des membres inférieurs donne aux malades une attitude spéciale ; sont-ils couchés, leurs jambes, au lieu de rester immobiles, s'élèvent, retombent, les genoux s'entrechoquent au point de nécessiter l'interposition d'un ligne pour prévenir les excoriations. Veulent-ils marcher, ils le font à petits pas qui, involontairement, deviennent de plus en plus pressés ; inclinés en avant, *ils semblent courir après leur centre de gravité* (Trousseau), et ils ne sont arrêtés que par une chute ou la rencontre d'un obstacle. Dans des cas beaucoup plus rares, il y a tendance au recul (Graves).

Paralysie. — Elle est beaucoup moins accentuée que semble l'indiquer la dénomination de la maladie ; *il y a plutôt affaiblissement de la contractilité musculaire que paralysie* proprement dite, et encore cette faiblesse ne s'observe-t-elle que dans les dernières périodes.

Déformation. — Lorsque la paralysie agitante est ancienne, on voit les doigts prendre une attitude spéciale indiquée par Charcot : ils sont d'abord allongés et rapprochés du pouce, c'est l'attitude de la main qui tient une plume ; plus tard, la flexion des doigts sur le métacarpe devient complète.

De plus il existe une *attitude tout à fait caractéristique* de la paralysie agitante : les malades sont comme soudés dans leurs articulations. Le tronc est voûté, incliné en avant ; les coudes sont légèrement écartés du tronc, et les mains agitées par le tremblement reposent sur la ceinture.

Troubles de la sensibilité. — Habituellement la sensibilité reste intacte. Mais il faut signaler comme très importante la *sensation de chaleur* continuelle qu'éprouvent les paralytiques agitants, surtout la nuit, et *leur besoin continuel de changer de place*.

Marche et terminaisons. — La maladie dure fort longtemps, souvent plus de dix années, mais sa marche est toujours progressive et la mort en est la terminaison constante. Le malade succombe dans le marasme ou bien il est enlevé par une maladie intercurrente.

Diagnostic. — La paralysie agitante doit être distinguée de diverses maladies à tremblement. M. le professeur Charcot a dans une de ses leçons établi magistralement les termes de ce diagnostic.

Les tremblements, secousses à *oscillations rythmées* peuvent être divisés en deux classes :

1º Les tremblements à oscillations lentes : *paralysie agitante ; sclérose en plaques ; tremblement sénile ;* les oscillations ne dépassent pas dans ce groupe quatre à cinq par seconde en moyenne.

2° Les tremblements à *oscillations rapides ou tremblements vibratoires* : tremblements alcoolique, mercuriel, de
la paralysie générale, de la maladie de Basedow (Marie).

C'est surtout avec la sclérose en plaques et le tremblement
sénile que le diagnostic de la paralysie agitante doit se poser.

Le tremblement de la paralysie agitante est *continu;* il se
produit en dehors des mouvements volontaires et n'*augmente pas* ou n'augmente que légèrement dans ceux-ci. Les
oscillations sont rythmées, de petite étendue, de courte
durée.

L'attitude de la main est toute spéciale : « Les phalanges
« sont étendues les unes sur les autres, mais les doigts sont
« fléchis sur le métacarpe. Le pouce en adduction vient s'ap-
« puyer par sa pulpe sur l'index, imitant ainsi la position d'une
« main qui tient une plume à écrire, et les mouvements qui
« agitent toutes ces parties rappellent quelquefois l'acte de
« rouler une boulette de papier ou d'émietter du pain » (Charcot). — Dans la paralysie agitante « le tremblement n'*atteint*
« *pas* en général *la tête*, et si celle-ci semble participer aux
« mouvements involontaires elle n'est en réalité que le siège
« de mouvements communiqués ».

Le tremblement de la *sclérose en plaques* est un tremblement ne se manifestant qu'à « l'occasion des mouvements
« intentionnels d'une certaine étendue. Il cesse d'exister lors-
« que les malades sont abandonnés à un repos complet, cou-
« chés dans leur lit, par exemple ». La tête ne tremble pas, non
plus que le tronc dans la station au lit, mais vient-on à faire
asseoir les malades, « les muscles du cou et du tronc entrent
« en jeu pour maintenir la position verticale du corps, et il se
« produit des oscillations de la tête et du tronc. » Commandez
au malade de porter un verre à sa bouche « les oscillations sont
« *d'abord peu accusées*, mais elles *s'exagèrent* progressi-
« vement pour atteindre leur *maximum* au moment où le
« vase approche de la bouche ».

Dans le tremblement sénile les oscillations sont lentes; les
mains et les doigts tremblent comme dans la maladie de

Parkinson. « La tête participe aux secousses pour son propre
« compte, et ces mouvements dans le sens vertical et horizontal,
« se succédant sans régularité, pendant lesquels le malade
« semble dire par geste oui et non, sont tout à fait caractéris-
« tiques des oscillations de la tête dans le tremblement sénile. »
(Charcot.)

Les *déformations* qu'entraîne à sa suite la paralysie agitante pourraient donner le change et faire croire à un *rhumatisme noueux;* un examen attentif préviendra cette erreur.

Traitement. — Absolument nul.

LES CHORÉES

On a compris sous ce nom général des affections tout à fait
dissemblables, mais caractérisées toutes par des mouvements,
« des gestes à grand rayon, contradictoires et illogiques...
« Ils existent pendant les temps de repos et s'exagèrent dans
« les actes intentionnels, mais alors des gesticulations con-
« tradictoires troublent la direction générale du mouvement,
« et font manquer le but » (Charcot).

Nous décrirons :

1º La chorée vulgaire, *chorea minor*, chorée de Sydenham, appelée à tort Danse de St-Guy. C'est cette affection sur
laquelle nous insisterons le plus longtemps.

2º La grande chorée, *chorea major*, grande chorée épidémique, la véritable danse de St-Guy.

3º La chorée pré ou post-hémiplégique, avec une de ses
variétés, l'athétose.

4º Enfin une affection tout à fait distincte, la *chorée ryth-
mée.*

I. — CHORÉE VULGAIRE. — CHOREA MINOR
CHORÉE DE SYDENHAM

La chorée (χορεία, danse) est une névrose presque spéciale
à la seconde enfance et à la puberté, elle est caractérisée par
des mouvements désordonnés, presque continuels, survenant
spontanément ou lorsque le malade veut agir.

Étiologie. — La chorée s'observe surtout de *six à quinze
ans*, mais quelques exemples prouvent qu'aucun âge n'en est
à l'abri ; le *sexe féminin* y est beaucoup plus exposé et la
prédisposition héréditaire incontestable ; presque toujours,
en effet, on rencontre dans la famille des choréiques des personnes atteintes de névroses diverses (hystérie, etc.).

G. Sée a parfaitement mis en lumière les relations de la
chorée avec le rhumatisme, et Roger a démontré ses rapports
avec l'endocardite : *chorée, endocardite, déterminations articulaires* sont trois expressions d'une même affection générale, le rhumatisme ; et le rhumatisme peut débuter
chez l'enfant par une de ces trois manifestations.

La *grossesse* a une influence bien nette sur le développement de la chorée (Chorea gravidarum, Jaccoud).

Enfin signalons l'influence causale de l'*imitation*.

Anatomie pathologique. — Jusqu'ici la chorée n'a pas de
lésions en propre. On a bien rencontré des altérations diverses du cerveau, de la moelle, des méninges et même des nerfs
périphériques, mais elles sont trop différentes, trop variées
pour qu'on puisse leur attacher une signification quelconque.

Il faut dire un mot de l'opinion de l'école anglaise qui assi-
gne une importance capitale à de petites embolies capillaires
qu'on rencontre dans les *corps striés*, surtout dans les cas
de chorée rhumatismale, embolies qui détermineraient de petits
foyers de ramollissement.

Symptômes. — *Début*. — La chorée peut éclater tout à coup, c'est son habitude lorsqu'elle survient sous l'influence de l'émotion ou de l'irritation ; mais ces causes étant assez rares, le début de la maladie est ordinairement graduel. Elle s'annonce par des *phénomènes précurseurs* auxquels on ne prend pas garde, c'est un changement dans le caractère qui devient triste et morose, une diminution de l'aptitude au travail, quelques maux de tête, de l'inquiétude dans les jambes, enfin les mouvements désordonnés se produisent et la chorée est déclarée.

La chorée est d'abord *partielle*, limitée à un membre, à la moitié du corps, surtout à la moitié gauche, elle peut conserver ce caractère (*chorée partielle*, *hémichorée*), mais c'est assez rare ; d'ordinaire, elle se généralise presque d'emblée. Ce sont d'abord quelques mouvements maladroits : l'enfant ne peut prendre un objet sans le laisser tomber, ou bien ses jambes sautillent, ou encore il fait des grimaces, toutes choses qui attirent de vertes réprimandes de la part de ses parents et qui ne font qu'exagérer sa maladresse, car il est de la nature de la chorée de s'accroître par l'émotion et par les efforts que l'on fait pour lutter contre elle.

Une fois la maladie confirmée, le désordre ou la folie musculaire (Bouillaud) deviennent complets : étudions-la dans les diverses parties du corps. *Au visage*, les muscles se contractent dans les sens les plus divers, il en résulte des *grimaces* si bizarres, qu'elles provoquent le rire même chez les parents les plus affligés, les yeux s'ouvrent, se ferment, roulent dans l'orbite ; les joues et les lèvres sont attirées en divers sens, la langue est projetée hors de la bouche, elle fait entendre un craquement comparable à celui des cochers qui excitent leurs chevaux. La tête se balance, se retourne continuellement comme celle de certains oiseaux, souvent même l'enfant pousse des cris inarticulés, une sorte d'aboiement.

Les *membres supérieurs* s'agitent en tous sens, et leur désordre n'est jamais aussi marqué que lorsque le malade veut porter un objet à la bouche ; il n'y arrive qu'après une série de mouvements contradictoires dont les uns, volontaires, l'en rapprochent, et les autres, involontaires, l'en éloignent ; une fois entre les lèvres, il le saisit vivement avec les dents, craignant qu'il ne lui échappe.

Les *membres inférieurs* sont agités de mouvements désordonnés qui donnent au malade l'aspect d'un polichinelle, c'est un sautillement perpétuel dans lequel les jambes sont lancées à droite et à gauche et exécutent une danse d'autant plus grotesque que les bras et la figure y participent (c'est à ce sautillement que la maladie doit son nom). Plus tard, la station et la marche deviennent impossibles, le malade est obligé de rester couché.

Muscles organiques. — Ils sont rarement atteints, cependant on a observé des désordres dans la déglutition, l'évacuation de l'urine et des matières fécales.

Nous avons dit que le désordre s'exagère aussitôt que le malade s'observe et veut le combattre ; il n'est réellement suspendu que *pendant le sommeil* qui, malheureusement, devient de plus en plus difficile. Les *maladies intercurrentes* exagèrent d'abord le désordre, puis le calment. Les muscles affectés perdent une *partie de leur force*, ainsi qu'on peut l'apprécier avec un dynamomètre ; l'*excitabilité électrique* est extrèmement accrue ; la *sensibilité tactile* conservée ou exagérée.

Troubles intellectuels. — Chez les deux tiers environ des choréiques on observe quelques troubles intellectuels, diminution de la mémoire, de l'aptitude au travail ; il survient des *hallucinations de la vue*, surtout au commencement de la nuit ; le caractère devient sombre, irritable ; il peut même se produire un *délire maniaque* de très fâcheux présage (Marcé).

Marche et terminaisons. — La chorée a une tendance naturelle à la *guérison ;* elle s'annonce par la diminution graduelle des désordres moteurs. D'ordinaire tout disparaît en deux ou trois mois ; cependant la chorée peut laisser après elle une grande susceptibilité nerveuse, de la faiblesse, des tics, etc.; de plus, les récidives sont fréquentes.

La chorée des femmes grosses est plus grave, elle prédispose aux avortements.

Dans quelques cas, heureusement fort rares, la chorée est *mortelle*, l'agitation est poussée à l'extrême, les malades se roulent dans leur lit, ils poussent des vociférations, se heurtent violemment contre tout ce qui les entoure, s'excorient et sont en proie à une insomnie complète ; ils finissent par succomber épuisés par de tels efforts.

Pronostic. — Il n'est nullement grave, sauf dans les cas rares que nous venons de signaler.

Diagnostic. — La chorée se distingue si aisément de l'hystérie et de l'épilepsie, qu'il est inutile d'insister sur leurs différences. Les *convulsions* auxquelles elle peut ressembler sont passagères, ce seul caractère suffit au diagnostic. Une *paralysie* commençante ou un *tremblement* se distinguent aisément, car, dans le premier cas, le membre est immobile, dans le second, le tremblement se produit alors seulement que le malade veut agir.

Traitement. — La multiplicité des moyens qui ont été dirigés contre la chorée prouve sa ténacité. Il est rare que sa cause soit assez nette pour pouvoir être directement combattue ; cependant on administrera les vermifuges si l'on soupçonne la présence de vers intestinaux.

Pour combattre l'excitabilité anormale de la moelle, Trousseau employait l'*opium* à très haute dose (20 à 40 centigrammes en vingt-quatre heures). Le *chloral*, le *bromure de potassium* à la dose de 4 grammes par jour, les inhalations d'éther et de chloroforme peuvent rendre de grands services. On a proposé les pulvérisations d'éther, faites avec l'appareil de Richardson, sur toute la longueur de la colonne vertébrale, et cela pendant deux ou trois minutes.

Les *bains froids*, les *bains salés*, les *bains sulfureux* préparés avec 15 ou 30 grammes de sulfure de potassium pour 100 litres d'eau, à la température de 31 degrés, ont été suivis de nombreux succès. Une *gymnastique* ordonnée (*jussa et ordinata*), qui consiste à faire exécuter au malade des mouvements en mesure, a été vantée par Récamier.

A l'intérieur, on a prescrit le *fer*, l'*iode*, l'*iodure de potassium*, les préparations arsenicales et surtout le sirop de sulfate de strychnine renfermant 5 centigrammes de sulfate pour 100 grammes de sirop, Trousseau le recommande d'une façon spéciale ; il faut commencer par deux ou trois cuillerées à café prises à intervalles égaux pendant la journée, et bientôt doubler la dose.

Chez les femmes grosses, il faut se borner à l'emploi du chloral et du bromure de potassium.

II. — CHOREA MAJOR. — DANSE DE SAINT-GUY
GRANDE CHORÉE ÉPIDÉMIQUE

C'est une affection qui ne s'observe plus de nos jours. Ses relations avec la grande hystérie paraissent assez bien établies d'après les documents qui nous sont parvenus. On lui a donné les noms de : épidémies saltatoires, monomanies dansantes, etc. Elle a régné à plusieurs reprises sous forme pandémique dans les provinces du Rhin pendant le cours des XIVe et XVe siècles. On trouvera dans les Leçons de Charcot (T. I) la reproduction d'un dessin figurant une de ces processions dansantes au XVIe siècle.

III. — CHORÉE PRÉ OU POST-HÉMIPLÉGIQUE. — ATHÉTOSE

Voyez à ce sujet l'article *Hémorrhagie cérébrale*.

IV. — CHORÉE RYTHMÉE

C'est une affection décrite par Charcot. Elle semble le plus souvent « liée à l'hystérie ou d'origine hystérique, bien qu'elle

« puisse subsister dans quelques cas par elle-même en
« dehors de toute manifestation hystérique ».

Loin d'être comme les chorées étudiées jusqu'ici caractérisée
par les mouvements des *gesticulations contradictoires, illogiques*, elle se traduit par « des mouvements involontaires,
« impulsifs », se reproduisant suivant un rythme régulier : ils
« sont cadencés ». Un autre caractère, c'est qu'on « peut les
« dire aussi systématiques parce qu'ils semblent coordonnés
« suivant un certain plan, imitant par exemple : 1° *certains
« mouvements d'expression* tels que ceux de la danse, des
« danses de caractère en particulier (*chorée saltatoire*);
« 2° ou bien certains actes *professionnels*, comme les mou-
« vements *des rameurs* ou *des forgerons* (chorée malléa-
« toire). En un mot il y a reproduction plus ou moins fidèle
« d'actes voulus, logiques, intentionnels » (Charcot).

CONTRACTURE ESSENTIELLE DES EXTRÉMITÉS
TÉTANIE

Cette maladie assez rare est caractérisée par une contracture douloureuse et intermittente des muscles des extrémités :
cette contracture est essentielle, c'est-à-dire indépendante de
toute lésion des nerfs ou des centres nerveux.

Étiologie. — La tétanie est surtout *une maladie de la
première enfance et des femmes en couches*, bien qu'on
puisse l'observer aussi dans l'âge adulte.

Chez les enfants, les causes sont : le travail de la dentition et les troubles digestifs (diarrhée, constipation, vers
intestinaux).

Chez la femme la lactation d'abord (contracture des nour-
rices), puis à un degré moindre la grossesse et la menstruation
jouent un rôle étiologique important.

En dehors de ces causes, nous en signalerons deux autres
dont l'influence s'étend à peu près à tous les âges : 1° les

maladies graves qui troublent profondément la nutrition (fièvre typhoïde, typhus, fièvres éruptives, diarrhée prolongée, mal de Bright, choléra, etc.); 2° l'*impression du froid humide*, surtout dans les conditions de faiblesse que nous venons d'indiquer.

On a observé, dans les hôpitaux d'enfants, les maternités, des épidémies de tétanie, dont le motif se trouve dans la similitude des conditions hygiéniques.

Symptômes. — Le début est rarement brusque ; un sentiment de gêne, de fourmillement, une fatigue insolite, quelques élancements douloureux occupent souvent les régions qui vont être atteintes de contracture.

Contracture. — Les spasmes frappent d'abord les extrémités supérieures. La main prend habituellement une position à peu près caractéristique : le pouce en adduction forte, les deux bords de la main rapprochés l'un de l'autre, les doigts accolés. La main prend ainsi une *forme conique* que Trousseau a comparée à la main de l'accoucheur prête à être introduite dans le vagin.

Dans quelques cas on observe un type de flexion comme chez les hémiplégiques anciens contracturés.

Le poignet est habituellement fléchi, et l'on voit se dessiner sur la partie antérieure de l'avant-bras les muscles fléchisseurs contracturés.

Parfois la contracture se limite aux membres supérieurs. Dans d'autres cas les membres inférieurs sont atteints ou du moins les pieds et les orteils : les orteils sont fléchis ou étendus ; le pied est dans l'extension forcée sur la jambe, avec la pointe tournée en dedans.

Dans la forme bénigne (Trousseau) la contracture se limite aux extrémités. Dans les formes plus sérieuses le tronc peut être atteint en partie : la maladie aurait alors quelque analogie avec le tétanos.

Douleur. — Les parties contracturées sont le siège d'une douleur vive (on peut la comparer à celle qui frappe les muscles du mollet ou du pied atteints de crampe) ; la douleur n'est pas continue, mais elle s'exaspère par la pression, le mouvement, et surtout lorsqu'on cherche à redresser les parties fléchies, ce qui est fort pénible et sans avantage, puisqu'elles reprennent immédiatement leur position. Les accès de contracture douloureuse reparaissent aussi lorsqu'on comprime les troncs nerveux ou vasculaires de la région (Trousseau).

Durée et terminaisons. — Une attaque de tétanie dure quelques jours, une semaine, un mois. Elle se compose d'une série d'accès qui, eux, ont une durée de quelques minutes ou de quelques heures, leur nombre est très variable.

La durée de la maladie varie d'une quinzaine à plusieurs mois, avec alternatives de mieux et de pire.

Les récidives sont fréquentes, parfois périodiques ; dans leur intervalle la santé est parfaite.

La guérison est la terminaison habituelle ; il importe de remarquer qu'une fièvre intercurrente fait disparaître la tétanie.

Le pronostic est donc léger, car non seulement la contracture se dissipe d'elle-même, mais elle trouble fort peu la santé générale.

Cependant il existe des formes graves dans lesquelles le diaphragme et les muscles respiratoires se prennent et où les crises sont analogues à celle du tétanos.

Diagnostic. — Il est assez facile.

Impotences fonctionnelles.

Sous ce titre nous allons décrire certains troubles du mouvement « produits par un fonctionnement musculaire donné « et à l'occasion de ce fonctionnement » (Grasset). Ces désordres moteurs ont d'abord été observés chez les écrivains, et on les a désignés sous le nom de *crampe des écrivains*. Cette dénomination n'est plus convenable, car on sait aujourd'hui que des désordres semblables peuvent se produire dans une foule d'autres mouvements professionnels, et qu'au lieu de consister en une crampe ils peuvent être le résultat de désordres très divers, *paralysies, tremblements, convulsions,* mais entraînant tous l'impotence fonctionnelle.

CRAMPE DES ÉCRIVAINS

Étiologie. — Elle est assez obscure. On a attribué une certaine importance aux positions défectueuses dans l'acte d'écrire, à des séances d'écriture trop prolongées et fréquemment répétées. Ce qui paraît certain c'est que ce n'est pas tant le nombre de pages écrites qui agit que le travail cérébral continuel se produisant en même temps que l'acte mécanique et souvent dirigé dans un sens différent.

On a attribué une influence à la diathèse rhumatismale et surtout à la goutte.

Symptômes. — Au moment même où il veut écrire, ou après avoir écrit déjà quelques lignes, le malade se trouve subitement empêché par un des trois phénomènes suivants :

1° *Spasme :* contracture indolente ou douloureuse (crampe) d'un ou de plusieurs des muscles qui agissent synergiquement.

2° *Tremblement* ou *mouvements choréiformes* projetant la plume contre la volonté du malade.

3° *Paralysie :* la plume échappe des doigts.

Pendant longtemps ces troubles n'apparaissent que quand le malade écrit ; tous les autres mouvements restent possibles ; à un degré plus avancé les mouvements étendus et délicats de la main (piano, couture, etc.) deviennent impossibles, mais les grands mouvements sont toujours intacts.

La maladie est longue : elle peut durer toute la vie, n'ayant pas d'ailleurs d'autre gravité. La guérison ou même l'amélioration sont fort difficiles à obtenir, car la crampe des écrivains est rebelle à tout traitement.

AUTRES IMPOTENCES FONCTIONNELLES

On les observe chez les tailleurs, les maîtres d'armes, les pianistes, les fleuristes et les violonistes, etc., etc.

TIC CONVULSIF NON DOULOUREUX DE LA FACE

On donne ce nom à la convulsion isolée et idiopathique de certains muscles de la face. C'est le nerf facial qui préside aux mouvements de la face, il faut donc admettre que cette convulsion se rattache à l'irritation de quelques-unes des branches terminales du nerf facial.

Les causes du tic convulsif sont souvent *l'impression du froid,* une *névralgie faciale* qui a disparu laissant persister les convulsions, de telle sorte que le tic douloureux s'est transformé en tic non douloureux. Les *plaies,* les *contusions de la face,* la *carie dentaire* et même, par action réflexe, la présence de vers dans l'intestin et les lésions organiques de l'utérus ont pu le produire.

Le tic convulsif de la face peut être un reliquat de la chorée.

Symptômes. — Les personnes atteintes de tic convulsif n'éprouvent aucune douleur, mais *on les voit à chaque instant faire une grimace bizarre* occasionnée par la contraction spasmodique d'un certain groupe des muscles de la face : l'un cligne les paupières, l'autre fronce le front et les sourcils, un troisième écarte subitement l'une des commissures labiales, dilate brusquement l'aile du nez, etc. Ces convulsions restent d'ordinaire bornées à une moitié de la face, de telle sorte qu'elles forment un étrange contraste avec l'autre moitié du visage qui est impassible. Ces petites convulsions se produisent souvent deux à trois fois de suite ; elles surviennent sans cause occasionnelle ou sous l'influence du moindre mouvement ; à la façon des mouvements choréiques, elles sont suspendues par le sommeil et ne sont jamais plus accentuées que lorsque le patient cherche à les maîtriser. De Graefe a remarqué que la pression exercée sur certains points de la face pouvait suspendre ces convulsions. Ces points sont ceux de la névralgie faciale.

Le tic convulsif a une durée indéterminée; il persiste souvent toute la vie.

Traitement. — Au moment même où la convulsion vient de se produire, à la suite, par exemple, de l'impression du froid, on pourrait chercher à la traiter par les bains de vapeur, la poudre de Dower, les évacuants. Si l'on a des raisons de croire qu'elle dépend d'une dent cariée, de ganglions malades, on pourrait recourir à leur extirpation.

On a eu recours aux anesthésiques employés localement, tels que applications de chloroforme, pulvérisations d'éther, injections sous-cutanées de morphine, etc. Enfin, dans certains cas, la section sous-cutanée des muscles atteints de convulsions (Dieffenbach) et même de certains filets de la cinquième paire a été suivie de guérisons ou d'améliorations).

ARTICLE VI

NÉVRALGIES

MIGRAINES

On donne ce nom à des accès de douleurs limitées à la moitié du crâne (hémicrânie ou migraine), s'accompagnant de divers troubles fonctionnels, surtout de vomissements, et qui, étrangers à toute lésion organique, semblent dépendre d'un état constitutionnel.

Étiologie. — *La migraine dépend souvent d'un état général.* — Ainsi elle est fréquente dans la dyspepsie, la goutte, la chlorose, l'hypochondrie, chez les hémorroïdaires.

Les gens d'un tempérament nerveux et irritable, les femmes y sont plus particulièrement exposés. L'accès survient sous des influences très variables, telles que fatigues intellectuelles, veilles prolongées, troubles de la digestion, abus du tabac et des boissons alcooliques, le bruit, la lumière trop vive, certaines odeurs, des troubles de la menstruation, etc.

Ces diverses causes peuvent faire éclater un accès de migraine chez des personnes qui n'y sont pas sujettes et ne sont atteintes d'aucune des diathèses qui engendrent habituellement cette maladie : c'est là une *migraine accidentelle*.

Symptômes. — La migraine se présente sous la forme d'accès dont le retour, quelquefois périodique, est d'ordinaire variable et dont la durée, habituellement de quelques heures, peut, par exception, se prolonger deux ou trois jours.

Début. — Voici sa forme la plus commune : la nuit a été

calme, le sommeil convenable, cependant à son réveil l'individu éprouve un certain malaise et quelques frissons, il manque d'appétit et d'entrain, il est lourd, engourdi ; tout ceci lui présage un accès qui, d'ordinaire, ne se fait pas attendre ; cependant il se peut que la journée se passe dans cet état et que l'attaque n'ait lieu que le lendemain. — Dans d'autres cas, au contraire, mais rarement, la douleur de tête éclate tout à coup, vers le milieu du jour, sans aucun symptôme précurseur.

Accès. — La *douleur* en est le symptôme capital, elle occupe la moitié du crâne (hémicrânie), surtout le front et la tempe, elle siège plus souvent à gauche qu'à droite, il est fort rare qu'elle se généralise à toute la tête. Cette douleur devient rapidement très vive : ce sont tantôt des élancements, tantôt une constriction affreuse, souvent la sensation d'une lame brûlante, de coups de marteau, etc... Tout l'irrite et l'exaspère, le battement des artères, le moindre bruit, le plus léger contact sur le cuir chevelu et le front ; le repos absolu et l'isolement peuvent seuls calmer ces souffrances. Le pouls et la température restent à l'état normal.

Après quelques heures de souffrance et parfois dès le début, le malade est pris de *nausées* et de *vomissements*, composés d'abord de matières alimentaires, puis de substances filantes, visqueuses et jaunâtres.

En même temps l'*œil du côté malade* est injecté, larmoyant, la pupille dilatée, les paupières sont gonflées, le visage pâle ; la tête se recouvre d'une sueur plus ou moins abondante. (Le vomissement, le larmoiement, la sueur sont des troubles de sécrétion très explicables par la névralgie du grand sympathique.)

Après huit à dix heures de cette vive souffrance, la douleur s'apaise et le malade éprouve une lassitude extrême, une fatigue générale, il s'endort et généralement à son réveil tout est terminé.

Le retour des accès est extrêmement variable : si la migraine est accidentelle tout peut se borner à quelques attaques éloignées ; si elle se relie à un état constitutionnel elle est sujette à revenir souvent, parfois d'une façon périodique, jusqu'à l'amélioration de l'état qui la produit. Les attaques sont d'ailleurs plus ou moins fréquentes : il se produit chez certaines personnes deux ou trois accès par mois, ils impriment alors un certain cachet, soit à la physionomie (contraction habituelle des muscles de la moitié du visage, demi-occlusion des paupières), soit à l'intelligence (affaiblissement de la mémoire), soit au caractère qui devient très excitable. Mais jamais la migraine n'a entraîné la mort.

Diagnostic. — La migraine a une physionomie assez accentuée pour qu'il soit facile de la distinguer de toutes les autres céphalalgies. Si, dans quelques cas, par la nature et par le siège des douleurs elle se rapproche de la *névralgie trifaciale*, elle s'en distingue cependant par l'absence des points douloureux spéciaux à cette névralgie et de plus par les vomissements que l'on n'observe que dans la migraine.

Lasègue a posé quelques règles qui pourront utilement servir au diagnostic de la migraine.

« Tout homme qui souffre d'une céphalalgie continue ne souffre pas d'une migraine.

« On a rarement deux accès de migraine par semaine.

« Un accès de migraine dure au moins six heures, et rarement au delà de 48 heures. »

Traitement. — Les moyens les plus divers ont été conseillés pour arrêter la migraine : l'aconitine seule ou associée à la quinine peut être utilement administrée. Mais le meilleur calmant paraît actuellement *l'antipyrine* à la dose de 1 à 3 grammes ; il faut ingérer le médicament dès les premières sensations de migraine.

NÉVRALGIE FACIALE

La névralgie faciale peut frapper à la fois les trois branches du trijumeau, mais elle est plus souvent limitée à l'une d'elles, soit à l'ophthalmique, soit à l'un des maxillaires supérieur ou inférieur; elle peut même se circonscrire à l'un des rameaux de ces branches.

Étiologie. — Toutes les causes capables d'engendrer une névralgie peuvent se grouper sous trois chefs : 1° causes intrinsèques ; 2° causes extrinsèques ; 3° causes constitutionnelles.

1° *Causes intrinsèques*. — Ce sont les inflammations ou congestions du nerf, son infiltration œdémateuse, sa piqûre, contusion ou déchirure, l'envahissement de son tissu par un cancer, enfin l'hypertrophie partielle du névrilème, ou névrome. Il faut reconnaître la rareté de cet ordre de causes ; mais, au contraire, il est très fréquent de voir la névralgie succéder à *une impression de froid*.

2° *Causes extrinsèques*. — Ici se rangent toutes les compressions et irritations que le nerf peut éprouver de la part de tumeurs, etc., situées dans son voisinage : tumeurs de la base du crâne, lésions osseuses, telles que carie, fracture, ostéopériostites, etc., les maladies du maxillaire, la carie dentaire, les plaies et cicatrices, etc. Enfin, la névralgie faciale s'observe à la suite de lésions de l'encéphale, de la moelle (ataxie locomotrice, etc.).

3° *Causes constitutionnelles et intoxications.*— Très fréquentes.

La névralgie faciale s'observe dans l'anémie, les rhumatismes, la goutte, la syphilis, l'intoxication par le plomb et le mercure.

Elle est la forme la plus commune de la fièvre larvée : elle peut alors revêtir le type intermittent et surtout quotidien.

Symptômes. — Ils peuvent eux aussi se grouper sous trois chefs : 1° douleur ; 2° mouvements convulsifs (tic douloureux) ; 3° troubles de sécrétions et de vascularisation de la face.

1° *Douleur*. — Symptôme caractéristique et essentiel de la névralgie, elle se présente sous deux formes : A. C'est une douleur sourde à peu près constante, mais peu vive, souvent fixée dans certains points (points névralgiques de Valleix). — B. Ce sont des accès douloureux très intenses.

A. *Douleur continue.* — La région atteinte de névralgie est à peu près constamment le siège d'une douleur sourde ou simplement d'une sensibilité pénible ; cette douleur est souvent diffuse à toute la région, mais *elle a des points au niveau desquels elle est plus accentuée*, soit spontanément, soit surtout sous l'influence d'une pression. Valleix s'est attaché à déterminer pour chaque nerf les points au niveau desquels la pression éveillait la douleur locale ou diffuse, et il a reconnu que c'était surtout au niveau de l'émergence du nerf hors des trous ou conduits osseux, et encore là où un filet se détache du tronc pour devenir cutané et superficiel.

Pour la névralgie faciale il y a trois de ces points principaux situés sur une même verticale.

1º *Point mentonnier* (émergence du nerf mentonnier).

2º *Point sous-orbitaire* (émergence du nerf sous-orbitaire).

3º *Point sus-orbitaire* (émergence du nerf sus-orbitaire).

Le premier de ces points appartient au domaine du nerf ophthalmique; le deuxième au nerf maxillaire supérieur; le troisième au nerf maxillaire inférieur.

B. *Accès douloureux.* — Ils peuvent éclater brusquement, mais souvent ils ont quelques signes précurseurs : démangeaisons, odeur désagréable, céphalalgie partielle, sensations vagues; la douleur part d'un point quelconque et s'irradie avec la rapidité de l'éclair sur toute la région du nerf malade.

Cette douleur est habituellement unilatérale ; elle est souvent circonscrite à une branche du trijumeau ; si c'est l'*ophthalmique*, elle occupe la paupière, le front, l'angle de l'œil; si c'est le *maxillaire supérieur*, elle siège sur la joue, les dents supérieures, l'aile du nez ; enfin, s'il s'agit du *maxil-*

laire inférieur, c'est la lèvre inférieure, les dents, le menton. Quel que soit son siège, elle s'irradie parfois vers la nuque, le cou et même les épaules et les bras.

Cette douleur est atroce; elle plonge les patients dans un état affreux, les uns crient, les autres se roulent par terre ; ils ne savent comment exprimer leurs souffrances. La douleur éclate sous forme de secousses comparables à celles d'une décharge électrique. Souvent elle s'accroît par le contact de corps légers, et elle diminue au contraire sous l'influence d'une forte pression.

2° *Mouvements convulsifs. Tics douloureux.* — Au moment des accès, on voit presque constamment les muscles de la région entrer en convulsions, les sourcils sont froncés, les paupières atteintes de clignement, la joue tirée en divers sens, la commissure labiale déviée. Cette ensemble donne à la physionomie un aspect étrange (rire sardonique). Les convulsions ont lieu du côté malade. Par exception elles s'étendent à tous les muscles de la face.

3° *Troubles de sécrétion.* — Outre la douleur et les convulsions, l'accès comprend encore des troubles de sécrétion; l'œil, *du côté malade est rouge, gonflé, larmoyant,* la vue est momentanément abolie, c'est surtout ce qui a lieu lorsque la névralgie porte sur l'ophthalmique; la salivation est abondante, la narine tantôt sèche, tantôt très humide; le visage est rouge, congestionné, vultueux, les artères battent avec force. Si ces accès se reproduisent, il peut même survenir des troubles nutritifs du côté de la peau, qui devient épaisse et se recouvre d'éruptions diverses : les cheveux peuvent devenir blancs, rugueux, et ils tombent souvent.

On observe également de l'*herpès* sur trajet des nerfs intéressés, c'est-à-dire le *zona* (labial, lingual, ophthalmique); et des troubles oculaires analogues à ceux que détermine la section expérimentale du trijumeau (*ophthalmie neuro-paralytique*).

Durée. — Subordonnée à la cause de la névralgie : tient-

26

elle à une lésion organique, la névralgie durera autant qu'elle, à moins que le nerf ne vienne à être détruit par les progrès de la tumeur, auquel cas la paralysie succédera à la névralgie, circonstance heureuse que l'on a cherché à obtenir par la section ou la résection du nerf.

La névralgie d'origine palustre a des accès périodiques souvent quotidiens.

En dehors de cela, il n'y a rien de fixe, les accès sont plus ou moins fréquents, souvent ils se terminent tout à coup, après un phénomène critique tel que larmes ou sueurs abondantes ; parfois ils se calment peu à peu. Mais on en a vu qui persistent pendant des années entières, les muscles s'atrophient, les contractions convulsives (tic) persistent même en dehors des douleurs, la vue s'affaiblit. Certains malades, découragés par la persistance du mal, se sont suicidés.

Le pronostic est donc entièrement subordonné à la cause de la névralgie.

Diagnostic. — La névralgie faciale se reconnaît aisément à l'existence de points douloureux, aux accès de douleur, aux contractions réflexes (tics douloureux, etc.). Quant au diagnostic étiologique, on arrive à le porter par un examen scrupuleux de l'état général des malades, du nerf lui-même et des régions du crâne qu'il traverse.

Traitement. — La névralgie faciale est souvent rebelle, aussi les moyens à l'aide desquels on l'a attaquée sont-ils innombrables. Son traitement présente deux indications : 1° reconnaître la cause de la névralgie ; 2° combattre la douleur.

1° Un diagnostic étiologique précis est indispensable ; il apprendra si la névralgie est d'*origine palustre* et doit être traitée par le sulfate de quinine et l'arsenic, si elle est d'*origine syphilitique* et réclame l'iodure de potassium, d'*origine rhumatismale* ou *goutteuse*, auquel cas les alcalins et les bains de vapeur seront utiles ; si la névralgie se rattache à la *chloro-anémie,* il faut employer les ferrugineux et un régime tonique.

Quant aux *névralgies symptomatiques d'une altération du nerf,* elles ne sauraient être guéries que par la section du nerf pratiquée entre l'encéphale et le point malade, ce qui est d'ordinaire impossible. Rappelons que souvent la névralgie se rattache à une *altération des dents* ou du maxillaire : l'avulsion de la dent malade est souvent suivie de la guérison.

2° La seconde indication consiste à calmer la douleur. Nous allons exposer ici une fois pour toute le traitement de la douleur dans la névralgie.

L'accès peut être calmé sur-le-champ par une injection hypodermique de morphine.

Les autres calmants sont le *sulfate de quinine,* dont l'usage doit être assez prolongé, et qui de cette façon donne de bons résultats ; le *salicylate de soude* à dose élevée ; l'aconitine seule ou associée à la quinine. Enfin la thérapeutique des affections douloureuses s'est enrichie d'un agent qui paraît avoir une action calmante incontestable, c'est l'antipyrine (G. Sée).

NÉVRALGIE CERVICO–OCCIPITALE ET CERVICO-BRACHIALE

La névralgie cervico-occipitale siège dans les 4 premières paires cervicales (plexus antérieur et postérieur) et surtout dans le deuxième nerf de ce plexus ou nerf sous-occipital. La *névralgie cervico-brachiale* occupe les rameaux sensibles du plexus-brachial, plexus formé par les quatre derniers nerfs cervicaux et le premier dorsal ; ces deux névralgies sont fort rares.

Étiologie. — Nous pourrions répéter ici ce que nous avons dit au sujet de la névralgie du trijumeau ; faisons simplement remarquer que les causes les plus ordinaires sont le *refroidissement* et les *lésions organiques des tissus avec lesquels ces nerfs sont en rapport* (altération des vertèbres, mal sous-occipital, tumeurs diverses, etc.). Aussi, en présence d'une névralgie semblable, faudra-t-il, à plusieurs reprises, examiner scrupuleusement l'état des vertèbres et de leurs articulations.

Symptômes. — Dans la névralgie sous-occipitale, *la douleur suit le trajet du nerf sous-occipital*, c'est-à-dire que partant de la partie supérieure de la nuque au niveau des deux premières vertèbres cervicales, elles s'irradie vers la région mastoïdienne, le pavillon de l'oreille et la partie latérale de la tête : plus rarement elle occupe toute une moitié du cou. Cette douleur se présente avec deux caractères : c'est d'abord une douleur sourde et continue, puis ce sont des élancements, des accès de douleur d'une durée variable. Les points douloureux sont assez fixes : il en existe cinq (Valleix) : *le point occipital*, qui correspond aux deux premières vertèbres dans le point d'émergence du nerf sous-occipital ; le *point mastoïdien*, sur l'apophyse mastoïde ; le *point pariétal*, vers la bosse pariétale ; le *point auriculaire*, sur la conque de l'oreille ; les *points cervicaux*, étagés le long du bord postérieur du sterno-mastoïdien et correspondant à l'émergence des principaux nerfs cervicaux qui contournent le bord postérieur de ce muscle pour se répandre sur le cou.

Les *névralgies cervico-brachiales* suivent le trajet du nerf du bras et plus particulièrement du nerf cubital ; la névralgie de ce dernier nerf présente trois points disséminés sur son trajet, l'un dans l'aisselle, le second au-dessous de l'épitrochlée, le troisième sur la partie interne du poignet ; les névralgies des nerfs radial et médian suivent assez exactement le trajet de ces nerfs ; ces névralgies sont rares et presque toujours elles se rattachent à quelques lésions organiques.

Le **traitement** sera le même que celui de la névralgie faciale.

NÉVRALGIE INTERCOSTALE

C'est de toutes les névralgies la plus fréquente, car les maladies générales (anémie, chlorose, hystérie) qui prédisposent aux névralgies ont une prédilection marquée pour les nerfs intercostaux.

Étiologie. — La névralgie intercostale est très commune chez la femme, surtout de seize à quarante ans ; ses causes, fort nombreuses, peuvent se diviser en deux groupes : les unes agissent directement sur le nerf, les autres n'ont qu'une influence indirecte.

1º *Causes directes*. — Les douleurs thoraciques sont à peu près constantes dans le cours de la *tuberculose*, dans la *pneumonie* et surtout la *pleurésie*. Quelle en est la nature ? Faut-il les considérer comme une névralgie vraie, sans altération du nerf ? faut-il admettre, avec Beau, la congestion et l'inflammation du nerf ? la névrite déterminée par voisinage ? ou encore n'est-ce pas la plèvre elle-même qui serait douloureuse et non le nerf intercostal correspondant ? Ces diverses opinions ont été soutenues.

Les lésions de la *glande mammaire*, des côtes, des *vertèbres* peuvent également déterminer des névralgies intercostales. *Signalons enfin l'action du froid.*

2º *Causes indirectes*. — Très puissantes : ce sont l'anémie, la *chlorose*, l'*hystérie*, les *affections chroniques de l'utérus*, de ses annexes et même de l'estomac et du foie.

Symptômes. — La *douleur* est l'élément essentiel de la névralgie ; si tout le nerf est malade, le thorax se trouve étreint par une demi-ceinture douloureuse, mais souvent la douleur est plus circonscrite. Ces deux caractères principaux sont : 1º des *accès douloureux* s'irradiant sur le trajet du nerf et se reproduisant à des intervalles indéterminés ; ces accès sont plus rares dans la névralgie intercostale que dans toute autre ; 2° des *points douloureux* (Valleix), au nombre de trois, dont l'existence est à peu près constante ; le 1er, postérieur, se trouve en dehors des apophyses épineuses, au niveau des trous de conjugaison ; il correspond à la première branche collatérale qui traverse les muscles vertébraux pour devenir cutanée. Le 2e se trouve sur les côtés du thorax, à peu près à égale distance de la colonne vertébrale et du sternum ; en ce point le nerf intercostal fournit aussi un filet cutané. Le 3e occupe les côtés du sternum ; c'est là qu'arrivé au terme de son trajet le nerf intercostal abandonne les muscles pour se distribuer aux téguments (1).

Une légère pression exercée aux points indiqués réveille une douleur qui peut rester circonscrite à ce niveau ou s'irradier à tout le nerf.

La douleur augmente encore par le mouvement ; il en résulte une gêne instinctive dans les excursions du thorax et, par suite, de la dyspnée. Comme toutes les névralgies, et plus souvent que toute autre la névralgie intercostale s'accompagne de zona.

Quant à la marche de cette névralgie, subordonnée à ses causes, elle est aussi variable que celles-ci sont nombreuses. Ses récidives sont très fréquentes ; il est en effet bien souvent difficile de modifier les états qui l'engendrent.

Diagnostic. — Lorsqu'on soupçonne son existence, il faut d'abord rechercher les trois points douloureux ; pour cela, on exerce une pression modérée sur les côtés des apophyses épineuses, on détermine ainsi le premier point et, en suivant l'espace intercostal correspondant, on reconnaît les points

---

(1) Rappelons que le rameau collatéral moyen des trois premiers nerfs intercostaux traverse la base du creux axillaire et descend sur la partie interne du bras; aussi cette région devient-elle douloureuse dans la névralgie des trois premiers nerfs intercostaux; de même, les névralgies des nerfs suivants retentissent douloureusement dans le sein.

moyen et antérieur. Leur existence distingue la névralgie de la *pleurodynie* et de la *cardialgie*.

Le diagnostic le plus important est celui de la cause ; on y arrive par l'examen des organes thoraciques, du squelette **du** thorax, de la moelle, des organes génitaux, de l'état général, etc.

Traitement. — Après avoir institué le traitement qu'exige la cause de la névralgie, on s'adressera à la douleur elle-même : badigeonnages à la teinture d'iode, sinapismes, vésicatoires volants simples ou morphinés, ventouses sèches ou scarifiées, application de liniments calmants (pommades à la belladone, au chloroforme, etc.), etc., etc. (voir ci-dessus *névralgie faciale*).

NÉVRALGIES DU PLEXUS LOMBAIRE

Les névralgies du plexus lombaire sont plus rares que celles des nerfs intercostaux et sciatiques ; elles peuvent, il est vrai, se développer sous l'influence des causes générales qui engendrent ces diverses névralgies ; cependant leur existence doit toujours provoquer un examen minutieux des régions traversées par ces nerfs. Ainsi les névralgies du plexus lombaire son t souvent produites par des *altérations organiques des vertèbres* (mal de Pott), de l'*os coxal*, du *muscle psoas*, de la *moelle* (myélites chroniques, scléroses, etc.), des *reins*, des *intestins*, etc.

Symptômes. — Si la névralgie occupe les branches collatérales du plexus lombaire, c'est-à-dire les nerf abdominaux-génitaux, génito-crural et fémoro-cutané, elle suit le trajet de ces nerfs et décrit par conséquent une demi-ceinture qui, à peu près parallèle à la dernière côte et à la crête iliaque, se prolonge jusqu'au scrotum ou aux grandes lèvres.

Si la névralgie occupe les branches terminales du plexus,

elle peut suivre le trajet du *nerf crural* et occuper la partie antéro-supérieure de la cuisse dans une direction à peu près parallèle à celle des vaisseaux fémoraux ; il est rare que, frappant le nerf saphène interne, elle descende jusqu'à la malléole interne. La névralgie crurale augmente surtout par les mouvements de la cuisse.

Si la névralgie est localisée dans le *nerf obturateur*, ce qui est très exceptionnel, la douleur occupe la partie interne de la cuisse ; elle suit le trajet des adducteurs.

Traitement. — Celui de toute névralgie.

NÉVRALGIE DU PLEXUS SACRÉ. — NÉVRALGIE SCIATIQUE

On donne ce nom à la névralgie du nerf sciatique, branche terminale du plexus sacré. Ce nerf, volumineux et important, commande à la partie postérieure de la cuisse, à la jambe et au pied, auxquels il donne à la fois la sensibilité et le mouvement (1).

Étiologie. — Nous pouvons établir la même classification que pour le trijumeau : causes intrinsèques, extrinsèques, constitutionnelles.

1° *Causes intrinsèques*. — Inflammation ou congestions du nerf, névrome, cancer ; l'impression du *froid*, surtout si le sujet est *rhumatisant*, est la cause la plus habituelle des névralgies.

2° *Causes extrinsèques*. — Compression ou irritation du nerf par des tumeurs situées dans son voisinage : le nerf sciatique, vu l'étendue de son trajet, est plus prédisposé que tout autre à cet ordre de causes : c'est ainsi qu'agissent les tumeurs de

(1) La névralgie peut occuper tout le nerf ou seulement quelques-uns de ses rameaux ; elle peut même frapper quelques autres branches du plexus sacré, surtout le petit nerf sciatique qui se distribue à la fesse ; elle n'en porte pas moins le nom général de névralgie sciatique.

la partie inférieure de la colonne vertébrale, du sacrum, du bassin (ostéite, enchondrome, cancer, etc.). Les tumeurs des organes abdominaux et pelviens (tumeurs stercorales, ganglions, la grossesse, les déviations utérines, etc., même les hémorrhoïdes).

Les sciatiques consécutives au cancer vertébral lombaire, aux tumeurs de l'excavation pelvienne, à certaines méningo-myélites telles que l'ataxie locomotrice sont *doubles*, point important qui met souvent sur la voie du diagnostic de la cause. Il en est de même des sciatiques diabétiques.

3° *Causes constitutionnelles.* — Très importantes : *rhumatisme, goutte, syphilis.*

Symptômes. — Que la névralgie soit généralisée à tout le nerf ou limitée à une de ses branches, la *douleur* qui la caractérise éclate brusquement à la suite d'un refroidissement par exemple, ou bien elle est précédée d'un sentiment de gêne et d'engourdissement dans la cuisse et la jambe malades.

La *douleur* présente les caractères habituels aux douleurs névralgiques ; elle est à peu près continue, sourde, contusive, avec des accès ou redoublements pendant lesquels elle prend une intensité inouïe. Son siège est très exactement celui du nerf lésé. (On a vu des malades qui, guidés par elle, indiquaient le trajet du nerf comme l'eût fait un anatomiste.)

Voici les points reconnus par Valleix comme foyers de douleurs, mais qu'il est fort rare de trouver réunis ; souvent on n'en rencontre que deux ou trois. En procédant du haut en bas, nous constatons le *point lombaire*, dans la région de ce nom ; le *sacro-iliaque*, au niveau de cette jointure ; l'*iliaque*, vers le milieu de la crête de l'os iliaque ; le *fessier*, au milieu de la fesse ; le *trochantérien*, derrière le grand trochanter ; *trois points fémoraux*, étagés de haut en bas sur la partie postérieure de la cuisse ; le *poplité*, au milieu de cette région ; le *rotulien*, sur le bord externe de la rotule ; le *péronier*, point important par sa fréquence ; il se trouve au-dessous de la tête du péroné, là où le sciatique poplité externe traverse le muscle long péronier latéral; le *malléolaire*, au niveau de la malléole externe ; enfin il en existe sur le dos du pied et sur sa plante. En clinique les plus importants de ces points sont le point trochantérien, le point poplité, le point péronier, et le point malléolaire.

La douleur augmente par la pression et le mouvement, par le contact du talon sur le sol, l'irritation superficielle de la peau; aussi le membre reste-t-il habituellement dans une demi-flexion, parfois même *il est agité de spasmes et secousses* comparables aux convulsions de la face dans la névralgie trifaciale.

Le zona est assez rare, mais on observe très fréquemment une atrophie musculaire qui peut survenir rapidement après le début.

Marche. — La sciatique peut avoir une marche aiguë ; sa durée est alors de une à deux semaines ; c'est surtout ce qui a lieu dans la névralgie à *frigore*. Souvent sa marche est chronique, la douleur se calme sans disparaître, de nouveaux accès se produisent, et, après plusieurs attaques, la maladie s'établit d'une façon presque définitive. Les gens qui en sont atteints marchent difficilement, ils boitent, leur bassin se déforme, à la longue le membre malade s'atrophie dans plusieurs jointures.

Traitement. — La névralgie sciatique est fort souvent rebelle, aussi l'a-t-on attaquée par les moyens les plus variés: 1° applications locales, révulsifs, badigeonnages à la teinture d'iode, vésicatoires pansés ou non avec du chlorhydrate de morphine. On a employé aussi avec succès les injections hypodermiques de chloroforme, les cautérisations transcurrentes, les pointes de feu, etc.

On pourra faire usage des baumes divers, Opodeldoch, Fioraventi, etc., etc.

Enfin on cherchera à calmer la douleur par l'administration des divers calmants que nous avons déjà énumérés.

ANGINE DE POITRINE

Affection douloureuse, paroxystique, caractérisée surtout par une douleur précordiale, et un sentiment d'angoisse inexprimable revenant par accès.

Étiologie. — L'angine de poitrine est essentielle ou secondaire.

1º L'angine de poitrine *essentielle* est surtout une manifestation de la goutte et du rhumatisme ; elle peut encore être provoquée par l'abus du tabac (Beau), du café et du thé.

2º L'angine de poitrine *secondaire* est associée à diverses lésions organiques : *lésions de l'aorte* (aortite aiguë, aortite chronique, anévrysme aortique) ; lésions des *coronaires* (ossification des coronaires, rétrécissement athéromateux du calibre des coronaires et par suite ischémie cardiaque, Huchard) ; lésions du *péricarde*, etc.

L'angine de poitrine semble être une *névralgie* ou une *névrite* du *plexus cardiaque ;* c'est par l'intermédiaire du plexus cardiaque qu'ils irritent qu'agissent tous les processus morbides que nous avons signalés comme causes de l'angine de poitrine, et des lésions de ce plexus ont en effet été signalées par Peter et Lancereaux.

Causes occasionnelles. — L'angine établie, les circonstances capables d'en rappeler les accès sont fort diverses, mais souvent les mêmes pour chaque personne. Telles sont les émotions vives (Hunter succomba à une attaque qu'avait provoquée une violente colère), les fatigues, l'action de monter un escalier, de marcher contre le vent, les efforts (défécation, coït, etc.), enfin les digestions pénibles.

Symptômes. — Qu'elle soit essentielle ou secondaire, l'angine frappe inopinément. C'est une *douleur atroce qui étreint la poitrine* et s'irradie en divers sens, le malade sentant en lui « comme une pause universelle des opérations de la nature » est sur le point de tomber en défaillance, pâle, couvert d’une sueur froide, il attend, dans une *angoisse inexprimable*, la fin de l’accès.

Étudions-en les divers caractères : 1º douleur ; 2º respiration et circulation ; 3º durée et terminaison.

1º *Douleur*. — Elle a toujours le caractère d’une constriction ; elle occupe la *région du cœur*, le bord gauche du sternum ; très rarement elle s’étend entre les deux mamelons ; de ce foyer elle s’irradie habituellement vers le cou et le *bras gauche*, en parcourant ces régions dans une étendue variable (irradiations cervico-brachiales) ; mais on l’a vu parcourir des voies très diverses, et se porter vers l’épigastre, le testicule. On a encore noté de la dyspepsie, des nausées, des vomissements et même du hoquet. Quel que soit leur siège, ces douleurs n’augmentent ni par la pression, ni par les mouvements.

2º *Respiration et circulation*. — Chose remarquable au milieu d’une semblable angoisse, la respiration est possible : il n’y a pas de dyspnée, à moins que l’angine ne soit symptomatique d’une lésion du cœur ou de l’aorte, ce qui est bien fréquent. Au moment de l’accès les battements du cœur sont très faibles ; il peut même survenir une syncope.

3º *Durée et terminaisons*. — La fin de l’accès est brusque : la douleur et l’angoisse disparaissent (1) ; le malade sort de là triste, anxieux et courbaturé. Au début, les accès durent à peine quelques secondes ; mais à mesure qu’ils se répètent leur durée se prolonge. Leurs retours sont très variables : d’abord éloignés et séparés par plusieurs mois d’intervalle, ils se rapprochent et éclatent sous l’influence des causes les plus légères, la marche, l’ascension des escaliers, la colère, les efforts, etc.

Le malade peut guérir, tout peut se borner à un seul accès, c’est ce que l’on observe parfois dans les angines essentielles ; mais, si l’angine est symptomatique, le malade *meurt subitement* au milieu d’une attaque, ou bien il succombe à la lésion organique dont l’angine était la conséquence.

(1) Quelquefois elle est marquée par une abondante émission d’urine, par des éructations, etc.

La **durée** de la maladie est donc très variable, elle a été évaluée en moyenne à sept ou huit ans.

Le **pronostic** est des plus graves.

Diagnostic. — La douleur thoracique constrictive et angoissante s'irradiant vers le bras gauche, la brusquerie de l'attaque permettent assez facilement d'établir le diagnostic. L'angine de poitrine une fois reconnue il faut s'attacher à en déterminer la cause, ce qui est essentiel pour le traitement.

Traitement. — En dehors de l'attaque il faut s'attacher à combattre ou supprimer toutes les causes nocives que nous avons énumérées ; il faudra écarter aussi toutes les causes occasionnelles que l'on sait capables de faire éclater la crise.

Pendant l'accès on aura recours aux injections de morphine, à l'éther, au chloroforme, au chloral, etc.

ARTICLE VII

PARALYSIES

PARALYSIE FACIALE

Paralysie du nerf facial (de Bell).

La paralysie du nerf facial n'est point rare ; elle reconnait deux ordres de causes :

1° L'*action du froid*, du rhumatisme ; elle est dite alors *idiopathique*.

2° Une *altération organique* siégeant soit dans les centres d'action du nerf facial (encéphale), soit sur un point quelconque du trajet de ce nerf : la paralysie est dite alors *symptomatique*.

Les altérations qui siègent dans les centres nerveux sont les ramollissements, hémorrhagies, tumeurs cérébrales : la paralysie faciale n'est alors qu'un élément d'une hémiplégie générale et présente quelques caractères spéciaux qui permettent de la diagnostiquer.

L'altération peut occuper un point quelconque du nerf, soit sa portion crânienne (*tumeurs de la base du crâne, épanchements méningés*), soit son trajet à travers le rocher (*fracture, ostéite et carie, otite chronique*), soit sa portion extra-crânienne et faciale (*tumeurs de la parotide, surtout cancer*). Enfin, les *lésions traumatiques du facial* produiront des paralysies complètes ou partielles suivant qu'elles auront blessé le tronc du nerf ou seulement un de ses rameaux.

La pression que le *forceps* exerce sur la face produit quelquefois chez le nouveau-né une paralysie faciale qui d'ailleurs guérit rapidement.

Symptômes. — *Début*. — La paralysie idiopathique débute brusquement, quelquefois pourtant elle n'atteint que peu à peu son plus haut degré d'intensité, quelques malades n'ont point conscience de son invasion (1).

Description. — La physionomie offre un aspect spécial et caractéristique ; la moitié de la face est immobile, sans rides, et entraînée en bloc vers le côté sain. Toutes les difformités que nous allons étudier sont surtout accentuées lorsque le malade veut rire ou parler. Nous les décrirons en descendant du front vers les parties inférieures de la face.

Le *front* offre, dans sa moitié paralysée, une surface absolument unie, sans rides, immobile ; la paralysie faciale serait donc le plus puissant cosmétique, a dit Romberg. Le sourcil reste pendant et ne peut se froncer.

L'œil est largement ouvert, et le malade ne peut le fermer ; ceci tient à la paralysie du muscle orbiculaire des paupières animé par le facial, et à la persistance d'action du releveur de la paupière supérieure qui est animé par le nerf oculaire commun.

Souvent la paupière inférieure se renverse en dehors (ectropion) ; de plus, la conjonctive et la cornée n'étant plus recouvertes, protégées par les paupières et lubrifiées par les larmes, elles peuvent, au bout d'un certain temps, s'enflammer et

---

(1) Trousseau rapporte le curieux exemple d'un homme qui, accoudé sur une fenêtre, fumait la pipe pendant un violent orage ; le tonnerre éclate devant lui : notre homme recule épouvanté ; puis, riant de sa frayeur, il reprend sa place ; mais il s'aperçoit qu'il fume difficilement, qu'il crache avec peine, et sa femme lui fait remarquer que son visage est distordu ; cet homme était atteint d'une paralysie faciale.

Rappelons que le facial est un nerf moteur ; il se distribue à tous les muscles peaussiers de la face, et c'est à eux que se trouve limitée son action ; ainsi il ne préside ni aux contractions des muscles de l'œil, ni à celles des muscles masticateurs (ptérygoïdiens, masséter et temporal) ; il fournit encore des rameaux à la langue (corde du tympan et filet du stylo-glosse), peut-être au voile du palais, par le grand nerf pétreux.

même s'altérer profondément. La paralysie de l'orbiculaire a encore pour conséquence l'*épiphora* ou écoulement des larmes sur la joue.

Nez. — Sa pointe est déviée vers le côté sain : l'une des ailes, flasque et paralysée, se rapproche de la cloison au moment de l'inspiration.

La *joue*, semblable à un voile inerte, se soulève passivement au moment de l'expiration et se creuse en fossette pendant l'inspiration ; les aliments s'engagent entre elle et les arcades alvéolaires ; et le malade doit, avec les doigts, les ramener sous les dents ; le sifflement et l'expuition sont fort difficiles.

Lèvres. — La paralysie des lèvres produit les déformations les plus caractéristiques : peu prononcées dans les cas légers et pendant le repos, elles s'accentuent aussitôt que le malade veut rire ou parler. La bouche est entraînée du côté sain, son ouverture est devenue oblique, car la commissure labiale est élevée du côté sain, abaissée du côté malade, qui laisse échapper la salive et les aliments. La parole n'est plus distincte, car les lettres dont la prononciation exige le concours des lèvres, comme l'*o*, le *b*, le *p*, sont mal articulées.

Paralysie double. — Elle est assez rare ; ici les traits ne sont point déviés, mais l'impossibilité de traduire les impressions donne à la face l'aspect d'un masque impassible ; les troubles fonctionnels, deux fois plus prononcés que dans la paralysie unilatérale, peuvent devenir sérieux.

Mouvements réflexes et contractilité électrique. — Ils sont tous deux *conservés* dans les paralysies faciales qui se rattachent à une altération des centres nerveux. Dans les paralysies à *frigore* ou par altération du nerf, les mouvements réflexes sont abolis ; quant à la contractilité électrique, elle est conservée pour les deux genres de courants (faradique et galvanique) lorsque la paralysie est légère ; lorsqu'elle est grave on observe ce que Erb, de Leipzig, a décrit sous le nom de *réaction de dégénérescence* : disparition rapide de la contractilité *faradique* du muscle ; abaissement d'abord, puis exagération de la contractilité galvanique qui persiste pendant cet état six à huit semaines environ, puis s'affaiblit et disparaît à son tour.

Symptômes rares. — On a noté dans quelques cas un affaiblissement du goût, une diminution dans la quantité de salive sécrétée ; ces phénomènes se rattachant à la lésion de la corde du tympan qui, du facial se porte au nerf lingual et va se rendre aux papilles linguales et à la glande sous-maxillaire. L'exaltation de l'ouïe a été constatée : le muscle interne du marteau reçoit en effet un rameau du facial. Parfois il survient quelques désordres dans les mouvements du voile du palais et la direction de la luette : en effet le grand nerf pétreux, branche du facial, se rend au ganglion de Meckel, duquel partent les filets qui se distribuent à certains muscles du voile du palais.

Marche et terminaison. — La durée de la paralysie faciale est entièrement subordonnée à sa cause : les paralysies *à frigore* durent de deux semaines à plusieurs mois ; cette différence considérable se rattache naturellement à l'intensité variable de la lésion éprouvée par le nerf, et elles peuvent être pronostiquées grâce à l'électrisation ; ainsi lorsque les muscles paralysés obéissent aux deux modes d'électricité, la paralysie guérit rapidement ; lorsque la contractilité faradique est abolie, la paralysie durera plusieurs mois et peut-être ne guérira-t-elle pas. Lorsque la paralysie a une longue durée, elle détermine l'*atrophie* des muscles paralysés.

Enfin on a parfois observé la *contracture* des muscles paralysés : à mesure que cette contracture se produit, la face, qui était déviée du côté sain, se retourne et se dévie du côté autrefois paralysé, actuellement contracturé.

Les paralysies faciales liées à des fractures du rocher, à des lésions organiques ou traumatiques du facial sont souvent incurables.

Traitement. — Recherchez d'abord la cause de la paralysie. Si vous avez à traiter une paralysie faciale idiopathique survenue sous l'influence du froid, par exemple, ayez d'abord recours aux révulsifs cutanés, appliquez des vésicatoires volants au-devant du conduit auditif, faites des frictions avec de l'huile de croton, avec un liniment ammoniacal, etc. Mais l'électricité est le plus puissant moyen de traitement, et si la réaction faradique est conservée, ce mode d'électrisation doit être appliqué d'emblée ; lorsque cette réaction est abolie tandis que la réaction galvanique est conservée, c'est à celle-ci qu'il convient de recourir ; puis, dès que les muscles redeviennent sensibles à la faradisation, on peut alterner l'emploi de ces deux modes d'électricité.   .

La paralysie faciale *des nouveau-nés* guérit spontanément, mais plus rapidement peut-être par l'électrisation.

L'hémiplégie faciale symptomatique ne réclame aucun traitement spécial.

PARALYSIE RADIALE

Étiologie. — 1° *Traumatisme :* a. *Compression* (Panas). C'est ordinairement pendant la nuit que se produit la compression du tronc nerveux, le sujet s'endormant *le bras sous la tête*, ou le bras appuyé contre un plan résistant. La compression se fait toujours au même endroit, au bras, là ou le nerf quittant la gouttière de torsion de l'humérus s'engage dans une gouttière musculaire. — b. *Contusions :* plaies contuses, etc.

2° *Froid :* Duchenne faisait de la paralysie radiale une paralysie à *frigore.*

Symptômes. — Le nerf radial innerve le triceps et tous les muscles extenseurs de l'avant-bras. L'attitude est donc la suivante : avant-bras fléchi, main à angle droit sur l'avant-bras et en pronation, doigts fléchis dans la main.

Le malade ne peut redresser ni la main ni les doigts.

Dans les paralysies dites à *frigore* et par compression, c'est-à-dire dans toutes celles qui ne reconnaissent pas comme cause une plaie du nerf, le *rameau du triceps est indemne* et par conséquent il n'y a pas de flexion de l'avant-bras.

Sensibilité. — Elle est indemne, fait qui peut paraître étonnant tout d'abord, le radial étant un nerf mixte.

Réaction électrique. — Dans les cas légers l'excitabilité électrique est en général normale ou faiblement diminuée.

Très rarement on constate la réaction de dégénérescence.

Troubles trophiques. — Quand l'altération est grave et dure depuis longtemps, des muscles innervés par le radial s'atrophient.

Tumeur dorsale du poignet. — C'est un symptôme curieux et fréquent de la paralysie radiale. Il consiste en un gonflement indolent siégeant à la face dorsale du poignet ; rarement la tuméfaction s'accompagne de rougeur, mais elle est ordinairement crépitante (ténosite crépitante).

Diagnostic. — Le diagnostic de la paralysie radiale est assez facile : elle se distingue de la paralysie des extenseurs qu'on observe dans l'intoxication saturnine par ce fait que dans celle-ci le long supinateur est indemne.

Marche. Durée. — Elles varient suivant la nature et la gravité de la lésion.

Traitement. — L'électricité paraît être le meilleur agent thérapeutique.

ANESTHÉSIE DE LA FACE. — PARALYSIE DU TRIJUMEAU

La sensibilité de la face est placée sous la dépendance du nerf de la cinquième paire ou trijumeau, par conséquent l'anesthésie ou insensibilité de la face indique la suppression de l'action du trijumeau.

Étiologie. — Cette suppression se produit sous des influences qui ont pour effet soit de détruire le nerf, soit d'altérer sa conductibilité : elles agissent, les unes sur la partie centrale ou intra-encéphalique du nerf, les autres sur un point quelconque du nerf lui-même, depuis son émergence de la protubérance jusqu'à sa partie terminale (partie périphérique).

1° *Causes centrales.* — Les causes centrales capables de produire l'anesthésie de la face sont les lésions destructives de l'encéphale (hémorrhagies, etc.).

Ces lésions peuvent porter : 1° Sur l'hémisphère cérébral, et dans l'hémisphère sur la capsule interne.

2° Sur le mésocéphale.

3° Sur les noyaux d'origine du trijumeau.

Dans le cas où la capsule interne est atteinte, on observe l'hémianesthésie d'origine cérébrale (anesthésie sensorielle croisée totale).

Dans le cas où la lésion est mésocéphalique, il y a anesthésie sensorielle croisée, mais avec intégrité des sens cérébraux : vue et olfaction. Le type de la lésion portant sur les noyaux d'origine du trijumeau est la lésion qu'on observe dans le cours de l'ataxie locomotrice.

2° *Causes périphériques.* — Elles atteignent le nerf sur un point quelconque de son trajet et produisent une anesthésie de la moitié de la face du même côté : ce sont toutes les *tumeurs de la base du crâne* pouvant agir sur le ganglion de Gasser ou sur la partie intra-crânienne du trijumeau, les *fractures de la base du crâne*, les *plaies et contusions de la face*, etc.

L'*impression du froid* détermine ordinairement la névralgie du trijumeau, il est très exceptionnel de lui voir produire l'anesthésie.

Le nerf est atteint dans son ensemble quand la lésion siège avant le ganglion de Gasser ; si la lésion se rapproche de la périphérie, le trijumeau n'est atteint que dans quelques-unes de ses branches.

Symptômes. — Le nerf trijumeau préside à la sensibilité

de la face et il joue également un rôle dans les sensibilités spéciales du goût, de la vue et de l'odorat ; *sa paralysie se traduit par l'anesthésie*, c'est-à-dire l'insensibilité des régions auxquelles il se distribue.

Supposons d'abord que la lésion n'occupe qu'une seule branche du trijumeau.

1° *Branche ophtalmique.* — Cette branche donne la sensibilité au front, à la paupière supérieure, à la conjonctive, à l'aile du nez et à une partie de la muqueuse pituitaire ; toutes ces parties seront donc privées de sensibilité si la lésion intéresse cette branche.

2° *Nerf maxillaire supérieur.* — Ce nerf se distribue à la paupière inférieure, à la région sous-orbitaire, au nez, à la joue, au voile du palais. aux gencives, aux dents de la mâchoire supérieure, et enfin à la lèvre supérieure ; s'il est lésé, toutes ces parties seront donc anesthésiées.

3° Enfin le *nerf maxillaire inférieur* tient sous sa dépendance la sensibilité de la région temporale, du pavillon de l'oreille, d'une partie de la joue, de la muqueuse bucco-palatine, de la moitié inférieure des gencives, des dents et de la lèvre inférieures ; de plus, il fournit le nerf lingual, qui se distribue à la partie antérieure de la langue ; la lésion du nerf maxillaire inférieur prive toutes ces régions de leur sensibilité.

Les lésions du trijumeau agissent également sur le *sens du goût*, de l'*odorat*, de la *vue*, et aussi sur la *nutrition de la face*. On sait, en effet. que le nerf lingual, qui se distribue aux deux tiers antérieurs de la langue, est une dépendance du trijumeau ; par conséquent, lorsque ce nerf est paralysé, la moitié antérieure de la langue ne perçoit plus les saveurs, tandis que la partie postérieure, innervée par le glosso-pharyngien, a conservé toute sa sensibilité. L'*odorat* est également affecté, non que le trijumeau possède la propriété de percevoir les odeurs, cette propriété appartient exclusivement au nerf olfactif, mais parce que l'intégrité de la pituitaire est nécessaire à cette perception. L'*œil* peut éprouver des troubles divers, mais cela est un peu plus rare.

La *nutrition* des diverses parties de la face, est souvent très compromise dans les lésions du trijumeau ; les paupières se gonflent et deviennent variqueuses, la cornée se ramollit, se perfore, l'œil se détruit, les muqueuses nasale et buccale se gonflent, se ramollissent, s'ulcèrent, les dents s'ébranlent ; il faut rattacher tous ces désordres à la lésion des nerfs trophiques annexés aux filets sensitifs du trijumeau.

Les *mouvements réflexes* sont abolis dans les régions privées de sensibilité ; ainsi, on peut toucher la pituitaire sans produire l'éternûment, la conjonctive sans que la paupière cligne, le voile du palais sans qu'il survienne de mouvements de déglutition.

Diagnostic — L'analyse exacte des symptômes permet d'affirmer l'anesthésie de la face, c'est-à-dire la paralysie du trijumeau. Quant au siège, nous avons, en parlant des causes, indiqué les particularités qui permettent de l'établir.

Traitement. — Entièrement subordonné à la cause.

LIVRE VI

MALADIES BACTÉRIENNES

INTRODUCTION

La conception et l'étude des maladies bactériennes sont de date toute récente. Ce sont les immortels travaux de Pasteur sur les fermentations, les maladies des vers à soie qui ont ouvert la voie. S'inspirant des travaux de Pasteur, un savant français, Davaine établit le premier la relation d'une maladie, le *charbon*, avec un micro-organisme, la *bactéridie*.

Puis les célèbres études de Pasteur sur le charbon, le choléra des poules, le rouget du porc, et la rage ont établi la théorie des maladies bactériennes sur des bases inébranlables. A côté de ces travaux, il faut citer ceux de R. Koch qui a étudié magistralement la tuberculose et le choléra asiatique et apporté de nombreux et importants perfectionnements à la *technique bactériologique*.

Nous nous bornerons à ces trop courtes indications; le cadre de notre Manuel ne nous permettant pas de nous étendre davantage : il est des noms pourtant que l'étudiant ne doit pas ignorer en cette matière, et nous citerons en France ceux de MM. Roux et Chamberland, les collaborateurs de M. Pasteur ; Cornil, Chauveau, Nocard ; en Allemagne, ceux de Lœffler et Gaffky, collaborateurs de Koch.

On comprend sous le nom de maladies bactériennes tout un groupe de maladies caractérisées par la présence de bactéries évoluant dans l'organisme ; ce sont ces bactéries qui sont la cause de la maladie.

Les bactéries ou schizomycètes se placent aux derniers échelons du règne végétal. Ce sont « des parasites qui ne peuvent « vivre qu'au milieu de substances organiques déjà constituées. « Ils les absorbent et les décomposent en déterminant leur « putréfaction ou des fermentations spéciales... Ce sont les « parasites végétaux des matières organiques du règne animal « ou végétal. Leur nombre, la facilité extraordinaire de leur « multiplication, rachètent leur extrême petitesse » (Cornil).

Les bactéries *pathogènes* pour l'homme, c'est-à-dire les bactéries déterminant la maladie lorsqu'elles pénètrent et évoluent dans l'organisme humain sont de deux ordres :

1° Les microcoques ;

2° Les bactéries proprement dites ou bacilles.

Les *microcoques* sont caractérisés par leur forme *ronde* : ils se réunissent en groupes variés, deux à deux, trois à trois, quatre à quatre, en chapelets, en chaînettes. Ils ne se reproduisent pas par *graines* ou *spores*.

Les *bacilles* ou bactéries ont la forme de *bâtonnets* plus ou moins longs. Ces bâtonnets restent isolés ou se réunissent bout à bout en nombre plus ou moins considérable. Ils se reproduisent : 1° par *division* ou *scissiparité ;* 2° par *graines* ou *spores.*

La graine ou spore a une importance considérable ; elle est douée d'une résistance extrême aux causes de destruction : froid, chaleur, agents chimiques, etc. Gardant sa vitalité pendant des années entières, elle *germe* le jour où elle se trouve dans des conditions favorables.

Les bacilles ont une importance toute particulière en pathologie : ce sont eux qui sont en cause dans la plupart des maladies bactériennes de l'homme : charbon, tuberculose, morve, lèpre, fièvre typhoïde, choléra.

Preuves de la nature bactérienne de certaines maladies.

Le seul fait que la présence de bactéries dans l'organisme peut être reconnue pendant la vie ou à l'autopsie du sujet malade ne saurait établir une relation nécessaire de cause à effet entre la bactérie et la maladie : il faut d'autres preuves, et ces preuves ont été fournies par la méthode des cultures hors de l'organisme, méthode due à M. Pasteur.

Les milieux servant à ces cultures sont variés. M. Pasteur se servit tout d'abord de liquides minéraux, d'urine neutralisée et stérilisée, de bouillons de poule ou de veau stérilisés. Koch a introduit l'usage des cultures sur milieux solides (gélatine, agar-agar, pommes de terre, etc.).

Pour mieux faire comprendre en quelques mots cette méthode nous prendrons un exemple : le charbon, auquel la méthode fut appliquée pour la première fois, et qui en est un des modèles les plus parfaits et les plus saisissants.

Sur un animal mort du charbon, on recueille *avec pureté*, c'est-à-dire en évitant toute souillure étrangère, une goutte du sang du cœur. Avec cette goutte on *ensemence* le milieu choisi (bouillon, gélatine, etc.). Le sang recueilli ne contient en dehors de ses éléments normaux que l'organisme pathogène du charbon, la *bactéridie*. Dans ce milieu nouveau la bactéridie va vivre et se multiplier comme dans le sang (ce qui se marque par le trouble du liquide), et se *multiplier seule*. On prélève alors au bout d'un certain temps une goutte du liquide ensemencé, et on inocule avec cette goutte renfermant un grand nombre de bactéridies un animal apte à contracter le charbon : l'animal meurt *charbonneux*. C'est donc bien la bactéridie qui est la cause unique du charbon.

Caractères généraux des maladies bactériennes.

A. *Contagion. Voies de la contagion.* — Les bactéries pénètrent dans l'organisme par une voie quelconque, y évoluent, s'y multiplient, déterminant les lésions et les phénomènes morbides caractéristiques de la maladie que produit leur présence, sont rejetées au dehors en plus ou moins grand nombre à des époques et par des voies variées, puis pénètrent dans un nouvel organisme, chez un nouvel individu pour y recommencer le même cycle.

Les maladies bactériennes ont donc deux caractères primordiaux.

a. — Elles ne sont *jamais spontanées*; de même que toute bactérie provient d'une autre bactérie, toute maladie bactérienne provient d'une autre maladie bactérienne semblable.

b. — Elles sont *contagieuses* (1), c'est-à-dire qu'elles se transmettent de l'individu malade à l'individu sain, quelle que soit la voie de transmission.

Les bactéries pénètrent dans l'organisme :

1° *Par la peau ou les muqueuses superficielles* : c'est l'inoculation soit artificielle, comme dans l'expérimentation sur les animaux ; soit spontanée ou plutôt accidentelle (blessure, excoriation, piqûre, plaie contuse, etc.).

2° *Par le tube digestif*, avec les aliments, les boissons (eau, lait).

3° *Par les voies aériennes*, avec l'air inspiré.

Lorsque les bactéries ont pénétré dans l'organisme, elles y évoluent et s'y multiplient. Tantôt elles sont charriées avec la masse sanguine, et imprègnent tous les capillaires, tous les parenchymes ; tantôt elles ont un lieu d'élection particulier, un organe ou une série d'organes dans lesquels elles se fixent.

Elles sont rejetées au dehors soit avec les selles (choléra,

---

(1) Les définitions qu'on a données jusqu'en ces derniers temps du mot contagion n'avaient pas peu contribué à embrouiller une question déjà difficile à résoudre alors qu'on ne possédait aucune base certaine. Certains auteurs n'admettaient comme contagieuses que les maladies qui étaient contractées au contact direct du malade ; lorsque la transmission se faisait par l'intermédiaire de l'eau, de l'air, en un mot à distance il y avait *infection* et non *contagion*. Maladies contagieuses, infectieuses, virulentes, sont toutes en somme des maladies bactériennes, et la contagion est le fait de la transmission de la maladie de l'homme malade à l'homme sain, quelle que soit la voie par laquelle s'effectue cette transmission.

fièvre typhoïde), soit avec les sécrétions morbides (crachats des tuberculeux, jetage de la morve, etc.), soit avec les urines, soit de tout autre manière (croûtes épidermiques des varioleux, etc.).

Rejetées hors de l'organisme malade, les bactéries sont reprises par l'air, le sol ou l'eau ; elles y vivent ou s'y conservent à l'état de *graines* ou *spores*, et c'est dans un de ces éléments qu'elles sont reprises et pénètrent dans un nouvel organisme par une des voies que nous avons énoncées pour recommencer le même cycle. C'est ainsi que les bacilles typhique et cholérique rejetés avec les selles des typhiques et des cholériques sont absorbés par un individu sain avec l'eau de boisson qu'ont souillée ces selles ; que le germe du charbon rejeté avec le sang du cadavre charbonneux se conserve dans le sol sous forme de spores, se dépose sur les plantes, les herbes où un animal sain viendra l'absorber.

Il importe de faire remarquer dès maintenant que les maladies bactériennes ne sont pas toutes contractées indifféremment suivant l'une des voies que nous avons indiquées : c'est ainsi que le virus rabique ne peut pénétrer dans l'économie que par *inoculation* ; l'absorption par les voies respiratoires ou digestives serait impuissante à développer la rage ; le choléra ne paraît avoir qu'un seul mode de contagion, l'absorption par les voies digestives ; la tuberculose peut être inoculée, absorbée par les voies respiratoires ou digestives. etc. Nous développerons tous ces points en traitant de chaque maladie.

B. *Endémicité. Épidémicité. Endémo-épidémicité des maladies bactériennes.* — Des maladies bactériennes, les unes sont endémiques, c'est-à-dire qu'elles sont acclimatées dans nos pays et s'y transmettent en chaîne continue, faisant chaque année un nombre variable de victimes : nous citerons parmi ce groupe la tuberculose, la diphthérie, la rougeole, la variole, etc.

D'autres sont épidémiques : elles ne sont pas acclimatées chez nous ; elles apparaissent pour un temps, puis disparaissent pour se montrer de nouveau plus tard. Voici comment les choses se passent pour cette catégorie de maladies. La maladie étrangère à nos contrées arrive du dehors, *importée* par un ou plusieurs malades, ou bien *encore par des objets souillés du germe de la maladie*. Un premier foyer se forme au point de contact avec les germes morbides : la maladie se transmet en ce point à un nombre d'individus variable. Ceux-ci transmettent le mal à d'autres, et le cercle va s'élargissant jusqu'au jour où le fléau s'arrêtant sous une influence quelconque (soit de lui-même, soit à la suite de mesures prophylactiques bien entendues) les cas s'éloignent, deviennent plus bénins et enfin disparaissent. L'épidémie ne réapparaîtra que lorsqu'une nouvelle importation aura ramené la cause du mal dans le pays. Deux types de ces maladies bactériennes épidémiques sont le choléra asiatique et la fièvre jaune, qui ne se sont jamais montrés en France que venant du dehors, et ne s'y sont jamais implantés.

Enfin les maladies bactériennes *endémiques* peuvent à un moment donné, sous une influence inconnue, acquérir une violence plus grande, attaquer un nombre d'individus plus considérable qu'à l'ordinaire : la maladie endémique a revêtu le caractère épidémique. L'épidémie disparaît et la maladie reste à l'état endémique comme avant. La plupart des maladies endémiques dans nos contrées prennent à un moment quelconque le caractère épidémique : telles sont la rougeole, la variole, la scarlatine, la diphthérie, etc.

C. — *Immunités conférées par une première atteinte. Récidives. Vaccinations.* — Il est certaines maladies bactériennes qui ne récidivent pas ou ne récidivent que très rarement sur le même individu : une première atteinte crée une immunité absolue, ou une immunité telle que la seconde atteinte est en tout cas bénigne. C'est ainsi que le charbon, etc., chez les animaux, la variole, la rougeole, la fièvre typhoïde chez l'homme ne récidivent pas ou ne récidivent que rarement et en tous cas avec une intensité moindre (1).

D'autres maladies au contraire récidivent fréquemment ; une

____

(1) Consultez W. DUBREUILH. *Des immunités morbides.* G. Steinheil, éditeur.

première atteinte ne paraît conférer aucune immunité : tels sont le choléra asiatique, la suette miliaire, la diphthérie, etc.

L'immunité absolue ou du moins très sensible conférée par une première atteinte a inspiré à M. Pasteur l'admirable idée des *vaccinations préventives*. Voici le principe de cette méthode employée avec le succès que l'on sait contre le charbon bactéridien, le rouget du porc, etc., et par MM. Arloing, Cornevin et Thomas contre une maladie de l'espèce bovine, le charbon symptomatique : il consiste à donner sous une forme *atténuée*, *bénigne* la maladie contre laquelle on veut obtenir l'immunité. Cette première atteinte bénigne préservera des atteintes accidentelles ordinairement mortelles. C'était ainsi qu'au siècle dernier, avant la découverte de Jenner, l'inoculation de la variole ou *variolisation* donnait une variole *ordinairement* bénigne qui préservait des atteintes plus graves de la variole contractée accidentellement.

On parvient à donner la maladie sous une forme atténuée en inoculant un virus *atténué*. Les virus s'atténuent soit par la longue exposition à l'air (choléra des poules), soit par l'exposition à l'air combinée avec une température déterminée, maintenue pendant un temps donné (charbon), soit par l'action de la chaleur (Chauveau), soit par l'action des antiseptiques (Roux et Chamberland) (1).

D. *Diagnostic des maladies bactériennes*. — Le diagnostic des maladies bactériennes comporte, outre les procédés ordinaires de la clinique et de l'anatomie pathologique, certaines recherches spéciales qui ne doivent jamais être négligées car elles seules peuvent donner la certitude absolue sur la nature de la maladie. Ce sont :

a. — La recherche du microbe pathogène dans les humeurs normales, les sécrétions pathologiques ou les tissus.

____

(1) Le principe de la vaccination jennérienne est tout autre. Il consiste à donner à l'homme une maladie de la race bovine et équine, horse-pox, cow-pox, dont l'évolution dans son organisme le préserve de la variole.

La recherche se fait au moyen de procédés techniques dont le principal est la coloration des micro-organismes au moyen des couleurs d'aniline.

b. — La culture sur milieu nutritif du microbe pathogène.

Toutes les bactéries ne sont pas actuellement cultivables, mais un très grand nombre d'entre elles se cultivent déjà fort bien. Les cultures sur milieux solides et surtout sur la gélatine peuvent fournir de précieuses indications sur la nature des micro-organismes, car ces cultures prennent avec quelques microbes (fièvre typhoïde, choléra, etc.), des apparences tout à fait particulières (1).

c. — Inoculation aux animaux.

Toutes les maladies bactériennes de l'homme ne sont pas inoculables aux animaux ; quelques-unes cependant sont communes à l'homme et à l'animal ; l'inoculation devra toujours être tentée. Nous dirons même que dans certains cas, où le diagnostic clinique et anatomique est fort obscur, l'inoculation seule peut trancher la question : c'est le cas de la morve et de quelques formes obscures de tuberculose.

E. *Prophylaxie. Désinfectants.* — La nature des maladies bactériennes étant aujourd'hui connue, on doit se préoccuper d'éviter toute contagion et de prévenir la propagation de la maladie qu'on est appelé à traiter. Les mesures à prendre en ces cas sont dites mesures prophylactiques : elles ont pour but la destruction des germes où qu'ils se trouvent : selles, linges, vêtements, crachats, etc., etc. Les substances destructives des germes sont dites désinfectants. Les désinfectants les plus efficaces sont d'une manière générale :

La désinfection par la vapeur humide sous pression à 105° et au delà : aucun germe ne résiste à 115° dans ce procédé.

Les agents chimiques : bichlorure ou biiodure de mercure, sulfate de cuivre, acide sulfureux, etc.

Classification des maladies bactériennes.

Nous ne pouvons donner aucune classification de ces maladies. Nous dirons ceci seulement : pour quelques-unes d'entre elles l'agent pathogène est bien connu et dès aujourd'hui hors de toute contestation. Pour d'autres, l'agent pathogène est encore discuté, ou il n'a pu encore être découvert : mais tous les caractères majeurs de ces maladies permettent d'affirmer qu'elles sont bactériennes et que tôt ou tard leur micro-organisme pathogène sera trouvé. Nous commencerons la description par celles des maladies bactériennes qui sont communes aux hommes et aux animaux : morve, charbon, rage, tétanos. Elles sont connues sous le nom de *Zoonoses*.

ZOONOSES

MORVE (1)

Étiologie. — La morve n'est jamais spontanée chez l'homme : elle lui vient des animaux et presque uniquement du cheval, en raison de ses rapports fréquents avec cet animal.

---

(1) Nous croyons que le lecteur tirera profit pour la compréhension de cet article d'un court exposé de la morve chez l'animal et en particulier chez le cheval.

La morve équine affecte deux formes principales.

a. La forme farcineuse ou farcin dont les symptômes se localisent sur la peau et le tissu sous-cutané.

b. La forme morveuse ou morve à symptômes localisés sur l'appareil respiratoire de son origine (la muqueuse pituitaire) à sa terminaison (le poumon).

Le farcin et la morve peuvent revêtir le type chronique ou le type aigu : d'ailleurs ces diverses variétés se combinent et se succèdent en réalité.

Le farcin est caractérisé par : des *boutons* cutanés qui marchent tous vers l'ulcération, des *cordes* ou engorgements lymphatiques s'ulcérant également, des tumeurs sous-cutanées rarement ulcérées, et des engorgements des membres. Toutes ces lésions contiennent et sécrètent le produit farcineux : *l'huile de farcin.*

La morve est caractérisée par la triade symptomatique : *chancrage, jetage* (c'est-à-dire production des tubercules à tendance ulcérative sur la pituitaire et sécrétion purulente de cette muqueuse), *glandage* (c'est-à-dire engorgement caractéristique des ganglions de l'auge.

Au point de vue anatomo-pathologique la caractéristique de la morve est le tubercule morveux, tubercule qui siège à la peau (*bouton*), dans l'appareil

L'existence de la morve humaine a été démontrée par Elliotson (1830), Rayer (1837), etc.

Toutes les formes de la morve équine sont contagieuses pour l'homme, aussi bien les formes chroniques que les formes aiguës (1).

La contagion vient à l'homme : de l'animal morveux vivant (2), du cadavre morveux, des objets contaminés par le contact d'animaux morveux, tels que couvertures, harnais, fourrages, litières, etc.

La contagion se fait de deux manières :

1° Par coupure, déchirure : l'épiderme présentant une solution de continuité est mis en contact avec la matière virulente : c'est la contagion par inoculation.

2° La contagion se fait sans inoculation, soit qu'elle ait lieu par l'intermédiaire de l'air, ce qui paraît peu probable, soit plutôt qu'elle se fasse par les voies digestives.

La contagion par la voie digestive (ingestion de viande morveuse, de produits morveux) très facile chez les animaux, doit s'effectuer chez l'homme non par ingestion directe de viande ou de produits morveux, mais par ce fait que souvent les doigts

ganglionnaire et lymphatique (*adénite morveuse et corde*), sur la muqueuse respiratoire (chancre pituitaire, tubercule pulmonaire).

L'évolution du tubercule morveux est *partout* la même.

1° Période de formation ou période congestive ;

2° Période de caséification ;

3° Période d'ulcération.

La morve est contagieuse sous toutes ses formes symptomatiques. Le cheval et l'âne sont ses terrains préférés, mais elle n'épargne guère parmi les animaux domestiques que le bœuf et le porc. Elle est transmissible à l'homme.

Chez les animaux comme chez l'homme elle n'a qu'une origine : la contagion.

(1) La forme contagionnante ne se reproduit pas forcément identique chez le sujet contagionné : une forme quelconque de la morve équine peut engendrer toutes les autres chez les animaux ou chez l'homme soumis à la contagion.

(2) Dans l'animal morveux vivant la matière virulente réside dans *tous les produits morbides :* jetage nasal, sécrétion des boutons farcineux, tumeurs ulcérées, etc.

Les humeurs physiologiques sont presque toutes virulentes : ainsi le sang, le suc musculaire, le suc osseux, le sperme, la salive renferment le virus morveux, mais seulement lorsque la maladie est généralisée. On voit quel danger présente pour l'homme le contact d'un animal morveux, combien tout ce qui l'entoure doit être suspect, et combien enfin la nécropsie en est périlleuse.

souillés au contact d'objets virulents sont portés par inattention aux lèvres, à la bouche (1).

L'agent pathogène de la morve est un bacille découvert par Lœffler et Schutze en Allemagne et Bouchard, Capitan, Charrin en France. Ce bacille se trouve dans toutes les productions morveuses ; il se cultive bien hors de l'organisme, et donne sur la pomme de terre une réaction chromogène caractéristique. Les cultures inoculées à l'âne, au cobaye, etc. ont reproduit la morve caractérisée.

Incubation. — Le temps qui sépare l'absorption du virus morveux de l'explosion des premiers symptômes est assez court, généralement 4 à 5 jours. Dans quelques cas l'incubation est plus longue, et peut durer jusqu'à un mois ; très rarement elle se prolonge au delà.

Symptômes. — Quelle que soit la forme sous laquelle doit se présenter la maladie, elle débute toujours de l'une des deux façons suivantes.

1° La contagion s'est faite par inoculation : au point inoculé se développe une lymphangite avec ses traînées caractéristiques ; les ganglions correspondants se tuméfient, sont douloureux ; un phlegmon parfois érysipélateux se produit avec collection purulente sous-cutanée : c'est à cet ensemble de phénomènes qu'on a donné le nom d'angéioleucite farcineuse.

2° La contagion s'est faite par un autre mode que l'inoculation (2), et le début se fait alors par des symptômes généraux affectant une certaine ressemblance avec le rhumatisme ou la fièvre typhoïde au début : frissons, arthralgie, céphalalgie, anorexie, nausées, etc.

Après cette période de début la morve se caractérise sous deux types différents : un type aigu et un type chronique.

(1) On cite en Angleterre le cas d'un homme devenu morveux pour avoir bu de l'eau souillée par un cheval morveux.

(2) Peut-être ce mode de début a-t-il aussi lieu dans quelques cas de morve inoculée.

Le type aigu comprend : le *farcin aigu* dont les symptômes se localisent sur la peau et le tissu cellulaire sous-cutané, et la *morve aiguë* localisée sur la muqueuse respiratoire et surtout la pituitaire.

Le type chronique évolue ordinairement avec les symptômes cutanés et les symptômes morveux réunis; nous le décrirons sous le nom de *morve farcineuse chronique*.

Toutes ces formes ne sont que l'expression d'une seule et même maladie; elles peuvent évoluer isolément, et chacune peut constituer toute la maladie, mais elles se combinent ordinairement.

Le farcin aigu se termine le plus souvent par la morve aiguë, et la morve farcineuse chronique qui n'est jamais consécutive à une forme aiguë a pour aboutissant ordinaire la morve aiguë.

Farcin aigu. — Il a pour expressions principales :

1º Des abcès multiples qui siègent sur tous les points du corps, abcès tantôt rapidement formés, tantôt évoluant comme des furoncles.

Ces abcès suppurent, s'ouvrent; une ulcération persistante se forme qui devient souvent le point de départ d'une angéioleucite.

2º Une éruption de pustules comparables à celles de la vaccine, de l'ecthyma, éruption tantôt discrète, tantôt confluente. Cette éruption, du plus fâcheux pronostic, annonce une mort prochaine. En outre, des plaques gangréneuses cutanées se forment çà et là, et surtout au pourtour des articulations.

Morve aiguë. — Elle se traduit par :

1º Un érysipèle facial à forme gangréneuse. La plaque érysipélateuse est couverte de bulles, de vésicules, de pustules, de taches violacées. L'œil est le siège d'une conjonctivite purulente qui donne au malade un aspect assez spécial. La gangrène peut envahir la face.

2º Des phénomènes localisés sur la muqueuse pituitaire et

la muqueuse respiratoire, c'est-à-dire des phénomènes de morve proprement dite.

Le malade est enchifrené ; par les fosses nasales s'écoule un jetage mucoso-purulent strié de sang.

Il tousse, et rejette des crachats fétides analogues à la matière du jetage ; la respiration est dyspnéique.

3° Un état typhoïde marqué par une fièvre intense, la prostration, la stupeur, le délire, etc.

Enfin dans la morve aiguë comme dans le farcin aigu on note l'apparition d'une éruption pustuleuse multiple.

Morve farcineuse chronique. — Dans cette forme on observe :

1° Des abcès multiples à apparition soudaine, successifs, isolés, peu nombreux, tantôt marchant à la façon d'un phlegmon, tantôt fluctuant d'emblée.

L'abcès s'ouvre rarement ; il se cicatrise ; le plus souvent il donne lieu à une ulcération persistante, rebelle, l'*ulcère farcineux.*

2° Des symptômes de morve chronique ; enchifrènement, jetage peu abondant consistant dans le rejet de quelques mucosités sanguinolentes, de croûtes noirâtres, d'eschares de la muqueuse nasale.

La voix est éteinte ; il existe une toux profonde, une expectoration abondante striée de sang.

Le malade ressent une sensation de vive brûlure sur le trajet du larynx, de la trachée, et dans l'arrière-gorge ; la bouche et le pharynx sont le siège d'ulcérations.

Lorsque la morve farcineuse chronique ne se complique d'aucune des deux autres formes, elle peut se prolonger de 10 à 15 mois, et le malade meurt de cachexie.

Le farcin aigu dure de 3 à 4 semaines ; la morve aiguë un temps égal, mais lorsqu'elle vient compliquer une des formes précédentes elle emporte le malade en trois à quatre jours.

Le **pronostic** de la morve, quelle que soit sa forme est des plus graves. Les observations de guérison que l'on a citées ne présentent pas vraisemblablement les garanties nécessaires pour être acceptées.

Diagnostic. — Il est des plus difficiles si la circonstance étiologique n'est pas connue. On devra toujours penser que la morve atteint surtout certains individus que leur profession met au contact des chevaux : palefreniers, cochers, charretiers, etc.

L'angéioleucite farcineuse ne se distingue en rien d'une piqûre anatomique ou de toute piqûre septique.

Les accidents arthralgiques et typhoïdes du début peuvent simuler une attaque de rhumatisme ou une fièvre typhoïde au début.

Les abcès farcineux n'ont rien qui les distingue de ceux de la pyohémie.

L'érysipèle de la morve aiguë ressemble aux érisipèles graves et à quelques cas de phlébite orbitaire et faciale.

L'éruption pustuleuse peut être prise pour une variole anormale.

Enfin la syphilis avec ses douleurs, ses tumeurs, ses ulcérations multiples ayant pour siège les fosses nasales, la gorge, les voies aériennes, les systèmes osseux et cutané peut être difficile à distinguer de la morve farcineuse chronique.

Cependant il existe, pour peu qu'on soupçonne la morve, deux moyens sûrs de poser le diagnostic.

1° L'inoculation aux animaux [âne (1), cobaye].

2° La recherche du bacille dans les produits d'excrétion morveuse (jetage, pus des abcès, etc.), et la culture surtout sur la pomme de terre.

____

(1) L'âne est le véritable réactif de la morve qu'il prend toujours sous la forme aiguë.

Un moyen de diagnostic simple et pratique est celui que Nocard (d'Alfort) recommande depuis longtemps. Il consiste à inoculer la matière suspecte (pus, etc.). Sur le front d'un chien. Il se forme une plaie ulcéreuse qui guérit spontanément au bout d'un certain temps. Cette plaie ulcéreuse et sanieuse est absolument caractéristique de la morve chez le chien.

Anatomie pathologique. — Nous décrirons les lésions en général sans aucune distinction de forme aiguë ou de forme chronique.

La *peau* est le siège de pustules, de bulles reposant sur le derme noirâtre, sphacélé, d'abcès, de plaques gangréneuses.

Le *tissu cellulaire sous-cutané* est le siège de collections purulentes striées de sang (abcès farcineux).

Dans les *muscles*, surtout le biceps brachial et les fléchisseurs de l'avant-bras, on trouve des abcès.

Fosses nasales. — La pituitaire est recouverte d'une couche épaisse de muco-pus visqueux, strié de sang.

Elle est épaissie, injectée, gonflée, couverte de taches ecchymotiques.

On y voit des pustules et des ulcérations qui ne sont que la phase ultime des pustules : ces pustules et ces ulcérations morveuses sont les lésions capitales, dominant et déterminant toutes les autres.

On peut, surtout dans les formes aiguës, rencontrer la nécrose des cartilages et des os du nez, la perforation de la cloison, et la gangrène en plaques de la muqueuse.

La *muqueuse buccale*, la base de la langue, les amygdales, le voile et la voûte du palais sont aussi le siège de pustules et d'ulcérations.

Voies respiratoires. — La muqueuse du larynx et de la trachée sont œdématiées, couvertes de pustules, d'ulcérations, de plaques gangréneuses. Les ulcérations peuvent se cicatriser laissant un tissu rétractile et des brides.

Les poumons peuvent renfermer de vastes foyers purulents ; mais en général on y trouve des îlots gris jaunâtre, durs ou ramollis, et dans ce cas à contenu puriforme.

Le *foie* présente les lésions de la dégénérescence graisseuse aiguë et des foyers purulents ; les *reins* contiennent aussi des abcès cunéiformes (infarctus).

Système osseux et articulations. — Les os sont atteints par voisinage quand un abcès siège près d'eux : on observe alors une périostite purulente. Les os du visage et surtout le

frontal se nécrosent parfois. On trouve du pus dans le genou,
le coude, les épaules, la hanche, les gaines synoviales.

CHARBON

Le charbon chez l'homme (1) présente deux variétés que
nous étudierons l'une après l'autre : le *charbon externe*, ou
pustule maligne; 2° le *charbon interne*.

(1) Il existe chez les animaux deux formes de charbon très différentes :

1° La fièvre charbonneuse ;

2° Le charbon symptomatique (charbon essentiel, charbon symptomatique
des anciens vétérinaires).

Ce sont là deux maladies absolument différentes : la première connue sous
le nom de *sang de rate, pissement de sang*, etc. est la *maladie de la bactéridie*
(Davaine, Pasteur). La seconde dont la connaissance approfondie est due surtout
aux travaux contemporains d'Arloing, Cornevin, Thomas, a pour agent pathogène un organisme tout différent. Tandis que la bactéridie se cultive à l'air
libre, est avide d'oxygène (*est aérobie*), a son siège unique dans tous les vaisseaux et tous les capillaires de l'organisme malade, le bacille du charbon
symptomatique redoute le contact de l'oxygène (*organisme anaérobie* de
Pasteur ne se cultive que dans le vide ou en présence d'un gaz inerte, et évolue dans le tissu cellulaire ou les muscles où sa présence se traduit par la
formation de *tumeurs crépitantes* caractéristiques de la maladie pendant la
vie de l'animal.

Dans le langage bactériologique la fièvre charbonneuse, la maladie de la
bactéridie est connue sous le nom de *charbon bactéridien ;* le charbon symptomatique sous le nom de *charbon bactérien.*

C'est le *charbon bactéridien* seul qu'on rencontre chez *l'homme.*

Le charbon bactéridien est une maladie commune à la plupart des animaux,
et surtout au mouton, au bœuf, au cheval, au lapin, au cobaye, à la souris.

Sa caractéristique est la présence de la bactéridie dans le sang. La constatation de cette présence est facile à faire ; il suffit d'examiner au microscope
une goutte de sang frais. On constate alors : 1° une agglutination remarquable
des globules sanguins ; 2° au milieu des globules une quantité innombrable
de baguettes translucides, immobiles, isolées ou réunies bout à bout par deux
ou trois ou plus. Dans les cultures, qui sont faciles dans tous les milieux, la
bactéridie prend la forme de longs filaments qui s'enroulent, et s'enchevêtrent
d'une façon remarquable : ces filaments sont composés de bactéridies réunies
bout à bout. La bactéridie termine son évolution par la formation de spores
qui n'existent jamais dans le sang où la forme en baguettes est la seule ren-
contrée. C'est hors de l'organisme que se fait la spore, spore douée d'une résistance énorme aux causes de destruction, spore découverte par R. Koch et
dont la connaissance a donné la clef des problèmes étiologiques relatifs au
charbon, problèmes qui semblaient jusque-là impossibles à résoudre.

I. — CHARBON EXTERNE. — PUSTULE MALIGNE

Étiologie. — Le charbon externe se rencontre surtout chez les gens qui manient les cadavres d'animaux charbonneux tels que les vétérinaires, les bergers, les bouchers, les équarrisseurs; chez ceux qui manient les peaux des animaux morts du charbon, les tanneurs et les mégissiers.

On l'a observé aussi chez les ouvriers des fabriques de crins et de poils, les aplatisseurs de cornes (Strauss), etc.

Le charbon est transmissible de l'homme à l'homme.

C'est par inoculation (blessure, piqûre, excoriation de la peau) que se fait ici la contagion : aussi la pustule maligne siège-t-elle surtout sur les parties découvertes; la face, la nuque, les mains, l'avant-bras, etc.

Symptômes. — « Au point d'inoculation apparaît une
« tache rouge, comme une piqûre de puce, s'accompagnant de
« prurit; à cette tache succède une petite vésicule aplatie,
« de couleur gris brunâtre, contenant une gouttelette de
« liquide séreux; la vésicule ne tarde pas à crever, soit spon-
« tanément, soit à la suite du grattage, et laisse à découvert
« un fond rouge, livide, qui bientôt se dessèche et s'escha-
« rifie... L'eschare est le caractère le plus distinctif de la
« pustule maligne : de couleur jaunâtre au début, elle ne
« tarde pas à passer au jaune brun, puis au noir le plus
« foncé (d'où le nom de charbon);... elle repose sur une base
« indurée, et est enchâssée dans une zone d'empâtement
« œdémateux. Bientôt autour de l'eschare centrale, se déve-
« loppent des vésicules groupées en cercle plus ou moins
« régulier; à leur apparition elles sont encore fort petites;
« mais après un jour ou deux elles augmentent de volume, et à
« mesure que l'eschare en s'étendant envahit celles qui for-
« maient la partie interne du cercle, il en apparaît de nouvelles
« et de plus grosses à sa circonférence. Cette sorte de couronne
« de vésicules satellites est des plus caractéristiques; elles con-

« tiennent une sérosité jaune citron, ambrée ou brunâtre ; sou-
« vent le cercle vésiculaire est incomplet (Strauss. *Le char-*
« *bon des animaux et de l'homme*).

La peau autour de l'eschare devient livide, elle se tuméfie,
s'œdématie et l'œdème peut envahir ainsi un membre tout entier. En même temps il se fait des traînées de lymphangite, et
les ganglions correspondants s'engorgent et deviennent douloureux.

Les symptômes de la pustule maligne restent locaux pendant
deux à quatre jours ; puis apparaissent les symptômes généraux, qui attestent la généralisation de la bactéridie à tout le
système circulatoire.

La fièvre apparaît, rarement au-dessus de 40°. Dans les derniers moments de la vie la température baisse même au-dessous
de la normale. Il y a de la céphalalgie, des vertiges, des vomissements, de la diarrhée, de l'anxiété, un faciès hippocratique, etc.

La mort arrive communément du 4e au 6e jour. Mais la guérison spontanée peut être observée. L'eschare se limite, se
détache ; tous les symptômes s'amendent.

La pustule maligne guérie peut récidiver (1).

Anatomie pathologique. — Après Davaine qui, le premier, fit cette recherche chez l'homme, tous les anatomo-patho-
logistes (Koch, Strauss, etc.) ont retrouvé des *nids* de bactéridies dans la pustule maligne.

En outre les ganglions correspondants sont rouges, hypertrophiés et remplis de bactéridies.

Le sang en contient aussi en nombre considérable : comme

---

(1) Cette récidive possible et qui va parfois jusqu'à une troisième et une
quatrième atteinte pourra paraître singulière quand on pense que c'est au
charbon qu'a été faite dans de si larges proportions et avec un si grand
succès l'application de la vaccination Pastorienne, qui consiste à préserver les
animaux par une atteinte expérimentale bénigne, ce qui implique l'idée de la
non récidive. Mais dans la pustule maligne qui guérit, la maladie reste locale ;
elle n'envahit pas tout l'organisme comme c'est le fait dans les injections vac-
cinales charbonneuses.

chez les animaux, elles y apparaissent quelques heures avant la mort.

La rate est ordinairement hypertrophiée : elle contient aussi l'agent pathogène.

On trouve dans le tube digestif de remarquables lésions marquées surtout à l'estomac : ce sont des ecchymoses saillantes parsemant la muqueuse.

Diagnostic. — Le diagnostic de la pustule maligne est assez facile. On ne devra jamais négliger à l'autopsie, dans les cas obscurs, de faire des examens de sang, des cultures, et d'inoculer quelques animaux et en particulier des cobayes. Ce sera le seul moyen d'avoir une certitude absolue.

II. — CHARBON INTERNE

Il comprend deux variétés : 1° charbon intestinal ; 2° charbon pulmonaire.

A. — **Charbon intestinal**.

Étiologie. — Il résulte de l'ingestion des substances souillées de bactéridies ou de spores (viandes charbonneuses, etc.).

Anatomie pathologique. — Le sang est rempli de bactéridies. On trouve des lésions du tube digestif presque caractéristiques : la muqueuse de l'estomac, de l'intestin grêle, du côlon, est parsemée de saillies d'apparence furonculeuse, de pustules de couleur rouge brun, hémorrhagiques, à sommet ulcéré : ces lésions sont de véritables foyers de bactéridies.

Les ganglions mésentériques sont tuméfiés ; la rate est molle ; le tissu rétro-péritonéal est le siège d'un œdème gélatineux.

Symptômes. — L'évolution de cette forme de charbon est rapide, deux à cinq jours tout au plus : l'issue est toujours mortelle. Les principaux symptômes sont : prostration, courbature, frissons ; troubles digestifs marqués (vomissements, coliques, ballonnement du ventre, diarrhée) ; dyspnée, cyanose, etc.

B. — **Charbon pulmonaire.**

C'est une forme rare : elle résulte de l'inhalation des poussières charbonneuses. C'est une maladie qu'on a décrite chez les chiffonniers à Vienne et chez les trieurs de laine de Bradford en Angleterre (woosolter's disease). Elle est caractérisée par des symptômes pulmonaires graves et une évolution extrêmement rapide.

RAGE

Étiologie. — La rage vient à l'homme du chien surtout, puis du loup, et avec une fréquence décroissante du chat, du cheval et des ruminants (1).

La rage est inoculée à l'homme par la dent de l'animal

---

(1) Nous croyons être utile aux étudiants en présentant ici quelques rapides remarques sur la rage dans la série animale.

I. *Rage du chien.*— La rage chez le chien présente deux formes : 1° rage furieuse. 2° rage mue. Il est à peine besoin de faire observer que la rage n'est jamais spontanée chez le chien, non plus d'ailleurs que dans aucune espèce.

La *rage furieuse* se traduit en outre des symptômes qu'il serait trop long d'énumérer, par l'impulsion à mordre tout ce que le chien enragé rencontre sur son passage (homme ou animal); le chien atteint de rage furieuse inocule partout sur son passage la rage par ses *morsures virulentes*. La rage furieuse se termine toujours par une période de paralysie. Cette paralysie commence par l'arrière-train, et se généralise ensuite.

Dans la *rage mue*, l'animal ne *peut* ni ne veut mordre (H. Bouley). La rage mue est une rage essentiellement paralytique. A la période d'état la gueule est béante (paralysie des mâchoires) ; la paralysie débute par l'arrière-train et se généralise rapidement.

Entre ces deux formes il peut y avoir tous les intermédiaires.

Un fait important à noter c'est que dans la rage canine il n'y a pas d'*hydrophobie*.

Le diagnostic de la rage canine est facile pendant la vie du chien; après la mort le symptôme, inconstant d'ailleurs, qui passait jusqu'aux découvertes de ces derniers temps pour le plus significatif, est la présence de corps étrangers (bois, paille, etc.) dans l'estomac. L'inoculation du bulbe de l'animal soupçonné enragé : la bave porte le virus rabique dans la plaie. Dans des cas fréquents cependant il n'y a pas morsure : il suffit en effet que la bave virulente soit mise au contact d'une excoriation, d'une plaie pour que l'inoculation se produise, et c'est ainsi que plus d'une fois les caresses d'un chien au début de la rage ont contagionné ses maîtres.

La *gravité* des morsures faites par l'animal enragé est assez variable. Dans une statistique générale établie par Leblanc, pour la période 1878-1883, on note un mort sur six mordus, c'est-à-dire, en d'autres termes, puisque la rage est absolument mortelle, un cas de rage sur six individus mordus.

La gravité varie suivant le siège de la morsure, et suivant l'espèce à laquelle appartient l'animal qui a fait la morsure.

Les plus dangereuses de toutes les morsures sont celles qui siègent à la face, et à la main. Une statistique du Comité d'hygiène donnait pour les morsures de la face la proportion de 88 morts pour 100 morsures.

La morsure du loup enragé est beaucoup plus grave encore que celle du chien, à cause du nombre et de la profondeur des blessures qu'inflige cet animal.

En Russie, dit Pasteur, on s'accorde généralement à dire que toute personne mordue par un loup enragé est vouée à la mort.

---

de rage à des animaux d'expérience (lapins, cobayes) est de beaucoup supérieur comme moyen diagnostique, et donne seule une certitude absolue.

II. *Rage du loup.* — Elle est rare en France, très commune en Russie ; elle est terrible à cause des morsures graves qu'inflige l'animal enragé à ses victimes.

III. *Rage féline.* — C'est une rage furieuse, mal connue d'ailleurs, le chat enragé fuyant son domicile pour aller mourir à l'écart.

IV. *Rage équine.* — Elle détermine des accès furieux terribles. Le cheval enragé mord et rue des membres postérieurs et antérieurs. Il se déchire lui-même avec acharnement. La rage équine finit par la paralysie.

V. *Rage des grands ruminants.* — La rage tranquille est plus fréquente que la rage furieuse. L'arme agressive est la corne. L'animal cherche très rarement à mordre. Cependant il y a de rares faits incontestables de transmission de la rage à l'homme par morsure de grand ruminant.

La corne, les pieds, les dents sont les armes agressives du petit ruminant enragé.

VI. *Rage du lapin.* — C'est Galtier, de Lyon, qui a fait connaître la rage du lapin, qui a été d'un si grand secours dans les recherches expérimentale entreprises par M. Pasteur. C'est une *rage paralytique.*

Incubation. — Il est très rare que la rage éclate avant le 15ᵉ jour, à dater de l'inoculation : rarement elle se montre du 15ᵉ au 20ᵉ jour : ordinairement elle apparaît à partir du 20ᵉ jour et le plus souvent dans le courant du 2ᵉ mois. Elle est rare après le 3ᵉ mois, et tout à fait exceptionnelle après le sixième. Quant aux faits d'une incubation ayant duré deux ans, ils sont absolument apocryphes.

Anatomie pathologique. — Ce sont les travaux de Pasteur et de son éminent collaborateur M. Roux qui ont fait la lumière sur ce point dans ces dernières années. Pasteur a prouvé que l'inoculation expérimentale de la bave d'un animal enragé était souvent infidèle, et que les parties vraiment virulentes étaient l'encéphale, la moelle, les nerfs, en somme tout le système nerveux. Les glandes maxillaires, parotides et sublinguales sont également virulentes.

Les seuls moyens efficaces de conférer la rage expérimentale sont : 1° l'inoculation d'une parcelle de substance nerveuse rabique (écrasée et broyée dans du bouillon stérilisé) par *trépanation sous la dure-mère*. On choisit de préférence comme substance à inoculer une parcelle de la substance du plancher du 4ᵉ ventricule.

2° L'injection dans le système sanguin. Cette pratique donne le plus souvent la rage paralytique lorsqu'elle est faite sur le chien (1).

L'agent pathogène de la rage n'a pu encore être trouvé malgré les recherches continues de Pasteur et de ses collaborateurs. Il faut tenir pour très suspects les résultats annoncés jusqu'ici par divers auteurs affirmant avoir découvert le microbe de la rage.

Symptômes. — La rage humaine se présente sous deux formes :

---

(1) Un moyen simple et pratique consiste à inoculer la substance nerveuse délayée de l'animal suspect dans l'œil de l'animal en expérience. Ce procédé est d'une sûreté parfaite et d'un manuel opératoire facile (Nocard).

A. — La rage convulsive, qui est la forme la plus ordinaire ou du moins la plus connue.

B. — La rage paralytique.

A. *Rage convulsive.* — Elle présente trois périodes désignées sous le nom de : 1° *période de mélancolie ;* 2° *période d'hydrophobie ;* 3° *période de paralysie ou d'asphyxie.*

1° *Période de mélancolie.* — Le changement de caractère est la première manifestation de la rage ; le malade, inquiet sur son sort, en proie à une profonde terreur, cherche vainement à écarter ses sombres pensées ; les cauchemars les plus affreux, les angoisses les plus vives ne lui laissent pas un instant de repos. Bientôt la *respiration devient saccadée, entrecoupée,* le malade éprouve un sentiment de tension ou de poids sur la paroi antérieure de la poitrine ; c'est là le premier indice de l'excitation anormale de la moelle allongée ; elle marque le début de la deuxième période. La période de mélancolie ne dure guère que deux ou trois jours.

2° *Période d'hydrophobie.* — Dans cette période l'angoisse augmente ; mais le phénomène le plus remarquable, celui qui a valu à la maladie le nom d'hydrophobie, et qui est vraiment pathognomonique, c'est à la fois l'épouvante et l'horreur qu'inspire au malade la vue des liquides et en même temps sa soif inexprimable ; à chaque instant il renouvelle ses tentatives ; mais, au moment où il porte le liquide à ses lèvres, ses traits se contractent, ses membres tremblent, ses yeux expriment la terreur la plus profonde ; une affreuse constriction étreint sa gorge, et il ne peut avaler une seule goutte de liquide ; il est pris d'un *crachotement continuel* que l'on a précisément attribué à cette difficulté de la déglutition. Pour quelques physiologistes, cette dysphagie se rattache à un spasme des muscles inspirateurs.

Bientôt surviennent des *accès convulsifs* comparables à ceux du tétanos ou de l'épilepsie, ces accès se produisent, soit à la vue de l'eau, à la suite d'une tentative de déglutition ou même par le seul souvenir d'une crise passée. D'abord courts et éloignés, au bout de quelques heures les accès se rapprochent et se prolongent ; il s'y joint souvent des irritations vénériennes, de la dysurie, de la constipation ; bien que le pouls soit fréquent, il y a rarement de la fièvre.

L'état moral des malades est assez variable : les uns sont pris d'une tendresse extrême pour leur famille ; ils lui font des adieux déchirants, et attendent la mort avec la résignation la plus touchante ; d'autres sont furieux ; leur face est congestionnée, les yeux brillent ; ils veulent quitter leur lit et se précipiter sur les gens qui les entourent ; mais c'est là une exception assez rare, bien que le public soit porté à croire qu'il en est toujours ainsi. La durée de ce stade est de un à deux jours.

3° *Période de paralysie.* — Épuisé par les convulsions, le malheureux patient tombe anéanti sur son lit ; sa peau est couverte d'une sueur visqueuse, ses yeux sont éteints, une écume blanchâtre s'écoule de ses lèvres, il est pris d'un léger tremblement, et bientôt il succombe dans le coma, ou bien il meurt asphyxié à la suite d'un spasme.

B. *Rage paralytique.* — Elle est encore assez mal connue, mais son existence est certaine, et les exemples se multiplient chaque jour depuis qu'elle a été signalée. Elle se traduit par de la paraplégie, ou une paralysie totale, et en tout cas toujours par des symptômes bulbaires (dysphagie, syncopes, etc.) (1).

Terminaisons. — Quelle que soit la forme de la rage convulsive ou paralytique elle se termine toujours par la mort.

Diagnostic. — Le diagnostic de la rage convulsive est assez facile ; on la distinguera assez aisément de ces *fausses*

____

(1) Nous avons tracé l'histoire de la rage d'après les travaux de M. Pasteur qui nous paraissent établis sur des preuves irréfutables. Nous ferons remarquer aux étudiants que quelques rares savants ont fait à ces travaux une opposition acharnée ; parmi ces adversaires se trouve M. Peter qui n'admet ni la rage paralytique chez l'homme, ni le traitement préventif de Pasteur.

rages qu'a signalées Trousseau, et qui caractérisées par des crises de dysphagie se rencontrent surtout chez des individus qui, à la suite d'une morsure banale de chien non enragé, éprouvent une vive terreur de la rage.

Quant au diagnostic de la rage paralytique, il est beaucoup plus difficile à cause du défaut de symptôme caractéristique ; ce qui explique pourquoi elle est restée si longtemps méconnue. Elle doit être soupçonnée quand chez un individu mordu par un chien enragé ou suspect on voit se déclarer des accidents paralytiques que rien n'explique et qui ont rapidement une terminaison funeste.

Dans tous les cas la preuve de la nature rabique de l'affection chez l'homme doit être faite après la mort par l'inoculation du bulbe à un cobaye, un lapin ou un chien.

Traitement. — Il ne comportait jusqu'à ces derniers temps qu'une seule indication d'une importance capitale : la *cautérisation au fer rougi à blanc*. Les travaux de Pasteur ont doté la science de la méthode du traitement par les inoculations préventives. Nous n'exposerons que le principe de la méthode qui constitue une des plus belles découvertes scientifiques du XIXᵉ siècle.

Pasteur inoculait par trépanation un lapin avec le bulbe d'un chien mort de rage. La rage éclatait après 15 jours en moyenne.

Le bulbe de ce lapin était inoculé par trépanation à un deuxième lapin et ainsi de suite en série ininterrompue. L'incubation devenait de plus en plus courte, et enfin *se fixa à 7 jours, durée minima* à laquelle elle est toujours depuis lors restée *fixée*. De cette manière l'expérimentateur tient toujours à sa disposition un virus rabique d'une pureté et d'une identité parfaites. Les moelles sont rabiques dans toute leur étendue.

« Si l'on détache de ces moelles de lapins des longueurs de « quelques centimètres avec des précautions de pureté aussi « grandes qu'il est possible de les réaliser, et qu'on les sus-

« pende dans un air sec, la virulence disparaît lentement dans
« ces moelles jusqu'à s'éteindre tout à fait. La durée de
« l'extinction de la virulence varie quelque peu avec l'épais-
« seur des bouts de moelle, mais surtout avec la température
« extérieure. Plus la température est basse et plus durable
« est la conservation de la virulence.

« Ces faits étant établis, voici le moyen de rendre un chien
« réfractaire à la rage en un temps relativement très court.

« Dans une série de flacons dont l'air est entretenu à l'état
« sec par des fragments de potasse déposés sur le fond du
« vase, on suspend, chaque jour, un bout de moelle rabique
« fraîche de lapin mort de rage, rage développée après sept
« jours d'incubation. Chaque jour également on inocule dans
« la peau du chien une pleine seringue de Pravaz de bouillon
« stérilisé dans lequel on a délayé un petit fragment d'une de
« ces moelles en dessiccation, en commençant par une moelle
« d'un numéro d'ordre assez éloigné du jour où l'on opère pour
« être bien sûr que cette moelle n'est pas du tout virulente...
« Les jours suivants on opère de même avec des moelles plus
« récentes, séparées par un intervalle de deux jours, jusqu'à
« ce qu'on arrive à une moelle très virulente, placée depuis un
« jour ou deux seulement en flacon » (Pasteur, 1885).

Pasteur rendait ainsi des chiens réfractaires à la rage inoculée soit sous la peau, soit par trépanation.

C'est cette méthode qui sert à prévenir la rage chez l'homme
après morsure.

On inocule d'abord la moelle de lapin rabique desséchée
depuis 14 jours, et on descend de jour en jour jusqu'à la
moelle de 5 et 4 jours.

Lorsque la rage est déclarée tout traitement échoue fatalement. On devra user des calmants à haute dose.

TÉTANOS

Le tétanos était jusqu'à ces derniers temps classé parmi les
névroses et c'est ainsi qu'on le décrivait dans les traités de pa-

thologie interne. Le *tétanos* n'est pas une *névrose*, mais une maladie à symptômes nerveux produite par un agent pathogène encore mal déterminé.

Étiologie, Pathogénie. — Depuis longtemps en médecine vétérinaire on a signalé des *épidémies de tétanos* succédant à la castration chez les chevaux : tous ou presque tous les animaux opérés par un vétérinaire pendant un temps plus ou moins long succombaient au tétanos. Les mêmes faits de tétanos épidémique ont été signalés chez l'homme (Larger) : cette notion impliquait donc la nature contagieuse du tétanos.

Les travaux de quelques expérimentateurs italiens (Carle, Rattone, Giordano, etc.) et de Nocard (d'Alfort) ont établi les points suivants :

1° Le pus des plaies d'animaux succombant au tétanos après une blessure ou une opération, inoculé à d'autres animaux leur donne le tétanos, et l'on peut ainsi former des séries expérimentales d'animaux tétaniques.

2° L'agent pathogène du tétanos se développe et réside dans la plaie qui est l'origine du tétanos : les symptômes nerveux qui forment la caractéristique clinique du tétanos sont des symptômes produits vraisemblablement par une action à distance sur l'axe nerveux, un empoisonnement par les substances nocives (ptomaïnes) élaborées dans la plaie par le microbe du tétanos : en effet la substance nerveuse des sujets ayant succombé au tétanos ne donne rien à l'inoculation expérimentale.

3° L'agent pathogène n'est pas encore isolé à l'état de pureté.

Le tétanos en somme est donc une affection qui n'est jamais spontanée ; elle se présente comme complication d'une plaie soit accidentelle soit chirurgicale. Il est très probable que dans bien des cas elle est inoculée par les instruments du vétérinaire (casseaux de la castration, écraseurs) ou ceux du chirurgien. Le sol paraît contenir l'agent pathogène du tétanos, ce qui explique encore quelques faits de tétanos (Nicolaïer, Rosenbach).

Anatomie pathologique. — Le tétanos n'a pas de caractère anatomique certain.

Symptômes. — Le tétanos est essentiellement caractérisé : 1° *par des contractures ; 2° par des accès convulsifs.*

1° *Contractures.* — Les contractures débutent par une roideur douloureuse de la nuque, par une grande gêne dans les mouvements de la tête ; en même temps les mâchoires sont serrées par la constriction énergique des muscles élévateurs : c'est ce que l'on nomme *trismus ;* la bouche s'ouvre avec peine, bientôt elle ne s'ouvrira plus ; il survient une crampe du pharynx qui rend la déglutition fort difficile.

Le *spasme* s'étend à d'autres muscles, il frappe ceux du visage et lui donne cet aspect singulier désigné sous le nom de *rire sardonique,* étrange contraste avec les douleurs atroces du patient. Il gagne les muscles du tronc et il les frappe tous à la fois, de telle sorte que le malade peut être soulevé tout d'une pièce comme un morceau de bois, ou bien, ce qui est plus ordinaire, il se localise dans certains d'entre eux, soit dans les extenseurs : c'est l'*opisthotonos* caractérisé par l'extension forcée de la tête, du cou et des membres ; le malade décrit alors un demi-arc de cercle à concavité postérieure ; soit dans les fléchisseurs : c'est l'*emprosthotonos ;* le malade est comme roulé sur lui-même, la tête sur le sternum, les cuisses fléchies sur le bassin ; enfin, mais rarement, l'inclinaison s'effectue latéralement, c'est le *pleurothotonos.*

2° *Accès convulsifs.* — Le tétanos traumatique est interrompu de temps en temps par des accès convulsifs durant lesquels on voit s'exagérer les diverses attitudes que nous venons d'indiquer ; ces convulsions sont des plus douloureuses et surviennent sous l'influence de la cause la plus légère, l'action de parler, le simple contact, un effort pour ouvrir la bouche, etc.; ces convulsions ou spasmes sont parfois assez forts pour entraîner des ruptures musculaires. Dans leurs intervalles, le malade est assez calme.

Fonctions diverses. — L'intelligence reste absolument intacte jusqu'aux derniers moments, où la gêne respiratoire entraîne l'asphyxie.

La *température* offre plusieurs caractères importants : elle est constamment accrue ; les tétaniques sont couverts de *sueurs profuses* avec éruption miliaire, ils meurent avec une *température de 40 à 42 degrés* ; cette température ne présente pas d'exacerbation le soir, et il faut admettre que cette énorme chaleur est développée par la suractivité du travail musculaire. Enfin, chose assez remarquable, après la mort la température du cadavre s'élève encore de 1 à 2 degrés.

Le *pouls* est très fréquent ; il suit la progression de la température.

Marche et terminaisons. — La marche du tétanos est continue ou rémittente ; la première forme ne dure que quelques jours ; la deuxième, désignée sous le nom de *tétanos chronique*, peut se prolonger plusieurs semaines.

Le tétanos peut guérir, mais la convalescence est fort longue ; il tue bien plus fréquemment. La *mort* est souvent déterminée par l'asphyxie liée au spasme des muscles respirateurs ou par l'inanition qu'entraîne la dysphagie.

Diagnostic. — 1° *Avec une méningite spinale*. — Ces deux affections ont entre elles les plus grands rapports ; le seul caractère sur lequel puisse sérieusement s'appuyer le diagnostic, c'est que dans la méningite les spasmes sont et restent partiels, tandis qu'ils se généralisent dans le tétanos.

2° *L'empoisonnement par la strychnine* offre une telle ressemblance avec les accidents tétaniques, que la marche des accidents et les commémoratifs peuvent seuls éclairer le diagnostic.

Il est bien entendu que le diagnostic différentiel n'est d'ailleurs difficile que dans les cas où la *porte d'entrée* est une blessure insignifiante qui a été méconnue. Ce sont les cas qualifiés autrefois de tétanos spontané. Lorsque le tétanos succède à une plaie chirurgicale ou à une plaie accidentelle bien évidente, le diagnostic est des plus simples à établir.

Traitement. — Il y a d'abord un traitement prophylactique qui consiste dans une antisepsie rigoureuse des instruments opératoires ou des pièces de pansement. Ces précautions devront redoubler quand le médecin aura dans sa pratique un cas de tétanos.

Quant au traitement du tétanos le plus efficace et le plus généralement adopté, il consiste dans l'administration du chloral à très haute dose soit par la voie buccale, soit, si cela est impossible à cause du trismus, par la voie rectale.

TUBERCULOSE

A. — **Étude générale de la tuberculose.**

Définition.— « La tuberculose (1), maladie infectieuse causée
« par les bacilles spéciaux découverts par Koch, se traduit par
« des manifestations très variées au double point de vue de
« l'anatomie pathologique et des symptômes. Elle se traduit au
« point de vue anatomo-pathologique par des néoplasies in-
« flammatoires nodulaires appelées *granulations*, qui sont
« isolées ou confluentes et qui s'accompagnent de l'inflamma-
« tion aiguë ou chronique des tissus qui en sont le siège. Ces
« lésions subissent par places une mortification ou dégénéres-
« cence caséeuse suivie d'abcès, de cavernes, d'ulcérations ; elles
« s'isolent parfois plus tard des parties avoisinantes par une
« formation nouvelle de tissu fibreux, et se terminent par
« une dégénérescence fibreuse ou une infiltration calcaire »
(Cornil).

(1) La tuberculose n'est pas spéciale à l'homme, il s'en faut de beaucoup. Il n'est peut-être pas une espèce animale domestique qui ne soit tuberculisable soit spontanément, soit expérimentalement. L'espèce la plus apte à la tuber-culose est, avec l'homme, l'espèce bovine.

I. **Historique**. — C'est à Laënnec qu'on doit les premières notions exactes sur le tubercule, et sa description est encore parfaite de tout point aujourd'hui.

Laënnec considérait le tubercule comme un produit sans analogue dans l'économie, comme un tissu parasitaire. Broussais en faisait une lésion inflammatoire. Avec M. Villemin s'ouvre la période moderne. En 1865, M. Villemin venait annoncer à l'Académie de médecine que la tuberculose était virulente, infectieuse, inoculable.

« Faites, disait-il, une petite plaie sous-cutanée derrière les « oreilles d'un lapin ; introduisez dans cette plaie des frag- « ments d'un *tubercule*, de *pneumonie caséeuse*, ou de « crachats d'un phthisique ; sacrifiez l'animal quelques semai- « nes après, et vous trouverez des granulations ou des masses « tuberculeuses sous la plèvre, dans le poumon et dans d'au- « tres organes. »

Les expériences de M. Villemin furent violemment attaquées. Béhier prétendit que l'expérimentation sur le lapin était sans valeur, cet animal étant « *follement tuberculeux* ».

Divers expérimentateurs injectèrent dans le tissu cellulaire et dans les séreuses du pus, des fragments de corps étrangers, du suc cancéreux, etc. et obtinrent des îlots caséeux ou même des nodosités semblables aux tubercules, et ces résultats furent opposés à ceux de Villemin.

Cependant en Allemagne Cohnheim se ralliait à la doctrine de Villemin ; Chauveau en 1869 faisait ses belles expériences sur la tuberculisation des animaux par ingestion de matière tuberculeuse, et enfin H. Martin donnait le critérium expérimental des véritables granulations tuberculeuses (1879-1881). Il montra que si l'on inocule à un animal les granulations obtenues sur un premier animal avec des corps étrangers « on *n'obtient plus de résultat positif*, tandis qu'en ino- « culant des granulations causées par la matière tuberculeuse « à une *série d'animaux* on détermine des granulations qui « sont elles-mêmes le point de départ de *nouvelles inocu-* « *lations* positives à d'autres animaux, et qui ne perdent

« nullement leur virulence ». La question était jugée au point de vue expérimental : la connaissance du bacille tuberculeux a donné un critérium plus certain et montré que les lésions déterminées par des corps quelconques insérés dans le tissu cellulaire ne sont que des lésions banales et non des lésions tuberculeuses. La tuberculose est donc ainsi que l'a dit Villemin, une affection infectieuse, virulente, inoculable.

Quelques années plus tard, Koch démontrait qu'elle était due à un bacille nettement déterminé, isolait ce bacille, le cultivait et reproduisait la tuberculose par inoculation de ces cultures.

II. **Tuberculose expérimentale**. — Elle offre un grand intérêt, car elle démontre comment se produit la tuberculose et comment elle évolue suivant les différents modes de contagion. Elle est la base de l'étiologie de la tuberculose.

Toute matière tuberculeuse, tubercule, crachats, etc. est inoculable et donne la tuberculose.

a. *Inoculation sous-cutanée*. — Elle commence par causer des tubercules ou abcès tuberculeux au point d'inoculation ; les ganglions les plus voisins se prennent ensuite, puis la maladie se généralise (poumon, plèvre, foie, rate, etc.).

b. *Inoculation péritonéale*. — « Elle se caractérise pri« mitivement par une éruption miliaire du péritoine, du foie, « et de la rate. » Elle se généralise ensuite, mais « la mu« queuse intestinale et les ganglions mésentériques sont géné« ralement indemnes au moment de la mort des animaux » (Cornil).

c. *Inoculation dans la chambre antérieure de l'œil*. — L'œil se tuberculise d'abord et le processus tuberculeux peut y être suivi jour par jour. La tuberculose se généralise ensuite.

d. *Ingestion de matière tuberculeuse*. — C'est à Chauveau qu'on doit les premières expériences entreprises dans cette voie : Chauveau tuberculisa des veaux à qui il faisait ingérer de la matière tuberculeuse. En Allemagne on a donné la tuberculose par l'alimentation avec du lait de vache tuberculeuse (Gerlach). Cette tuberculose dont la porte d'entrée est le tube digestif « se manifeste par des tubercules de « la muqueuse intestinale, par des ulcérations suivies de lym- « phangites et d'adénites de même nature portant sur les gan- « glions mésentériques. Les lésions intestinales ne se propa- « gent que plus tard au péritoine par les tubercules qui nais- « sent à la surface de l'intestin au niveau des ulcérations » (Cornil).

e. *Inhalation*. — Des expériences en ce sens ont été faites sur des chiens et des lapins par Tappeiner et Giboux. « Elle donne une phthisie laryngo-trachéo-broncho-pulmo- « naire qui se propage aux ganglions bronchiques... Elle peut « se généraliser ensuite soit par les veines pulmonaires et par « le sang, soit par la plèvre et les plasmas lymphatiques » (Cornil).

f. *Injection vasculaire*. — En injectant dans les vaisseaux un liquide tenant exclusivement en suspension des particules tuberculeuses d'une extrême ténuité, Chauveau a toujours déterminé une tuberculose, surtout pulmonaire.

En somme « d'une façon générale, la marche de la tuber- « culose expérimentale est en rapport avec le point par où le « virus a pénétré ; elle se localise dans les lieux que touche « primitivement le virus, puis dans les ganglions lymphatiques « les plus voisins ou dans les membranes et organes qui « reçoivent leur sang ou lymphe des parties envahies. Mais à « un moment donné, la tuberculose franchit ces premières limi- « tes, et elle se généralise toujours aux poumons qui parais- « sent être son lieu d'élection » (Cornil).

III. Le bacille de la tuberculose. —R. Koch, en 1882, décrivit le bacille de la tuberculose. C'est un bâtonnet plus long que large, ordinairement granuleux, caractérisé par quelques réactions de coloration. Il se trouve *dans tous les produits tuberculeux*, bien que sa recherche ne soit pas également facile dans tous, et caractérise ces produits.

Koch l'a cultivé, quoique très difficilement. Un procédé récent de MM. Nocard et Roux (culture sur milieu liquide ou solide quelconque bouillon, gélatine, agar-agar, sérum avec *addition de glycérine*) permet de cultiver beaucoup mieux ce bacille qui prend sur ces cultures un aspect tout à fait spécial.

Enfin Koch a inoculé ses cultures pures et donné ainsi la tuberculose.

Les trois termes du problème dont la réalisation complète peut seule démontrer la nature microbienne d'une affection : isolement du bacille, culture pure de ce bacille, et inoculation reproduisant la maladie étaient donc résolus : le bacille tuberculeux est l'agent pathogène véritable et unique de la tuberculose.

Le bacille de la tuberculose ne se trouve pas dans la circulation générale, ou du moins ne doit y faire qu'un séjour extrêmement court. Il se localise dans les organes, et sur *les globules blancs*.

IV. Étiologie de la tuberculose chez l'homme. Contagion. Hérédité. — La tuberculose peut venir à l'homme par l'inoculation : il y a des faits indéniables de ce mode de contagion.

Tscherning a rapporté qu' « une domestique se blessa au
« doigt médius en nettoyant le crachoir de son maître, qui
« rendait chaque jour une quantité de crachats remplis de
« bacilles. Il se forma un petit ulcère cutané, une tourniole,
« suivi d'un nodule. Ce nodule s'élimina. Quelques mois après
« tout le doigt était tuméfié, et il se développa une induration
« le long des tendons de la paume de la main. Le ganglion
« cubital et les ganglions axillaires étaient volumineux. On
« enleva complètement les ganglions et on désarticula le
« doigt ». La gaine des tendons et les ganglions étaient remplis de bacilles.

La contagion d'homme à homme est certaine ; on en a rapporté des exemples probants (Debove, Bouley, etc.). Elle doit

avoir lieu le plus souvent dans la vie commune (mari et femme, etc.)
par l'intermédiaire de l'air où le tuberculeux projette chaque
jour avec ses crachats un nombre infini de bacilles : la prédominance de la localisation laryngo-pulmonaire prouve la fréquence de ce mode de contagion.

L'infection peut sans doute avoir lieu par le coït (1) dans les
cas où le vagin ou l'urèthre sont le siège de bacilles tuberculeux
(Cornil. Verneuil). « Les faits de tuberculose initiale ou isolée
des « organes génitaux s'expliqueraient ainsi » (Cornil).

« L'*hérédité* de la tuberculose est un fait indéniable, bien
que très heureusement elle soit loin d'être aussi fréquente qu'on
l'a cru autrefois (Cornil). On ne naît pas *tuberculeux*, mais
tuberculisable, a dit Peter. Cependant si la tuberculose
des nouveau-nés est extrêmement rare, on a parfois constaté
des lésions tuberculeuses chez des enfants succombant au premier ou deuxième mois. Quelques expériences de Landouzy et
Martin (inoculation de parties de nouveau-nés d'une mère phthisique, ou de placenta de mère tuberculeuse à des cobayes) suivies de résultats positifs plaident en faveur de la *transmission
réelle* de la tuberculose de la mère à l'enfant.

Avant la connaissance de la nature infectieuse de la tuberculose on invoquait pour expliquer son développement une
foule de causes banales : la tuberculose était surtout l'aboutissant de toute déchéance organique. Il est certain qu'au bacille
il faut un terrain favorable, et ce terrain est créé par les causes
prédisposantes qui sont les vices de l'hygiène, le surmenage, les
conditions morales, et toutes les maladies ou lésions qui ont
profondément affaibli l'organisme (diabète, etc.).

V. **Diagnostic général de la tuberculose**. — Le diagnostic de la nature tuberculeuse d'une affection ne peut être
fourni que par deux faits : 1° La démonstration du bacille dans
les produits tuberculeux (crachats, pus, coupes d'organes), et

---

(1) Consultez BOURSIER. *Tuberculose vésicale*, et DERVILIE. *Infection tuberculeuse par la voie génitale*. G. Steinheil, éditeur.

2° l'inoculation des produits dont on suspecte la nature aux animaux (cobaye, lapin).

L'examen anatomo-pathologique ordinaire ou histologique pur est tout à fait impuissant à faire la preuve de la nature tuberculeuse d'une affection.

On sait d'autre part quels services a rendus à la clinique la recherche des bacilles tuberculeux dans les crachats de malades atteints d'affections chroniques des voies respiratoires dont la nature ne pouvait être établie.

VI. Anatomie pathologique générale du tubercule. — La matière tuberculeuse, dit Laënnec, peut se développer dans le poumon et les autres organes sous deux formes principales, *celle de corps isolés* et *d'infiltrations*. Chacune de ces formes ou sortes présentent plusieurs variétés qui tiennent principalement à leurs divers degrés de développement. Puis il distingue 4 variétés de corps isolés tuberculeux : *tubercules miliaires, tubercules crus, granulations tuberculeuses, et tubercules enkystés.*

L'infiltration tuberculeuse présente trois variétés : infiltration tuberculeuse informe, infiltration tuberculeuse grise, infiltration tuberculeuse jaune.

Ces diverses formes ne sont que le développement successif *dans chaque groupe* d'une même lésion, *la transformation de l'une en l'autre avec l'âge.*

Les tubercules miliaires, la forme la plus commune, ont l'aspect d'un petit grain gris, demi-transparent, quelquefois même presque diaphane et incolore, d'une consistance un peu moindre que celle des cartilages ; leur grosseur varie depuis celle d'un grain de millet jusqu'à un grain de chènevis. — Ces grains grossissent et se réunissent par groupes. Avant que cette réunion arrive, un petit point d'un blanc jaunâtre et opaque se développe au centre de chaque tubercule et envahit sa totalité à mesure qu'il grossit. Au bout d'un certain temps l'envahissement est complet : c'est alors le *tubercule jaune cru,* ou simplement *tubercule cru.*

Granulations miliaires tuberculeuses (Granulations grises de Bayle). — Grosseur d'un grain de millet, forme exactement arrondie ou ovoïde : elles diffèrent en outre des tubercules ordinaires par l'uniformité de leur volume et leur transparence. Elles sont ordinairement disséminées en quantité innombrable dans l'étendue des poumons.

Infiltration tuberculeuse grise. — Cette infiltration se forme fréquemment autour des excavations tuberculeuses. Quelquefois elle se développe dans les poumons sans apparition préalable de tubercules miliaires. Le tissu pulmonaire ainsi gorgé est dense, humide, tout à fait imperméable à l'air, gris foncé. Peu à peu on voit se développer une quantité de petits points jaunes et opaques qui en se multipliant finissent par transformer l'infiltration grise en *infiltration jaune crue* qui, dit Laënnec, a été prise par les observateurs trop peu exercés pour de la pneumonie chronique.

Laënnec décrit aussi l'évolution de tous ces produits : au bout d'un certain temps survient *le ramollissement,* la liquéfaction, qui laisse à sa place une ulcération, une *caverne* dont la grandeur varie évidemment avec le volume du produit tuberculeux.

Telle est la description que Laënnec a donnée du tubercule ; les travaux modernes ne l'ont que bien légèrement modifiée, ainsi qu'on va le voir.

La lésion élémentaire, primordiale, lésion microscopique, est le *follicule tuberculeux* de Koster ou granulation élémentaire de Malassez. Ce follicule tuberculeux est composé de la façon suivante : au centre une cellule gigantesque, *cellule géante,* entourée d'une zone de cellules volumineuses dites *cellules épithélioïdes,* et de *cellules embryonnaires,* à noyau volumineux.

Par leur réunion, les follicules forment la *granulation tuberculeuse* ou *tubercule miliaire,* qui se présente sous deux aspects : *granulation grise* ou *tubercule miliaire gris* et *granulation jaune* ou *tubercule miliaire jaune.*

La *granulation grise* est de dimension variable, au

point que souvent elle n'est visible qu'à la loupe : ailleurs elle a les dimensions d'un grain de millet ou de chènevis.

Elle est arrondie, saillante, dure au toucher, d'une transparence grise : elle se compose d'une zone centrale caséeuse peu développée ; à la périphérie est une zone de cellules embryonnaires. La granulation grise a une remarquable tendance à *devenir fibreuse*.

La *granulation jaune* ou *tubercule miliaire jaune* est de dimension un peu plus grosse ; elle a la même forme arrondie, la même structure, mais le centre caséeux est ici beaucoup plus développé ce qui lui donne son aspect spécial. Le tubercule miliaire jaune marche vers la caséification complète ; les tubercules miliaires jaunes voisins se fusionnent entre eux et forment de gros tubercules ou nodules caséeux (tubercules pneumoniques de Grancher) dont la réunion donne lieu à ces *masses caséeuses infiltrées* qui se rencontrent dans certaines formes de tuberculose, et la *pneumonie tuberculeuse en particulier*.

Le tubercule miliaire jaune et les masses qui en dérivent finissent par *l'ulcération, la caverne*.

Ajoutons enfin que le tubercule miliaire jaune peut se calcifier.

B. — **Étude particulière de la tuberculose.**

Nous allons maintenant aborder l'étude particulière de la tuberculose, les manifestations de la tuberculose dans l'organisme ; hors les cas dont nous parlerons en temps et lieu il est bien rare que la tuberculose se localise à un seul organe ; d'ordinaire elle en envahit plusieurs à la fois ; mais la lésion prédominant dans l'un d'eux, on a été amené ainsi à décrire la tuberculose pulmonaire, la méningite tuberculeuse, la péritonite tuberculeuse, etc. Nous décrirons d'abord la tuberculose *aiguë généralisée* et nous étudierons ensuite les *diverses manifestations tuberculeuses*.

TUBERCULOSE AIGUE GÉNÉRALISÉE. — GRANULIE (1).

Étiologie. — La tuberculose aiguë généralisée est tantôt *primitive*, c'est-à-dire évoluant dans un organisme jusque-là indemne de toute manifestation tuberculeuse ; tantôt elle est secondaire et vient terminer l'évolution d'une tuberculose organique quelconque.

Anatomie pathologique. — Les poumons, les plèvres, le péritoine, la pie-mère, le foie, la rate, les reins, sont criblés de *granulations grises* demi-transparentes, du volume d'un grain de millet : la mort survient si promptement qu'elles n'ont pas eu le temps de subir la transformation caséeuse et de devenir jaunes.

Les poumons sont en outre congestionnés, œdématiés et présentent fréquemment à leur sommet les traces d'une tuberculose chronique ; on trouve aussi un peu de liquide dans la plèvre, le péritoine, etc.

Symptômes. — La tuberculose aiguë se présente sous des aspects très différents. Tantôt elle ressemble à un catarrhe généralisé ; tantôt à un catarrhe suffocant, une sorte d'asphyxie ; tantôt enfin à une fièvre typhoïde pour ne citer que les formes les plus communes.

Forme catarrhale. — La maladie s'annonce par un malaise, une langueur, une faiblesse étrange, il survient une petite toux sèche, fatigante, la fièvre s'allume, elle est suivie de sueurs nocturnes ; en quelques jours ces symptômes s'aggravent, l'*affaiblissement* est extrême ; la *toux*, des plus pénibles, s'accompagne de quelques *crachats muqueux;* la *dyspnée* s'accentue, elle devient bientôt extrême ; la *fièvre est continue* avec redoublement vespéral.

---

(1) Le nom de granulie est dû à Empis qui **a** fait une excellente description de l'affection.

On examine la poitrine, elle est restée *sonore*, on y entend *quelques râles de bronchite* assez disséminés dans toute sa hauteur. Encore quelques jours et le malade succombe, il *meurt asphyxié*. La durée de la maladie est de 5 à 7 semaines (Trousseau).

Forme suffocante. — Cette forme (*asphyxie tuberculeuse aiguë* de Graves) est caractérisée par une dyspnée formidable, une asphyxie croissante que rien dans l'état physique du poumon à l'auscultation ne peut expliquer : peu de douleur, de toux, d'expectoration, et fièvre modérée ; à l'auscultation quelques râles sans signification précise.

Forme typhoïde. — La maladie ressemble à s'y méprendre à une fièvre typhoïde. Ce ne sont ni la dyspnée ni le catarrhe qui dominent la scène, ce sont les *accidents cérébraux et la stupeur*. Le malade éprouve de la *céphalalgie*, il est *alourdi ;* le *délire* se déclare, il est souvent accompagné de *quelques convulsions ;* la *fièvre* est continue, la *langue* et les *narines* deviennent pulvérulentes et le malade succombe en quelques semaines soit à des accidents cérébraux provoqués par le développement de tubercules dans cet organe ou dans la pie-mère, soit à des phénomènes d'asphyxie.

Diagnostic. — 1° *Avec la bronchite capillaire*. — La forme catarrhale lui ressemble beaucoup ; le peu de signes physiques du côté des poumons, parfois une diarrhée abondante, se rattachant à des désordres intestinaux feront reconnaître la phthisie aiguë.

2° *Avec la fièvre typhoïde*. — La distinction est difficile ; cependant les symptômes thoraciques, tels que la toux et la dyspnée, seront plus accentués dans la granulie, les taches rosées lenticulaires et les accidents abdominaux plus rares ; on trouvera assez fréquemment des traces de tubercules au sommet des poumons, ce qui n'a pas lieu dans la fièvre typhoïde. L'ascension de la température ne s'effectue pas aussi régulièrement que dans la fièvre typhoïde : elle s'élève moins le soir, car elle atteint rarement 40 degrés, et s'abaisse moins le matin.

Il est bien entendu que le diagnostic ne présente de difficultés que dans la tuberculose aiguë généralisée primitive. Lorsque la tuberculose aiguë est secondaire les difficultés sont moindres : les antécédents éclairent le diagnostic.

Traitement. — Il est absolument nul.

Le **pronostic** de l'affection est absolument fatal.

TUBERCULOSE PULMONAIRE. — PHTHISIE PULMONAIRE

Les deux termes tuberculose et phthisie pulmonaires sont aujourd'hui rigoureusement synonymes : il n'en a pas été toujours de même depuis Laënnec, et l'histoire de ces doctrines a joué un trop grand rôle pour que nous n'y consacrions pas un mot.

Pour Laënnec, la phthisie n'avait qu'une cause, la tuberculose, et les produits tuberculeux se présentaient sous deux formes : 1º circonscrite, c'est le tubercule. — 2º infiltrée. Même évolution de ces deux formes : d'abord grises, elles se caséifient, puis se ramollissent et se liquéfient : tantôt une seule de ces formes domine ou existe seule dans le poumon malade, tantôt elles sont associées.

La doctrine de Laënnec se résume donc en un mot : *unité de la phthisie.*

Reinhardt, en 1850, attaque le premier la doctrine de Laënnec, en prétendant que *l'infiltration tuberculeuse* de Laënnec n'était qu'une pneumonie ordinaire dont l'exsudat subissait la caséification à la période ultime. C'est la *dualité de la phthisie* qui reconnaît dès lors pour causes :

1º La tuberculose ;

2º Une inflammation ordinaire dont les produits se caséifient.

Virchow, de 1847 à 1858, dans une série de travaux établit les points suivants :

Il n'y a qu'une seule lésion tuberculeuse, la granulation tuberculeuse. La caséification (infiltration grise et jaune de Laënnec) n'a rien qui appartienne à la tuberculose.

Ainsi la majorité des phthisiques sont des pneumoniques, et tuberculose et phthisie sont deux choses différentes. On alla même plus loin dans cette voie, et Niemeyer considérant les tubercules comme le résultat d'une infection consécutive à la destruction des foyers caséeux en arriva à dire que *le plus grand danger qui pouvait menacer un phthisique c'était de devenir tuberculeux!*

Le premier coup fut porté à la doctrine de la dualité allemande par les expériences d'inoculation de Villemin (1865) qui tuberculisa les animaux en expérimentation tant par l'inoculation de la granulation que par l'inoculation des produits caséeux : ces deux lésions en apparence si différentes pour l'école de Virchow n'étaient donc qu'une seule et même chose !

Bientôt les travaux de Grancher vinrent démontrer qu'au point de vue histologique l'idée allemande était fausse.

Les produits caséeux n'étaient anatomiquement que *des tubercules*, tubercules géants il est vrai, *mais tubercules au même titre que la granulation.*

Charcot dans ses leçons à la Faculté adopta l'opinion de l'unité de la phthisie qui devint générale en France, en même temps qu'elle gagnait du terrain en Allemagne. La découverte du bacille tuberculeux a définitivement ruiné la doctrine de Virchow en montrant que dans les produits infiltrés de la pneumonie caséeuse, aussi bien que dans les formes caractérisées par la seule granulation grise, le bacille tuberculeux était également présent.

Nous décrirons trois formes de la tuberculose pulmonaire.

1° La tuberculose pulmonaire aiguë ;

2° La pneumonie tuberculeuse, phthisie pneumonique ;

3° La tuberculose pulmonaire chronique commune, phthisie pulmonaire proprement dite.

I. — Tuberculose pulmonaire aiguë.

Cette forme est caractérisée *anatomiquement* par la granulation grise. Tantôt ces granulations répandues en quantité innombrable dans le parenchyme pulmonaire représentent la seule lésion, le poumon paraissant absolument sain en dehors d'elles ; tantôt les granulations provoquent des lésions de bronchite capillaire, de congestion intense, de pleurésie.

Le plus souvent la tuberculose pulmonaire aiguë fait partie d'un processus plus général : la tuberculose généralisée aiguë que nous avons décrite ci-dessus ; parfois cependant elle est isolée.

Ses *symptômes* sont ceux que nous avons étudiés en traitant de la tuberculose aiguë généralisée sous le nom de forme catarrhale et de forme asphyxique.

Nous n'ajouterons rien à ce que nous avons dit alors du *diagnostic*.

II. — Pneumonie tuberculeuse. — Phthisie pneumonique.

« Un individu, jusque-là assez bien portant, tombe malade
« subitement. Il est pris de *frisson*, de *point de côté* et de
« *toux*. Il crache des *mucosités visqueuses et jaunes*
« comme celles de la pneumonie franche. L'auscultation révèle
« tous les signes classiques d'une pneumonie et les phéno-
« mènes généraux, fièvre et sueurs, s'accordant avec les phéno-
« mènes locaux, le médecin diagnostique une pneumonie aiguë
« lobaire. *Cependant la défervescence ne se produit*
« *pas ou se produit très imparfaitement ;* l'induration
« pulmonaire persiste et les crachats deviennent sanieux et
« muco-purulents. Les forces s'écroulent tout à coup, l'amai-
« grissement survient général et excessif et une cachexie aiguë
« ou une asphyxie rapide tue le malade. Deux mois, six
« semaines, un mois même ont suffi.

« A l'autopsie tous les organes sont sains, sauf un poumon

« qui est volumineux, pesant et dont le lobe supérieur est
« transformé partiellement en une masse caséeuse, jaune, gri-
« sâtre, un peu friable, lisse à la coupe et marbrée. Çà et là
« existent souvent quelques cavernules, mais elles peuvent
« manquer.

« Les lobes moyens et inférieurs ont un aspect différent.

« Sur un fond rosé et gélatineux se détachent de petites
« masses blanchâtres arrondies ou ovoïdes formant une légère
« saillie sous la plèvre. Ces petites intumescences s'écrasent
« sous les doigts et ressemblent à du fromage mou. Il arrivera
« souvent de rencontrer dans quelques points du lobe inférieur
« au sein d'un parenchyme congestionné mais encore léger et
« crépitant les mêmes tumeurs plus petites et plus dures.

« Les différences qu'on trouve entre les lobes supérieur,
« moyen et inférieur tiennent simplement au degré anatomi-
« que de la lésion plus ancienne au sommet, plus récente à la
« base. Les petites masses dures et jaunes du lobe inférieur
« sont les tubercules pneumoniques qui plus confluents au
« lobe supérieur se réunissent et forment les masses caséeuses.
« Le phthisique pneumonique peut mourir sans qu'on trouve
« dans son poumon un seul tubercule miliaire » (Grancher).

III. — **Tuberculose pulmonaire chronique. — Phthisie pulmonaire.**

La phthisie pulmonaire est caractérisée anatomiquement et
cliniquement par son évolution lente.

Anatomie pathologique. — *C'est au sommet* du poumon que prédominent les lésions : c'est là qu'elles débutent,
c'est là qu'elles sont le plus avancées à l'autopsie.

Dans la tuberculose pulmonaire chronique, le poumon contient ordinairement toutes les formes anatomiques du tubercule et tous les degrés d'évolution de celui-ci : on y trouve
le tubercule miliaire, *fibreux* ou *caséeux*, le tubercule pneu-

monique, et les vastes infiltrations tuberculeuses; enfin les ulcérations tuberculeuses ou cavernes.

Nous avons suffisamment indiqué ailleurs les caractères du tubercule miliaire, du tubercule pneumonique et de l'infiltration. Il nous reste à étudier les cavernes et quelques autres lésions accessoires de la tuberculose pulmonaire chronique.

Cavernes. — Le sommet du poumon est leur siège habituel, *leur volume* varie depuis celui d'une noix jusqu'à celui d'un gros œuf. Leur *cavité* renferme souvent du pus grisâtre; elle est fréquemment traversée par des brides formées par des vaisseaux oblitérés ou encore perméables, par des débris de tissu pulmonaire induré, infiltré de tubercules, très rarement par des bronches. Leurs *parois* sont irrégulières, anfractueuses, on y distingue la lumière des canaux bronchiques taillés à pic par le travail ulcératif : ces canaux font communiquer la caverne avec l'extérieur; ces parois sont formées par le tissu pulmonaire induré, atteint de pneumonie interstitielle, de pneumonie caséeuse, infiltré de granulations tuberculeuses et *souvent tapissé par une fausse membrane* qui sécrète du pus en quantité variable.

Les divisions de l'artère pulmonaire (sang noir destiné à l'hématose) sont oblitérées à une certaine distance de la zone indurée qui forme les parois de la caverne.

Les cavernes peuvent *s'agrandir* par le ramollissement et la fonte des tubercules et des dépôts caséeux qui criblent souvent leurs parois ; elles peuvent s'ouvrir dans la plèvre et déterminer un pneumothorax : mais il leur arrive assez souvent de rester longtemps stationnaires ; leur *cicatrisation* n'est même pas impossible, elle peut s'effectuer de quatre façons différentes : 1º les parois de la caverne atteintes de sclérose se rétractent, se plissent et forment une cicatrice épaisse, fibro-cartilagineuse, ou bien circonscrivent une cavité pleine d'air; 2º la cavité est remplie de matières crétacées ; 3º elle est comblée par la prolifération de la fausse membrane qui a subi la transformation fibro-cartilagineuse ; 4º les parois se sont rapprochées et il ne reste plus qu'une cicatrice linéaire.

Lésions concomitantes. — La *plèvre* est presque toujours malade, du moins dans la zone qui avoisine les tubercules ; ses feuillets épaissis, adhérents, forment autour du sommet du poumon une coque résistante dont il est malaisé de le séparer. En somme, elle présente les altérations de la pleurésie chronique ; elle est parfois perforée et contient des gaz et des liquides (hydro-pneumothorax).

Le poumon est très souvent *sclérosé*, parcouru par d'épaisses travées fibreuses qui le rendent dur et criant à la coupe et diminuent son volume.

Bronches. — La muqueuse des bronches est atteinte de catarrhe chronique ; elle est rouge, épaisse, ramollie, ulcérée. Il y a *dilatation bronchique* presque constante.

Le *larynx* présente fréquemment des lésions de la *laryngite tuberculeuse.* Les *ganglions bronchiques* sont hypertrophiés, leur coque est épaisse, leur centre ramolli, caséeux, purulent ; on les a vus se vider dans les organes du voisinage.

Système digestif. — La muqueuse digestive présente dans les divers points de son étendue des *granulations* et des *ulcérations* de nature tuberculeuse ou inflammatoire ; on les rencontre dans la bouche, sur la langue, dans le pharynx, l'œsophage, l'estomac, les intestins ; dans le rectum elles sont fréquemment le point de départ de *fistules à l'anus.* Le *foie* est volumineux, il a subi la dégénérescence graisseuse, plus rarement amyloïde. Le *péritoine* peut être envahi par les tubercules (voyez *Péritonite tuberculeuse*). Les *reins* sont fréquemment infiltrés de substance amyloïde. Enfin, les *ovaires* et les *testicules* sont souvent le siège de tubercules.

Les doigts présentent une déformation particulière : leur extrémité se gonfle, s'arrondit, l'ongle s'incurve : on les a nommés doigts *hippocratiques* ou en *massue.*

Il est très commun de rencontrer des *œdèmes* et des *coagulations veineuses* survenues dans les derniers temps de la vie.

Symptômes. — Laënnec divise le cours de la phthisie en

deux périodes, l'une antérieure, l'autre postérieure au ramollissement et à l'évacuation des tubercules.

Première période. — La maladie débute sans cause appréciable : les individus *maigrissent, pâlissent,* ils sont pris d'une petite *toux* sèche ou accompagnée de quelques crachats blancs, de *sueurs* nocturnes limitées au devant de la poitrine, à la tête, à la paume des mains ; ces sueurs disparaissent avec le réveil ; très souvent ils ont de la *dyspepsie* accompagnée de *diarrhée,* des *troubles de la menstruation,* des *névralgies intercostales ;* ils sont *essoufflés,* leur voix est faible ; enfin l'*hémoptysie* peut être le premier symptôme ; elle est plus commune chez la femme.

Examen du thorax. — La poitrine est allongée et étroite surtout dans sa circonférence supérieure ; elle présente souvent un *aplatissement* remarquable au niveau des creux sous-claviculaires ; à ce niveau peut exister une *exagération des vibrations vocales.*

Percussion. — Elle révèle souvent dans un point circonscrit (sous la clavicule ou dans la fosse sus-épineuse) une *diminution du son et de l'élasticité.*

Auscultation. — Le premier phénomène consiste dans un *affaiblissement* du murmure vésiculaire ou dans une *expiration prolongée, rude* et parfois inégale et *saccadée* comme si l'air triomphait d'obstacles disséminés sur son passage. L'expiration peut se prolonger au point de devenir plus longue que l'inspiration. A ce niveau la *voix* et la *toux* retentissent davantage. Ces premiers phénomènes indiquent le gonflement, le catarrhe du tissu broncho-pulmonaire ; ils sont circonscrits dans les régions sous-claviculaire et sus-épineuse.

Vers la fin de cette première période dont la *durée* est indéterminée (de quelques mois à plusieurs années) on entend souvent *quelques bulles assez grosses, sèches* (craquements secs) ou *humides* (craquements humides). Il peut se produire aussi un *léger mouvement fébrile,* et c'est alors surtout que l'on observe les sueurs dont nous avons parlé plus haut.

Deuxième période. — La *toux* est beaucoup plus fréquente, surtout pendant la nuit, elle détermine des vomissements par les secousses qu'elle imprime au diaphragme ; ceux-ci peuvent aussi être produits par les ulcérations stomacales. Les *crachats* deviennent verdâtres, opaques, *striés de lignes jaunes* ; on y trouve des *fibres élastiques* provenant de la destruction du tissu pulmonaire ; plus tard ils sont arrondis, nummulaires, déchiquetés à leur pourtour ; quelques jours avant la mort il deviennent diffluents, forment une sorte de purée d'aspect sale, grisâtre, entourée d'une auréole de sang.

Les crachats des tuberculeux contiennent en quantité variable et souvent considérable le bacille tuberculeux.

L'hémoptysie est moins fréquente que dans la première période.

Il existe une *fièvre* qui peut être continue (fièvre hectique) mais présente souvent le type quotidien, double quotidien ou double tierce ; souvent l'accès fébrile commence vers quatre heures et se termine pendant la nuit par des sueurs abondantes. On conçoit combien cette fièvre, jointe à l'expectoration et à la diarrhée, épuise le malade. L'*urine* reste habituellement normale ; cependant la quantité des phosphates terreux serait accrue en proportion de l'amaigrissement ; l'*albuminurie* est fréquente, elle est tantôt passagère, tantôt persistante, dans ce cas elle se rattache à la dégénérescence amyloïde des reins.

La *percussion* révèle sous l'une des clavicules ou sous toutes les deux une *matité* et un *défaut d'élasticité* plus complets que dans la première période, et très exceptionnellement une *exagération de la sonorité* dans les points où l'on avait préalablement constaté de la matité ; pour cela il faut non seulement que la *caverne* soit vide, mais encore que la paroi qui la sépare du thorax soit extrêmement mince : parfois, lorsqu'on fait ouvrir la bouche au malade, la percussion donne un bruit de *pot fêlé*, il résulte du passage rapide à travers l'orifice de la caverne de l'air chassé par la percussion.

L'auscultation fait entendre sous les clavicules des *craquements humides* qui deviennent de plus en plus gros et finissent par donner à l'oreille la sensation de l'agitation d'un liquide mélangé à de l'air (*râle caverneux ou gargouillement*); souvent il s'entend dans les deux temps; mais pour qu'il soit produit il faut que la caverne soit incomplètement remplie de liquides et qu'elle communique avec les bronches; le malade peut en avoir conscience. Le râle est circonscrit au sommet du poumon dans le point où existe la caverne.

La voix et la toux deviennent caverneuses; elles semblent sortir directement de la poitrine' et frappent violemment l'oreille : c'est la *pectoriloquie* dont la production nécessite également une caverne bien circonscrite, de grandeur moyenne, presque vide et communiquant largement avec les bronches. Dans les très vastes cavernes on peut entendre le souffle amphorique et le tintement métallique.

On voit que les phénomènes d'auscultation des cavernes nécessitent pour leur production un ensemble de conditions qui ne se trouvent pas toujours réunies ; l'excavation passerait alors inaperçue si on ne l'examinait à diverses reprises.

Les phthisiques présentent encore d'autres symptômes : *ongles en massue* ou hippocratiques, c'est-à-dire fortement relevés à leur base et très incurvés; la dernière phalange devient très grosse. Très souvent on observe des *diarrhées chroniques* liées à des ulcérations intestinales, parfois des fistules à l'anus. Le *foie* devient *volumineux* et sensible par le fait d'une *dégénérescence graisseuse*. La voix se casse, la toux prend le caractère d'un rot étouffé (toux éructante) lorsque, ce qui est fréquent, des ulcérations se développent dans le larynx (voyez *Phthisie laryngée*). La muqueuse buccale elle-même peut devenir le siège d'ulcérations semblables : on en rencontre également dans l'arrière-gorge, ce qui détermine une *dysphagie pénible*.

Marche. Terminaison. — La phthisie que nous étudions ici a une marche essentiellement chronique, sa durée dans la classe ouvrière est, en moyenne, d'une année, mais chez les gens aisés et soigneux de leur santé elle peut se prolonger bien davantage et durer dix, vingt ans ; c'est cependant bien exceptionnel. Ces individus sont toujours, il est vrai, chétifs, malingres, exposés à des exacerbations fréquentes, mais ils vivent.

La grossesse, les maladies intercurrentes, en un mot toutes les causes capables de diminuer les forces accélèrent la marche de la maladie.

La terminaison est habituellement fatale (1). Épuisés par la fièvre, les sueurs profuses, l'expectoration, la diarrhée, les vomissements, les malades succombent dans le marasme. Souvent dans les derniers jours, surviennent des *coagulations veineuses* surtout dans la fémorale du côté gauche, un *œdème cachectique, du muguet ;* la mort peut être hâtée par l'*intervention de pleurésies*, de *pneumonies* fréquentes autour des productions tuberculeuses, par une *méningite,* une *hémoptysie foudroyante,* une *perforation pulmonaire ou intestinale,* l'*ouverture de la plèvre* et la *production d'un pneumothorax.* Cependant il ne faudrait pas désespérer absolument d'une tuberculose même avancée, il n'est pas très rare de rencontrer des gens bien portants qui, dans leur jeunesse, ont eu des hémoptysies et des signes positifs de tubercules ; on voit même, quoique plus rarement, des cavernes se cicatriser. Il n'est pas rare de rencontrer dans les autopsies de vieillards des traces de tubercules cicatrisés.

Diagnostic. — Le diagnostic de la tuberculose pulmonaire chronique est souvent difficile surtout aux premières périodes quand les signes sont peu avancés. Plus tard certaines formes peuvent être confondues avec la dilatation des bronches, la bronchite chronique. L'élément majeur du diagnostic est la recherche du bacille tuberculeux dans les crachats. Cette

---

(1) Consultez A. Moussous. *De la mort chez les phthisiques.* G. Steinheil, éditeur.

recherche très simple est aujourd'hui entrée dans les procédés usuels de la clinique.

Traitement. — Il n'existe aucun spécifique de la tuberculose. Le traitement de la tuberculose comporte cependant un certain nombre d'agents dont l'efficacité est assez grande.

Il faut d'abord veiller à la prophylaxie, et empêcher que le tuberculeux ne sème son affection autour de lui. Ainsi on empêchera les époux d'avoir un lit commun, une chambre commune lorsque l'un d'eux est atteint de tuberculose. On devra désinfecter soigneusement les crachats, recueillis autant que possible dans un crachoir, et les linges souillés, etc.

Parmi les agents thérapeutiques employés contre la phthisie pulmonaire nous citerons comme les plus efficaces :

L'huile de foie de morue, donnée à la dose de trois à six cuillerées par jour : l'usage de l'huile de foie de morue doit être cessé lorsqu'apparaît la diarrhée.

La *glycérine*, excellent médicament à la dose de 30 à 40 grammes, associé à l'eau-de-vie.

L'arséniate de soude (granules de Dioscoride ou liqueur de Fowler).

La *créosote* (Bouchard et Gimbert), dont une bonne préparation est le glycérolé de créosote (2 grammes de créosote pour 200 grammes de glycérine : deux ou trois cuillerées par jour).

L'acide salicylique ou mieux *le salicylate de soude*, et *l'antipyrine* combattent bien la fièvre.

Le *sulfate d'atropine* en granules de demi-milligramme à la dose d'un ou deux granules sera employé contre les sueurs.

Les *hémoptysies* seront combattues par un *vomitif* ou *l'ipéca* à doses nauséeuses, le repos absolu ;

L'alimentation doit être le sujet d'une sollicitude constante ; une pratique qui rend de grands services est *le gavage*, l'alimentation artificielle par la sonde préconisée par Debove.

Le traitement local comprendra les révulsifs sur la poitrine (vésicatoires, pointes de feu).

Les cures *thermales* doivent être proscrites quand le malade est sous le coup d'hémoptysies ou qu'il est en proie aux accidents fébriles. Dans la tuberculose à forme torpide on conseillera Cauterets, les Eaux-Bonnes, dans les tuberculoses éréthiques, Royat, Allevard.

C'est encore dans les formes torpides qu'il faut conseiller les stations des Alpes (Davos et St-Moritz) ; ou bien encore le littoral méditerranéen, Cannes, Menton, Ajaccio, Alger.

TUBERCULOSE DU LARYNX. — PHTHISIE LARYNGÉE

Les lésions laryngées de cette tuberculose, et les symptômes ont été déjà décrits dans l'article laryngite chronique.

TUBERCULOSE DES GANGLIONS BRONCHIQUES
ADÉNOPATHIE TRACHÉO-BRONCHIQUE (1)

Les ganglions trachéo-bronchiques sont pris constamment dans la tuberculose pulmonaire ; mais la localisation sur les ganglions peut être primitive ou prédominante et en ce cas donner lieu à un ensemble de symptômes assez spécial que nous étudierons ici.

Anatomie pathologique. — La *tuberculose* produit dans les ganglions les altérations suivantes : à un premier degré la matière tuberculeuse est *infiltrée* dans tout le ganglion ou bien se montre sous forme *de granulations grises*

____

(1) L'adénopathie trachéo-bronchique n'est pas le fait de la seule tuberculose. Les ganglions trachéo-bronchiques peuvent encore être altérés par la congestion simple (?), la dégénérescence cancéreuse, l'adénie, la dégénérescence mélanique chez l'enfant la broncho-pneumonie, la coqueluche, la rougeole retentissent sur les ganglions bronchiques, mais de tous ces processus c'est la tuberculose qui est à la fois le plus fréquent et le plus intéressant. Consultez GRANCHER. *Les adénopathies trachéo-bronchiques*. G. Steinheil, éditeur.

ou miliaires. Plus tard le ganglion se caséifie en masse, ou par places. A la période terminale le ganglion tuberculeux *se ramollit, se fond et s'ouvre dans une cavité voisine*, ou bien il guérit subissant la *transformation crétacée*.

Le point le plus intéressant de l'adénopathie bronchique est l'action exercée par les ganglions altérés, augmentés de volume, ou formant des kystes purulents (ramollissement tuberculeux), sur les organes voisins.

Les ganglions bronchiques malades 1° *compriment ;* 2° *adhèrent* et parfois *perforent* les organes voisins.

1° La *trachée*, les *bronches* sont déprimées et partiellement aplaties; la *paroi thoracique antérieure et supérieure* est soulevée et forme voussure; la veine cave supérieure, la veine azygos, les branches de bifurcation de l'artère pulmonaire, les veines pulmonaires, l'aorte, l'œsophage et les nerfs du médiastin sont comprimés.

2° *Les ganglions bronchiques adhèrent* à la trachée, à la plèvre, à la veine cave supérieure, à l'œsophage, aux nerfs pneumogastriques et récurrents qu'ils irritent et qu'ils enflamment. Les ganglions ramollis *ulcérant peu à peu* les parois des organes avec lesquelles ils se sont unis *peuvent se vider* dans la trachée, les bronches, la plèvre, plus rarement dans les vaisseaux (artère pulmonaire) et l'œsophage. Enfin le contenu des ganglions peut s'épancher dans le tissu cellulaire du médiastin.

Symptômes. — C'est surtout chez l'enfant que se montre l'adénopathie bronchique tuberculeuse.

Examen de la poitrine. — L'examen (vue, palpation, percussion, auscultation), doit porter sur deux régions spéciales : *en arrière : la région interscapulaire ; en avant : la région sternale supérieure.*

Vue. — Lorsque les ganglions forment une masse volumineuse ils soulèvent la paroi antérieure thoracique dans la région sternale, ou sterno-claviculaire.

Palpation. — Les vibrations thoraciques sont exagérées.

Percussion. — Élévation de la tonalité, matité variable, résistant au doigt.

Auscultation. — Souffle bronchique expiratoire à timbre variable (suivant le plus ou moins de volume du paquet ganglionnaire bronchique). C'est tantôt un souffle tubo-caverneux, tantôt un souffle amphorique. Il y a retentissement exagéré de la voix et de la toux. De plus il y a dans le reste du poumon en dehors de ces sièges d'élection diminution du murmure vésiculaire et apparition de gros rhonchus bruyants.

Respiration. — La respiration est gênée, d'abord d'une façon légère et passagère, puis plus tard d'une façon continue et *paroxystique* qui peut aller jusqu'à l'*orthopnée*.

Dans les grandes inspirations ou après les quintes de toux et les crises dyspnéiques la respiration devient sifflante (cornage broncho-trachéal) et s'entend à distance.

On constate également du tirage sus-sternal et épigastrique.

Voix. — La voix devient rauque, aphone.

Toux. — La toux est rauque, quinteuse et *coqueluchoïde*.

Compression de la veine cave supérieure. — Elle donne lieu à l'œdème de la face, du cou, des membres thoraciques. Les veines du cou et du thorax sont dilatées ; la face turgescente et violacée.

La *compression des veines pulmonaires* produit l'œdème du poumon, celle de l'œsophage, la dysphagie.

On observe encore la petitesse et la lenteur du pouls, des modifications pupillaires (myosis ou mydriase), des épistaxis, des hémoptysies.

Diagnostic. — 1° *L'adénopathie trachéo-bronchique évolue isolément :* tuberculose ganglionnaire primitive, etc.

Les symptômes de l'adénopathie trachéo-bronchique lui sont communs avec toute tumeur du médiastin qui par son développement progressif et suivant son siège peut comprimer les mêmes organes : tel est *surtout l'anévrysme de l'aorte thoracique.* Mais celui-ci, outre ses symptômes extrinsèques ou de compression, présente des manifestations spéciales (souffles, etc.) qui lui sont propres. L'erreur n'a d'ailleurs chance d'être commise qu'au début de l'affection quand l'anévrysme ne vient pas faire expansion au dehors et reste caché profondément. L'adénopathie trachéo-bronchique se distinguera de l'anévrysme aortique à cette période et de toute autre tumeur du médiastin par le siège assez spécial de ses manifestations signalé ci-dessus.

2º *Elle fait partie d'une tuberculose en évolution.* — Ici le diagnostic outre qu'il est difficile ne présente pas grand intérêt.

Traitement. — A peu près nul.

TUBERCULOSE MÉNINGÉE

On rencontre quelquefois dans les méninges des gros tubercules parfois ayant le volume d'une noix ou d'une noisette. Ces tubercules se traduisent par les symptômes des tumeurs cérébrales que nous avons déjà décrits.

Ce que nous étudierons ici c'est la méningite tuberculeuse, dont la lésion est la granulation, le tubercule miliaire; et nous nous occuperons seulement de la forme clinique bien connue où la tuberculose méningée (primitive ou secondaire d'ailleurs) constitue une manifestation bien caractérisée, et de haute importance.

La méningite tuberculeuse ainsi comprise se rencontre presque exclusivement chez l'enfant de deux à sept ans.

Anatomie pathologique. — Les altérations consistent en *granulations tuberculeuses plongées au milieu de produits inflammatoires.*

Ces *granulations* occupent surtout la pie-mère qui tapisse la base du cerveau, la scissure de Sylvius, formant un chapelet autour de l'artère sylvienne ; elles ont le volume d'un grain de sable ou de mil, elles sont grises, demi-transparentes ou jaunâtres, opaques, pleines de pus concret. Elles se développent dans la gaine lymphatique du vaisseau, et résultent de la prolifération des noyaux de cette gaine ; sous l'influence de ce travail phlegmasique le sang se coagule dans le vaisseau, d'où œdème des parties correspondantes du cerveau (Jaccoud).

La *pie-mère* qui renferme ces granulations s'enflamme, s'épaissit, et au-dessous d'elle, dans l'espace sous-arachnoïdien, se trouve un exsudat fibrineux et purulent, concret, dense, verdâtre. La portion de l'encéphale contiguë à la pie-mère malade est ramollie, enflammée. Les ventricules sont distendus par de la sérosité, d'où le nom d'hydrocéphalie aiguë que l'on avait donné à la maladie.

Symptômes. — La méningite tuberculeuse n'éclate pas brusquement ; elle est le plus souvent précédée de prodromes. La maladie confirmée peut être divisée en trois périodes.

Prodromes. — Les plus importants consistent en *changements dans le caractère de l'enfant* : il est triste, pleure sans motifs, maigrit, perd ses couleurs et son entrain. Les prodromes peuvent durer plusieurs semaines.

1re *période.* — Elle est marquée par trois symptômes : la céphalalgie, les vomissements, la constipation.

Céphalalgie. — Elle est vive, frontale, continue avec redoublement ; l'enfant pousse des cris aigus, il redoute la lumière, repousse les caresses, souvent il grince des dents, renverse la tête en arrière, est agité de mouvements convulsifs, de contractures, parmi lesquelles le strabisme est surtout fréquent.

Vomissements et constipation. — Les vomissements ont lieu sans nausées, à jeun, ils se reproduisent plusieurs fois par jour. La constipation est opiniâtre.

La *fièvre* est constante, elle offre le soir une exacerbation très marquée qui lui donne un type légèrement rémittent, la température ne dépasse guère 39°. Le pouls est irrégulier, un peu fréquent, il ne présente pas encore la lenteur si remarquable de la deuxième période. Cette période d'excitation, dont la durée varie de quelques heures à une ou deux semaines, est souvent suivie d'une rémission passagère qui donne aux parents un moment d'espoir constamment déçu.

2ᵉ période. — Ce qui la caractérise c'est l'*apyrexie*.

Le pouls est *inégal, lent* et *irrégulier*, il peut tomber à 60, 55, 50 et au-dessous. Le malade tombe dans la *somnolence* dont on le tire avec peine, et dans une indifférence absolue.

En même temps apparaissent trois symptômes importants :

a. — Le cri hydrencéphalique, cri unique, violent, ressemblant, dit Trousseau, à la clameur d'un individu surpris par le danger.

b. — La rétraction des parois abdominales, le ventre est *en bateau*.

c. — L'irrégularité de la respiration avec pauses.

3ᵉ période. — *Le mouvement fébrile reparaît :* le pouls reprend une extrême fréquence et augmente jusqu'à la mort.

La *stupeur* est absolue. Il y a des *convulsions* partielles ou généralisées.

Les paralysies apparaissent, essentiellement mobiles : strabisme paralytique, dilatation de la pupille, membres.

Les *convulsions* jouent un rôle considérable dans la 3ᵉ période : ce sont tantôt des *convulsions internes, tantôt des convulsions éclamptiques :* d'abord le *visage grimace*, les yeux se renversent en haut, *la bouche mâchonne, le pouce se plie* dans la paume des mains.

Puis les accidents se généralisent et revêtent la forme de graves attaques d'éclampsie.

Un phénomène important à cette période, ce sont les *rémissions* presque complètes auxquelles il ne faut pas se laisser tromper.

La durée de l'affection est variable, mais ne dépasse guère vingt et un jours. La terminaison est constamment fatale.

Pronostic. — Il est absolument fatal.

Diagnostic. — 1° *Avec la méningite simple* : celle-ci survient d'ordinaire chez les gens vigoureux ; la méningite tuberculeuse frappe plus communément des personnes déjà tuberculeuses ou ayant une tendance héréditaire à la genèse des tubercules.

La méningite simple débute avec éclat ; au contraire les prodromes sont plus habituels et plus marqués dans la méningite tuberculeuse.

Les convulsions, le délire et les contractures sont plus accentués dans la méningite simple. Enfin, dans la méningite simple, la succession des deux périodes d'excitation et de dépression est plus franche et la marche plus rapide.

2° *Avec l'hydrocéphalie* (voyez cette maladie).

3° *Avec la fièvre typhoïde*. Les prodromes de la fièvre typhoïde sont plus longs, il y a des épistaxis, beaucoup plus rares dans la méningite, des râles sibilants, le gonflement de la rate, la sensibilité dans la fosse iliaque droite, une élévation régulière de la température, des taches rosées, tous phénomènes étrangers à la méningite qui présente, en outre du strabisme, des convulsions et survient souvent chez les phthisiques.

Traitement. — A peu près impuissant ; on a conseillé l'iodure de potassium à la dose de 1 à 2 grammes par jour : Les révulsifs sur la tête (larges vésicatoires volants après avoir rasé préalablement le cuir chevelu), la glace appliquée d'une façon continue sur la tête.

Lorsqu'on redoutera l'invasion d'une méningite tuberculeuse, il faudra insister sur les principes d'hygiène.

TUBERCULOSE ABDOMINALE

I. — **Tuberculose intestinale.**

Anatomie pathologique. — Le siège de prédilection de la tuberculose intestinale est dans la dernière portion de l'intestin grêle où elle envahit les organes lymphoïdes (follicules clos isolés et plaques de Peyer). Cependant elle peut siéger et assez fréquemment dans le cæcum (typhlite et pérityphlite tuberculeuse) et dans le gros intestin (colite tuberculeuse) jusqu'au rectum inclusivement.

« Ces lésions sont caractérisées par des granulations tuber-
« culeuses, par des inflammations caséeuses et ulcératives des
« follicules lymphatiques isolés ou agminés » (Cornil et Ran-
« vier).

« Les granulations tuberculeuses de la muqueuse intestinale
« débutent par de petits grains arrondis, semi-transparents,
« saillants à la surface. » Ces granulations finissent par l'ulcération.

« Les inflammations spéciales des follicules clos ne diffèrent
« pas au début de la psorentérie simple : mais bientôt ils ac-
« quièrent un volume plus considérable, et deviennent opaques,
« blanchâtres ou jaunâtres à leur centre » (Cornil et Ranvier).

Les follicules clos isolés ou les plaques de Peyer ainsi altérés finissent par s'ulcérer aussi.

L'ulcère tuberculeux est donc l'aboutissant de toutes les lésions tuberculeuses de l'intestin. Ces ulcères « siègent le
« plus ordinairement à la partie inférieure de l'iléon sur les
« plaques de Peyer ; ils affectent une forme circulaire ou
« elliptique ; leur grand axe est longitudinal lorsqu'ils siègent
« sur les plaques de Peyer. Ceux qui se produisent en dehors
« des plaques de Peyer, dans le jéjunum, dans le gros intes-
« tin ou même l'iléon ont le plus ordinairement leur axe
« dirigé transversalement à la direction de l'intestin. Les bords
« de ces ulcères sont sinueux, serpigineux, saillants et con-
« tiennent soit des granulations tuberculeuses, soit des folli-
« cules altérés, caséeux à leur centre. Leur fond est également
« parsemé de nodules gris ou blanchâtres, qui pour la plu-
« part correspondent à des granulations tuberculeuses en voie
« d'élimination ».

Les lymphatiques qui émergent des points malades et se rendent aux ganglions mésentériques sont noueux, de couleur blanc, ou blanc jaunâtre.

L'ulcère gagnant toujours en profondeur peut aboutir à la perforation intestinale, ce qui est rare ; il peut déterminer des hémorrhagies ; ou bien encore des rétrécissements par tuméfaction de la muqueuse.

Au niveau de l'ulcération sur la surface péritonéale on voit une éruption de granulations miliaires.

Symptômes. — L'entérite tuberculeuse est assez rarement isolée pour que son histoire clinique offre l'intérêt de son histoire anatomique. On peut lui attribuer la diarrhée si fréquente chez les phthisiques. Parfois, très rarement d'ailleurs, elle amène une hémorrhagie ou une perforation intestinale, suivie de péritonite.

II. — **Tuberculose péritonéale. — Péritonite tuberculeuse.**

Nous avons vu dans l'article précédent des manifestations tuberculeuses du péritoine se montrer au niveau des ulcérations intestinales. Dans une autre catégorie de faits le péritoine est parsemé de granulations tuberculeuses miliaires et il s'ensuit une ascite considérable.

Mais la forme la plus commune est une forme essentiellement chronique depuis longtemps connue sous le nom de *péritonite tuberculeuse* que nous allons décrire.

Anatomie pathologique. — Le péritoine contient un peu de liquide trouble, purulent, mais l'ascite peut complètement manquer ; l'altération principale consiste dans la présence de *fausses membranes très épaisses*, blanchâtres ou noirâtres, au milieu desquelles sont enfouies les anses intestinales ; l'intestin est épaissi, ratatiné ; dans la grande majorité des cas, on trouve des *granulations tuberculeuses* au milieu des fausses membranes et dans l'intestin et les poumons.

Symptômes. — *Début.* — Il est souvent difficile à préciser ; les malades maigrissent, ils présentent des alternatives de diarrhée et de constipation, quelques-uns vomissent et se plaignent de coliques sourdes. Après un certain temps, étonnés de la persistance d'un état qu'ils jugeaient sans danger, ils viennent réclamer des soins et l'on constate chez eux deux ordres de symptômes, les uns locaux, les autres généraux.

1° *État local.* — Presque toujours dans les premiers temps de la maladie le ventre est un peu gros, car les intestins fonctionnent mal, il se produit une certaine quantité de gaz ; mais le volume de l'abdomen tient surtout à l'*ascite*, c'est-à-dire à la présence dans la cavité péritonéale d'un liquide très souvent purulent ; ce liquide traduit sa présence par la matité dans les points déclives et par de la fluctuation ; mais il est souvent, surtout vers la fin de la maladie, trop peu abondant pour être constaté. Si l'on explore le ventre avec la main étendue à plat, on distingue le relief formé par les intestins englobés, et durcis par les fausses membranes ; *le ventre présente une dureté, une tension et une rénitence tout à fait caractéristiques,* car on ne les rencontre dans aucune autre maladie (Grisolle). Cette exploration est généralement peu douloureuse. Même en dehors des points occupés par l'ascite, la *sonorité est affaiblie* par les fausses membranes. L'*auscultation* peut révéler des *bruits de frottement* plus ou moins rares, déterminés par le froissement des fausses membranes (1).

2° *État général.* — Le malade est pâle, faible, il présente des alternatives de diarrhée et de constipation, il vomit quelquefois des matières verdâtres ; ces vomissements coïncident avec un léger mouvement fébrile et quelques douleurs abdominales, ils révèlent une poussée de péritonite aiguë.

Très fréquemment le malade présente en même temps les signes de la tuberculisation pulmonaire.

(1) On a vu ces fausses membranes comprimer les veines de l'abdomen au point de déterminer un œdème considérable.

Marche et terminaison. — Après un laps de temps plus ou moins long (en moyenne sept mois), les malades sont pris de fièvre hectique, de diarrhée colliquative et ils succombent dans le marasme.

Diagnostic. — La péritonite tuberculeuse se reconnaît à la rénitence spéciale de l'abdomen, à l'ascite, aux troubles digestifs (vomissements, diarrhée). Nous avons exposé ailleurs les termes du diagnostic avec la seule affection qui simule la péritonite tuberculeuse, c'est-à-dire la cirrhose atrophique du foie.

III. — **Tuberculose des ganglions mésentériques. Carreau**.

Cette maladie spéciale à l'enfant s'observe surtout de trois à dix ans.

Anatomie pathologique. — Les *ganglions mésentériques sont tuméfiés* au point d'acquérir les dimensions d'un œuf de poule, ils sont isolés ou réunis de façon à former une *masse dure et bosselée*, leur coque est épaissie ; si on les incise, on les trouve criblés de petits foyers jaunes ou grisâtres de dimensions variables, de dépôts caséeux comparables à du fromage ou même, si la lésion est plus avancée, à un liquide puriforme.

Chez la moitié environ des enfants emportés par le carreau *on rencontre des ulcérations tuberculeuses dans l'intestin*, les ganglions bronchiques, le péritoine, etc.

Symptômes. — Le *début* est des plus obscurs et le carreau n'est reconnu que lorsque les lésions sont déjà avancées. On apprend alors que depuis un certain temps l'enfant s'affaiblit, il pâlit, maigrit, il a fréquemment de la diarrhée, mais il ne vomit pas, son ventre est gros. En somme, les symptômes sont fournis : 1º *par l'aspect du ventre* ; 2º *par les troubles digestifs* ; 3º *par l'état général*.

1º *Aspect du ventre*. — Le volume du ventre n'a pas chez les enfants atteints de carreau toute la valeur qu'on lui attribuait jadis, car le ventre peut grossir sous l'influence de causes multiples, telles que nourriture grossière, digestions pénibles, dégagement anormal de gaz. Mais lorsque les parois peuvent être déprimées, on constate la présence de *tumeurs bosselées et irrégulières*, ce signe est caractéristique ; la pression est rarement douloureuse.

2º Les *troubles digestifs* consistent en diarrhée, mais l'appétit est conservé ; cette diarrhée se rattache moins à la maladie ganglionnaire qu'aux ulcérations intestinales qui la compliquent.

3º Le *mauvais état* de l'enfant, sa faiblesse, son dépérissement tiennent à la fois à la tuberculose intestinale et à ce que les ganglions moins perméables arrêtent jusqu'à un certain point le cours du chyle. Ajoutons qu'une santé parfaite est compatible avec des ganglions mésentériques très développés.

Marche et terminaisons. — Le carreau a une marche fort lente, et sa durée est impossible à préciser ; il peut guérir, comme guérissent les adénites cervicales si fréquentes dans les mêmes conditions. Ce sont surtout les ulcérations intestinales qui aggravent le *pronostic*.

Diagnostic. — *La constatation directe des tumeurs abdominales est le signe caractéristique du carreau.* La *péritonite chronique* est la seule maladie qui puisse exposer à une erreur, mais les vomissements verdâtres, les douleurs abdominales, le gonflement uniforme du ventre caractérisent la péritonite.

Traitement. — Alimentation substantielle et de facile digestion, bonne hygiène, séjour à la campagne, hydrothérapie, bains salés , iodés ou sulfureux ; la diarrhée sera combattue par les moyens ordinaires.

TUBERCULOSES LOCALES. — SCROFULE

Il est extrèmement difficile en l'état actuel de la science de tracer une description de la scrofule : la plupart des manifestations qu'on y rattachait autrefois sont des *manifestations tuberculeuses locales*, c'est-à-dire évoluant sur place, isolément, sans présenter le plus souvent de retentissement général : telles sont les adénites, les scrofulides cutanées (lupus), les caries, nécroses et tumeurs blanches (coxalgie ou mieux coxotuberculose de Lannelongue), etc. L'histoire de la scrofule est entièrement à revoir, et l'étudiant ne tirerait aucun profit d'un exposé confus où les doctrines anciennes et nouvelles se mèleraient au hasard.

MALADIES BACTÉRIENNES SPÉCIALES A L'HOMME

CHOLÉRA ASIATIQUE

Historique. — Originaire des bords du Gange, le choléra a pour la première fois, en 1818, quitté l'Hindoustan pour se répandre dans l'univers entier. Partie de Jessore, l'épidémie, après avoir ravagé l'Inde, s'étendit d'un côté sur tout l'extrême Orient et de l'autre côté vers l'Occident, à la Perse, aux bords de la Caspienne et jusqu'à la ville d'Astrakan où elle vint s'éteindre en 1823.

En 1826, le choléra éclate de nouveau dans l'Inde, gagne la Perse, la rive occidentale de la Caspienne, atteint Astrakan (1829) et ravage l'Europe. Le 15 mars 1832, il pénètre à Calais venant d'Angleterre, et le 26 mars il fait explosion à Paris.

En 1846, le fléau reparaît sur les bords de la mer Caspienne, s'étend à l'Europe et se montre à Dunkerque, Calais, Saint-Omer, venant cette fois encore d'Angleterre (octobre 1848).

En mars 1849 il frappe Paris ; en même temps un foyer se formait à Marseille (août 1849) qui irradia sur l'Algérie et le midi de la France.

En 1851, un foyer se réveillait en Silésie ; en 1853, la France était envahie par le Nord et l'épidémie se prolongeait jusqu'en octobre 1854.

En 1865, des pèlerins de l'Inde importent le choléra à la Mecque ; l'Egypte est envahie par Suez. Alexandrie est atteinte et de là le choléra rayonne transporté par les paquebots sur tous les ports de la Méditerranée : le 23 juillet, Marseille était frappée.

En 1883, le choléra éclate en Égypte (Damiette), gagne Alexandrie et menace les pays Méditerranéens.

Le 13 juin 1884 éclatait à Toulon le premier cas d'une épidémie qui depuis lors dans les années 1884-1885-1886 s'est étendue sur la France, l'Espagne, l'Italie et l'Autriche-Hongrie (1).

Ainsi donc cinq épidémies de choléra ont, de 1829 à 1886, frappé l'Europe : deux lui sont venues de l'Inde par la voie de terre, Perse et bords de la Caspienne : 1830 et 1846.

Deux ont pénétré par le canal de Suez et l'Egypte ; 1865-1884.

Une enfin n'a été qu'un réveil d'une épidémie précédente : 1851.

Étiologie. — L'agent pathogène du choléra asiatique est suivant toutes probabilités (2) le micro-organisme découvert par R. Koch et auquel ce savant a donné le nom de komma bacillus. En France ce bacille est connu sous le nom de bacille virgule.

Très mobile, se présentant sous la forme, non d'une virgule, mais d'une parenthèse, ce bacille habite l'intestin des choléri-

(1) L'origine de l'épidémie à Toulon est restée obscure. On a attribué l'importation à des transports arrivant de l'extrême Orient. Il est beaucoup plus probable que le choléra de Toulon se rattachait à l'épidémie d'Egypte de 1883. On pourra consulter pour le choléra de 1884 l'important mémoire de THOINOT où les données étiologiques modernes du choléra sont très complètement exposées.

(2) Le choléra n'étant pas inoculable aux animaux la preuve expérimentale complète manque.

ques et est évacué avec les selles. Dans quelques cas types (1) les selles cholériques sont une véritable culture du bacille virgule.

Le bacille virgule n'existe pas dans le sang ni dans les organes autres que l'intestin. R. Koch admet qu'il sécrète un poison chimique (ptomaïne) dont l'absorption intoxique le sujet et donne lieu aux symptômes cholériques (2). M. G. Pouchet a étudié cette ptomaïne.

Transmissibilité du choléra asiatique. — Voies de transmission. — Le choléra asiatique est transmissible du sujet malade à l'homme sain.

Cette transmission s'opère de la façon suivante :

Le bacille pathogène est contenu dans les selles évacuées par les cholériques, les selles sont donc le véhicule du choléra, et tout milieu souillé par elles deviendra un agent de contagion.

Ainsi les linges, les vêtements souillés par les déjections cholériques sont des facteurs reconnus de la contagion.

L'eau contaminée par le jetage de matières cholériques ou par le lavage d'objets souillés est un des agents de propagation les plus efficaces du choléra. Son rôle, démontré d'abord par Snow en Angleterre, mis en lumière en France surtout par Marey, a été mis hors de toute contestation par les faits observés dans la récente épidémie.

Il n'est pas prouvé que l'air soit un véhicule du germe cholérique : si dans un rayon très restreint autour du malade l'air peut être nocif, il est bien certain que son action à distance est tout à fait nulle.

L'introduction du germe cholérique dans l'économie a donc lieu surtout et peut-être *seulement* par les voies digestives :

----

(1) C'est surtout dans les selles typiques qui seront décrites ci-après et tout à fait au début de l'attaque qu'on trouve le bacille virgule. Il ne faudrait pas le chercher au delà du 3e ou 4e jour, et moins encore dans la période de réaction.

(2) Le professeur Bouchard, qui partage cette opinion, la base sur ce fait que l'urine des cholériques, ne contenant pas de bacilles virgules, intoxique les lapins, en leur communiquant une maladie dont les symptômes sont presque identiques à ceux du choléra chez l'homme.

c'est par la bouche que le bacille pathogène pénètre dans l'organisme.

Il y pénètre avec l'eau potable, avec les aliments souillés à leur surface, tels que légumes, fruits crus, etc.; avec les doigts portés à la bouche quand on vient de manier des linges, des vêtements souillés par les matières cholériques.

Peut-être aussi le bacille pénètre-t-il par les voies respiratoires quand on séjourne dans la chambre d'un cholérique, mais ce mode de contagion est moins certain que la contagion par les voies digestives.

Comme corollaire de ces conditions pathogéniques on peut poser l'*axiome* suivant : tout cas de choléra asiatique provient d'un cas antérieur; lorsque le choléra se déclare dans une localité, son origine ne peut y être spontanée, mais doit être rapportée à une importation par l'homme malade, l'eau contaminée, les objets souillés.

Incubation. — L'incubation du choléra ne dépasse pas six à sept jours et est probablement beaucoup plus courte (de 12 à 48 heures).

Symptômes. — Nous décrirons d'abord une forme régulière; puis nous dirons un mot des formes irrégulières.

Forme régulière : elle comprend plusieurs périodes :

1º La période prémonitoire.

2º La période algide souvent terminée par la mort.

3º La période de réaction.

Période prémonitoire. — Elle est marquée par une diarrhée à caractère d'abord fécaloïde, puis séreuse et bilieuse. Elle peut durer de trois à sept jours. Cette diarrhée qui a reçu le nom de diarrhée prémonitoire est inconstante et le choléra, dans les cas où elle manque, débute d'emblée par les phénomènes de la période algide :

Période algide. — Les phénomènes capitaux de cette période sont :

Un flux intestinal tout à fait caractéristique : le malade

rend presque constamment un liquide aqueux presque sans couleur ni odeur, au milieu duquel nagent des flocons blanchâtres comparables à du riz. Ces flocons qui ont valu aux selles cholériques le nom de *selles riziformes* sont constitués par les débris épithéliaux.

Des vomissements de matière aqueuse fréquemment répétés.

Une soif ardente, des crampes extrêmement douloureuses des membres inférieurs surtout.

L'extinction de la voix.

Un affaiblissement graduel du pouls qui peut finir par disparaître entièrement à la radiale.

La suppression des urines.

Le refroidissement des extrémités qui se cyanosent : les ongles bleuissent ; les pieds et les mains se couvrent de marbrures violacées ; pendant que la température extérieure peut ainsi tomber de 10 à 12 degrés au-dessous de la normale, le malade accuse une vive sensation de brûlure intérieure que justifie l'élévation de la température centrale.

L'aspect tout particulier de la face : celle-ci est profondément amaigrie, cyanosée, et les yeux caves, bordés de noir, enfoncés dans l'orbite, expriment le plus profond abattement.

Le collapsus et la mort terminent fréquemment la période algide.

Période de réaction. — Si le malade n'a pas succombé dans la période précédente on voit survenir le réchauffement de la peau aux extrémités ; le pouls se relève, la cyanose disparaît, et une diurèse abondante se produit ; les premières urines rendues sont albumineuses.

Parfois la réaction est incomplète et le malade retombe dans l'algidité, ou bien, la réaction dépassant le but, la fièvre s'allume, diverses congestions viscérales apparaissent, avec des symptômes typhoïdes ou ataxo-adynamiques : la période de réaction n'est pas, tant s'en faut, exempte de dangers.

Formes irrégulières. — A. *Forme légère. Cholérine.* — Elle consiste en une simple diarrhée accompagnée parfois de quelques crampes et vomissements. Au point de vue de la contagion il ne faut pas oublier que la simple diarrhée cholérique, la cholérine est tout aussi dangereuse que le choléra confirmé.

B. *Choléra foudroyant.* — Caractérisé par sa durée extrêmement brève. Le malade peut être terrassé en quelques minutes passant pour ainsi dire de la santé parfaite à la mort ; mais dans nos contrées on désigne sous le nom de choléra foudroyant une attaque cholérique rapidement mortelle (quelques heures de durée).

C. *Choléra sec.* — Cette forme ne s'accompagne pas d'évacuations alvines : l'exsudat intestinal ne fait pas défaut, mais probablement à cause d'une paralysie intestinale il n'est pas évacué.

Pronostic. — Le choléra asiatique est une maladie grave, à terminaison fréquemment mortelle. Dans les épidémies le début est communément plus meurtrier que la fin.

Diagnostic. — On peut confondre le choléra asiatique :

a. — Avec la diarrhée cholériforme de nos pays, le *choléra nostras.* Mais dans cette affection la diarrhée est séreuse, bilieuse. Il n'y a ordinairement ni vomissements ni refroidissement notable, et la maladie est le plus souvent sans gravité.

b. — Avec le choléra infantile : celui-ci est une variété grave de la diarrhée cholériforme ; il est souvent fatal : on se basera sur le caractère des selles.

c. — Avec l'empoisonnement par le tartre stibié qui a reçu quelquefois le nom de choléra stibié. L'analogie est grande avec le choléra asiatique. Toutefois il existe dans l'intoxication stibiée des lésions de la bouche et des lèvres qui manquent dans le choléra ; les vomissements sont douloureux et les selles n'ont pas le caractère riziforme.

d. — Avec la fièvre paludéenne pernicieuse à forme algide. Celle-ci ne se rencontre guère dans nos pays. Là où elle coexiste avec le choléra vrai (Cochinchine) la distinction n'est pas aisée et ne peut guère être faite que par la médication quinique.

Anatomic pathologique. — Lorsque le sujet succombe dans la période algide on trouve les lésions suivantes :

Intestin. — La muqueuse de l'intestin grêle est congestionnée dans toute son étendue, surtout au niveau de l'iléon ; elle prend en ce point une coloration hortensia tout à fait spéciale.

L'intestin renferme un liquide blanchâtre, louche, inodore, tenant en suspension de petits flocons muqueux, en un mot un liquide entièrement semblable à celui qui est évacué à la période algide pendant la maladie.

Les follicules clos de la muqueuse de l'intestin grêle surtout ceux de la dernière portion sont tuméfiés, et se présentent avec l'apparence de petits grains perlés, saillants, de couleur grise ou rosée : c'est à cette apparence qu'on a donné le nom de *psorentérie*.

Sang. — Le sang est très altéré à la période algide. Privé de sérum, il est poisseux, circule difficilement et s'arrête. Les globules rouges sont visqueux et ont grandement diminué de nombre.

A la période de réaction la muqueuse intestinale est moins congestionnée. On rencontre parfois des altérations des follicules clos ou des plaques. Le liquide riziforme a complètement disparu. Le sang a repris ses caractères normaux. Mais ce qui caractérise principalement cette période ce sont les lésions congestives et inflammatoires auxquelles la mort doit d'ailleurs surtout être rapportée : congestion pulmonaire, bronchite, laryngite, pleurésie, etc. (1).

Traitement. — Lorsque le choléra s'est déclaré dans une localité, il faut isoler autant que possible le malade et le per-

---

(1) Voyez DUBREUILH. *De la broncho-pneumonie cholérique.* G. Steinheil, éditeur.

sonnel qui le soigne, et largement employer les désinfectants tels que permanganate de potasse, sulfate de fer, acide phénique, acide sulfurique, chlore, se persuader en un mot que la maladie est contagieuse, et multiplier les précautions nécessaires pour prévenir son extension.

La prophylaxie individuelle consiste à éviter soigneusement tous les excès, et à traiter avec le plus grand soin les moindres désordres intestinaux que l'on combattra par le repos, les préparations opiacées, les cataplasmes laudanisés et les infusions de thé, de menthe, additionnées d'un peu de rhum, etc.).

Lorsque le choléra est déclaré, l'indication capitale consiste à arrêter le flux intestinal. Pour cela, administrez l'opium, soit sous forme d'extrait thébaïque, soit sous forme de laudanum avec du sirop d'éther glacé. Faites pratiquer sur tout le corps des frictions excitantes (alcool camphré). La glace, l'eau de Seltz glacée combattront les vomissements.

A la période algide on pourra tenter les injections intra-veineuses aqueuses que Lorain a préconisées et qui ont été largement employées en 1884 par A. Hayem. Elles ne sont d'ailleurs le plus souvent qu'un palliatif, mais soulagent et raniment les malades parfois d'une façon vraiment merveilleuse.

Si la réparation s'effectue bien, il n'y a qu'à continuer, en les diminuant graduellement, les moyens employés durant l'attaque; s'il survenait des accidents de congestion, de stupeur, etc., on emploierait, dans le premier cas, les sangsues derrière les oreilles, la glace sur la tête; dans le second, au contraire, les stimulants. Pendant longtemps le régime doit être l'objet d'une attention spéciale.

FIÈVRE TYPHOIDE

Étiologie. — La fièvre typhoïde qui frappe surtout les individus de 15 à 30 ans, plus rarement les enfants, encore plus rarement les vieillards reconnaît pour cause un *bacille* découvert par Eberth dans les organes des typhiques. Plus tard

Gaffky fit une longue étude de ce bacille en Allemagne, et en France, MM. Chantemesse et Widal l'ont retiré pendant la vie du foie et de la rate des malades.

Court, extrêmement mobile, sporulé à ses extrémités ce bacille se cultive facilement sur les milieux appropriés (bouillon, gélatine, pommes de terre) et y prend des apparences caractéristiques : *il vit et se conserve facilement dans l'eau.*

La fièvre typhoïde est propagée par les déjections des malades, qui contiennent très fréquemment le bacille typhique ainsi que cela a été démontré directement, et ses véhicules sont l'*eau*, l'*air*, les *linges* et *vêtements* souillés par ces déjections.

L'*eau* est le véritable véhicule du bacille typhique. C'est à l'usage de l'eau ainsi souillée qu'il faut rapporter ces épidémies qui atteignent toute une ville, tout un quartier, toute une rue, toute une maison.

La théorie de la propagation de la fièvre typhoïde par l'eau est due à Budd. Depuis Budd jusqu'à ces derniers temps, de nombreux faits confirmatifs de cette théorie avaient été rapportés. Mais c'est surtout aux travaux de M. Brouardel et de son collaborateur M. Chantemesse qu'on doit la lumière complète sur ce point, car dans deux faits capitaux, l'épidémie de Pierrefonds et celle de Clermont-Ferrand, ils ont démontré la présence du bacille typhique dans l'eau de boisson.

MM. Chantemesse et Widal ont établi nettement que la fièvre typhoïde s'accroît en proportion très notable à Paris chaque fois que l'eau de Seine impure et facilement souillée est substituée à l'eau de source, et M. Thoinot a démontré à l'appui de ce fait la présence du bacille typhique dans l'eau de Seine en amont de Paris. Au congrès de Vienne (1887) la théorie de la propagation de la fièvre typhoïde par l'eau a été soutenue par la grande majorité des hygiénistes français et étrangers.

L'eau qui alimente une ville peut être souillée avant son entrée dans la ville, et il en résulte une épidémie générale; ailleurs une des canalisations de la ville est souillée, les autres étant indemnes, et il en résulte une épidémie localisée parmi les tributaires de la canalisation souillée ; enfin une catégorie d'épidémies très fréquente est celle qui se limite aux tributaires d'un puits souillé par les déjections d'un premier individu atteint de la fièvre typhoïde.

L'*air* a moins d'importance dans la propagation de la fièvre typhoïde : c'est probablement dans un rayon très restreint que l'air *humide* souillé peut donner la fièvre typhoïde (voisinage d'une bouche d'égout, etc.).

Enfin au contact du malade les assistants peuvent prendre la maladie en maniant les *linges souillés de déjections*, et en portant ensuite leurs doigts infectés à leur bouche ou sur leurs aliments.

C'est donc suivant toute probabilité exclusivement par le *tube digestif* que pénètre le germe typhique.

La fièvre typhoïde ne *récidive* que rarement ; une première atteinte confère ordinairement l'immunité. En tout cas la deuxième atteinte, lorsqu'elle a lieu, est le plus souvent bénigne.

Anatomie pathologique. — Les lésions primordiales de la fièvre typhoïde siègent dans *l'intestin* (follicules clos et plaques de Peyer), dans les *ganglions mésentériques* et la *rate*.

A. *Intestin.* — Le siège des lésions intestinales est à la partie inférieure de l'intestin grêle et parfois aussi dans le gros intestin.

Ces lésions sont caractérisées par quatre phases successives (Cornil et Ranvier).

1° État catarrhal de la muqueuse ;

2° Gonflement, puis ulcération des plaques de Peyer ;

3° Élimination des parties escharifiées ;

4° Cicatrisation.

1re *phase*. — La muqueuse intestinale est congestionnée. Les follicules clos et les plaques de Peyer sont tuméfiés. Les follicules clos forment de petites saillies perlées connues sous le nom de psorentérie. Les plaques de Peyer forment un relief apparent.

2e phase. — L'hypertrophie de ces parties augmente. Les follicules isolés forment alors de petits boutons saillants, coniques, durs ; les plaques de Peyer forment des *plaques dures*, suivant la dénomination que Louis a donnée à cette lésion. Parfois la saillie de la plaque de Peyer est moins considérable, parce que la plaque n'est atteinte que partiellement, et que la tuméfaction n'est que partielle : c'est la *plaque molle* de Louis.

Les plaques sont atteintes en nombre variable : parfois il n'y en a que deux ou trois de malades, et ce sont alors celles qui avoisinent la valvule iléo-cœcale ; mais le nombre est souvent beaucoup plus considérable : on en compte 20, 30 et jusqu'à 50 de malades.

La lésion marche le plus souvent de la valvule iléo-cœcale vers la partie supérieure de l'intestin grêle, et c'est ainsi que les plaques et follicules voisins de la valvule atteints les premiers sont aussi les premiers à s'ulcérer.

L'ulcération résulte de la mortification de parties plus ou moins étendues des plaques ou des follicules.

La partie qui se nécrose prend une teinte jaunâtre. Elle est circonscrite par une rainure : elle est expulsée et laisse à sa place une *ulcération*. Lorsqu'une plaque s'ulcère tout entière, le processus ulcératif se fait point par point. L'ulcération gagne en profondeur aussi bien qu'en largeur.

Le péritoine qui s'est injecté dès le début de la lésion s'épaissit à la période d'ulcération.

Lorsque l'ulcération atteint séparément et successivement les différents follicules qui composent la plaque de Peyer, il en résulte une surface irrégulière connue sous le nom de *plaque réticulée*.

3e phase. — Les ulcérations se détergent par *l'élimination* des parties infiltrées. Les parois bourgeonnent, et les bourgeons contiennent des vaisseaux embryonnaires friables, se rupturant facilement, d'où les hémorrhagies intestinales si fréquentes de la fièvre typhoïde.

4e phase. — C'est le processus de réparation. Il est très

lent, dure plus de six semaines, quelquefois au-delà de deux mois. Le tissu cicatriciel se pigmente en noir et cette pigmentation persiste.

B. *Ganglions mésentériques*. — Ils sont constamment altérés : turgides, hypertrophiés, congestionnés. Ils sont le siège d'une infiltration considérable de cellules lymphatiques. Il sont rosés ou rouge foncé, ramollis, friables.

C. *Rate*. — Son volume est trois ou quatre fois celui de l'état normal, et elle est ramollie jusqu'à la diffluence.

Outre ces lésions primordiales et constantes la fièvre typhoïde comprend un grand nombre d'autres lésions fort importantes que nous allons passer en revue.

Gros intestin. — Il est rarement atteint. Cependant on trouve parfois dans le cæcum, dans le côlon, dans le rectum l'épaississement de la muqueuse et des follicules formant de petites tumeurs, des plaques analogues à celles de l'intestin grêle.

Dans le *pharynx*, on rencontre des ulcérations à la paroi postérieure et à la base de la langue.

Appareil respiratoire. Larynx. — Il y a inflammation catarrhale. Les follicules lymphatiques sont gonflés et se présentent sous la forme de nodules semblables à ceux que constituent les follicules isolés de l'intestin grêle (Cornil et Ranvier).

Ces tuméfactions sont « suivies d'ulcérations cupuliformes « ou cratériformes siégeant à la base de l'épiglotte, à la face in- « terne des cartilages aryténoïdes et à la commissure anté- « rieure » (Cornil et Ranvier).

Les ulcérations laryngiennes de la fièvre typhoïde peuvent déterminer de la périchondrite et aboutir à la nécrose des cartilages ; à la suite de cette nécrose il se fait des clapiers purulents, de l'œdème du larynx (œdème de la glotte). Toutes ces lésions désorganisant le larynx ont reçu le nom de *laryngotyphus*.

Poumon. — Les lésions pulmonaires sont constantes : ce sont la congestion pulmonaire, la pneumonie lobulaire, des infarctus et enfin la pneumonie lobulaire aiguë.

Appareil circulatoire. — Le muscle cardiaque présente les lésions de la dégénérescence granulo-graisseuse.

La phlegmatia alba dolens (thrombose veineuse) des membres inférieurs est fréquente.

L'artérite et les gangrènes d'origine artérielle se rencontrent quelquefois.

Appareil urinaire. — La néphrite est ordinaire.

Système nerveux. — Les méninges cérébrales et rachidiennes sont congestionnées.

Muscles. — Il y a presque toujours de la dégénérescence graisseuse ou vitreuse. Les muscles le plus souvent atteints sont les adducteurs de la cuisse, et les muscles de la paroi abdominale.

Lésions diverses. — Il y a souvent de l'*otite* soit simplement catarrhale, soit purulente.

La *peau* est le siège de furoncles, d'abcès sous-cutanés, d'eschares (siège, talon, etc.).

Le bacille typhique a été retiré à l'état de pureté de la *rate*, du *foie*, des *ganglions mésentériques* (Eberth, Gaffky, Chantemesse et Widal). Il ne se trouve que très exceptionnellement dans le *sang*, si tant est même qu'il y existe. Il se trouve dans les selles lorsqu'il y a été déversé par les tissus de l'intestin ulcérés. Il existe aussi dans les urines.

Symptômes. — La fièvre typhoïde peut, dans des cas fort rares, débuter brusquement au milieu d'une santé parfaite ; le plus souvent elle a des *prodromes* qui durent de quelques jours à deux semaines. L'individu est triste, mal en train, faible ; il a perdu l'appétit et les forces ; il a souvent de la diarrhée. Il peut présenter les symptômes d'un embarras gastrique, et, fréquemment, pendant ces prodromes, le diagnostic est incertain. Puis viennent les symptômes du début, *céphalalgie, frissons, épistaxis, prostration, diarrhée.*

Chomel et la plupart des auteurs admettent *trois périodes durant chacune un septénaire*.

Jaccoud admet *deux périodes*, l'une de processus typhique, comprenant l'hyperhémie, l'infiltration et la nécrose des follicules, la seconde de réparation.

1ʳᵉ *période*. — Pour l'exposer avec méthode, nous étudierons successivement les signes fournis par les différents appareils.

Système nerveux.— Les malades accusent une *céphalalgie vive*, continue, tensive; les *forces sont prostrées;* ils restent dans le décubitus dorsal; s'ils se lèvent, ils trébuchent comme le font les gens ivres; le regard est hébété, *l'intelligence obtuse* (τύφος, stupeur); il se plaignent de vertiges, éblouissements, bourdonnements d'oreille, de douleurs contusives dans les lombes et les membres; on a noté, bien plus rarement il est vrai que dans la variole, une paraplégie passagère; *l'insomnie* est à peu près constante.

Système digestif. — La langue est blanchâtre, souvent rouge sur les bords, sèche, elle *colle* au doigt; l'appétit est nul, la soif vive. Le vomissement est rare, bon signe différentiel avec la méningite, dans laquelle il est au contraire très fréquent. Le *ventre* est un peu saillant, sonore, sensible à la pression, *surtout dans la fosse iliaque droite* (région occupée par la partie d'intestin malade, iléon), où l'on peut produire, par une pression brusque, du *gargouillement*. Ce phénomène résultant du mélange des gaz avec les liquides, n'a de valeur qu'autant qu'il n'existe pas encore de la diarrhée.

Dans les deux ou trois premiers jours, la constipation est ordinaire, mais bientôt survient une *diarrhée* plus ou moins abondante, jaune ocre, et renfermant les éléments anatomiques des plaques, de l'épithélium, des cristaux, etc.

Le *gonflement de la rate* devient bientôt appréciable; la pression à ce niveau est souvent douloureuse. Il est fréquent d'observer en même temps une *angine catarrhale*.

Système circulatoire. — Les *épistaxis* constituent un des symptômes initiaux les plus fréquents; d'ordinaire peu abondantes, elles peuvent l'être au point de nécessiter le tamponnement ; la position du malade entraîne souvent le sang dans le pharynx ; il s'y concrète, et est rejeté plus tard sous la forme de crachats noirâtres ; il peut, si l'on n'examine pas la gorge, faire croire à une hémorrhagie des voies respiratoires.

La *fièvre est continue*, elle débute souvent par des frissons. Le pouls est à 100, 120 pulsations : il est souvent dicrote (deux pulsations pour une seule contration cardiaque).

La *température* ne s'élève pas brusquement comme dans la pneumonie ; *elle progresse graduellement d'un degré et demi par jour avec une chute matinale d'un demi-degré.*

C'est ordinairement vers le cinquième ou le sixième jour que la température atteint son maximum ; cependant Jaccoud a vu le maximum thermique être atteint dès le deuxième ou troisième jour, anomalie inquiétante, car elle présage une durée très longue ou cette forme rapidement mortelle dite ataxique.

Appareil respiratoire. — Il existe souvent de la toux avec expulsion de crachats grisâtres, et l'on entend dans les points déclives des râles de bronchite.

2° *période.* — *Système nerveux.* — Vers le commencement de la seconde semaine, la céphalalgie s'est calmée, mais on voit survenir un nouveau symptôme, c'est le *délire*, tantôt calme, consistant en une somnolence durant laquelle le malade prononce des mots incohérents ; tantôt furieux avec soubresauts des tendons, carphologie, mouvements désordonnés nécessitant l'emploi de la camisole de force (forme ataxique). Ce délire survient surtout chez les individus faibles, débilités, très nerveux, alcooliques.

Système digestif. — La langue est sèche, racornie, recouverte, ainsi que les lèvres et les gencives, d'un enduit grisâtre, puis noir et brillant, désigné sous le nom de *fuliginosités*, enduit formé par un amas de mucus, de salive et probablement de sang. La déglutition est souvent fort difficile, soit par le fait de ces fuliginosités, soit en raison d'une paralysie du pharynx et de l'œsophage. Le météorisme a augmenté, la diarrhée est toujours abondante, et souvent il y a incontinence des matières fécales.

L'*urine* présente les caractères de l'urine fébrile, riche en urée et en urates, pauvre en chlorures. On y a signalé la présence de la leucine et de la tyrosine.

Il n'est pas rare d'observer une paralysie momentanée de la vessie.

Éruption typhoïde. — C'est dans ce second septénaire que se montrent les *taches lenticulaires rosées*. Elles sont arrondies, de 1 à 5 millimètres de diamètre, formant une très légère saillie, disparaissant momentanément sous la pression comme l'érythème, ce qui les distingue des ecchymoses ou pétéchies. Elles siègent habituellement sur la peau du ventre et la base de la poitrine, quelquefois dans le dos : leur nombre est très variable, on peut n'en trouver qu'une ou deux ; ces taches sont sans importance pour le pronostic, cependant une éruption très abondante paraît être un bon signe. Cette éruption a une grande valeur comme diagnostic, cependant elle n'est pas constante et s'est peut-être montrée dans des cas de phthisie aiguë et d'endocardite ulcéreuse.

Il est une autre éruption qui ne survient que rarement et dans les cas graves, ce sont les *pétéchies*, petites ecchymoses arrondies, lenticulaires, ne disparaissant pas par la pression. Les *sudamina* sont très fréquentes, ce sont de petites vésicules transparentes, très confluentes, existant en nombre souvent considérable sur les aines, les aisselles, les parties latérales du cou et du tronc ; elles rendent la peau granuleuse, s'écrasent par la pression et laissent écouler un peu de sérosité. Elles n'ont rien de spécial à la fièvre typhoïde, sont plutôt en rapport avec les sueurs et s'observent dans un grand nombre d'affections.

Les *taches ombrées* ou *bleues*, ainsi nommées à cause de leur couleur doivent être rayées de la description de la fièvre typhoïde depuis qu'il est démontré qu'elles sont sous la dépendance de la pédiculose du pubis (Duguet).

Appareil circulatoire. — La fièvre persiste avec la même

intensité, le pouls est toujours fréquent et la température cesse
de s'élever. Elle peut présenter à ce moment une rémission de
1 à 2 degrés et demi qui ne dure guère que dix ou douze heures, et qu'il importe de bien connaître (Vunderlich); dès qu'elle
a disparu, le maximum thermique oscille autour de 40 degrés
variant seulement de quelques dixièmes. Le temps pendant
lequel elle reste stationnaire peut varier de neuf à vingt-deux
jours.

3e *période.* — Elle n'a pas de symptômes qui lui soient
propres. Si la fièvre typhoïde se termine par la *guérison*, peu
à peu tout s'amende, le malade sort de la stupeur, la température
s'abaisse, la rémission matinale est d'abord plus marquée, tandis que la température du soir reste encore la même, bientôt
la diminution s'accentue franchement. L'amaigrissement cesse
de faire des progrès, l'appétit revient, il est impérieux, la surdité seule semble augmenter.

Si, au contraire, la terminaison doit être *fatale*, la prostration
s'aggrave, beaucoup de malades tombent dans le coma et s'étei-
gnent, mais souvent la mort résulte de quelques complications.

Complications. — Elles sont aussi nombreuses que variées,
ce sont : 1° Une *péritonite* très souvent reliée à une *perforation intestinale;* elle s'annonce par une douleur subite,
très vive (si la prostration était complète le malade pourrait ne
pas accuser cette douleur), par un frisson, le refroidissement
avec cyanose des extrémités : la mort survient souvent en
quelques heures. La perforation peut survenir dans les cas les
plus bénins, aussi le pronostic de la fièvre typhoïde doit-il être
toujours réservé. La péritonite peut survenir par voisinage, en
l'absence de toute perforation; dans ce cas, ses allures sont
bien moins vives et elle peut guérir.

2° *Hémorrhagies intestinales.* — Complication rare
chez les enfants, fréquente chez les jeunes gens ; elles surviennent du quatorzième au vingtième jour et proviennent, soit de

l'ulcération qui atteint un vaisseau, soit de l'exhalation du sang à la surface de la muqueuse : c'est ainsi que se produisent certaines *métrorrhagies* et *épistaxis*. Le début de l'hémorrhagie, surtout lorsqu'elle est abondante, est marqué par la pâleur, par le refroidissement et la cyanose des extrémités, la petitesse et la concentration du pouls et un abaissement subit de la température. Bientôt le sang est rejeté sous la forme d'une bouillie noirâtre. L'hémorrhagie intestinale est d'un pronostic variable, et somme toute si elle n'est pas trop abondante ou trop répétée il ne faut pas en prendre d'inquiétude exagérée.

3° *Appareil respiratoire.* — La *bronchite capillaire*, la *pleurésie*, la *pneumonie*, la *congestion pulmonaire* sont des complications très communes ; il en est de même des *accidents laryngés* dont le début peut, en raison de la prostration, passer inaperçu ; ce sont des œdèmes de la glotte et des nécroses du cartilage du larynx.

4° *Phlegmasies cutanées.* — L'*ecthyma* et l'*érysipèle* sont deux complications fréquentes ; l'érysipèle occupe la face, l'ecthyma se montre dans les points irrités par le décubitus ou par le contact des urines ; les furoncles, les abcès sont également communs.

5° *Otites.* — Très communes chez les enfants, pouvant amener la perforation de la membrane du tympan et une surdité permanente.

6° *Parotidites.*

7° *Eschares.* — De toutes les maladies aiguës la fièvre typhoïde est celle qui y prédispose le plus. Elles surviennent dans les points soumis à des pressions continues, sacrum, talon, trochanters, etc. Parfois profondes, elles compromettent sérieusement la guérison et peuvent devenir le point de départ d'une infection putride ou purulente.

8° *Myocardite.* — A cette complication qui s'annonce par la faiblesse des contractions cardiaques et du pouls, l'algidité, se rattache la question de la *mort subite* (Hayem), phénomène des plus importants et dont on ne doit jamias oublier la possibilité quand il s'agit d'établir le pronostic de la fièvre typhoïde.

Pour M. Dieulafoy la pathogénie de la mort subite est tout autre : « La syncope de la fièvre typhoïde est due en partie à « une action réflexe ayant son point de départ dans l'intestin « malade; l'excitation est transmise par les filets centripètes « du grand sympathique jusqu'aux cellules de la moelle et du « bulbe, et produit sur les noyaux du pneumogastrique (nœud « vital) une véritable action sidérante. »

9º L'*albuminurie*, le plus souvent légère, peut acquérir une grande intensité dans certains cas.

La fièvre typhoïde laisse souvent après elle quelques trou-

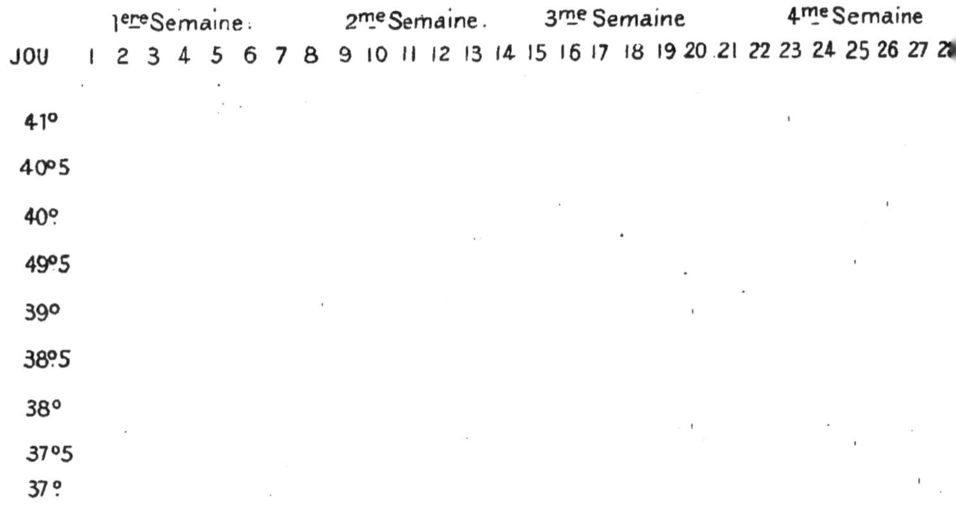

Courbe typique de la marche de la température dans une fièvre typhoïde de 4 semaines, d'après Eichhorst (Path. interne).

bles dans les facultés intellectuelles : affaiblissement dans la mémoire, diminution de l'intelligence.

Enfin, comme accidents de la convalescence, signalons encore : la *chute des cheveux* qui est fréquente, les *coagulations veineuses* (phlegmatia alba dolens), les *hydropisies*, les *abcès musculaires*, les *paralysies partielles*, le *délire par anémie*, etc., etc.

Formes de la fièvre typhoïde. — Les différents symptômes que nous venons d'étudier peuvent se grouper sous des formes très diverses, ce qui avait conduit les anciens à établir une foule de fièvres continues ; de nos jours on les a groupées sous le même nom, on a seulement admis diverses formes : *cérébrale, thoracique, abdominale,* suivant la prédominance des symptômes cérébraux, thoraciques ou abdominaux.

D'autres auteurs ont admis : 1° une *forme inflammatoire* caractérisée par une vive réaction fébrile ; 2° *bilieuse* (prédominance des symptômes bilieux), teint jaune, bouche amère, vomissements verdâtres ; 3° *muqueuse* (symptômes de catarrhe) ; 4° *adynamique* ou putride, lorsque la prostration est très grande ; 5° *ataxique*, lorsque le délire, les soubresauts des tendons sont très accentués.

Enfin il existe deux formes remarquables par leur légèreté. Ce sont : le *typhus abortif*, où la fièvre tourne court à partir du 7e jour ; le *typhus ambulatorius*, où tous les symptômes sont si atténués que le malade marche et continue à vaquer à ses occupations.

Convalescence. — Elle est longue et proportionnée à la gravité de la maladie. Pendant toute sa durée le malade exposé aux nombreuses complications que nous avons énumérées, doit rester soumis à une hygiène rigoureuse. L'appétit devient impérieux, mais le moindre écart de régime peut amener des *rechutes* qui surviennent aussi quelquefois spontanément. Dans ces rechutes, les accidents n'ont plus la marche régulière de la première période ; cependant on peut voir apparaître l'*éruption rosée* et rencontrer à l'autopsie des altérations folliculaires à divers degrés de développement. La durée de la rechute est plus courte que celle de la première attaque, mais elle expose à plus de dangers.

Quant aux *récidives* elles sont fort rares.

Durée. — Les deux termes extrêmes de la maladie sont compris entre quatorze et quatre-vingts jours.

Diagnostic. — La fièvre typhoïde peut être confondue avec un *embarras gastrique fébrile*, avec une *phthisie aiguë*, une *méningite*, etc. Le diagnostic différentiel est exposé dans la description de chacune de ces maladies.

La *méningite cérébro-spinale* épidémique présente plusieurs caractères qui la rapprochent beaucoup de la fièvre typhoïde, mais le diagnostic entre ces deux affections s'établit d'après la brusque invasion de la méningite; l'apparition subite de vomissements, de contractures tétaniformes; par la rareté de la diarrhée; de plus, la température a une marche des plus irrégulières.

A l'autopsie on constate la suppuration des méninges, il n'existe pas de lésions intestinales.

Traitement. — De tout temps on s'est efforcé d'arrêter la fièvre typhoïde dans sa marche, de la couper; ces tentatives sont non seulement inutiles, car la fièvre typhoïde parcourt un cycle défini, mais encore elles sont souvent nuisibles en affaiblissant le malade qui n'a pas trop de toute son énergie vitale pour lutter contre une affection aussi débilitante. Aussi doit-on proscrire absolument les saignées, etc., etc.

Le véritable traitement de la fièvre typhoïde consiste à faire ce que l'on a désigné sous le nom de médecine des symptômes, c'est-à-dire à lutter contre les dangers inhérents aux principaux symptômes. Les indications qui découlent de ce principe ont été nettement formulées par Jaccoud; ces indications sont, d'après cet auteur, au nombre de trois principales :

1º *Combattre l'anémie ;*

2º *Abaisser les températures excessives;*

3º *Traiter les complications.*

1º *Anémie*. — La fièvre typhoïde anémie considérablement le malade, ce serait donc une erreur capitale que de chercher à calmer une inflammation imaginaire par des saignées ou autres antiphlogistiques; il faut au contraire soutenir les forces par tous les moyens possibles ; dans ce but, après avoir ordonné un purgatif léger afin de vider l'intestin des matières qu'il renferme et qui pourraient y subir des décompositions fàcheuses, prescrivez du bouillon, du vin de Bordeaux, un peu d'eau-de-vie et de l'extrait de quinquina à la dose de 2 à 4 grammes. Pendant toute la durée de la maladie il est indispensable de soutenir les forces à l'aide d'aliments liquides qui sont absorbés dans l'estomac ou, en tous cas, ne peuvent exercer de fàcheuses influences sur les altérations intestinales.

2° *Température*. — Dès que la température atteint 39 degrés, surtout lorsqu'elle reste à ce chiffre sans rémission matinale, à plus forte raison si elle atteint 40 degrés il faut lutter contre elle.

Pour arriver à ce résultat on a recours :

1° Aux médicaments antithermiques.

2° Aux affusions, aux bains froids.

1° Les médicaments antithermiques auxquels il faut donner la préférence sont la quinine à la dose d'un à deux grammes ; l'acide salicylique ou mieux le salicylate de soude à la dose de 4 gr. chez l'adulte pris le soir à intervalles très rapprochés dans l'espace d'une heure par exemple, et l'antipyrine.

2° Les affusions ou lotions froides avec de l'eau vinaigrée suivies de l'enveloppement dans une couverture de laine sont d'une bonne pratique.

La méthode des bains froids compte de nombreux partisans et de nombreux adversaires. Brand a généralisé la méthode, l'appliquant à tous les cas ou la température dépasse 38°,5 ; on donne alors huit fois par jour un bain à basse température de dix à quinze minutes.

La *méthode de Brand*, excessivement douloureuse pour le patient, a été diversement modifiée et notamment par M. Bouchard (1).

____

(1) M. le professeur Bouchard applique à la fièvre typhoïde le traitement suivant :

a. — Purgatif renouvelé méthodiquement tous les trois jours (15 grammes de sulfate de magnésie).

b. — Pendant quatre jours consécutifs 40 centigrammes de calomel en 20 prises de 2 centigrammes.

c. — L'antisepsie intestinale obtenue par l'administration de 100 gr. de pou-

3° *Complications.* — La *congestion pulmonaire* sera traitée par les ventouses sèches appliquées en grand nombre sur la base de la poitrine et les membres inférieurs (Béhier). L'*hémorrhagie intestinale* est combattue par les applications continues de glace sur le ventre, le perchlorure de fer à la dose de 20 à 40 gouttes dans une potion appropriée. On cherchera, en modifiant de temps à autre la position du malade, à prévenir la formation des eschares; si elles existent, il faut les panser soigneusement avec de la poudre de quinquina et du vin aromatique, ou mieux avec des substances antiseptiques, acide phénique et iodoforme.

Lorsque la convalescence commence, il faut savoir résister à l'appétit extraordinaire du convalescent; cependant il est indispensable d'augmenter progressivement son alimentation.

FIÈVRE JAUNE (vomito negro).

La fièvre jaune est une maladie pestilentielle, spéciale à certains pays chauds, et caractérisée par *des vomissements noirs, des hémorrhagies multiples et une coloration jaune de la peau* (1).

Étiologie. — Nous ne savons rien de la fièvre jaune considérée dans sa nature intime. L'agent pathogène n'a pu encore être découvert, et il faut accueillir avec une extrême réserve les travaux concernant la prétendue bactérie de la fièvre jaune (D. Freire, etc.).

---

dre de charbon végétal, 1 gr. d'iodoforme et 5 gr. de naphthaline. On ajoute à ce mélange 200 gr. de glycérine et 50 gr. de peptone.

d. — Un lavement phéniqué à 1 p. 1000 matin et soir.

e. — Dès le premier jour, huit bains par jour jusqu'à parfaite guérison. La température initiale de ces bains est de deux degrés inférieure à la température du malade. Le bain est graduellement refroidi jusqu'à 30°, jamais au delà.

f. — Comme régime, bouillon cuit avec de l'orge, limonade vineuse.

(1) Consulter pour plus de détails sur cette maladie : F. ROUX. *Traité pratique des Maladies des pays chauds.* G. Steinheil, éditeur.

Une première atteinte crée l'immunité; on a cherché à appliquer à la fièvre jaune la méthode des vaccinations préventives tout récemment (D. Freire). On ne saurait jusqu'à ce jour être fixé sur la valeur de ces vaccinations.

La fièvre jaune est endémo-épidémique. Elle est endémique aux Antilles, au Mexique (Vera-Cruz), au Brésil et sur quelques points de la côte occidentale d'Afrique (Sénégal); elle est épidémique dans ces mêmes pays lorsque les grandes chaleurs succédant à des temps humides, ont activé la production du poison ; de plus, elle s'est manifestée sous forme d'épidémie en Espagne, en Afrique et à Saint-Nazaire, etc. C'est presque exclusivement sur le bord de la mer, des lacs ou des grands fleuves que règne la fièvre jaune ; elle a pu éclater à bord des navires qui fréquentent ces parages et qui deviennent ainsi des foyers d'infection capables de transporter la maladie au loin.

Causes prédisposantes. — *La fièvre jaune frappe spécialement les étrangers non acclimatés,* surtout lorsqu'ils viennent des pays froids, qu'ils se livrent à des excès, des fatigues, s'exposent à de brusques variations atmosphériques. Elle atteint plutôt les blancs que les noirs, les hommes que les femmes, les adultes que les enfants, les gens robustes que les sujets faibles.

La fièvre jaune est contagieuse, mais nous ignorons et la nature du contage et ses voies de transmission.

Anatomie pathologique. — Le cadavre est jaune, il est maculé d'ecchymoses ou pétéchies plus ou moins nombreuses. Le sang est noir, diffluent. L'estomac et l'intestin renferment une quantité variable de sang plus ou moins pur, leur muqueuse est ramollie, épaissie, ecchymosée. Le foie est stéatosé; ses cellules sont chargées de graisse, mais non détruites. Le cœur est frappé de dégénérescence graisseuse; la rate est normale.

Symptômes. — La fièvre jaune se déclare brusquement au milieu des occupations ordinaires par un *frisson* unique et

violent, une vive céphalalgie sus-orbitaire, et une rachialgie
intense et caractéristique (coup de barre) ; puis la maladie se
caractérise par : 1° des *vomissements noirs* et des *hémorrhagies diverses ;* 2° des *douleurs ;* 3° la *coloration
jaune de la peau ;* 4° la *lenteur du pouls.*

1° *Vomissements noirs et hémorrhagies.* — Les malades sont pris très vite de vomissements bilieux ou muqueux ;
mais vers le troisième ou le quatrième jour ces vomissements
deviennent noirs comme ceux du cancer de l'estomac, ils sont
constitués par le sang exhalé à la surface de l'estomac ; plus
tard, surviennent une diarrhée noire (*melæna*) et des hémorrhagies par diverses muqueuses ; ainsi le sang s'écoule par le
nez, les gencives, les conjonctives, par le rein, et il peut
alors s'accumuler dans la vessie d'autant plus facilement que
les rétentions d'urine sont fréquentes. Enfin le sang s'extravase dans le tissu cellulaire et forme des ecchymoses ou pétéchies plus ou moins nombreuses.

2° *Douleurs diverses.* — Les malades éprouvent des
douleurs contusives ou lancinantes dans les reins, dans les
membres, dans les muscles du cou ; il existe surtout une
anxiété épigastrique très pénible.

3° *Coloration de la peau.* — Au début la peau est rouge,
chaude, injectée, les yeux sont brillants, bientôt se montrent
des taches jaunes. L'ictère fait des progrès, il devient général ;
cependant il est des cas où il est fort peu marqué.

4° *Pouls.* — Au début le pouls est fréquent, fort comme
dans une affection fébrile, mais vers le troisième ou le quatrième jour il devient si rare et si faible qu'il tombe à 40 pulsations et que les battements du cœur sont difficiles à saisir.

Marche et terminaisons. — La maladie débute comme
nous l'avons dit ; puis pendant deux ou trois jours il se produit
une série de phénomènes (face vultueuse, soif ardente, constipation, agitation, insomnie, délire, urines rares et albumineuses,
température élevée, vomissements bilieux) qui ont valu à cette
période le nom de *période inflammatoire,* ou de *réaction.*

Le 3e jour il se produit un abaissement de température et l'ictère apparaît. Lorsque la maladie doit se terminer favorablement elle ne dépasse pas cette période, sinon elle continue son cours, et cette amélioration passagère a reçu le nom caractéristique de « *mieux de la mort* ».

La 2e période est caractérisée par l'ictère, et les vomissements noirs (vomito negro). La mort se produit du 3e au 7e jour.

La convalescence dans les cas heureux est pénible.

Pronostic. — La fièvre jaune est très meurtrière ; suivant les épidémies elle tue le tiers ou le cinquième des personnes qu'elle frappe ; les enfants sont ceux qui y résistent le mieux ; les hommes robustes et pléthoriques sont ceux qui y résistent le moins.

Traitement. — *Prophylaxie.* — Le seul moyen de se préserver de la fièvre jaune c'est de fuir les lieux où elle règne; les personnes obligées de vivre au milieu d'un foyer épidémique suivront les règles d'une bonne hygiène ; mais il n'est aucun agent médical qui soit capable de les protéger.

Nous ne connaissons point de spécifique contre la fièvre jaune, il faut donc se borner à faire de la médecine de symptômes. Combattez les vomissements par des boissons acidulées, glacées, par l'opium, la potion de Rivière, etc. Au début, l'huile de ricin donnée à petites doses a été utile. On peut calmer le sentiment d'ardeur éprouvé par le malade par les bains tièdes, les frictions avec la pulpe de citron qu'on laisse appliquée sur la peau, etc.

Le quinquina peut être utile, mais il ne possède contre la fièvre jaune aucune vertu spécifique.

PNEUMONIE FIBRINEUSE. — PNEUMONIE LOBAIRE AIGUE
PRIMITIVE

« La pneumonie aiguë franche ou lobaire est une maladie « générale, infectieuse, fébrile, à marche cyclique, caractérisée

« anatomiquement par une inflammation très intense du pou-
« mon dans laquelle les alvéoles de la partie malade sont
« remplis d'un exsudat fibrineux » (Cornil).

Étiologie et nature de la pneumonie. — La conception
de la pneumonie, maladie générale infectieuse, n'est pas
nouvelle : les anciens lui avaient donné le nom significatif de
fièvre péri-pneumonique. Après la découverte de Laënnec
qui montra toute l'importance anatomique et clinique des
lésions du poumon, la pneumonie devint le type des pyrexies
locales. Les études de ces dernières années l'ont fait rentrer
à sa place dans le cadre des maladies générales infectieuses.

L'agent pathogène de la pneumonie a été l'objet de nombreux travaux, et la question n'est pas encore tout à fait élucidée.

Friedländer en faisait un *microcoque encapsulé*. Les
travaux de Fränkel, Sternberg, Talamon et Netter tendent à
faire admettre un microcoque différent de celui de Friedländer,
microcoque qui se trouve à l'état normal dans la *salive* de
certaines personnes.

« La pneumonie n'est pas contagieuse directement, mais si
« la contagion directe est douteuse, il n'en est pas de même
« de l'apparition simultanée de la pneumonie chez plusieurs
« personnes vivant soit dans un même appartement, soit dans
« une même maison, dans la salle d'un asile de vieillards,
« dans une caserne, dans une infirmerie » (Cornil).

La pneumonie franche aiguë débute souvent à la suite d'un
coup de froid : c'est là même le *fait étiologique le plus
certain*. Mais cette donnée ancienne et très fondée n'est pas
incompatible avec la notion du caractère infectieux. « Nous
« savons que les personnes les plus prédisposées à la pneumo-
« nie sont les vieillards des deux sexes, et les individus mal
« nourris, affaiblis, qui vivent en commun dans les asiles de
« la vieillesse, dans les prisons, dans certains hospices. Il est
« possible que l'action du froid détermine une dépression des
« forces, un affaiblissement qui met le malade dans des condi-

« tions où les micro-organismes de la pneumonie végéteront
« plus facilement que sur un individu bien portant. » (Cornil).
La pneumonie récidive très facilement.

Anatomie pathologique. — Laënnec admet trois degrés
dans la pneumonie : *l'engouement*, *l'hépatisation rouge*
et *l'hépatisation grise*. Jaccoud admet quatre degrés :
1° *fluxion et exsudation;* 2° *coagulation de l'exsudat;*
3° *liquéfaction et élimination;* 4° *transformation pu-*
rulente.

1° *Engouement ou fluxion et exsudation.* — Le poumon est lie de vin, lourd, friable; il a perdu son élasticité et
conserve l'empreinte du doigt; il crépite moins et surnage
incomplètement dans l'eau ; si on l'incise il s'écoule un liquide
visqueux, fibrineux, rougeâtre en raison de son mélange avec
une certaine quantité de sang ; on trouve dans cet exsudat,
outre les éléments du sang, des cellules épithéliales provenant
de la desquamation des alvéoles dont les capillaires sont gonflés.

2° *Hépatisation rouge ou coagulation de l'exsudat.*
— Le poumon est rouge foncé, dur; il ne crépite plus,
plonge dans l'eau et ne saurait être insufflé; si on
l'incise on voit la surface de la coupe hérissée de *granula-*
tions rouges, oblongues, du volume d'un grain de millet. Ce
sont les vésicules pulmonaires rendues solides par l'épaississement de leur paroi et la coagulation de l'exsudat; cet aspect se
rapproche de celui du foie, d'où le nom d'hépatisation. Cet
exsudat est constitué par de la *fibrine* au milieu de laquelle
sont plongés de nombreux globules sanguins et des leucocytes,
mais ceux-ci en quantité bien moins grande que dans l'hépatisation grise; les parois des alvéoles sont le siège d'une multiplication cellulaire très active; les cellules épithéliales prolifèrent et sont remplies d'une infiltration finement granuleuse (1).

(1) Chez les vieillards et dans les pneumonies secondaires la surface de la
coupe ne présente que fort peu de granulations, elle est presque lisse, ce qui
tient à la faible coagulabilité de l'exsudat, qui est pauvre en fibrine.

L'exsudat fibrineux coagulé qui occupe les alvéoles peut avoir deux destinées différentes : *il se léquéfie et il est éliminé*, ou bien *il subit la transformation purulente*, qui constitue l'hépatisation grise.

Liquéfaction et élimination. — Les éléments de l'exsudat subissent la transformation graisseuse ; ils sont ramollis par un liquide séreux qui transsude des parois alvéolaires ; ils se désagrègent, se liquéfient et sont éliminés par les crachats ; l'épithélium se reproduit, et la guérison est parfaite.

Hépatisation grise. — La prolifération cellulaire continue, les globules blancs deviennent de plus en plus nombreux, les parties malades perdent la couleur et l'aspect de l'hépatisation rouge ; elles prennent une teinte grisâtre, d'abord marbrée de nuances diverses, puis uniforme lorsque la suppuration est complète. L'aspect granuleux s'efface, et la friabilité devient excessive ; cependant même alors la lésion est encore une lésion de surface.

Terminaisons rares. — 1º *Abcès.* — Il peut se faire que les cloisons qui séparent les alvéoles soient détruites par le pus qui se réunit en collection et forme un abcès de dimension variable. Cet abcès peut s'ouvrir dans une bronche et s'évacuer (*ce qui constitue une vomique*), laissant après lui une caverne qui suppure et détermine des symptômes de phthisie. Il peut s'ouvrir dans la plèvre et produire un pyo-pneumothorax ; il peut éveiller sur son pourtour une inflammation chronique, véritable sclérose du poumon qui l'enkyste ; il perd alors ses parties les plus fluides, devient épais, caséeux et s'incruste de sels calcaires.

2º *Gangrène.* — On ne l'observe guère qu'à la suite des pneumonies secondaires, chez les buveurs, les gens atteints de diabète, de mal de Bright, etc.

3º *État chronique.* — Le passage à l'état chronique ne s'observe jamais chez les individus vigoureux ; il appartient aux pneumonies secondaires.

Siège. — La pneumonie est plus fréquente à gauche qu'à droite ; une fois sur huit elle occupe simultanément les deux poumons (pneumonie double). Le lobe inférieur est le point le plus souvent atteint : chose remarquable, les *pneumonies du sommet* s'observent surtout chez les vieillards, les alcooliques et en général les gens affaiblis. L'inflammation peut se circonscrire au centre du poumon (*pneumonie centrale*).

Dans les formes graves de la pneumonie les lésions ne se bornent pas au poumon. On trouve alors de la péricardite, de la méningite, de l'endocardite, des parotidites, etc.

Symptômes. — Au milieu d'une santé parfaite ou quelquefois troublée par une bronchite légère, la pneumonie éclate brusquement par un *frisson intense, prolongé, mais unique;* c'est le début de la *fièvre*, qui s'accompagne de chaleur, céphalalgie, courbature, et d'une *élévation croissante de température* (de 39, 40 et même 41 degrés). Quand le thermomètre cesse de s'élever, on peut en conclure que l'exsudation est terminée et que la période d'état commence.

La pneumonie se caractérise alors par *la fièvre* dont nous venons de parler ; *par une douleur de côté, de la dyspnée, de la toux, des crachats spéciaux et des signes physiques.*

1° *Douleur de côté.* — Ne manquant guère que dans quelques pneumonies du sommet, elle est vive, aiguë, s'exagère par tout mouvement du thorax, siège souvent près du mamelon et a été attribuée à un point névralgique ou pleurétique concomitant. Elle diminue et s'efface en peu de jours.

2° *Dyspnée.* — Elle est proportionnée à l'étendue de la lésion ; moins marquée que dans la bronchite capillaire, elle nécessite une dilatation des ailes du nez qui, jointe à la rougeur des pommettes, donne au malade une physionomie particulière (*faciès pneumonique*). La dyspnée s'explique par la diminution du champ de l'hématose, la douleur de côté qui gêne les excursions du thorax, et le mouvement fébrile qui consume une plus grande quantité d'oxygène.

3° *Toux et crachats.* — La toux est un symptôme constant et elle s'accompagne de *crachats pathognomoniques;*

ce qui leur donne ce caractère, c'est leur *viscosité* qui les fait adhérer au vase au point qu'on peut le renverser sans les détacher ; c'est *surtout leur couleur rouillée, comparable à du sucre d'orge, de la brique pilée*, de la marmelade d'abricots, et, dans les cas graves, à *du jus de pruneaux* ou de réglisse ; ces crachats sont constitués par l'exsudat fibrineux coloré par le sang. Ils peuvent manquer chez les vieillards, les gens cachectiques et dans certaines pneumonies du sommet.

4° *Signes physiques.* — Ils n'existent que lorsque la phlegmasie occupe la surface du poumon ; tant qu'elle est centrale les signes rationnels peuvent seuls la faire reconnaître.

Par la *palpation* on constate une *exagération des vibrations vocales*, qui atteint son maximum lors de l'hépatisation ; cette exagération des vibrations, qui s'explique par la condensation du tissu pulmonaire, est importante au diagnostic, car dans la pleurésie il y a, suivant l'abondance de l'épanchement, diminution ou absence de vibrations (Monneret).

La *percussion* permet de circonscrire la phlegmasie ; elle donne au niveau des points malades un *son obscur* qui peut devenir *complètement mat*, sauf chez quelques vieillards à poitrine sonore.

L'auscultation révèle un affaiblissement du murmure respiratoire et presque aussitôt un râle spécial, le *râle crépitant*, formé d'une multitude de bulles fines, sèches, égales, produisant un bruit analogue à celui du sel que l'on projette sur des charbons ardents ou d'une mèche de cheveux que l'on froisse dans l'oreille ; *le râle crépitant ne s'entend que pendant l'inspiration*, ce qui le différencie de certains frottements pleurétiques qui, ayant à peu près le même timbre, se font entendre dans les deux temps. Le *râle crépitant caractérise l'engouement*, il est produit par le déplissement des alvéoles que l'exsudat fibrineux commence à agglutiner. L'hépatisation s'annonce par *un souffle bronchique ou tubaire* semblable à celui que l'on produit en soufflant dans un tube de bois ou d'airain ; entendu d'abord dans l'expiration, puis *presque exclusivement dans l'inspiration*, le souffle bronchique est dû au retentissement de l'air dans les grosses bronches lorsque les vésicules sont devenues imperméables par la coagulation de l'exsudat ; parfois le souffle bronchique est mêlé à des râles crépitants et sous-crépitants, ce qui indique une coagulation imparfaite de l'exsudat ou un certain degré d'œdème.

L'auscultation de la *voix* donnait un retentissement particulier dans la période d'engouement ; dans l'hépatisation, la voix devient diffuse, non articulée, à timbre métallique : c'est ce que l'on nomme de la *bronchophonie*.

Le *pouls* est habituellement à 100, 120, il peut atteindre 130 et 140 ; souvent ample et résistant, il peut être petit et faible, ce qui indique soit une adynamie, soit une surcharge veineuse (Jaccoud), c'est la *fausse faiblesse* des anciens ; dans ce cas les contractions cardiaques seront énergiques, et si l'on comprime fortement la radiale vers son tiers inférieur on peut sentir au-dessous du point comprimé une pulsation rétrograde : c'est le sang de la cubitale que les anastomoses palmaires conduisent dans le bout inférieur de la radiale. Cette stase veineuse explique encore : 1° *la teinte violacée de la face;* 2° *certaines formes de délire et de congestion cérébrale ;* 3° *l'ictère* par congestion du foie (la jaunisse fréquente dans la pneumonie est souvent occasionnée par la coexistence d'un catarrhe gastro-intestinal) ; 4° *la présence de l'albumine dans l'urine.*

L'*urine* de la pneumonie est en outre remarquable par l'augmentation de l'urée qui s'élève de 30 grammes (moyenne physiologique en vingt-quatre heures) à plus de 45 grammes, et par la diminution des chlorures qui de 11 grammes tombent à 1.

Marche, durée, terminaison. — La pneumonie présente trois périodes dans son évolution ; c'est aussi vrai au point de vue anatomique que clinique. De plus, elle ne reste guère

limitée aux parties primitivement frappées, elle gagne les
parties voisines et peut même envahir les deux poumons.

L'*engouement* ou *exsudation* (première période) se traduit par le râle crépitant, l'exagération des vibrations thoraciques, la résonance de la voix, de la toux, la submatité, la
fièvre et l'élévation croissante de la température ; sa durée est
de trois à quatre jours. Rien n'est plus rare que de voir la phlegmasie s'arrêter à ce stade ; l'*hépatisation rouge* (deuxième
période) survient presque constamment ; on la reconnaît à la
température de 39 à 40 degrés, à la persistance de la fièvre et
au souffle tubaire qui peut encore être çà et là mélangé de
râle crépitant ; la durée de cette période varie de trois à sept
jours.

Arrivée à ce point, la pneumonie peut se terminer :

1° Par *résolution* : l'exsudat fibrineux est éliminé et le
tissu pulmonaire redevient perméable, c'est ce que l'on reconnaît à la chute de la fièvre, à l'abaissement brusque de la
température qui revient en quelques heures à 38 et 37 degrés,
à un râle crépitant à grosses bulles (*crepitans redux*), enfin
et surtout *au bon état général du malade* qui sent parfaitement le retour de la santé. L'urine peut encore être
albumineuse, ceci tiendrait à l'élimination par les reins des
substances albuminoïdes accumulées dans les poumons. Parfois
on constate comme phénomènes critiques des sueurs profuses,
un *herpès labialis*. Les crachats perdent leur viscosité,
deviennent gris jaunâtre et renferment des corpuscules purulents, granuleux et des cellules graisseuses. Dans ce cas, la
durée totale de la pneumonie aura été de sept à onze jours,
plus quelques jours de convalescence.

2° Par *suppuration* ou hépatisation grise (troisième
période). — Elle n'a pas de signe pathognomonique, mais on
la reconnaît à l'aggravation du mauvais état général, à la fièvre,
à la température qui reste élevée au lieu de présenter la
décroissance remarquable dont nous avons parlé. Le souffle
tubaire est souvent mélangé à de gros râles produits par les
mucosités qui s'accumulent dans les bronches ; les crachats

prennent une teinte jus de pruneaux ; il survient du *délire*, phénomène très fréquent chez les alcooliques et dans les pneumonies doubles, plus souvent un collapsus, et le malade meurt. Cependant la suppuration peut s'enkyster, et la pneumonie se terminer par abcès (il y aura alors persistance de la matité dans un point circonscrit, à ce niveau absence de tout bruit, ou souffle bronchique) ; très souvent l'abcès s'ouvre à travers des bronches et le pus est rejeté par des quintes de toux, c'est une *vomique*, puis il reste une excavation reconnaissable au gargouillement, à la pectoriloquie, au souffle et à la voix caverneuse.

3⁰ Par *passage à l'état chronique*, ce qui est très rare.

4⁰ Par *gangrène* (voyez *Gangrène pulmonaire*).

Formes. — Si la pneumonie est compliquée de troubles gastro-intestinaux, elle a été dite *bilieuse ; typhoïde* et *adynamique* lorsque la prostration constitue le symptôme capital ; *ataxique* lorsque c'est le délire. On aurait vu des pneumonies rattachées à des érysipèles et disparaissant avec une grande rapidité. Enfin il y a une sorte de pneumonie très fréquente aux deux âges extrêmes de la vie, c'est la *pneumonie catarrhale ;* son début est insidieux, précédé par une période catarrhale qui dure plusieurs jours, puis la fièvre redouble, etc. ; nous en avons fait une étude spéciale.

Pronostic. — La pneumonie est toujours une maladie sérieuse ; les conditions qui aggravent le pronostic sont l'étendue de la phlegmasie, son extension aux deux poumons, la persistance d'une température élevée (40⁰), les crachats jus de pruneaux, la débilité du malade : *les pneumonies secondaires*, c'est-à-dire celles qui surviennent dans le cours d'une maladie chronique, sont souvent mortelles.

Diagnostic. — Les crachats rouillés sont le symptôme pathognomonique de la pneumonie, car ils mettent sous les yeux de l'observateur l'exsudat fibrineux ; mais ils ne sont pas absolument constants. De plus la pneumonie peut être méconnue parce qu'on ne la recherche pas, l'attention étant détournée soit par l'éclat des symptômes cérébraux, soit par le peu d'intensité des troubles respiratoires, ainsi que cela arrive fréquemment chez les vieillards et les buveurs. L'examen du thorax est donc indispensable chez tout individu atteint de fièvre, surtout lorsqu'il s'agit d'un enfant, d'un vieillard, d'un buveur ou d'une personne déjà malade qui présenterait une aggravation dans son état habituel (voyez *Diagnostic avec la pleurésie*).

Traitement. — La pneumonie est une maladie à cycle défini, elle peut guérir seule ; toutefois l'expectation pure et simple ne nous semble pas recommandable ; chaque cas présente des indications spéciales auxquelles il convient d'obéir.

Chez un individu très fort, très vigoureux, pléthorique, dont le pouls est plein et dur, la respiration gênée, une *large saignée* pratiquée au début de la maladie pourra être très utile ; en toute autre circonstance nous la blâmerions.

L'intensité de la fièvre réclame l'usage de la *digitale* que l'on administre en infusion à la dose de 60 centigrammes à 1 gramme dans une potion de 120 grammes.

Le *tartre stibié* ou *émétique* a joui d'une réputation fameuse dans le traitement de la pneumonie ; il rend, en effet, de grands services, et cela dans les pneumonies de tous les âges (Grisolle), surtout lorsque le mouvement fébrile offre une certaine intensité ; on l'emploie à la dose de 10 centigrammes chez les enfants, et en progression croissante, suivant l'âge, jusqu'à 40 centigrammes chez le vieillard dans une potion gommeuse de 120 grammes qu'on donne par cuillerées d'heure en heure ; en très peu de temps les malades vomissent et vont à la selle. Il ne faut pas prolonger l'usage de la digitale ou du tartre stibié au delà de quarante-huit heures, car on affaiblirait le malade.

Les larges *vésicatoires* sont d'un usage général ; Grisolle les conseille dans les pneumonies de tous les âges ; il les applique dans la période d'état.

L'état des forces doit être surveillé avec le plus grand soin ; chez les gens faibles, dans les pneumonies secondaires, dans les formes typhoïdes, chez les buveurs, il faut soutenir les forces par l'usage de l'alcool ; cette médication dite de Todd a été préconisée par Béhier ; elle peut rendre, dans les circonstances que nous venons d'indiquer, les plus grands services (dose 40 à 100 gr. de rhum ou d'eau-de-vie), avec une demi-bouteille ou plus de vin de Bordeaux, du bouillon, un peu de lait, et 1 ou 2 grammes d'extrait mou de quinquina.

Chez les gens *très nerveux*, et dans les *cas de délire*, on emploie avec avantage les bains tièdes, le musc (dose de 50 centigrammes à 1 gramme), la potion de Todd additionnée de quelques gouttes de laudanum.

Si la défervescence de la maladie ne s'effectue pas régulièrement, si elle traîne en longueur, il faut administrer le kermès, la gomme ammoniaque et insister sur les toniques et les révulsifs cutanés.

ENDOCARDITE ULCÉREUSE

Synonymie : End. typhoïde, maligne, diphthéroïde.

Étiologie. Pathogénie. — L'endocardite ulcéreuse accompagne ou suit l'ostéomyélite, la septicémie, la pyémie et le rhumatisme articulaire suraigu. Elle « *est le résultat pres-* « *que mécanique du dépôt d'un nombre considérable* « *de bactéries* » sur les valvules (Cornil). Ces bactéries charriées par la circulation générale proviennent des foyers d'ostéomyélite, de septicémie, etc., etc.

Anatomie pathologique. — La lésion occupe *surtout les valvules* et de préférence *les valvules mitrale et aortique*. Elle siège sur leurs bords ou sur toute leur étendue : la valvule envahie présente le plus souvent une couche de fibrine homogène réticulée, dans les mailles de laquelle il existe une grande masse de bactéries.

Il se forme bientôt des « *tuméfactions, des végétations* « *bourgeonnantes, des érosions, des ulcérations sinueu-* « *ses, des perforations*, non seulemeut des valvules, mais « du septum interventriculaire, des mortifications de l'en- « docarde ventriculaire et des *anévrysmes valvulaires* ». (Cornil.)

Les débris des valvules sont lancés dans les divers orga- nes : rate, reins, foie, intestins et vont y former des embolies, des infarctus.

Symptômes. — Les formes cliniques assez variées sous les- quelles se présente l'endocardite ulcéreuse peuvent se rame- ner à deux types :

a. — Endocardite à *forme typhoïde*.

b. — Endocardite à *forme pyohémique*.

La *forme typhoïde* présente la plupart des symptômes de la dothiénentérie : prostration, diarrhée, ballonnement du ven- tre, taches rosées, urines albumineuses, congestion pulmo- naire, etc.

Le diagnostic se fonde sur :

1° L'irrégularité du tracé thermométrique qui ne reproduit pas celui de la fièvre typhoïde légitime ;

2° Les phénomènes cardiaques : souffle valvulaire.

3° Certains désordres spéciaux, tels que la production d'une hémiplégie par embolie de l'artère cérébrale moyenne, etc.

L'endocardite ulcéreuse à forme typhoïde est de pronostic absolument fatal : elle évolue en deux à trois semaines.

La *forme pyohémique* est encore plus rapide : hyperther- mie intense, frissons répétés, teinte terreuse, subictérique, abcès articulaires, etc. ; tel est le tableau de cette forme qui emporte le malade en huit ou dix jours au plus.

FIÈVRES ÉRUPTIVES

On désigne sous ce nom une catégorie d'affections caractérisées par ces deux termes : fièvre et éruption cutanée. Ces affections sont la variole, la rougeole et la scarlatine. A l'histoire de la variole se rattachent la vaccine et la varicelle que nous étudierons après la variole.

La variole, la rougeole, la scarlatine ont tous les caractères majeurs des maladies bactériennes : elles sont éminemment contagieuses ; elles ne récidivent pas, et cependant l'agent pathogène n'a pu être découvert jusqu'à ce jour.

VARIOLE

Petite vérole. — Picote.

La variole est une fièvre éruptive, un exanthème contagieux caractérisé par une éruption d'élevures à peu près coniques qui se dépriment à leur centre en forme d'ombilic, suppurent, se dessèchent, et tombent en laissant des cicatrices plus ou moins profondes.

Variétés. — Si l'éruption est peu abondante, la variole est dite *discrète :* dans ce cas, la fièvre est modérée et le pronostic favorable ; si les élevures sont fort rapprochées, la variole est *confluente ;* ici les symptômes généraux sont graves et le pronostic fâcheux ; il l'est encore plus lorsque la variole détermine des hémorrhagies par les muqueuses et des infiltrations sanguines (*variole noire ou hémorrhagique*).

Il est, au contraire, une forme très légère, fréquente chez les sujets vaccinés ; c'est la *varioloïde*.

Nous étudierons : *a.* la **variole** (discrète ou confluente) ; *b.* les **varioles anomales** ; *c.* la **varioloïde**.

Étiologie. — La variole est *endémo-épidémique* dans nos contrées. Elle ne *récidive* que rarement et alors d'une façon bénigne sur le même individu.

On ne sait rien de sa nature vraie, l'agent pathogène est resté inconnu jusqu'ici.

Elle est des plus contagieuses et la matière contagieuse paraît résider dans le liquide des pustules, dans les croûtes, les débris épidermiques. La variole est *inoculable*, et la matière d'inoculation dont on se servait au siècle dernier pour la *variolisation* était le liquide des pustules, avant qu'il fût devenu purulent, c'est-à-dire au début de la pustule.

Anatomie pathologique. — *Papule*. — Au début, le derme est très injecté, surtout au niveau des anses vasculaires qui forment les papilles ; celles-ci s'allongent, soulèvent l'épiderme et forment un bouton rouge, dur, sans liquide ni cavité : c'est la *papule*.

Vésicule. — Bientôt un liquide séreux est exhalé entre le derme et l'épiderme (vésicule). Ce liquide infiltre les cellules profondes de l'épiderme, les refoule autour de lui, il se concrète en partie, et il en résulte un *disque d'un blanc mat*, friable, déprimé à son centre, ayant la forme d'un cône tronqué ; ce disque était considéré à tort comme un produit inflammatoire.

Pustule. — Le liquide non concrété se trouble par la pullulation des cellules du réseau de Malpighi ; la vésicule est devenue *pustule*. Toutes les parties infiltrées par le liquide purulent se détruisent, d'où les *cicatrices*. Sur les muqueuses (voies aériennes et tube digestif), les pustules sont plates et donnent lieu à des ulcérations grisâtres. Sur la peau, au contraire, elles sont *ombiliquées*, c'est-à-dire déprimées à leur centre (1).

Le *sang* est noirâtre, poisseux, il infiltre les tissus et surtout les parois vasculaires, comme dans toutes les maladies infectieuses.

Le cerveau, les méninges, les poumons et les reins sont congestionnés. Les muqueuses digestive et respiratoire sont

______

(1) Cette ombilication tient, soit à la présence d'un follicule pileux qui a gêné en ce point le soulèvement épidermique, soit à une adhérence établie entre l'épiderme et le sommet du bouton qui vient se mettre en contact avec lui, soit à la formation de la croûte qui débute par le centre.

fréquemment le siège d'ulcérations. L'*endocardite*, la *péri-cardite* et même des *pleurésies* et *pneumonies* sont des lésions fréquentes, surtout la *myocardite* limitée aux muscles papillaires du cœur (Desnos et Huchard). La péricardite et la pleurésie sont purulentes.

Symptômes. — Le cours de la variole a été divisé en cinq périodes : *incubation, invasion, éruption, suppuration et desquamation.*

I. **Incubation**. — C'est le temps compris entre la pénétra-tion du poison dans l'organisme et la première manifestation de la maladie ; l'individu conserve toutes les apparences de la santé. La durée de l'incubation, facile à apprécier lorsqu'on inoculait la maladie, varie de six à onze jours.

II. **Invasion**. — Elle s'annonce par des symptômes dont les uns sont constants et les autres variables.

Symptômes constants. — Au nombre de trois : *fièvre, vomissements, douleurs lombaires.*

Fièvre. — Elle s'annonce par un frisson intense suivi de sueurs abondantes que Trousseau considère comme d'un bon augure, par un état de malaise, la perte de l'appétit, une soif vive, un violent mal de tête, la fréquence du pouls et l'éléva-tion de la température, qui, de 37 degrés, chiffre normal, s'é-lève dès le premier jour à 40°,5 et même à plus de 41 degrés, pour se maintenir à ce chiffre (sauf une très légère rémission matinale) jusqu'à ce que l'éruption apparaisse.

Les *nausées* et les *vomissements* sont à peu près cons-tants, et leur fréquence variable. La constipation est de règle, surtout chez l'adulte.

La *douleur lombaire* est constante, tantôt légère comme une courbature, tantôt des plus vives. Cette rachialgie ne siège pas dans les muscles, mais bien dans la moelle (elle est très probablement le résultat d'une congestion de la moelle), car elle s'accompagne d'un affaiblissement des membres inférieurs, d'une certaine paresse de la vessie et du rectum ; d'ailleurs, cette paraplégie s'efface en quelques jours.

Symptômes inconstants. — Ce sont des *troubles nerveux*, des *efflorescences cutanées,* de la *diarrhée*, des *hémorrhagies.*

Troubles nerveux. — Les *convulsions* sont fréquentes chez les enfants et chez les femmes irritables et nerveuses ; elles ont peu d'importance, sauf lorsqu'elles se prolongent pendant l'éruption. Le *délire* a une signification plus sérieuse, surtout lorsqu'il est violent et qu'il ne se rattache ni à la faiblesse du sujet, ni à des habitudes alcooliques. La *dyspnée* est encore d'un plus mauvais présage ; rien dans l'état de la poitrine ne la justifie ; on peut la rattacher à une congestion de la partie supérieure de la moelle.

Efflorescences cutanées. — (Souvent désignées par le mot anglais *rash*, qui signifie efflorescence). Elles paraissent souvent vers le deuxième jour, et se présentent sous deux formes : *hyperhémie et hémorrhagie.* Le rash hyperhémique est disposé en plaques rouges semblables à celles de la scarlatine ou en un pointillé analogue à celui de la rougeole ; dans les deux cas, la rougeur s'efface par la pression, ce qui indique bien que le sang n'est point sorti des vaisseaux. Ce rash occupe surtout les plis articulaires, mais il peut se généraliser ; il s'efface en quelques heures et n'a pas de valeur pronostique. Le rash hémorrhagique est constitué par des extravasations sanguines ; il forme des points ou des taches rouges qui ne s'effacent pas par la pression ; il est souvent partiel, et son siège de prédilection est la partie inférieure du corps, les cuisses et les jambes ; il persiste pendant l'éruption, qui n'a pas lieu à son niveau ; cependant il n'a de signification fâcheuse qu'autant qu'il se généralise.

La *diarrhée* est plus fréquente chez les enfants que chez les adultes, elle se lie à une éruption sur la muqueuse intestinale.

Hémorrhagies. — Les épistaxis sont assez communes

chez les enfants ; parfois on voit survenir, rarement cependant dans cette période, des hémorrhagies multiples dont la signification est très grave.

Durée. — Loi de Sydenham et Trousseau : « *Plus la manifestation cutanée de la variole tarde à se produire, moins sérieuse est celle-ci et réciproquement* ». De telle sorte que dans la variole discrète la période d'invasion aura une durée de trois jours pleins ou davantage, tandis que dans la variole confluente l'éruption apparaîtra vers la fin du deuxième jour. Hâtons-nous d'ajouter que cette loi présente de nombreuses exceptions.

III. **Éruption**. — L'éruption a donc lieu du deuxième au quatrième jour. La *fièvre tombe*, en trente-six heures environ, la température qui était de 40 à 41 degrés redevient à peu près normale, le malade éprouve un sentiment de bien-être. Cette *défervescence* est surtout très accentuée dans la variole discrète, elle l'est très peu lorsque l'éruption est confluente.

L'éruption débute par la tête et le cou et descend vers les jambes, elle est complète en trente-six heures ; les parties les plus vasculaires de la peau sont les plus atteintes, certaines régions à peau très épaisse, plante du pied, paume de la main, y restent étrangères, les boutons siègent surtout sur les glandes sébacées et pilifères.

L'éruption consiste en petites macules ou *taches rouges*, légèrement élevées à leur centre et formant ainsi une *papule* qui, elle-même, devient *vésicule* et se déprime à son centre (voyez *Anatomie pathologique*) comme l'ombilic. Si ces papules sont rares et disséminées la variole est *discrète ;* quoique peu nombreuses, les papules peuvent se grouper en figures géométriques entre lesquelles la peau est saine (*variole en corymbe*). Lorsque, très rapprochées, les papules finissent par se fusionner, la variole est *cohérente ;* si cette disposition est limitée au visage, ce qui a souvent lieu, son pronostic n'est pas plus sérieux que celui d'une variole discrète.

Dans la variole *confluente*, au lieu de présenter des papules distinctes, le visage se gonfle et se couvre d'une rougeur luisante, presque uniforme, criblée d'une multitude de petits boutons rouges, si rapprochés qu'on ne les distingue guère qu'au toucher : dès que ces papules deviennent vésicules, celles-ci se fusionnent au lieu de rester isolées, de telle sorte que la face paraît recouverte d'un papier gris joseph, d'un vésicatoire (Morton). Sur tout le corps, l'éruption devient confluente bien qu'à un moindre degré, les pieds et les mains se gonflent (en raison de la laxité du tissu cellulaire), mais pas autant que dans la période suivante.

Éruption sur les muqueuses. — Proportionnée à l'éruption cutanée, elle manque souvent dans les varioles discrètes : elle peut frapper toutes les muqueuses dont elle entrave les fonctions. La *conjonctive* se recouvre de papules qui déterminent du larmoiement, de la photophobie, et peuvent détruire la vue. Sur la muqueuse buccale l'éruption entraîne une *salivation* parfois très abondante et qui s'explique par l'excitation des glandes salivaires. On observe aussi de la dysphagie, une diarrhée cholériforme, ce qui indique une éruption sur la muqueuse digestive ; sa présence sur la muqueuse aérienne se traduit par une toux quinteuse, la raucité de la voix et des accès de suffocation.

Phénomènes inconstants. Lenteur de l'éruption. — Parfois au bout de quarante-huit heures l'éruption n'est pas achevée, la fièvre persiste avec toute son intensité ; le pronostic est fort grave.

Persistance ou apparition des accidents cérébraux que nous avons signalés dans la période d'invasion, c'est-à-dire délire, convulsions, dyspnée, etc.

IV. **Suppuration.** — Les vésicules deviennent opalines et s'entourent d'un cercle rouge (*halo*) ; la suppuration suit la même marche que l'éruption, elle commence par les vésicules de la face et n'atteint celles des jambes que vingt-quatre ou trente-six heures plus tard. Ce travail s'accompagne d'un *gonflement*

très prononcé, surtout dans les régions dont le tissu cellulaire
est très lâche ; aussi la face, et plus tard les pieds et les mains,
présentent-ils un gonflement en rapport avec le nombre des pustules : dans les varioles confluentes l'aspect est monstrueux (1).

La fièvre, qui avait disparu au moment de l'éruption, reprend
avec toute son intensité (*fièvre de maturation*), la température peut atteindre et dépasser 42 degrés : alors reparaissent
les phénomènes de l'invasion (agitation, délire, etc.). C'est
aussi dans cette période que surviennent les complications les
plus nombreuses. Sa durée est de cinq à six jours.

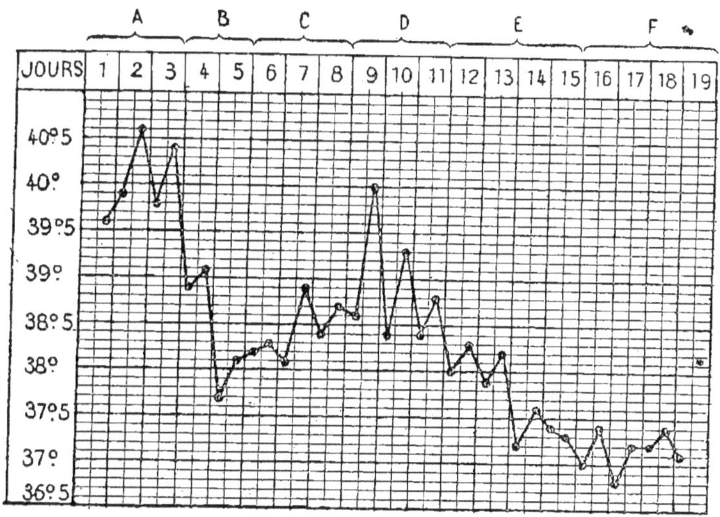

Fig. 2. — Courbe typique de la marche de la température dans la variole
normale, d'après Eichhorst (Path. interne).

A. — Période des prodromes.
B. C. D. E. — Période d'éruption.
F. — Période de dessiccation.

V. **Dessiccation**. — Elle se fait de deux manières : tantôt la
pustule éclate, laisse échapper le pus qu'elle renfermait et elle se

(1) Trousseau considère le gonflement des pieds et des mains comme un
phénomène nécessaire de a variole confluente : « manque-t-il, le malade
meurt. »

cicatrise peu à peu ; ce sont encore les pustules de la face qui se dessèchent les premières ; tantôt le contenu de la pustule se dessèche et forme une croûte.

Les *croûtes* sont d'un jaune verdâtre ; lorsque la variole est confluente, elles forment une couche uniforme, elles exhalent une odeur nauséabonde et sont le siège d'une vive démangeaison ; si le malade les détache on voit au-dessous d'elles le derme rouge et sanglant. Elles se détachent spontanément vers le dix-huitième ou le vingtième jour, en laissant après elles une teinte vineuse qui ne s'efface que lentement, permettant alors d'apprécier la profondeur de ces *cicatrices* lenticulaires qui, rares et superficielles dans la variole discrète, criblent la figure et d'autres régions dans la confluente.

Complications. — Elles sont fort nombreuses.—*Système nerveux.* — Nous avons signalé les *convulsions*, le *délire*, la *dyspnée ;* il peut survenir des *méningites*, des *congestions cérébrales*, etc.

Système digestif. — Gangrène de la bouche, diarrhée incoercible, hémorrhagies.

Système respiratoire. — Pneumonie, pleurésie, laryngite avec nécrose des cartilages. Œdème de la glotte par infiltration des replis aryténo-épiglottiques.

Système circulatoire. — Endocardite et péricardite, myocardite aiguë donnant lieu à certaines morts subites. Hémorrhagies par les muqueuses, ecchymoses (variole noire ou hémorrhagique).

Citons encore les *ulcérations de la cornée* et la fonte de l'œil, les *otites chroniques*, l'*orchite* ou plutôt la vaginalite et, chez la femme, l'ovarite (Béraud) ; les diverses *phlegmasies cutanées*, éruptions de furoncles, impétigo, rupia ; des lymphangites et adénites, de vastes abcès dans les membres, le tronc, etc., et enfin la plus grave, l'*infection purulente.*

Pronostic. — Nous en avons donné les éléments. La variole discrète est souvent bénigne, sauf lorsqu'elle présente une marche régulière. La variole confluente est presque toujours mortelle, surtout chez le vieillard, l'adulte et le nouveau-né, peut-être un peu moins chez l'enfant au-dessus de deux ans. La débilité, l'alcoolisme, l'état puerpéral, la grossesse, lui donnent une gravité spéciale ; dans ce dernier cas l'avortement a lieu et le fœtus est atteint de variole. Nous avons signalé le danger des complications, la forme hémorrhagique tue presque constamment.

Traitement de la variole.

Le traitement de la variole doit être préventif, prophylactique et enfin s'adresser à la maladie déclarée.

Le traitement préventif c'est la vaccination, dont nous parlerons tout à l'heure.

Le traitement prophylactique consiste à isoler le malade, à désinfecter soigneusement tous les linges, draps, etc., qui lui auront servi ; toutes les personnes qui approchent le malade devront être revaccinées.

Quant au traitement de la maladie elle-même, dans la variole normale, c'est un traitement plutôt expectatif que curatif. On soutiendra les forces du malade, on donnera quelques légers purgatifs ; on calmera les accidents nerveux, et on modérera la fièvre par les moyens appropriés. M. Ducastel a préconisé un traitement où l'opium est associé à l'éther : « ce traitement paraît souvent modifier heureusement la variole, et supprimer la suppuration ».

Variole anomale. — Variole hémorrhagique.

Elle mérite une mention spéciale pour ses caractères cliniques et son pronostic des plus graves.

Tantôt les hémorrhagies se montrent avant l'éruption (*variole hémorrhagique précoce*), tantôt elles apparaissent l'éruption une fois constituée (*variole hémorrhagique tardive*).

Dans le premier cas les symptômes d'invasion sont ceux de la variole normale, mais il sont beaucoup plus intenses ; puis apparaît un *rash purpurique*, véritable hémorrhagie cutanée accompagnée d'hémorrhagies viscérales diverses (épistaxis, hématémèse, hématurie, etc.).

Le malade meurt le 3e ou 4e jour à dater du début avec quelques boutons de variole à peine éclos.

L'*hémorrhagie tardive* reproduit le même tableau pendant l'éruption.

Varioloïde.

On peut la considérer comme une variole modifiée par la vaccine ou une variole antérieure.

Ses principaux caractères consistent dans *l'absence de fièvre secondaire, la rapidité de sa marche et sa bénignité*. Son incubation est assez longue ; les phénomènes d'invasion sont les mêmes, mais moins accentués ; la fièvre a souvent disparu au moment où se manifeste l'éruption ; celle-ci ressemble à celle de la variole, mais son évolution est beaucoup plus rapide : ainsi les papules deviennent opalines en deux ou trois jours, elles se dessèchent et la croûte tombe vers le huitième jour sans laisser de traces, sauf quelquefois une cicatrice légère.

VACCINE

Au siècle dernier, pour prévenir la variole, on inoculait la sécrétion d'une variole bénigne. Une variole ordinairement bénigne se déclarait chez l'inoculé ; mais parfois la variole inoculée était confluente et emportait le malade. La variolisation (tel était le nom donné à cette pratique) disparut lorsque Jenner eut découvert la vaccine (1798).

La vaccine consiste à inoculer à l'homme la variole des vaches ou *cowpox*. Cette variole des vaches inoculée à l'homme le préserve à l'égal d'une attaque ordinaire de variole. Cependant, pas plus pour la variole que pour la vaccine, l'immunité n'est éternelle, après un certain nombre d'années il est utile de se soumettre à des revaccinations.

Jenner recueillit le premier vaccin sur une fille d'étable qui, ayant des excoriations aux doigts, s'était spontanément vaccinée en trayant une vache atteinte de cowpox.

On pourrait inoculer directement le cowpox de la vache, mais c'est une maladie tellement rare qu'actuellement on cherche en vain une vache qui en soit atteinte ; heureusement qu'en passant par l'organisme humain le vaccin ne perd aucune de ses propriétés ; de plus, il peut être conservé presque indéfiniment, soit à l'état liquide dans un tube de verre, soit desséché entre deux plaques de verre.

De là **trois procédés de vaccination** : 1° de *bras à bras*. On choisit un enfant bien sain qui n'offre aucune trace de syphilis et dont les parents sont également sains (1). Le bouton de vaccin doit avoir huit à neuf jours ; percez l'épiderme avec une lancette sans faire saigner, et prenez une goutte de liquide vaccinal incolore ; puis, de votre main gauche, embrassez la partie postérieure du bras que vous voulez vacciner, tendez la peau et enfoncez horizontalement la lancette chargée de vaccin que vous tenez de la main droite. Faites ainsi, au niveau de la pointe du deltoïde, trois piqûres distantes d'un centimètre (2).

2° On peut vacciner avec du *vaccin contenu dans des tubes capillaires :* on en brise les deux extrémités et, tandis que l'inférieure est appliquée sur la lancette, on souffle dans le bout supérieur.

3° Avec du *vaccin desséché* et conservé entre deux plaques

(1) On ne saurait à cet égard s'entourer de trop de précautions, car on a vu la syphilis se propager ainsi et revêtir une forme des plus graves : elle débute par un chancre induré qui, du vingt au vingt-cinquième jour, se développe sur l'une des pustules.

(2) Chez les petites filles il vaut peut-être mieux vacciner sur la jambe, car les cicatrices des bras peuvent être visibles lorsque plus tard elles portent des toilettes ouvertes.

de verre (ramollissez-le en l'exposant à de la vapeur d'eau) (1).

Évolution du vaccin. — L'absorption du vaccin est presque instantanée ; dans les trois premiers jours, tout ressemble à une simple piqûre (période d'incubation) ; le troisième ou le quatrième, on voit apparaître un bouton dur (papule) qui se transforme en vésicule aplatie le cinquième jour et qui, le sixième, se déprime à son centre sous forme d'ombilic. Le septième et le huitième, elle s'accroît, s'entoure d'une auréole rouge et devient blanchâtre argenté : c'est que son contenu se transforme en pus ; la vésicule est devenue une pustule. Vers le dixième jour elle se flétrit, puis se dessèche et forme une croûte qui tombe du vingtième au vingt-cinquième jour, laissant une cicatrice indélébile d'un blanc mat.

Le bouton de vaccin est identique à celui de la variole ; comme ce dernier, sa cavité est cloisonnée et divisée en plusieurs petites loges indépendantes.

Chez les enfants, la vaccine détermine peu de réaction générale, mais chez les adultes il est assez fréquent d'observer, vers les septième ou huitième jour, un peu de fièvre et de malaise ; parfois même il se développe un phlegmon circonscrit, une angioleucite, un érysipèle, etc.

Fausse vaccine. — Au lieu de l'éruption que nous venons de décrire, l'inoculation du vaccin se borne parfois à déterminer des boutons non ombiliqués qui évoluent en quelques jours et ne sont formés que d'une cavité unique ; ils n'ont point de vertus préservatrices et constituent la *fausse vaccine*. Dans d'autres cas, le bouton a une évolution régulière, mais il ne laisse pas de cicatrice ; il ne confère alors qu'une immunité imparfaite (*vaccinelle*).

---

(1) Dans ces dernières années, craignant avec raison que le vaccin jennérien ne soit affaibli, on a inoculé du vaccin à des vaches et on l'a recueilli sur elles ; mais ces vaccinations animales ne semblent pas jouir d'une plus grande vertu préservatrice.

VARICELLE

La varicelle n'est point la varioloïde : c'est une fièvre éruptive ayant son *autonomie parfaitement établie* (1).

La varicelle est *contagieuse;* peut-être est-elle inoculable, quoique les auteurs ne s'entendent pas sur ce point.

Après quelques phénomènes fébriles au bout de 24 heures apparaissent de petites taches roses qui bientôt cèdent la place à des *bulles* remplies de liquide clair.

La bulle s'entoure bientôt d'une aréole inflammatoire ; son liquide devient purulent, se dessèche et laisse une croûte noirâtre. L'évolution se fait en trois jours.

La marche de la varicelle se fait par poussées successives fébriles qui se continuent pendant quatre à cinq jours.

La caractéristique de la varicelle est son éruption bulleuse ; elle ne met pas à *l'abri de la variole*, et le *vaccin* n'en préserve pas non plus qu'une *variole* antérieure.

ROUGEOLE

La rougeole est une fièvre éruptive caractérisée par le catarrhe de plusieurs muqueuses (conjonctive, muqueuse des voies aériennes) et par une éruption de petites taches rouges, arrondies, suivies d'une desquamation partielle et furfuracée.

Étiologie. — La rougeole est endémo-épidémique dans nos pays. Elle est contagieuse, et cela pendant toute son évolution, dès le début de la période d'invasion, jusqu'à la fin de la desquamation. L'agent pathogène est inconnu ; le principe contagieux paraît résider dans les sécrétions oculaires, nasales, etc., les débris épithéliaux de la desquamation.

La rougeole ne récidive pas : une première atteinte confère le plus souvent l'immunité. C'est surtout une maladie de l'en-

(1) Voyez COMBY. *Quelques particularités de la varicelle.* G. Steinheil, éditeur.

fance, pour cette raison que peu d'enfants y échappent, et qu'ils sont ainsi à l'abri pour le reste de l'existence (1).

Anatomie pathologique. — Les taches ne consistent qu'en une simple hyperhémie, aussi disparaissent-elles après la mort, sauf dans la rougeole boutonneuse dont la saillie est due à un léger exsudat inflammatoire (J. Simon). Dans les formes graves et hémorrhagiques, on trouve des ecchymoses ; le sang est noirâtre, poisseux, il infiltre et colore les tissus, par le fait de la dissolution de l'hématoglobine ; ces altérations se retrouvent dans toutes les maladies infectieuses. Enfin les ganglions mésentériques et la rate sont gonflés et ramollis.

Les voies aériennes présentent toujours des lésions qui varient depuis la simple hyperhémie jusqu'aux infiltrations caséeuses.

Symptômes. — Quatre périodes : *incubation, invasion, éruption, desquamation.*

I. **Incubation.** — La durée varie de sept à onze jours.

II. **Invasion.** — Ses symptômes constants sont : la fièvre, le catarrhe des muqueuses oculaire et aérienne.

Fièvre. — Elle s'annonce par des frissons irréguliers, un sentiment de malaise et de lassitude, de la céphalalgie, rarement par des nausées et des vomissements ; cette fièvre est plus modérée que celle de la variole ou de la scarlatine ; la température oscille entre 38 et 39 degrés ; la rémission matinale est à peine marquée, mais *le troisième jour se pro-*

---

(1) Panum a relaté les faits si curieux qui se sont passés aux îles Feroë : Depuis soixante-cinq ans la rougeole ne s'y était pas montrée, lorsqu'elle y est apportée par un étranger, elle se propage d'abord à ses parents, puis gagne de proche en proche ; enfin, sur 7780 habitants, 6000 sont frappés. En un mot tous ceux qui avaient moins de soixante-cinq ans. Ce fait démontre le caractère contagieux de la rougeole et prouve que l'âge adulte ne donne aucune immunité ; si elle y est aussi rare, c'est que l'on a payé son tribut dans l'enfance ou l'adolescence.

duit une rémission considérable et constante ; elle est caractéristique de la rougeole. Vers le quatrième jour, la température s'élève, au moment de l'éruption elle atteint son apogée, qui est de 39 degrés environ, puis elle décroît régulièrement.

Catarrhe. — En même temps que la fièvre, survient un catarrhe des muqueuses oculaire et aérienne ; les yeux sont brillants, humides, larmoyants. Il survient des éternuments fréquents, quelquefois les épistaxis, et le nez coule abondamment (coryza). Le malade a des quintes de toux sèche, sa voix est rauque, il peut avoir les accès de suffocation de la laryngite striduleuse, cependant l'auscultation ne révèle rien ou seulement quelques râles sibilants (catarrhe du larynx et des bronches).

Complications. — Du délire, des convulsions surtout chez les enfants ; elles se calment souvent dès qu'apparaissent les taches, mais il est difficile d'en apprécier la valeur pronostique ; la diarrhée est fréquente.

Durée. — La règle est de quatre à cinq jours : cette période est donc toujours remarquable par sa durée plus longue que celle des autres fièvres éruptives et souvent aussi par des *interruptions ;* ainsi vers le troisième jour tout s'amende, on croit avoir eu affaire à un simple catarrhe, mais tout à coup les accidents reprennent ; ceci prolonge encore la durée de l'invasion.

III. **Éruption**. — C'est donc vers le quatrième ou le cinquième jour qu'elle se montre, ce sont de *petites taches rouges rondes ou irrégulières, souvent semblables à des piqûres de puce ;* elles envahissent d'abord le visage, surtout le menton et les joues, puis se propagent sur tout le corps : d'abord rosées, elles deviennent de plus en plus rouges sans avoir la teinte foncée des taches scarlatineuses. Souvent plates, parfois faisant un léger relief (*rougeole boutonneuse*), elles se disposent souvent en demi-cercle, en corymbe ; elles s'effacent momentanément par la pression, sauf la partie centrale

des taches boutonneuses, ce qui indique une certaine extrava-
sation sanguine.

Une éruption semblable s'effectue sur la conjonctive, les
muqueuses nasale, buccale, la voûte palatine, le pharynx,
celles du larynx et des bronches. Il en résulte des troubles
fonctionnels souvent assez notables; ainsi les larmes, la toux,
le coryza persistent, mais ils se sont modifiés; le liquide nasal
devient épais, verdâtre, il en est de même des crachats; l'auscultation révèle l'existence de râles humides; enfin il existe
des symptômes d'angine, douleur de gorge, gêne dans la déglutition.

La fièvre ne cesse pas avec l'éruption, ainsi que nous l'a-
vons déjà noté; elle est probablement entretenue par le catarrhe; la défervescence n'a guère lieu que deux ou trois jours
après le début de l'éruption, lorsque la desquamation va
commencer.

Durée. — Deux ou trois jours. Ainsi, vers la fin du
deuxième jour de leur apparition, les taches pâlissent et la
desquamation commence.

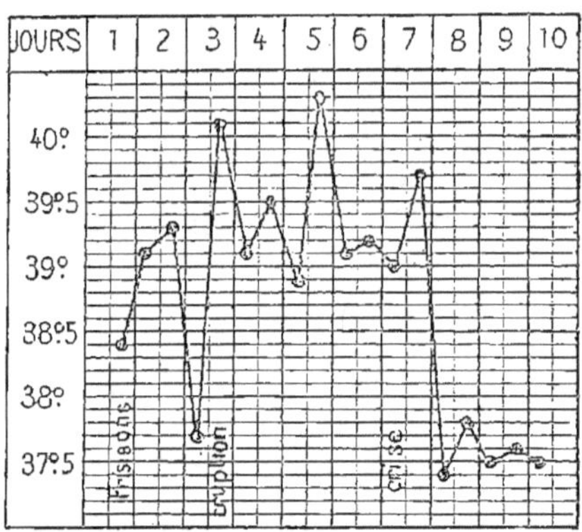

Fig. 3. — Courbe typique de la marche de la température dans la rougeole
normale, d'après Eichhorst (Pathol. interne).

IV. **Desquamation.** — Elle commence vers le huitième ou
le dixième jour et se prolonge jusqu'au quatorzième. L'épiderme

se soulève sous forme d'une *poussière très fine* qui est souvent masquée par une légère sueur ; pendant la desquamation, les symptômes de catarrhe persistent mais en s'amendant.

La **durée** totale de la rougeole est donc de quatorze jours environ : *cinq pour l'invasion, trois pour l'éruption, six pour la desquamation.*

Complications et suites. — Les complications sont fréquentes : tantôt l'éruption se trouve brusquement arrêtée, les taches disparaissent et le malade meurt ; bien plus rarement et dans certaines épidémies, on a observé, soit l'absence du catarrhe, soit celle de l'éruption (*rougeoles anomales*). D'autres se compliquent d'hémorrhagies par les diverses muqueuses, et de *taches ecchymotiques*, de purpura (*rougeole hémorrhagique*). Parfois ce sont des *accidents nerveux* (convulsions, délire, stupeur).

La *rougeole hémorrhagique* comprend deux cas de gravité très différente. Dans le premier qui est le plus léger, les hémorrhagies sont limitées à la peau (purpura) ; les taches rubéoliques deviennent violacées, ne s'effacent pas sous la pression du doigt.

Dans le second cas, presque constamment fatal, les hémorrhagies se généralisent (purpura, épistaxis, hématémèse, hématurie, etc.) : c'est là la véritable *rougeole hémorrhagique.*

Les principales complications de la rougeole sont :

1° La *bronchite capillaire* (catarrhe suffocant) qui se montre habituellement pendant l'éruption, vers le 6e ou 7e jour et enlève fréquemment les malades.

2° La *gangrène*, et surtout celle de la bouche (noma) suit fréquemment la rougeole chez les enfants débilités. La gangrène pulmonaire se montre aussi quoique bien plus rarement. La gangrène de la vulve se répare assez facilement ; les deux autres sont infiniment plus graves.

3° L'*adénopathie bronchique.*

4° La *laryngite*, qui dans les hôpitaux devient souvent diphthéritique (croup).

Les autres complications sont l'otite, les blépharites, les ophthalmies, les eczémas chroniques, etc. Enfin la rougeole prédispose d'une façon très certaine à la tuberculose pulmonaire.

Pronostic. — La rougeole ne devient grave que par ses complications.

Traitement. — A peu près le même que celui de la variole : combattre les complications.

Au début, on pourra prescrire un looch blanc avec addition de poudre de Dower. S'il y a de l'agitation, un peu de bromure de potassium (2 grammes) ou de sirop de chloral. Si l'éruption tarde à se produire, bains tièdes ou frais, potion à l'acétate d'ammoniaque. Si le catarrhe menace de devenir suffocant, il faut recourir aux vésicatoires sur la poitrine et aux ventouses sèches sur les membres, ou favoriser l'expectoration par le kermès minéral.

Dans les formes adynamiques, on prescrira les toniques ; on a conseillé aussi les sulfates de magnésie et de soude.

Chaque complication pourra réclamer un traitement spécial.

SCARLATINE

La scarlatine est une fièvre éruptive caractérisée par une angine et par une rougeur écarlate pointillée, ou par de larges taches framboisées, dont la desquamation se fait par plaques.

Étiologie. — L'agent pathogène de la scarlatine est inconnu ; nous pourrions répéter ici ce que nous avons dit au sujet de la rougeole et de la variole. Cependant la scarlatine est plus rare que la rougeole, le nombre des individus qui lui sont réfractaires étant beaucoup plus considérable. Les enfants au-dessous de dix ans sont les plus aptes à la contracter ; après vingt ans, elle est plus commune chez la femme. De même

que les autres fièvres éruptives elle est endémo-épidémique,
et elle règne par *épidémies* dont la gravité est fort variable :
car la scarlatine est tantôt tellement bénigne que Sydenham
lui donne à peine le nom de maladie, tantôt tellement grave
que Bretonneau la redoutait à l'égal de la peste et du choléra.

Anatomie pathologique. — Les *taches scarlatineuses*
s'effacent après la mort ; les lésions pharyngées sont celles des
angines. Les *reins* sont souvent congestionnés et peuvent offrir les lésions spéciales au mal de Bright.

Les complications sont nombreuses, elles ont chacune leurs
lésions anatomiques spéciales. Comme dans toutes les maladies infectieuses, le sang est poisseux, noirâtre, liquide ; de
plus, on a noté le gonflement et le ramollissement des organes
lymphoïdes de l'abdomen, rate, ganglions mésentériques, plaques de Peyer et follicules de l'intestin.

Symptômes. — Quatre périodes : *incubation, invasion,
éruption, desquamation.*

I. **Incubation**.— La scarlatine n'est guère inoculable, aussi
est-on sans données certaines sur la durée de son incubation :
on la croit *plus courte que celle de la rougeole et de la
variole ;* sa durée serait de trois à cinq jours.

II. **Invasion**. — Les symptômes d'invasion sont la *fièvre et
l'angine ;* et, chose remarquable, ils peuvent être très accentués ou manquer complètement ; dans ce dernier cas l'éruption
est la première manifestation de la maladie.

1º *Fièvre*. — Elle est très vive ; la céphalalgie, le malaise,
la soif sont prononcés, le pouls très fréquent ; en quelques heures la température s'élève à 40 degrés et même au delà ; de
toutes les fièvres éruptives, la scarlatine est celle qui produit
la chaleur la plus grande. Les nausées et les vomissements
sont rares ; tantôt il y a de la constipation, tantôt de la diarrhée.

2° *Angine*. — Symptôme caractéristique, souvent c'est sur son mal de gorge seul que le malade appelle l'attention ; l'arrière-gorge est rouge, sèche, les ganglions sous-maxillaires gonflés et douloureux.

Durée. — La durée de l'invasion est fort courte, de douze à trente-six heures ; nous avons vu qu'elle pouvait faire défaut.

III. **Éruption.** — Elle débute par le cou, les bras, le tronc, au lieu de commencer par la face comme l'éruption de la rougeole et de la variole, et elle se présente sous deux formes :

1ʳᵉ *forme*. — Ce sont de *larges taches ou plaques irrégulières d'un rouge vif*, très rapprochées, sans relief, séparées par des espaces de peau saine qui ne tarde pas à devenir rosée, puis rouge, de telle sorte que la peau prend une teinte uniforme, écarlate, framboisée, vive dans certains points, pâle là où l'épiderme est épais.

2ᵉ *forme*. — Ce sont de *petits points rouges très rapprochés*, très réguliers, offrant l'aspect d'un granit très fin.

La rougeur s'efface par la pression, ce qui indique une simple hyperhémie ; l'éruption détermine la congestion des tissus, aussi la face, les pieds et les mains sont-ils gonflés au point de gêner les mouvements.

Une éruption semblable s'effectue sur les muqueuses, toute la bouche est écarlate, la langue est d'un rouge vif, ses papilles proéminent.

Toutefois l'éruption a pu, dans des cas fort rares, être légère et fugace au point de passer inaperçue (*scarlatine fruste* de Trousseau).

Très souvent il se produit aux aisselles, aux aines, une foule de *petites vésicules* miliaires transparentes, elle n'ont rien de spécial à la scarlatine et sont surtout en rapport avec les sueurs.

Pendant l'éruption les symptômes de l'invasion, *fièvre* et *angine*, persistent ; la température est à 39, 40, 41 degrés, on l'a vu atteindre 42°,5, ce qui est une des plus hautes températures possibles. Elle reste au chiffre maximum qu'elle a atteint pendant les trois premiers jours de l'éruption, puis elle diminue graduellement ; sa défervescence est traînante.

L'*angine scarlatineuse* est le type des *angines pulta-cées* : en effet, l'arrière-gorge, qui était fort rouge, se recouvre, ainsi que les amygdales, d'un *exsudat blanchâtre, sans consistance*, peu adhérent, crémeux, pultacé ; il est formé de débris épithéliaux, de globules purulents, de matière amorphe. Cet exsudat persiste trois ou quatre jours. Les ganglions sous-maxillaires sont gonflés et douloureux, ce qui, joint à l'angine, rend la déglutition fort pénible.

Durée. — L'éruption dure cinq à six jours, qui peuvent se décomposer ainsi : trois jours de développement, un jour stationnaire, un ou deux jours de déclin.

Desquamation. — L'épiderme, au lieu de s'en aller en poussière comme dans la rougeole, se détache sous forme de larges lambeaux, d'autant plus étendus que l'épiderme est plus épais ; ainsi, aux doigts, l'épiderme détaché représente des fragments de gants, la plante du pied fournit des lambeaux plus étendus encore. La durée de la desquamation est de huit à quinze jours.

Durée totale. — Invasion, un à deux jours ; éruption, cinq à six jours ; desquamation, de dix à quinze jours. La durée totale varie donc de seize à vingt-quatre jours.

Scarlatines anomales et complications.

A. — *Scarlatines anomales.*

1° *Scarlatine foudroyante.* — Elle se montre en temps d'épidémie, tuant les malades en 24 heures au milieu des symptômes les plus graves (*température excessive, délire, agitation, convulsions, sécheresse de la peau, anurie*).

2° *Scarlatine hémorrhagique.* — Elle est assez rare, et

d'un pronostic absolument fatal. Au moment de l'éruption la peau se couvre de purpura ; on observe des hémorrhagies diverses (épistaxis, hématémèse, hématurie).

3° *Scarlatine fruste*. — Elle est marquée par l'absence d'un des symptômes principaux : tantôt il n'y a que l'angine, et point d'éruption ; tantôt l'angine est suivie d'anasarque, etc. En dehors des épidémies le diagnostic est des plus difficiles.

B. — *Complications*.

Elles sont nombreuses et font de la scarlatine une maladie redoutable entre toutes les maladies éruptives.

1° *Angine*. — Voyez les *Angines*.

2° *Complications rénales* : a. *Hématurie*. Tantôt légère, tantôt abondante ; b. *Albuminurie*. — Tantôt elle apparaît dès les premiers jours, et est alors sans gravité ; tantôt elle est tardive (15° au 20° jour), et associée alors à des lésions rénales sur la nature desquelles on a beaucoup discuté (néphrite diffuse aiguë). Cette albuminurie aiguë expose le malade à tous les accidents habituels : anasarque, urémie, etc. Elle guérit rapidement, mais peut passer à l'état chronique ; c. *Anasarque*. — Elle est le plus souvent associée à l'albuminurie, mais peut apparaître seule pendant la convalescence sous l'influence du refroidissement.

3° *Accidents rhumatismaux*, ou mieux *pseudo-rhumatismaux*. A la suite de la scarlatine on observe quelques accidents légers de rhumatisme au poignet, et au cou-de-pied. Parfois ces arthrites suppurent, ce qui indique combien elles sont différentes du rhumatisme légitime : ce sont là des arthrites infectieuses.

4° *Endocardite. Chorée*.

5° *Suppurations diverses*. — Outre les arthrites on observe encore des bubons cervicaux suppurés, des parotidites, des otites, des pleurésies, des péricardites purulentes.

Diagnostic. — Voyez *Diagnostic des fièvres érup-tives*.

Pronostic. — Nous avons vu que certaines épidémies sont légères et d'autres très graves ; le pronostic s'établira sur

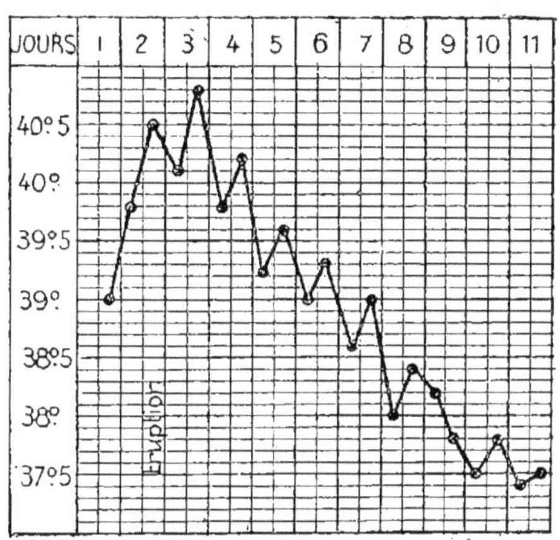

FIG. 4. — Courbe typique de la marche de la température dans une scarlatine normale, d'après Eichhorst (Pathol. interne).

l'existence ou l'absence de complications. Il faut souvent se méfier du délire, quelque léger qu'il soit, et savoir bien que le péril est de tous les instants (Grisolle).

Traitement. — Le même que celui de la rougeole. Les affusions froides répétées toutes les trois ou quatre heures sont surtout utiles lorsqu'il existe des troubles nerveux ou que l'éruption tarde à se produire. Cette méthode et surtout celle des bains froids donne d'excellents résultats dans les scarla-tines hyperthermiques. Les diverses complications seront com-battues par les moyens indiqués dans l'étude de chacune de ces maladies (voyez *Angines, mal de Bright*, etc.).

Diagnostic différentiel des fièvres éruptives.

Les fièvres éruptives ont des caractères très différents, et cela à leurs diverses périodes.

I. **Incubation.** — Sa durée est trop vague, trop incertaine pour fournir des éléments au diagnostic.

II. **Invasion.** — La *douleur lombaire* est spéciale à la variole ; le *catarrhe des muqueuses oculaire, nasale* et *bronchique* à la rougeole ; l'*angine* à la scarlatine.

La *fièvre* avec son cortège habituel (céphalalgie, malaise, soif, etc.) se rencontre dans toutes les fièvres éruptives ; cependant dans la rougeole la température s'élève moins et elle présente vers le troisième jour une rémission remarquable ; dans la scarlatine, la fièvre est très élevée dès le début, 40°,5 environ.

La durée de l'invasion est également différente ; quelques heures pour la scarlatine, deux à quatre jours pour la variole, de quatre à sept pour la rougeole.

III. **Éruption.** — Elle débute par la face dans la rougeole et la variole, par le cou et la poitrine dans la scarlatine.

Dans la *variole* ce sont des taches rouges, arrondies, présentant une élevure centrale ; d'abord dures ou papuleuses, elles deviennent vésiculeuses, puis pustuleuses, et s'ombiliquent à leur centre. Dans la *rougeole* ce sont des taches rosées, très irrégulières, et plus rarement de légers boutons qui ne s'observent d'ailleurs qu'à la face. La *scarlatine* est caractérisée par une rougeur écarlate uniforme.

Suppuration et desquamation. — La *suppuration* est spéciale à la variole dont les pustules se transforment en croûtes, se cicatrisent après s'être rompues.

La rougeole se termine par une *desquamation furfura-*

cée, peu appréciable; dans la scarlatine, l'épiderme s'enlève sous forme de *larges plaques*.

Complications. — Plusieurs sont communes à toutes les fièvres éruptives, cependant *la rougeole invite aux affections thoraciques, la scarlatine aux affections rénales* (mal de Bright, hydropisies), *la variole aux phlegmasies cutanées* (furoncles, abcès, infection purulente).

SUETTE MILIAIRE

La suette miliaire est une *maladie infectieuse contagieuse : endémique* dans certaines contrées de la France (Hérault, Aude, Poitou, etc.), elle prend à certains moments le caractère *épidémique* (Épidémies de l'Oise, 1821 et 1849 ; de la Dordogne, 1841 ; de Poitiers, 1845; d'Oléron, 1880 ; du Poitou, 1887) (1).

Symptômes. — On peut décrire à l'évolution de la suette miliaire 3 périodes :

1º Période prééruptive ;

2º Période éruptive ;

3º Desquamation et convalescence.

1ʳᵉ *période*. — Le début est ordinairement des plus brusques. En pleine santé au milieu de la journée, le malade sent ses jambes se dérober sous lui; il s'alite et au milieu de la nuit est réveillé par des sueurs abondantes.

Les symptômes capitaux de cette période sont : les *sueurs*, la *fièvre*, et des *phénomènes nerveux divers*.

a. — Les sueurs sont continues mais paroxystiques. Elles peuvent dans certains cas nécessiter jusqu'à dix changements de linge et plus dans les 24 heures.

(1) Voyez BROUARDEL et THOINOT. *Suette miliaire du Poitou*, in Bull. Acad. Médecine, 1887.

b. — La fièvre est variable, élevée dans les cas graves, modérée dans les autres.

c. — Les phénomènes nerveux consistent en : *étouffements, sentiment de constriction, de barre épigastrique, palpitations, délire et agitation*.

2e période. — Elle est marquée par l'éruption qui apparaît en moyenne vers le 4e jour.

L'éruption se compose de deux éléments.

a. — La papule miliaire, se transformant plus tard en vésicule et en vésico-pustule.

b. — L'exanthème qui sert de substratum à l'éruption miliaire.

L'exanthème peut affecter trois formes différentes.

1° Forme rubéolique ;

2° Forme scarlatineuse ;

3° Forme hémorrhagique ; purpurique.

La forme est d'ailleurs variable suivant les maladies et elle l'est chez le même malade d'un jour à l'autre, l'éruption subissant ordinairement des transformations successives et passant de la forme rubéolique à la forme scarlatineuse et à la forme purpurique. L'éruption apparaît d'abord à la face, puis descend envahissant successivement les autres parties : elle se marque surtout à la face, dos des mains et poignets, tronc et fesses.

Dans la seconde période les phénomènes généraux (sueurs, fièvre, manifestations nerveuses) qui avaient redoublé au moment où l'éruption allait apparaître se calment.

3e période. — La desquamation suit immédiatement l'éruption et se montre en suivant le même ordre que celle-ci.

Elle se présente sous deux formes distinctes.

a. — Desquamation en collerette.

b. — Desquamation à grands lambeaux, fréquente surtout aux membres et à la face ; aux doigts il est ordinaire que la desquamation affecte la même forme que dans la scarlatine : desquamation en doigt de gant.

La *convalescence* est des plus pénibles : elle commence ordinairement dès le huitième ou dixième jour de la maladie, et peut se prolonger pendant un mois et plus. Les convalescents de suette miliaire ont le teint jaune ; ils sont mal assurés sur leurs jambes ; ont de l'œdème des pieds ; des tremblements fibrillaires des muscles de la face et de la langue.

Marche. — La suette miliaire, maladie le plus souvent bénigne, se termine quelquefois par la mort survenant en moins de 48 heures à dater du début au milieu de sueurs extrêmement profuses, de fièvre très élevée (41°), d'agitation, de délire extrêmes et d'étouffements intenses.

Dans d'autres cas la suette miliaire est à peine une maladie ; le malade n'interrompt pas son travail : c'est la forme ambulatoire. La suette miliaire précède souvent par poussées successives dont chacune reproduit le tableau de la maladie ; elle présente aussi des rechutes, et des récidives soit dans la même épidémie soit d'une épidémie à une autre.

Diagnostic. — Il est assez facile dans la plupart des cas. La seule maladie avec laquelle la suette miliaire puisse être confondue est la rougeole dont elle se rapproche surtout chez l'enfant, au point que le diagnostic puisse être souvent malaisé. C'est à ces sortes de cas que MM. Brouardel et Thoinot ont donné le nom de suette miliaire à forme rubéolique.

Pronostic. — Il est des plus difficiles à établir : la suette miliaire est d'allure traîtresse, et un malade dont la situation paraît bonne peut être subitement pris d'accidents qui l'enlèvent en quelques heures.

Étiologie. — Maladie éminemment contagieuse, endémoépidémique, s'attaquant aux enfants comme aux adultes, la suette miliaire est inconnue encore dans sa nature. Elle paraît se propager par l'air dans un rayon de peu d'étendue, par le contact direct, non par les eaux, sans que ces modes de transmission soient bien nettement établis. L'agent pathogène est également à peu près inconnu.

Anatomie pathologique. — Elle ne repose que sur des données anciennes et doit être entièrement revue.

Traitement. — Il n'en existe aucun de certain. Il faut éviter les sudations excessives, empêcher les malades de se couvrir d'une façon exagérée. Dans les cas bénins l'expectation paraît la meilleure conduite. Nous croyons que dans les cas graves l'emploi des lotions et des bains froids est tout à fait indiqué.

DIPHTHÉRIE

C'est à Bretonneau et à Trousseau qu'on doit la démonstration de la spécificité de cette maladie que les travaux modernes ont mise hors de doute.

« La diphthérie est une maladie infectieuse caractérisée par « une infiltration fibrineuse suivie de mortification des parties « superficielles, et par l'existence de fausses membranes fibri- « neuses qui se développent sur la muqueuse du pharynx, du « larynx, etc. » (Cornil).

Étiologie. — La diphthérie atteint surtout les enfants, mais n'épargne pas les adultes.

Elle est endémique dans nos contrées où elle prend d'année en année une extension croissante : elle sévit aussi sous la forme d'épidémies.

La contagion de la diphthérie ne peut-être niée, témoins les accidents si nombreux survenus aux médecins, et dont quelques-uns sont restés tristement célèbres (cas de Gillette, Blache, Valleix, Herbelin, etc.). Mais l'agent pathogène et les modes suivant lesquels s'exerce la contagion ne sont pas encore aujourd'hui bien connus.

L'agent pathogène a été l'objet de nombreuses recherches, dont les plus récentes et les plus importantes sont celles de

Lœffler : ces recherches ne sont pas pleinement démonstratives.

Quant aux modes de contagion, il est avéré que la diphthérie est inoculable, et c'est une inoculation accidentelle qui paraît ordinairement la cause de la diphthérie cutanée. Les essais infructueux d'inoculation qu'ont tentés sur eux-mêmes Trousseau et Peter ne prouvent rien contre l'inoculabilité.

Il est certain aussi que les linges souillés par des produits diphthéritiques sont éminemment dangereux pour qui les manie.

L'agent pathogène de la diphthérie paraît doué d'une grande fixité : on a vu, dans des écoles qui avaient été fermées à cause d'une épidémie pendant plusieurs mois, la diphthérie renaître dès que l'école était rouverte, comme si le virus s'était conservé fixe dans le local.

La diphthérie récidive ; une première atteinte ne confère pas l'immunité, et semble même au contraire être une prédisposition à une seconde atteinte.

L'origine de la diphthérie humaine a été cherchée par quelques auteurs dans la diphthérie animale (Teissier, de Lyon), et le véhicule a paru siéger dans les fumiers souillés par les produits de la diphthérie animale (1). Mais il n'est pas démontré que la diphthérie animale soit identique à la diphthérie de l'homme : pour quelques auteurs même elle est une maladie toute différente. Les faits expérimentaux n'ont fourni jusqu'ici aucune solution capable de trancher la question.

La diphthérie est tantôt primitive, tantôt secondaire, surtout à la scarlatine, la rougeole (2), la fièvre typhoïde, et la coqueluche.

Anatomie pathologique. — La diphthérie peut envahir

(1) La diphthérie existe chez les oiseaux, et en particulier la poule, le pigeon.

(2) Voyez P. RENAULT. *De la diphthérie consécutive à la rougeole*. G. Steinheil, éditeur.

différents organes, et cela soit isolément, soit simultanément.

La diphthérie siège ainsi :

a. — Sur les amygdales, la luette, les piliers du voile du palais, sur le pharynx en un mot : *diphthérie pharyngée, angine diphthéritique.*

b. — Sur le larynx : *diphthérie laryngée, croup.*

c. — Sur la muqueuse trachéale et bronchique et dans le tissu pulmonaire : *broncho-pneumonie diphthéritique, bronchite pseudo-membraneuse.*

d. — Sur la muqueuse des fosses nasales : *coryza diphthéritique ou angine couenneuse.*

e. — Enfin sur le tégument externe (*diphthérie cutanée*) et les muqueuses extérieures (conjonctive, vulve, prépuce, anus).

Fausse membrane diphthéritique. — C'est la lésion principale, et caractéristique de la diphthérie. Elle se présente sous la forme d'une plaque plus ou moins largement étalée, blanc laiteux, grisâtre ou brunâtre, dont l'adhérence à la muqueuse sous-jacente, intime au début, diminue plus tard. L'apparence objective de la fausse membrane est d'ailleurs un peu variable suivant la forme et le siège de la diphthérie. C'est ainsi que dans les angines et les laryngites toxiques la fausse membrane au lieu de présenter les caractères que nous venons d'énumérer est de consistance molle, pulpeuse, d'une couleur gris sale ou noirâtre et exhale une odeur fétide.

« Les fausses membranes sont constituées par de la fibrine
« formant un réseau plus ou moins dense, et par des cellules,
« qui sont soit des cellules lymphatiques migratrices, soit des
« globules rouges, soit des cellules épithéliales modifiées. Ces
« éléments sont placés dans les mailles du réticulum fibri-
« neux. Ils sont généralement mortifiés. Souvent les tra-
« vées de fibrine sont épaisses, très rapprochées les unes des
« autres, homogènes, réfringentes, et elles laissent entre elles
« de tout petits espaces à peine suffisants pour loger de loin
« en loin un globule rouge ou un globule blanc ; d'autres fois
« les espaces sont plus larges. Au-dessus de la fausse mem-

« brane qui fait corps avec le chorion, on ne retrouve plus l'é-
« pithélium et la fausse membrane remplace le revêtement
« épithélial » (Cornil).

Lésions concomitantes. — Les *ganglions lymphatiques* du cou en rapport avec les parties atteintes sont constamment malades, hypertrophiés, infiltrés. Mais leurs lésions varient
considérablement suivant la forme de la diphthérie. Dans les formes moyennes ils sont ordinairement isolés, mais dans les
formes graves, et surtout les formes toxiques, ils sont extrêmement tuméfiés, se réunissent, se confondent et forment une
véritable tumeur ganglionnaire.

Les *reins* doivent aussi être altérés d'une façon constante,
comme en témoigne l'albuminurie qui est à peu près constante dans toutes les formes ; mais leurs lésions sont surtout
marquées dans les formes graves et toxiques où l'on observe une
néphrite diffuse aiguë des plus accusées (Cornil et Brault).

Dans les formes toxiques de la diphthérie on observe en
outre les lésions suivantes :

Le *sang* est noirâtre, fluide, poisseux, présentant les caractères du sang dissous.

Parfois il existe de la dégénérescence granulo-graisseuse du
muscle cardiaque, on a signalé aussi l'endocardite, qui est
assez rare d'ailleurs.

Les *centres nerveux* sont aussi parfois altérés ; on a signalé
à l'autopsie des individus morts de diphthérie grave des lésions hémorrhagiques (ecchymoses, foyers d'apoplexie capillaire). En traitant de la paralysie diphthéritique nous aurons à
revenir sur ces lésions nerveuses.

L'anatomie pathologique de la diphthérie est donc comme
la clinique de cette affection des plus variables. Tantôt il ne
s'agit pour ainsi dire que des lésions locales (angine diphthéritique, laryngite, etc.) avec retentissement sur les ganglions
correspondants et néphrite légère. Tantôt au contraire la maladie est généralisée et avec une lésion locale *unique* ou
multiple (angine, laryngite, coryza) on trouve des adénites

intenses, une néphrite diffuse aiguë, des lésions du sang, du cœur, des centres nerveux.

Symptomatologie. — Elle est extrêmement variable dans ses manifestations : tantôt on n'observe qu'une seule manifestation qui est ou l'*angine*, ou le *croup*, ou la *diphthérie cutanée*. Tantôt les manifestations s'ajoutent les unes aux autres, l'*angine* se compliquant de *croup*, de *coryza couenneux*, de *diphthérie cutanée*, soit isolément soit simultanément ; le croup se compliquant de *bronchite pseudo-membraneuse*, de *broncho-pneumonie diphthéritique*, de *diphthérie cutanée*, etc.

L'angine et le croup seuls ou réunis peuvent se présenter sous deux formes différentes : la *forme ordinaire* grave ou bénigne, et la *forme toxique*.

Il est deux formes qui sont toujours secondaires : c'est la *bronchite pseudo-membraneuse* (à laquelle il faut ajouter la broncho-pneumonie diphthéritique) et le *coryza couenneux*.

Enfin il est une complication qui peut se montrer après une quelconque des formes primordiales de la diphthérie, c'est la paralysie diphthéritique.

Pour exposer plus aisément la symptomatologie de la diphthérie, il convient d'étudier séparément chacune des formes et de la décrire comme affection isolée : cette méthode un peu schématique permet seule de rendre la description claire.

ANGINE DIPHTHÉRIQUE

Dans l'angine diphthérique les fausses membranes siègent sur les *amygdales*, le *voile palatin*, les *piliers*, et la *luette*.

Nous décrirons plusieurs variétés de l'angine diphthérique :
A. — L'angine commune ;
B. — L'angine toxique ;

C. — L'angine diphthérique bénigne ou diphthéroïde de Lasègue.

A. — Angine diphthérique commune.

Le **début** est *insidieux* : c'est un léger mal de gorge qui n'empêche pas le malade de vaquer à ses occupations ; la fièvre est modérée : déjà pourtant les fausses membranes tapissent la gorge, les ganglions sous-maxillaires sont engorgés, et l'abattement est très marqué.

Vient-on à examiner la gorge on aperçoit sur une des amygdales ou sur un autre point de la gorge une tache blanche, arrondie : c'est la fausse membrane qui débute. Son adhérence à la muqueuse sous-jacente est d'abord assez faible ; plus tard elle augmente, en même temps que la fausse membrane s'épaissit, prend une teinte jaunâtre.

Le plus souvent la fausse membrane s'étend et recouvre les diverses parties de la gorge : les piliers du voile du palais, les deux amygdales sont à leur tour envahis, et la luette est engainée par une fausse membrane. Vient-on à enlever les fausses membranes, à déterger la gorge, elles se reproduisent avec rapidité. En même temps elle perdent souvent leur couleur primitive, deviennent brunâtres, grisâtres, et exhalent une mauvaise odeur.

Les ganglions sous-maxillaires sont pris, et forment des tumeurs de volume variable, douloureuses à la pression.

La fièvre n'est jamais très vive.

L'état général est surtout très déprimé : la face est pâle, bouffie, l'albuminurie fait rarement défaut.

Marche et terminaisons. — L'angine diphthérique commune peut guérir spontanément ; la convalescence est longue, les forces tardent à revenir, et le malade est exposé aux accidents de la paralysie diphthérique.

Les fausses membranes peuvent s'étendre, et gagner les

fosses nasales, ce qui n'aggrave nullement le pronostic, quoi qu'on en ait dit, ou au larynx, ce qui constitue le croup. Au cours de l'angine diphthérique peuvent encore se montrer les diverses manifestations de la diphthérie cutanée ou de la diphthérie des muqueuses externes (anus, vulve, gencives, prépuce, etc.).

Enfin l'angine peut s'aggraver et revêtir les apparences de la forme toxique.

B. — **Angine diphthérique toxique.**

Elle est marquée par :

a. — Un engorgement ganglionnaire considérable ;

b. — Une douleur vive ;

c. — L'apparition rapide et l'extension des fausses membranes.

L'engorgement ganglionnaire est considérable : « *cela sent sa peste* » (Trousseau) et de fait, ces bubons suppurent parfois, décollant le tissu cellulaire, fusant au loin, produisant des hémorrhagies quelquefois mortelles, et mettant à nu de vastes étendues de tissu.

Les fausses membranes apparaissent rapidement, *molles, pulpeuses, noirâtres, d'aspect gangréneux, dégageant une odeur horrible.*

Au-dessous la muqueuse est gonflée, violacée.

La prostration est extrême; le faciès anxieux, pâle, *teinte de cire,* les yeux cernés. *Le pouls est petit.*

Souvent apparaît un *coryza couenneux,* par propagation des fausses membranes diphthériques aux fosses nasales. *Les narines sont rouges et donnent issue à un écoulement de sanie fétide. Ce coryza est du plus fâcheux augure.*

Toute solution de continuité de la peau se couvre de plaques diphthéritiques.

Des hémorrhagies se montrent, provenant de diverses sources (purpura, épistaxis, etc.).

L'albuminurie est constante.

La mort est la terminaison commune : elle survient soit par *intoxication lente*, soit par *hémorrhagie*, soit par *syncope*. La guérison est possible mais rare.

La marche est tantôt lente, tantôt foudroyante : en deux ou trois jours le malade est enlevé.

C. — Angine diphthéroïde.

Elle est caractérisée par son extrême bénignité apparente. Quelques fausses membranes apparaissent dans la gorge qui s'éliminent et ne se reproduisent pas. Mais il faut remarquer que cette forme ne met pas les malades à l'abri de la paralysie diphthérique.

Diagnostic de l'angine diphthérique.

Il n'offre aucune difficulté dans la forme toxique.

La forme bénigne ne peut être confondue qu'avec une angine herpétique, et souvent la confusion est inévitable. Le début brusque dans celle-ci, lent, insidieux dans la diphthérie, la coexistence d'un herpès labial ou autre ; l'état de la muqueuse au-dessous de la fausse membrane, ulcérée dans l'angine herpétique, intacte dans la diphthérie sont de bons moyens de diagnostic. — *L'albuminurie*, si elle existe (car elle n'est pas constante dans l'angine diphthéroïde), lèvera tous les doutes et imposera le diagnostic d'angine diphthérique.

Traitement. — On isolera le malade autant que faire se pourra ; on fera dans la chambre des pulvérisations antiseptiques.

On détergera soigneusement la gorge par des attouchements locaux et des irrigations.

Pour les attouchements on emploiera le jus de citron, l'eau de chaux, etc.

Les irrigations seront faites à l'eau phéniquée en solution très légère.

On pourra donner le chlorate de potasse à l'intérieur.

Enfin une indication capitale est de soutenir les forces du malade par les toniques et une alimentation appropriée.

LARYNGITE DIPHTHÉRIQUE — CROUP

Symptômes. — *Début.* — Le croup ne débute pas toujours de la même manière : 1° Le plus souvent, il est *précédé d'une angine diphthéritique*, l'enfant se plaint de la gorge; on la regarde, elle est tapissée de fausses membranes, quelques heures plus tard elles envahissent le larynx, et le croup est constitué (Bretonneau) ; 2° parfois l'enfant présente pendant quelques jours les symptômes d'une *trachéo-bronchite ;* peu à peu la dyspnée fait des progrès, le cou se gonfle par altération des ganglions lymphatiques et le croup se révèle par les fausses membranes ; 3° enfin, par grande exception, le croup peut *éclater d'emblée*, sans avoir été précédé d'angine ou de bronchite, depuis quelques jours seulement l'enfant était triste et inquiet.

Quel que soit son début, le croup est caractérisé par les symptômes suivants :

1° *Douleur.* — Elle n'est jamais très vive, elle donne la sensation d'un corps étranger.

2° *Altération de la voix.* — Elle est très caractéristique; car très rapidement la voix devient *rauque, basse, discordante,* le son est *complètement sourd, étouffé, éteint,* il peut même y avoir *aphonie* presque complète; toutes ces altérations tiennent à ce que les cordes vocales enfouies au milieu des fausses membranes ne peuvent plus vibrer.

3° *Toux.* — La toux est constante, elle est d'abord sèche, quinteuse, puis sourde, étouffée, offrant dans son timbre les mêmes caractères que ceux de la voix.

4° *Expectoration.* — Au début la toux est sèche, mais

bientôt le passage brusque de la colonne d'air dans le larynx détache des *lambeaux membraneux tubulés cylindriques*, ce sont les fausses membranes déjà décrites, leur expulsion est suivie d'une rémission dans les symptômes, rémission de courte durée, car les fausses membranes se reproduisent rapidement.

5° *Engorgement des ganglions du cou.* — Phénomène constant.

6° *Altération de la respiration.* — La *dyspnée* est le *phénomène capital* du croup, elle s'explique par l'obstacle qu'apportent au passage de l'air dans le larynx les fausses membranes qui l'encombrent ; il faut aussi l'attribuer en partie aux désordres survenus dans la contraction des muscles du larynx, qui sont atteints de spasme ou de paralysie.

En quelques heures la respiration s'accélère, elle devient courte, haletante ; malgré les appels désespérés du thorax, l'air ne franchit qu'avec peine en sifflant l'étroit défilé que lui offre la cavité du larynx rétrécie par les fausses membranes, l'expiration est toujours beaucoup plus facile que l'inspiration, ainsi que cela a lieu dans l'œdème de la glotte.

La dyspnée dans le croup se traduit par un phénomène de la plus haute importance : le *tirage*. Le tirage se présente sous deux aspects différents : *tirage sus-sternal* et *tirage sous-sternal* : celui-ci marque un degré encore plus avancé que le premier.

« Dans le tirage sus-sternal la tension des sterno-mastoï-
« diens combinés avec la pression atmosphérique amène une
« dépression très marquée du creux sus-sternal et des trian-
« gles sus-claviculaires ; dans le tirage sous-sternal ou infé-
« rieur, le creux épigastrique se déprime fortement ».

« Lorsque les côtes sont encore flexibles, comme chez
« les enfants au-dessous de quatre ans, la dépression ne se
« borne pas au creux épigastrique : elle entoure comme un
« sillon toute la base de la poitrine. »

« Le tirage est en raison directe de l'obstacle. Le premier
« qui se manifeste est le tirage supérieur ou sus-sternal, parce

« que les premiers efforts sont faits par les muscles inspirateurs
« supérieurs. A mesure que l'obstacle augmente, les efforts
« s'accroissent, le tirage sus-sternal s'accentue ; le diaphragme
« se contracte à son tour ; le tirage sous-sternal apparaît, puis
« s'accroît bientôt » (Cadet de Gassicourt).

En même temps la face, d'abord pâle, se cyanose, et l'auscultation fait constater la disparition de tout murmure vésiculaire à mesure qu'augmente le tirage.

Bientôt surviennent des *accès de suffocation* pendant lesquels la gêne respiratoire est portée à son comble ; l'anxiété du petit malade se traduit par des gestes désespérés ; tantôt assis sur son lit, tantôt se jetant dans les bras de ses parents, la tête renversée en arrière, il porte avec fureur la main à son cou pour se débarrasser de l'obstacle qui l'étouffe, son état fait craindre une suffocation immédiate. Cependant l'accès se calme (souvent sa rémission coïncide avec le rejet de fausses membranes), et l'enfant retombe épuisé. Ces accès ne peuvent s'expliquer que par un spasme de la glotte, aussi sont-ils de règle dans le croup des enfants, tandis qu'ils sont exceptionnels dans celui des adultes. Nous avons vu, en effet (laryngite striduleuse), que chez les enfants le larynx était à la fois plus étroit et plus excitable. Ces accès sont d'abord rares, mais bientôt ils se rapprochent de plus en plus, et l'on voit survenir alors les symptômes d'asphyxie.

Asphyxie. — La face, qui était pâle, devient bleuâtre, il survient des *anesthésies* plus ou moins étendues suivant le degré de l'asphyxie (ces anesthésies peuvent fournir des indications à la trachéotomie) ; l'urine devient albumineuse, l'agitation a disparu, elle est remplacée par une *stupeur* interrompue de temps à autre par des *convulsions*, ces phénomènes, assez semblables à ceux de l'empoisonnement par l'oxyde de carbone, tiennent à l'accumulation d'acide carbonique dans le sang.

Symptômes généraux. — La fièvre est constante, mais ne présente rien de spécial : la température oscille entre 38° et 39°, elle ne s'élève guère au delà que lorsqu'il existe des complications.

Marche. Terminaisons. — La marche du croup a été divisée par les classiques en trois périodes.

« Dans la première période du croup la voix et la toux sont
« rauques, mais non éteintes ; la respiration est libre et am-
« ple. Dans la seconde, la voix et la toux sont éteintes, la res-
« piration obscure à l'auscultation ; l'apnée peut même, par
« moments, devenir complète ; en même temps, la dyspnée
« apparaît, temporaire (accès de suffocation) et permanente
« (tirage). Enfin, la dernière période est la période asphyxi-
« que » (Cadet de Gassicourt).

Avec le croup peuvent exister l'angine diphthérique, le co-ryza couenneux, les diverses manifestations cutanées et mu-queuses.

Le croup se complique trop fréquemment de bronchite pseudo-membraneuse, ce qui rend le pronostic à peu près fatal. La paralysie diphthérique suit les formes de diphthérie laryngée guéries comme les autres formes de diphthérie.

Le croup peut revêtir comme l'angine une allure toxique ; les symptômes locaux mécaniques sont alors presque effacés ; ce qui domine ce sont les symptômes généraux dont nous avons donné la description en parlant de l'angine.

Le croup guérit rarement d'une façon spontanée. Parfois la guérison survient à la suite d'un rejet des fausses membranes qui débarrasse le larynx ; il est une forme clinique de croup où l'on peut encore espérer la guérison spontanée, c'est dans le cas où les accès de suffocation existent seuls, largement espa-cés, le tirage étant peu marqué et exclusivement sus-sternal.

Diagnostic. — La seule maladie qui puisse être confondue avec le croup, c'est le *faux croup* ou *laryngite striduleuse*.

Or : 1° *La laryngite striduleuse débute brusquement* au milieu de la nuit et n'est précédée que d'un peu d'enroue-ment ; presque toujours, au contraire, *le croup est consé-cutif à une angine diphthéritique*. La laryngite stridu-leuse fait grand fracas, le croup s'installe sournoisement, a dit Trousseau.

2° *La voix et la toux sont éclatantes et sonores* dans la laryngite striduleuse, *sourdes, étouffées, éteintes* dans le croup.

3° Jamais dans la laryngite striduleuse le malade ne rejette de lambeaux membraneux, et les ganglions cervicaux ne sont point engorgés comme dans le croup.

4° Dans les deux maladies, il y a des *accès de suffocation,* mais dans leur intervalle la santé est à peu près parfaite et souvent les enfants reprennent leurs jeux lorsqu'il s'agit du faux croup, tandis que le croup entretient une dyspnée à peu près permanente.

5° Enfin le croup marche très rapidement vers la mort ; la laryngite striduleuse guérit seule, avec facilité.

Traitement. — Il ne faut pas compter sur le traitement médical. La seule ressource contre le croup, c'est la *trachéotomie* (1), qu'il faut pratiquer dès que tout espoir de guérison spontanée est perdu, c'est-à-dire lorsque le tirage sus et sous-sternal est établi à l'état permanent.

Il n'y a aucune contre-indication à la trachéotomie : la coexistence de la bronchite pseudo-membraneuse ne saurait être considérée comme telle : on ne doit en règle en refuser le bénéfice à aucun malade, *il n'est jamais trop tard pour la tenter.*

Sans vouloir entrer dans de grands détails qui ne seraient pas à leur place ici, nous dirons que la trachéotomie se pratique suivant trois procédés.

1° Le procédé lent, procédé ancien (Trousseau), aujourd'hui abandonné.

2° Le procédé en deux temps (Bourdillat). Dans un premier temps on sectionne tous les tissus jusqu'à la trachée ; dans un deuxième on ponctionne la trachée.

3° Le procédé en un temps (de Saint-Germain), dans lequel on sectionne la peau, les tissus sous-jacents et la trachée d'un seul coup.

(1) Consulter P. RENAULT. *Manuel de trachéotomie.* G. Steinheil, éditeur.

Suites de la trachéotomie. — La trachéotomie donne des résultats moyens assez brillants : on peut calculer qu'un opéré sur cinq ou sur quatre lui doit la vie.

Les opérés succombent soit à l'*intoxication* diphthéritique, soit aux progrès de la *bronchite pseudo-membraneuse*, soit enfin à la *broncho-pneumonie*.

La broncho-pneumonie diphthéritique se montre dans des cas d'angine diphthéritique isolée, dans les croups non opérés : elle est certainement plus fréquente encore après la trachéotomie. Il est à peu près certain (Thaon et Darier) qu'elle n'est pas une broncho-pneumonie banale, mais bien une manifestation diphthéritique vraie, causée suivant toute apparence par l'agent pathogène de la diphthérie.

Elle se traduit après la trachéotomie non par les signes locaux difficilement perceptibles, mais surtout par les signes généraux : fièvre, dyspnée (persistance du tirage parfois) et *jetage purulent* par la canule. Son pronostic est absolument fatal.

BRONCHITE PSEUDO-MEMBRANEUSE

Elle est consécutive au croup : c'est l'extension à la trachée et aux bronches des fausses membranes diphthéritiques. Pendant la durée du croup non opéré elle ne peut être que difficilement reconnue. Après la trachéotomie elle se révèle :

1° Par la persistance de la dyspnée et du tirage ;

2° Par le rejet hors de la canule de fausses membranes tubulées, reproduisant la forme des bronches ; parfois, c'est un véritable moule de l'arbre bronchique.

DIPHTHÉRIE CUTANÉE ET MUQUEUSE

Elle peut se montrer à l'état isolé, sur une partie excoriée de la peau ou des muqueuses, chez les gens en contact avec des diphthériques. Elle est parfois dans ce cas suivie de paralysie diphthérique.

Ordinairement elle se montre avec l'angine et le croup : dans les formes infectieuses toute surface tégumentaire excoriée se couvre de fausses membranes diphthéritiques.

Nous avons ailleurs indiqué le siège de cette lésion sur les muqueuses.

CORYZA DIPHTHÉRIQUE

Il n'est jamais isolé : il accompagne l'angine, le croup, et se montre de préférence, quoique non exclusivement, dans les formes graves. Il se traduit par l'existence de fausses membranes visibles à l'ouverture des narines, et par un jetage abondant.

PARALYSIE DIPHTHÉRIQUE

Étiologie. — Elle succède à toutes les formes de la diphthérie (*angine, croup, diphthérie cutanée*), mais surtout aux angines, *quelle qu'ait été leur gravité.*

Symptômes. — C'est le plus souvent pendant la convalescence de l'angine qu'elle débute, quinze à vingt jours après la disparition des fausses membranes.

La paralysie débute par *le voile du palais* où elle se limite exclusivement dans un grand nombre de cas; ailleurs elle frappe ensuite *les muscles oculaires* pour s'étendre en troisième étape aux *membres inférieurs*, puis aux *supérieurs* et de là gagner dans les cas de haute gravité le *diaphragme*, les *muscles respirateurs* extrinsèques et intrinsèques, le *cœur*, la *vessie*, et le *rectum*.

Paralysie du voile du palais. — Elle a pour symptômes caractéristiques : *le nasonnement, la gêne de la déglutition* (les liquides revenant par le nez), la difficulté à *exercer la succion, à gonfler les joues, à souffler et à siffler.*

La luette pend *immobile, déformée, insensible aux excitations.*

A la paralysie palatine s'ajoute toujours un certain degré de gène dans les mouvements du pharynx et de l'œsophage, et une paralysie incomplète du larynx qui explique le caractère enroué de la voix, l'aphonie parfois, et la pénétration fréquente des corps déglutis dans les voies aériennes.

Paralysies oculaires. — Elles portent :

1° Sur l'accommodation,

2° Sur les muscles moteurs oculaires.

Dans le premier cas, il y a *amblyopie*, pouvant aller jusqu'à la *cécité*, dans le second cas, il y a *strabisme, diplopie.*

Paralysie des membres. — La paralysie porte à la fois sur la motilité et la sensibilité, mais il est rare d'observer une forme définie de paralysie telle qu'hémiplégie ou paraplégie.

Aux membres inférieurs, il y a *forte parésie* avec obtusion de la sensibilité plutôt que paralysie au sens vrai du mot.

La sensibilité et le mouvement sont atteints de même aux membres supérieurs.

Lorsque la paralysie s'étend encore, elle gagne le *diaphragme* qu'elle atteint des deux côtés. Elle se marque de la façon suivante : *au moment de l'inspiration l'épigastre et l'hypochondre se dépriment, tandis qu'au contraire le thorax se dilate.* La respiration est *plus fréquente, haletante, essoufflée.* La paralysie du diaphragme n'est pas mortelle par elle-même, mais si une complication pulmonaire, même minime, telle que bronchite légère, survient, le malade est en imminence d'asphyxie.

Les muscles intercostaux et les autres muscles respiratoires extrinsèques sont aussi quelquefois atteints, ce qui aggrave d'autant le pronostic.

Enfin, *les muscles bronchiques* (muscles de Reseissen) peuvent être atteints, ce qui donne lieu à des accidents dyspnéiques formidables.

La paralysie du muscle cardiaque se marque par l'angoisse précordiale, la dyspnée intense, le ralentissement et l'irrégularité du pouls. Elle entraîne presque fatalement la mort, soit *lentement* par ses progrès, soit *brusquement* par une syncope.

Le rectum et la vessie se prennent en dernier lieu.

Durée. Terminaison. — La paralysie isolée du voile du palais guérit en quinze ou vingt jours. La paralysie généralisée ne se termine pas, lorsqu'elle évolue favorablement, en moins de deux à six mois.

Lorsque la paralysie généralisée évolue favorablement, c'est le voile du palais qui recouvre le dernier la motilité.

La mort survient par :

1º Asphyxie par pénétration d'un bol alimentaire dans les voies aériennes.

2º Inanition progressive consécutive à la gêne de l'alimentation.

3º Syncope par paralysie cardiaque.

4º Paralysie respiratoire (dyspnée progressive, accès brusque de suffocation).

Pathogénie. — Pour Trousseau la paralysie diphthéritique était le résultat de l'intoxication, le sang vicié devenant impropre à la nutrition des éléments anatomiques.

Vulpian et Prévost ont les premiers démontré qu'il ne s'agissait pas ici d'une paralysie *sine materia ;* ils ont découvert que *les nerfs du voile du palais étaient altérés.* Des travaux ultérieurs ont prouvé *l'altération des racines antérieures médullaires :* le siège anatomique est donc *central* suivant toute probabilité.

OREILLONS

Les oreillons sont une maladie aiguë, épidémique, contagieuse, dont l'agent contagieux est encore absolument inconnu ; les principales déterminations de cette affection portent sur la parotide et les autres glandes salivaires, le testicule et plus rarement la mamelle.

Étiologie. — Cette maladie atteint de préférence les enfants et les adolescents du sexe masculin : elle règne souvent d'une *manière épidémique*, dans les pensions, les casernes, les hôpitaux d'enfants ; elle est plus fréquente durant les *temps froids et humides*, en Angleterre, dans les Pays-Bas, etc.

Anatomie pathologique et pathogénie. — On n'a jamais eu l'occasion de faire l'autopsie d'un individu atteint d'oreillons, aussi est-on loin d'être fixé sur le siège anatomique et la nature de cette maladie.

1re *opinion*. — L'oreillon serait l'inflammation primitive de la parotide (Jaccoud).

2e *opinion*. — L'oreillon est formé par l'engorgement inflammatoire du tissu cellulaire de la région parotidienne (Grisolle).

3e *opinion*. — L'oreillon n'est pas une inflammation, mais une simple fluxion du tissu glandulaire de la parotide (Gosselin).

Symptômes. — L'oreillon est précédé de malaise, de courbature, d'inappétence, et même d'un léger mouvement fébrile : ces prodromes durent quelques heures ou deux ou trois jours, et alors se manifeste la *tuméfaction caractéristique des parotides*.

D'ordinaire le *gonflement* occupe les deux côtés, soit simultanément, soit à peu d'intervalle ; il débute au devant de l'oreille, mais bientôt il se *généralise à toute la glande parotide ;* il s'avance vers la joue, descend au niveau et même au-dessous de l'angle de la mâchoire.

Ce gonflement est bizarre et caractéristique, il n'offre ni la dureté du phlegmon, ni la dépressibilité de l'œdème, la région tuméfiée conserve sa souplesse normale ; la *peau* est blanche, fraîche, mais un peu tendue et luisante, et, par exception, un peu chaude et rosée.

Souvent la muqueuse buccale et pharyngée est rouge et sèche.

Lorsque les deux régions sont prises simultanément, ce qui est la règle, la *physionomie* du malade prête à rire, tant elle ressemble à celle de certains singes.

Troubles fonctionnels. — Il n'existe pas de *douleur* comparable à celle du phlegmon, mais une simple gêne dans la mastication, qui est mécaniquement entravée par le gonflement ; la *bouche est sèche*, probablement par le fait de la suppression de la salive parotidienne.

Métastases, orchite. — Il n'est pas rare de voir survenir, dans le cours des oreillons, le gonflement douloureux de certaines glandes, telles que le testicule, la mamelle, l'ovaire et même les glandes vulvo-vaginales logées dans les grandes lèvres ; dès ce moment l'oreillon s'affaisse, comme si la cause morbide avait quitté la parotide pour se transporter sur ces glandes ; ce serait *le type des métastases.*

L'*orchite* s'annonce par de la fièvre, par la douleur et le gonflement du testicule ; cette orchite est loin d'atteindre les proportions de l'orchite blennorrhagique, de plus, elle frappe plutôt le corps de la glande que l'épididyme ; souvent un peu de liquide s'accumule dans la tunique vaginale, mais en quelques jours tout s'efface.

Voici quelques faits exceptionnels : chez l'un, le testicule s'est graduellement atrophié ; chez un autre, on a, plusieurs fois de suite, observé une alternance entre l'oreillon et l'orchite ; chez un troisième, c'est l'orchite qui a ouvert la marche, et l'oreillon ne s'est développé que quelques jours plus tard ; chez d'autres enfin, la métastase s'effectuant sur les méninges, la mort est survenue rapidement au milieu du délire et des convulsions.

Chez les femmes, le gonflement de la mamelle ou de l'ovaire est beaucoup plus rare ; il en est d'ailleurs de même de l'oreillon.

Terminaisons. — Les oreillons durent environ une semaine ; ils se terminent par *résolution*, par *métastase*, et, très exceptionnellement, par *suppuration ;* nous serions porté à considérer ces cas comme des parotidites.

Diagnostic. — Le gonflement des deux régions parotidiennes est si caractéristique, que l'erreur est impossible.

Pronostic. — Très bénin.

Traitement. — Il suffit de prendre quelques précautions hygiéniques : garder la chambre, envelopper les parties tuméfiées dans de l'ouate et administrer un purgatif salin. S'il existe de la douleur et des menaces de suppuration, on aura recours aux cataplasmes laudanisés et même à l'application de sangsues. L'orchite demande du repos, des cataplasmes, et la position élevée des testicules. Si la disparition de l'oreillon coïncidait avec l'apparition d'accidents cérébraux, on s'efforcerait de le rappeler en plaçant sur la région parotidienne des rubéfiants et des vésicatoires (Grisolle).

GRIPPE

La grippe est une maladie épidémique, dont la nature intime n'est pas encore connue, caractérisée par un catarrhe des muqueuses nasale, pharyngienne et bronchique et par des symptômes généraux (fièvre, céphalalgie, courbature) dont l'intensité variable permet de distinguer deux variétés de grippe, l'une légère, l'autre grave.

Pathogénie. — *La grippe est une maladie essentiellement épidémique,* qui, à diverses époques (à peu près tous les dix ans), a sévi dans tous les climats, sous toutes les températures, et dont on ignore la cause spécifique.

Gintrac a noté une vingtaine de grandes épidémies de grippe depuis 1580 jusqu'en 1870.

Le nombre des individus atteints est souvent considérable : ainsi, à Paris, en 1780, la grippe fut si générale, dit Geoffroy, que « le spectacle de l'Opéra manqua un jour, les plaidoiries cessèrent au Châtelet, et la musique de Notre-Dame fut interrompue pendant trois jours ».

La grippe frappe tous les rangs de la société ; elle atteint les adultes de préférence aux enfants et aux vieillards.

Anatomie pathologique. — La muqueuse des voies aériennes présente les altérations habituelles du catarrhe (hyperhémie, mucosités épaisses) ; de plus, les bronches contiennent souvent deux sortes de produits : des *fausses membranes* et des *concrétions fibrineuses ;* elles se présentent sous l'aspect de petits cylindres visqueux, demi-transparents ou grisâtres, mais non adhérents aux parois des bronches comme les pseudo-membranes du croup ; au microscope, on reconnaît qu'ils sont formés par des granules amorphes et des leucocytes emprisonnés dans un liquide tenace.

Symptômes. — Les nombreux troubles fonctionnels occasionnés par la grippe peuvent se grouper sous deux chefs : A. *Symptômes généraux;* B. *Inflammation catarrhale de la plupart des muqueuses.*

A. *Symptômes généraux.* — La grippe s'annonce par du malaise, une profonde lassitude, des douleurs contusives dans les membres, des frissons, de la fièvre et du mal de tête.

D'abord peu accentués, ces symptômes se dessinent de plus en plus ; ainsi le malade éprouve une *lassitude* et une *prostration* souvent étonnantes, des *douleurs dans les muscles* du rachis, du cou, de l'abdomen, etc. ; une cé-

phalalgie plus ou moins forte, généralisée ou localisée dans les régions frontale, temporale, occipitale ; une *fièvre*, précédée de frissons, présentant un redoublement nocturne et se terminant le matin par des sueurs.

B. *Inflammation catarrhale des muqueuses.* — La plupart des muqueuses sont atteintes d'une inflammation catarrhale ; ainsi, on observe : 1° un *coryza* (éternûment, sécheresse, puis écoulements muqueux) ; 2° une *angine* (douleur, sécheresse et rougeur de la gorge, gonflement des amygdales) ; 3° une *laryngo-trachéite* (toux sèche, raucité de la voix, douleur le long du larynx et de la trachée) ; 4° une *bronchite* avec râles sibilants et muqueux ; 5° quelques *troubles digestifs* (nausées, vomissements et diarrhée).

Il faut ajouter que, suivant l'épidémie ou les prédispositions individuelles, on observe la prédominance de tel ou tel symptôme, ce qui modifie notablement la physionomie de la maladie.

Marche. — En général la grippe évolue rapidement ; sa durée varie de quatre à dix jours, et elle peut se terminer par des phénomènes critiques, tels que sueurs abondantes, épistaxis, herpès labialis ; mais souvent la convalescence est longue et les complications fréquentes.

Complications. — La *pneumonie* et la *bronchite capillaire suffocante* sont les plus communes (1). Les pleurésies, péricardites, attaques de rhumatisme, s'observent souvent ; de plus, la grippe peut être le point de départ de la phthisie caséeuse ; elle provoque ou accélère la fonte des tubercules. — Les hémorrhagies, les troubles digestifs persistants sont plus rares.

Pronostic. — Simple, la grippe n'est point grave ; mais ses complications sont souvent mortelles.

(1) La pneumonie de la grippe n'est point franche et fibrineuse, c'est plutôt une pneumonie catarrhale.

Diagnostic. — La grippe peut être confondue avec une bronchite, une fièvre typhoïde ou une rougeole.

1° *Avec une bronchite.* Les prodromes de la grippe ressemblent à ceux de beaucoup de maladies aiguës, et surtout à la bronchite ; mais la prostration, les douleurs continues des membres, annoncent qu'il ne s'agit point d'une inflammation simple de la muqueuse des bronches.

2° *Avec une fièvre typhoïde*, dont elle se distingue par l'invasion brusque du mal et par la marche de la température.

3° *Avec la rougeole ;* mais si les symptômes de catarrhe sont les mêmes, l'éruption ne saurait laisser le moindre doute.

Traitement. — La grippe légère sera traitée par le repos et les boissons diaphorétiques ou émollientes. Mais lorsqu'elle est plus intense, elle présente des indications particulières ; ainsi l'état saburral des voies digestives sera combattu par les vomitifs (émétique et ipéca). C'est encore à eux que l'on devra recourir pour favoriser l'expectoration lorsque la bronchite sera très prononcée ; on pourra encore prescrire le kermès, l'oxyde blanc d'antimoine. — Les douleurs, la toux, l'excitabilité nerveuse, seront calmées par les préparations opiacées (extrait thébaïque, sirop diacode, etc.). La médication alcoolique (potion de Todd) combattra avantageusement l'état ataxo-adynamique.

MÉNINGITE CÉRÉBRO-SPINALE ÉPIDÉMIQUE

Cette maladie *contagieuse*, encore inconnue dans sa nature intime, apparut pour la première fois dans les garnisons de Bayonne, Dax, Bordeaux en 1837. Elle sévit de préférence *sur les militaires* et atteint spécialement *les recrues*.

Dans l'élément civil c'est *l'enfance* qui est le plus souvent frappée.

Les épidémies règnent surtout pendant la *saison froide*.

Symptômes. — On observe deux périodes : 1° une période d'excitation ; 2° une période de dépression.

1ʳᵉ *période*. — Le *début* est *brusque*. Un ou plusieurs frissons, une céphalalgie intense, une rachialgie très marquée, des vomissements bilieux, une température qui s'élève brusquement à 39° et 40°.

Puis apparaissent des *contractures partielles ou généralisées* (trismus, opistothonos, *raideur du cou*, symptôme des plus significatifs) accompagnées de secousses convulsives. En même temps le malade est agité, délirant.

Cette période a une durée de deux ou trois jours ; puis survient la 2ᵉ *période* marquée par des phénomènes de dépression (somnolence, insensibilité générale, coma, cyanose). La *mort* a lieu du 5ᵉ au 8ᵉ jour, ou bien la défervescence se fait lentement, et le malade guérit du 15ᵉ au 20ᵉ jour.

On a observé une forme foudroyante de la méningite cérébro-spinale où les symptômes d'excitation durent quelques heures à peine ; puis survient le coma et le malade meurt en 24 heures.

Dans la forme abortive les symptômes sont à peine ébauchés.

Anatomie pathologique. — Dans la forme commune il y a inflammation séro-purulente des méninges *cérébro-spinales ;* entre l'arachnoïde et la dure-mère, on trouve une couche fibrino-purulente.

Le sang *est dissous ;* il y a de *la psorentérie* intestinale.

Pronostic. — La mortalité varie suivant les épidémies de 50 à 60 0/0 : elle est donc plus élevée que celle du choléra et du typhus.

Diagnostic. — La méningite cérébro-spinale épidémique ne pourrait guère être confondue qu'avec la méningite commune, mais le début brusque, l'allure rapide, la généralisation des phénomènes, tout la différencie.

IMPALUDISME
MALARIA — FIÈVRES PALUDÉENNES OU DE MARAIS

On attribuait autrefois aux fièvres paludéennes un caractère majeur, l'*intermittence*, et on opposait ainsi les fièvres intermittentes aux fièvres continues.

Il faut aujourd'hui rejeter cette classification, les travaux de Maillot et de ses successeurs ayant démontré que le caractère de rémittence, ou mieux de continuité appartenait incontestablement aux fièvres paludéennes.

Nous étudierons successivement :

a. — La fièvre intermittente, simple.

b. — La fièvre rémittente ou mieux continue.

c. — La fièvre pernicieuse.

d. — Les manifestations larvées de l'impaludisme.

e. — La cachexie palustre.

Étiologie. — Ces fièvres sont produites par un poison inconnu dans son essence, mais qui est engendré par la décomposition des matières végétales en stagnation dans des lieux humides. Ces décompositions se produisent surtout dans les *pays marécageux ; aussi la fièvre intermittente y règne-t-elle d'une façon endémique.* Mais elles surviennent aussi dans une foule d'autres circonstances : inondations, défrichements, prairies artificielles, travaux de canalisation, etc. Un grand nombre de causes activent cette décomposition, et par conséquent augmentent la production et la malignité du poison palustre (encore désigné sous le nom de *malaria*) ; c'est, en premier lieu, une *température élevée et humide*, aussi ces fièvres sont-elles plus fréquentes et plus graves dans les *pays chauds* à l'automne et au printemps ; au contraire, la gelée est un préservatif. Le mélange d'eau salée, la nature argileuse du sol sont aussi de fâcheuses conditions.

Le poison palustre se dégage surtout après le coucher du

soleil ; il n'est pas très diffusible. Ainsi dans nos climats tempérés, on pense qu'il peut s'élever à 400 mètres et s'étendre à 200 ou 300 si l'atmosphère est calme, mais le vent peut le transporter à d'assez grandes distances. D'ailleurs, il est facilement arrêté par une colline, un bois, etc. (1).

Personne n'est à l'abri du poison, quels que soient son âge, son sexe, mais il est des degrés dans la prédisposition ; la race blanche y est plus exposée que la race nègre, les gens faibles, débilités, ceux qui font des écarts de régime, les nouveaux venus non encore acclimatés sont à la fois plus facilement et plus gravement atteints.

Dans les pays marécageux, la fièvre est *endémique*, c'est-à-dire qu'elle règne à peu près constamment : dans ces mêmes pays, elle peut être *épidémique*, c'est-à-dire frapper à la fois un grand nombre d'individus ; ces épidémies se rattachent à certaines conditions atmosphériques qui ont augmenté la production de la malaria.

Enfin, en tout pays, on peut observer quelques cas isolés, *sporadiques*.

Théories pathogéniques. — Elle peuvent se résumer en deux groupes : 1° *les théories chimiques*, anciennes et abandonnées aujourd'hui.

2° Les *théories parasitaires*.

1° Pour Vauquelin et Thénard le miasme était une matière organique putrescible découverte par eux dans les gaz des marais.

Pour Boussingault, c'était un principe organique hydrogéné.

2° La théorie parasitaire qui incrimine un parasite de nature végétale s'introduisant et vivant dans l'organisme des malades est de date fort ancienne, mais elle a été sans cesse

(1) En Europe, les contrées les plus sujettes à la malaria sont : l'Italie, la Grèce, les bords du Danube, les côtes de la Prusse orientale, la Sologne, la Bresse, etc. Dans les autres parties du monde : l'Algérie, la Floride, les Indes anglaises, le Cap, etc.

renouvelée, la nature du parasite se modifiant avec chaque auteur nouveau.

Boudin incriminait la flouve des marais.

Salisbury, dont la théorie a joui d'une certaine vogue, incriminait une algue, la palmelle, dont les cellules existeraient dans les crachats et les urines des fiévreux.

Klebs, Tommasi Crudeli ont décrit un bacille, *bacillus malariæ*, qu'ils ont injecté à des lapins. Ces injections auraient donné à ces animaux la fièvre intermittente (?).

Les recherches de Laveran présentent un caractère plus certain.

Laveran a décrit des éléments parasitaires dans le sang des impaludiques pendant l'accès ; ces éléments n'existent que chez les malades qui n'ont pas pris de sulfate de quinine. Ils se présentent sous la forme de corps sphériques et cylindriques, et de filaments mobiles.

Ces éléments parasitaires ont été retrouvés depuis par quelques auteurs italiens qui se sont attribué le mérite de la découverte.

Fièvre intermittente simple.

Elle est caractérisée par des accès *périodiques* composés chacun de trois stades : *frisson, chaleur* et *sueur*. L'intervalle qui sépare les accès est nommé *rémission* ou *apyrexie;* le *type* de la fièvre est l'ordre suivant lequel les accès se reproduisent.

Le type *quotidien* a un accès tous les jours, à la même heure, de la même intensité.

Le type *tierce* a un accès semblable tous les deux jours, c'est-à-dire que chaque jour de fièvre est suivi d'un jour d'apyrexie.

Dans le type *quarte*, les accès ont lieu tous les quatrièmes jours, c'est-à-dire que chaque jour de fièvre est suivi de deux jours d'apyrexie.

Chacun de ces types peut-être doublé ; ainsi, double quotidienne, deux accès par jour ; double tierce, un accès chaque jour, avec cette circonstance que les accès se ressemblent de deux en deux jours, c'est-à-dire celui du premier jour à celui du troisième, celui du deuxième jour à celui du quatrième. — Double quarte, le voici : le premier jour, accès ; le deuxième, accès aussi, mais différent ; le troisième jour, pas de fièvre ; le quatrième, accès semblable à celui du premier jour ; le cinquième, accès semblable à celui du deuxième jour, etc.

Lorsque ces accès se reproduisent toujours avec exactitude la fièvre est *réglée ;* s'ils avancent ou retardent, elle est *anticipante* ou *retardante ;* s'ils empiètent les uns sur les autres, elle est *subintrante ;* cette forme est fâcheuse.

Les types tierce et quotidien sont les plus communs.

Symptômes. — 1° *Stade de froid.* — La fièvre peut éclater brusquement par un frisson intense, mais souvent elle est précédée pendant quelques heures de malaise et de courbature, quelquefois de symptômes gastriques, vomissements, etc. Quoi qu'il en soit le malade éprouve un sentiment de froid dont l'intensité est fort variable, les extrémités se refroidissent les premières ; le nez, les oreilles, les doigts deviennent blancs, violacés, puis la peau se couvre de plaques marbrées ; les bulbes pileux deviennent saillants (*chair de poule*) ; les yeux sont excavés ; si le frisson est très intense, les dents claquent les unes sur les autres.

Tandis que le refroidissement périphérique est si notable, *la température centrale*, prise sous l'aisselle ou dans l'anus, est très élevée, 40°,5 et même davantage : on l'a vue dépasser 42 degrés.

En même temps les malades éprouvent des douleurs contusives dans les lombes, de l'oppression, de la céphalalgie, etc. La durée du frisson varie de quelques minutes à plusieurs heures sans que cette durée puisse rien faire préjuger sur la gravité de l'accès.

Le gonflement de la rate est appréciable à la percussion : cette région est douloureuse.

2° *Stade de chaleur*. — Le froid diminue graduellement, les symptômes pénibles s'effacent, sauf cependant le mal de tête, et bientôt la peau est le siège d'une chaleur brûlante ; la durée de ce stade est de quatre à cinq heures.

3° *Stade de sueur*. — La peau s'humecte graduellement, quelques gouttes de sueurs viennent perler sur la figure, bientôt elles deviennent abondantes au point de pénétrer et de mouiller tous les linges. L'apparition de la sueur dissipe le mal de tête et les derniers malaises ; en ce moment la température est redevenue normale.

La durée totale d'un accès varie de une à dix-huit heures.

Chez les enfants, la fièvre revêt souvent le type quotidien ; elle est assez difficile à reconnaître, on explorera avec soin la rate.

Apyrexie. — A l'accès succède un calme réparateur dont la durée varie suivant le type de la fièvre. Pendant l'apyrexie certains malades recouvrent tout leur entrain, d'autres sont faibles et brisés.

Durée. — La durée de la fièvre intermittente est des plus variables. Abandonnée à elle-même, elle peut disparaître en trois ou quatre semaines, surtout si le malade change de lieu, et pour cela il n'est pas besoin de beaucoup s'éloigner, vu le peu de diffusibilité du poison palustre.

Traitée par le sulfate de quinine, sa durée est bien plus courte ; mais les *rechutes* sont très fréquentes sous l'influence du froid, de l'humidité, des indigestions, etc.

Il est des cas assez nombreux où, soit par suite de l'absence de tout traitement, soit par le fait d'un traitement mal dirigé, ou de la persistance des causes, la maladie passe à l'état chronique, cet état est désigné sous le nom de *cachexie palustre*.

Fièvre rémittente et continue.

Elle diffère de la précédente en ce que les *paroxysmes* ne sont pas séparés par des *intervalles apyrétiques* : la division de ce type en fièvre rémittente et continue est inutile.

1° La fièvre paludéenne continue est *simple*. Elle se présente sous deux formes.

a. — *Fièvre gastrique*, marquée par des frissons, de l'horripilation, de la chaleur à la peau, une langue sèche et saburraleune soif vive, de la céphalalgie, de la fièvre, etc. La durée est de trois à quatre jours.

b. — *Fièvre bilieuse* : elle est marquée par de l'ictère, des vomissements, de la fièvre, etc. L'ictère persiste souvent au delà de la terminaison de l'accès qui dure cinq ou six jours environ.

2° La fièvre paludéenne à type continu est grave ou *pernicieuse*.

Elle revêt alors deux formes principales : a) *fièvre typhoïde palustre* dont les analogies avec la fièvre typhoïde sont des plus marqués ; b) fièvre *bilieuse grave* rappelant l'ictère grave et pouvant affecter soit le type *adynamique*, soit le type *hématurique*.

Fièvres intermittentes pernicieuses.

Une fièvre paludéenne est pernicieuse soit par le fait de l'exagération dangereuse de l'un des phénomènes de l'accès, soit par l'apparition d'un symptôme étranger à un accès ordinaire ; ceci nous permet d'en établir deux catégories :

A. Fièvres pernicieuses par exagération de l'un des phénomènes de l'accès. — 1° La fièvre peut devenir pernicieuse par l'*exagération du froid* (*fièvre algide*) ; elle est caractérisée par un frisson intense et général dont le malade n'a nullement conscience, car il est au contraire tourmenté par une sensation de chaleur interne ; sa peau est glacée, livide, cyanosée, sa face à un aspect cadavérique ; le pouls est petit fréquent, inégal, cependant l'intelligence reste intacte, le malade peut succomber au premier accès. La fièvre algide est tantôt l'exagération du stade de froid, tantôt elle apparaît au milieu de la chaleur.

2° La fièvre peut être pernicieuse par *exagération de la sueur (fièvre diaphorétique)* ; les sueurs deviennent excessives, elles épuisent les forces du malade, et s'il ne succombe au premier accès, la mort est presque inévitable au second.

B. Fièvres pernicieuses par l'intervention d'un symptôme étranger à un accès ordinaire. — 1ᵉʳ *groupe*. — *Fièvres pernicieuses par troubles de l'innervation, fièvre comateuse*. — Le malade paraît être plongé dans un profond sommeil ; mais ce sommeil, par sa durée insolite, doit éveiller l'attention. Cette forme a été souvent observée chez les enfants ; elle est mortelle vers le troisième ou quatrième accès. Les formes délirantes et convulsives sont caractérisées, soit par un délire soit par des convulsions qui peuvent revêtir les types les plus variés et ressembler aux convulsions de l'épilepsie, du tétanos, de l'hydrophobie, etc.

2ᵉ *groupe*. — *Fièvres pernicieuses par désordres du cœur et des poumons*. — Ce sont les fièvres cardialgique, syncopale, les fièvres pneumonique, pleurétique ; dans ces deux dernières on perçoit les signes physiques d'une pneumonie ou d'une pleurésie qui, s'ils ne dépassent pas la simple fluxion, peut complètement s'effacer.

3ᵉ *groupe*. — *Fièvres pernicieuses par désordres intestinaux*. — Ce sont les pernicieuses chloériformes, caractérisées par des évacuations incoercibles et par tous les symptômes cholériques qu'entraîne la soustraction d'une grande quantité d'eau, les pernicieuses dysentériques, etc.

Les désordres si divers que nous venons de décrire se rattachent à la fluxion des divers organes dont les fonctions se trouvent ainsi troublées.

La fièvre pernicieuse s'observe surtout dans les pays chauds ;

en Europe, c'est en Crimée et dans la campagne de Rome qu'elle exerce ses plus grands ravages ; mais elle peut se manifester dans tous les pays marécageux. Le caractère pernicieux peut éclater dans le premier accès, ou bien seulement dans le deuxième ou le troisième accès d'une fièvre intermittente ordinaire. Le péril est imminent, car la mort peut survenir dès le premier accès et, si l'on n'intervient pas rapidement, elle est presque certaine au deuxième ou au troisième. Règle générale, *il faut se méfier de toute fièvre intermittente qui présente, soit une intensité croissante dans les accès, soit quelque symptôme insolite.*

Fièvre larvée.

Enfin on a donné le nom de fièvre larvée à certaines manifestations de l'empoisonnement palustre dans lesquelles il n'existe pas de fièvre, mais qui se révèlent par divers symptômes ; les plus communes sont des *névralgies de la face,* beaucoup plus rarement on a observé des mouvements choréiques, de la cardialgie, de la toux, des vomissements qui se manifestent d'une façon périodique et cèdent à l'emploi du sulfate de quinine.

Cachexie palustre.

Tantôt la cachexie palustre survient consécutivement à de nombreuses manifestations de l'impaludisme, tantôt elle apparaît d'emblée, chez les habitants des pays maremmatiques ; parfois elle est congénitale : les enfants naissent avec l'hypertrophie caractéristique de la rate.

Les individus qui en sont atteints présentent tous les caractères d'une anémie profonde, souffles cardiaques et vasculaires, teint blafard et terreux, peu d'appétit, mauvaises digestions ; ils sont maigres et faibles ; leur rate est toujours grosse et sensible.

De temps à autre, ils sont repris d'accès fébriles contre

lesquels le quinquina a moins d'action. Bientôt apparaît l'*ascite*, résultat de la gêne circulatoire qu'entraîne le gonflement du foie et de la rate : puis viennent des *œdèmes* cachectiques, de l'*albuminurie* par lésion rénale, une diarrhée incoercible se rattachant à la dégénérescence amyloïde de l'intestin : le malade succombe dans le marasme.

Anatomie pathologique de l'impaludisme.

A. *Impaludisme aigu.* — Les malades qui meurent dans une crise d'impaludisme présentent les altérations organiques suivantes :

Sang. — Deux lésions capitales : *mélanémie, hypoglobulie.*

Mélanémie. — Le sang est chargé de petits grains pigmentaires irréguliers, rougeâtres, libres ou enclavés dans les globules blancs.

Kelsh a démontré que cette mélanémie absolument pathognomonique de l'intoxication paludéenne n'apparaissait que dans les manifestations aiguës. C'est à elle qu'il faut rapporter la coloration brunâtre de la rate, du foie, des reins, de la moelle osseuse, de la substance grise du cerveau, etc. Les grains pigmentaires circulent avec la masse du sang, se concentrent surtout dans les capillaires viscéraux, et enfin pénètrent le parenchyme de la rate, du foie, et de la moelle osseuse.

Hypoglobulie. — L'accès fébrile diminue le nombre des globules d'une façon très remarquable puisque Kelsh a démontré qu'en 24 heures le chiffre des globules pouvait s'abaisser de 1.000.000 par millimètre cube.

La *rate* est diffluente, hypertrophiée.

Le *foie* est augmenté de volume, et diminué de consistance.

Le *poumon* et les *reins* offrent la pigmentation dont nous avons parlé plus haut.

Le *cœur* est flasque (myocardite aiguë).

Les *méninges* sont injectées.

B. *Impaludisme chronique*. — Le pigment est ici cantonné dans les vaisseaux et le parenchyme de la rate et du foie.

La *rate* est considérablement hypertrophiée ; elle est cirrhosée.

Le *foie* présente les lésions de la congestion chronique, et de la cirrhose au début.

Les *poumons* sont congestionnés, affectés de cirrhose partielle.

Les reins sont congestionnés et atteints de néphrite interstitielle ou mixte.

Traitement de l'impaludisme.

La quinine est le véritable spécifique de l'impaludisme. On la donne sous forme de sulfate, ou bien encore de bromhydrate et de chlorhydrate de quinine.

On donne ces préparations à la dose de 30 centigrammes à 1 gramme et même un peu au delà, soit en poudre enveloppée dans du pain azyme, soit en pilules, soit en sirop ; s'il n'était pas supporté par l'estomac, on pourrait administrer le médicament soit en lavement, soit par la méthode hypodermique. Qu'on le donne en une seule fois (Torti) ou à doses fractionnées (Sydenham), la dernière dose doit être prise douze à seize heures au moins avant l'invasion probable de l'accès. *Si la fièvre est pernicieuse, le danger est tellement pressant qu'il faut administrer la quinine même au milieu de l'accès.*

On la donne alors à la dose de 2 ou 3 grammes ; et le meilleur moyen est de l'administrer en injection hypodermique ; la préparation la plus recommandable est alors le bromhydrate de quinine.

Dans le cas d'impaludisme invétéré on donnera de préférence le quinquina à la dose de 10 à 15 grammes. C'est dans ces cas que l'arsenic rend de grands services.

LIVRE VII

MALADIES PAR RALENTISSEMENT DE LA NUTRITION

Le professeur Bouchard a réuni sous ce nom toute une catégorie de maladies déterminées par un vice de nutrition, la *nutrition retardante.*

Toutes ces maladies si diverses en apparence ont un fond étiologique commun, s'appellent et s'enchaînent soit chez le même malade, soit dans une même famille.

Les principales sont : la *lithiase biliaire,* l'*obésité,* le *diabète,* la *gravelle,* la *goutte,* le *rhumatisme.*

Nous avons ailleurs décrit la lithiase biliaire, la gravelle. Nous décrirons dans le présent livre le diabète, la goutte, le rhumatisme.

DIABÈTE SUCRÉ

Étiologie. Pathogénie. — On a divisé le diabète en diabète essentiel et diabète symptomatique. Le diabète *symptomatique* serait le résultat de lésions nerveuses (lésions du bulbe, de l'encéphale, et tumeurs du 4e ventricule), de lésions du foie, enfin de lésions du pancréas. Il est constant que certains diabètes sont liés à des altérations pancréatiques (Lancereaux), et ces formes de diabète sont graves entre toutes et caractérisées par une consomption rapide.

Le diabète *essentiel* a de remarquables associations pathologiques, et c'est dans ses affinités qu'il faut chercher son étiologie. Il est rare que chez les ascendants d'un diabétique ou dans ses antécédents pathologiques personnels on ne trouve pas le rhumatisme, l'obésité, la gravelle, la goutte, la lithiase biliaire, l'eczéma, la migraine (Bouchard) : ce sont là des maladies de la même famille.

Les *théories* du diabète sont nombreuses. Bouchard les classe en six groupes.

I. *Diabète par troubles digestifs.* — C'est la théorie ancienne de Rollo ; la mauvaise élaboration des aliments par un tube digestif malade fournirait au sang une quantité exagérée de sucre.

Pour Bouchardat il s'agit d'une maladie du tube digestif qui transforme trop rapidement l'amidon en sucre, ou qui transforme trop lentement le sucre en acide lactique, d'où la pénétration anormale du sucre dans le sang.

II. *Défaut de fixation par le foie du sucre alimentaire* (Foster). — On observe en effet de la glycosurie dans la cirrhose hépatique, mais ce n'est pas le diabète.

III. *Exagération permanente de la glycogénie hépatique.* — C'est la théorie de Claude Bernard.

IV. Le diabète est dû à la *glycogénie musculaire* (Zimmer).

V. Le diabète est un *vice de désassimilation des tissus* (Pettenkofer et Voit, Jaccoud).

VI. Le diabète résulte de *l'utilisation insuffisante* du sucre. Mialhe croyait que le sucre existant normalement dans le sang n'était pas brûlé par suite d'un défaut d'alcalinité du sang. Cette hypothèse probablement fausse a conduit pourtant à une heureuse idée thérapeutique : l'emploi des alcalins.

Jaccoud pense que le diabète peut résulter d'une non utilisation du sucre normal.

Le professeur Bouchard a donné du diabète la théorie suivante : « Je considère le diabète sucré comme une maladie « générale de la nutrition, caractérisée primitivement et essen- « tiellement par un défaut ou une insuffisance des actes de « l'assimilation, et en particulier par un défaut de la consom- « mation du sucre dans les éléments anatomiques ».

Symptômes. — On doit les diviser, avec Jaccoud qui les a parfaitement exposés, en *primitifs* et *secondaires;* ceux-ci sont la conséquence des premiers.

A. Symptômes primitifs. — Au nombre de cinq : *urine sucrée* ou glycosurie, *augmentation de la sécrétion urinaire* ou polyurie, *de la soif* ou polydipsie, *de la faim* ou polyphagie, *amaigrissement* ou autophagie.

Caractères de l'urine. — *Glycosurie, polyurie.* L'urine des diabétiques est remarquable par une foule de caractères. Elle renferme du *sucre* analogue à la glycose (sucre de raisin ou de fécule); ce sucre est cristallisable, et dévie à *droite* la lumière polarisée : sa quantité est fort variable, en moyenne 100 à 200 grammes par jour, chiffre sujet à de grandes variations en rapport avec l'alimentation, l'exercice, les maladies intercurrentes, etc. (1).

L'urine renferme plus d'*urée* que normalement, au lieu de 30 grammes par jour la quantité peut s'élever à 80 et plus. La créatine, qui représente le déchet musculaire est augmentée de 0 gr. 45, moyenne physiologique, à 8 gr. 50. Les sulfates et chlorures augmentent aussi.

L'urine est pâle, décolorée, d'une saveur sucrée, sa densité

(1) Pour reconnaître la présence du sucre dans l'urine on la fait chauffer avec diverses liqueurs, liqueurs de Bareswill, de Fehling ; cette dernière est un tartrate double de potasse et de cuivre qui offre une coloration bleue ; s'il n'y a pas de sucre le liquide reste bleu, s'il y en a il devient jaune rougeâtre par suite d'un dépôt de protoxyde de cuivre rouge. On peut encore traiter l'urine par un mélange de sous-nitrate de bismuth et de potasse caustique ; s'il y a du sucre, le sous-nitrate de bismuth devient noir. On peut se servir du saccharimètre de Soleil ; ou encore, après avoir évaporé l'urine à 30 degrés, l'abandonner dans un lieu sec, à évaporation spontanée, il se dépose des cristaux.

augmente beaucoup, elle peut atteindre 1065 : abandonnée à elle-même, au lieu de subir la décomposition ammoniacale comme l'urine normale, elle devient très acide par la formation, aux dépens du sucre, d'acides butyrique, acétique, lactique, etc. De plus, elle subit la fermentation alcoolique et se transforme en acide carbonique et alcool; sa densité est alors très diminuée :

L'urine peut renfermer de l'albumine, ce qui est une véritable complication.

La sécrétion urinaire est toujours très abondante.

Cette *polyurie* se rattache à la viscosité du sang sucré qui augmente l'absorption endosmotique, détermine une pléthore aqueuse et par suite une augmentation de la pression sanguine; de plus, l'urine sucrée ne peut traverser le filtre rénal qu'à la condition d'être très diluée (Jaccoud).

Polydipsie. — Elle est la conséquence forcée de la polyurie, le malade boit pour restituer à son organisme l'eau que lui enlève la polyurie (souvent 6 à 7 litres par jour).

Polyphagie. — L'appétit devient énorme et en rapport avec les pertes que subit l'organisme. L'estomac souffre de ce travail exagéré, il en résulte des dyspepsies, des nausées, vomissements, etc.

Autophagie. — Les malades finissent par maigrir, mais cela au bout d'un temps fort variable : ainsi il en est dont l'urine renferme beaucoup de sucre et qui cependant restent gras (*diabète gras*), chez eux le sucre provient exclusivement de l'alimentation ; en effet, supprimez les féculents, le sucre disparaît de l'urine. Chez d'autres le sucre ne provient pas exclusivement de l'alimentation, car il persiste malgré l'abstinence des féculents ; une partie du sucre est donc formée aux dépens des aliments azotés, cependant ces malades ne maigrissent pas encore, car chez eux la polyphagie compense les pertes de l'organisme. Mais plus tard, sous l'influence des progrès de la maladie, le malade emploie à la fois ses aliments et sa propre substance à faire du sucre et de l'urée, il maigrit fatalement. Ce sont là trois périodes d'une même maladie (Jaccoud).

B. *Symptômes secondaires*. — Chacun des symptômes que nous venons d'étudier entraîne avec lui certaines conséquences ; ainsi la présence du sucre dans le sang détermine la présence du sucre dans tous les liquides de l'organisme, dans la salive, les larmes, la sueur, les matières fécales.

Les *gencives* deviennent molles et fongueuses, les dents tombent. Souvent les diabétiques sont *stériles*.

A une période avancée il survient divers troubles du côté de la *vue* : tantôt c'est une amblyopie par paralysie du muscle de Brucke ou par atrophie de la rétine, plus souvent c'est une *cataracte molle*.

Les *furoncles* et les *anthrax* sont très fréquents chez les diabétiques ; de plus ce sont des accidents du début qui peuvent mettre sur la voie de la maladie. Il en est de même d'*éruptions diverses*, *lichen*, *impétigo*, et surtout *herpès* sur les parties en contact avec l'urine, *prurit de la vulve*, *érysipèle*.

Les *gangrènes* sont très fréquentes chez les diabétiques, elles frappent souvent les orteils (Marchal).

Les *maladies de l'appareil respiratoire* (bronchites, pneumonies fibrineuse et caséeuse) sont également très communes, et elles ont grande tendance à se terminer par gangrène sans odeur spéciale.

Les *accidents nerveux* sont fréquents et importants ; on observe chez les diabétiques des paralysies (monoplégies, hémiplégies, paraplégies), des névralgies (sciatique et faciale), de l'anaphrodisie, et des troubles cérébraux divers, apathie, somnolence, etc. dont le plus grave est le *coma diabétique* (Kussmaul), déterminé souvent par une fatigue, un voyage, et qui peut emporter le malade en 3 à 4 jours.

La polyurie engendre la *constipation* et la *sécheresse* de la peau, aussi les sueurs sont-elles rares. Enfin la déchéance vitale dans laquelle tombent les diabétiques favorise singulièrement chez eux l'éclosion de *tubercules pulmonaires* dont la marche rapide enlève en peu de temps le malade.

Marche et terminaison. — Extrêmement variable, la durée est toujours difficile à préciser car la maladie peut passer longtemps inaperçue ; on est parfois averti de son existence par une circonstance fortuite (dépôts cristallisés sur les vêtements touchés par l'urine, éruption d'herpès sur les organes génitaux, anthrax, gangrène, etc.).

On a vu des diabètes *intermittents*, d'autres qui *alternaient* avec des manifestations rhumatismales ou goutteuses. Cependant la marche du diabète est habituellement continue, mais très lente. Cette maladie dure plusieurs années et le régime a une grande influence sur son évolution. Lorsque le malade commence à maigrir, le **pronostic** devient très fâcheux.

La mort est souvent le fait d'une complication (lésions pulmonaires, anthrax, érysipèle, etc.), plus rarement le malade succombe dans le marasme. On connaît peu de guérisons complètes.

Traitement. — Il est tout entier dans le régime. On supprimera absolument les aliments féculents, on donnera du pain de gluten. L'alimentation se composera de viandes rôties, d'œufs, de bouillon, de végétaux, etc. ; vin rouge de Bourgogne, quinquina, eau de Vichy. En même temps on déterminera une sudation abondante par des exercices corporels, gymnastique, etc. ; l'hydrothérapie peut rendre des services.

GOUTTE

Étiologie. Pathogénie. — La goutte est une maladie aristocratique ; je ne pense pas qu'elle ait jamais frappé un paysan ou un ouvrier, il serait peut-être difficile d'en trouver deux ou trois exemples parmi les milliers de malades en traitement dans les hôpitaux de Paris. C'est une des maladies dont l'étiologie est la mieux connue, et ses causes pourraient se résumer ainsi : défaut d'équilibre entre les dépenses et les recettes, *trop de recettes, pas assez de dépenses.*

La goutte s'observe chez les *gens riches* dont l'alimentation est trop abondante, trop azotée, qui font usage de café, de liqueurs, d'alcool, véritables aliments d'épargne, et qui ont en même temps une vie sédentaire ; les deux conditions se réunissent ainsi pour produire la goutte, puisque, d'une part, le combustible est introduit en trop grande quantité et que, de l'autre, on ne fait rien pour le brûler.

La goutte est fort rare chez la femme : les anciens considéraient le flux menstruel comme une évacuation préservatrice.

La goutte peut être *héréditaire*, elle se manifeste alors de vingt à trente ans ; elle est bien plus souvent acquise et n'apparaît guère avant quarante ans. Garrod a remarqué que l'*intoxication saturnine* favorisait le développement de la goutte en restreignant l'élimination de l'acide urique par les reins. Cependant, il faut dire que la goutte saturnine ne doit pas être considérée comme une goutte vraie.

Dans les ascendants des goutteux on trouve soit la goutte elle-même (44 0/0 d'après Bouchard) soit les autres affections causées par la nutrition retardante (diabète, rhumatisme, etc.).

La *pathogénie* de la goutte est loin d'être encore élucidée dans tous ces points. C'est Sheele qui a découvert l'acide urique dans les calculs et dans l'urine, et c'est Garrod qui a démontré la présence de l'acide urique dans le sang des goutteux : la quantité varie de 25 à 175 milligrammes pour 1000 gr. de sang. Dans les tophus l'acide urique se présente sous forme d'urate de soude.

L'acide urique augmente dans le sang à l'approche de l'accès, diminue pendant l'accès et disparaît ensuite.

Pour Garrod l'acide urique s'accumule graduellement dans le sang, et quand la surcharge atteint une limite l'accès éclate et la décharge uratique s'opère sur les tissus.

M. Bouchard n'accepte pas la théorie de Garrod ; mais en somme la goutte présente pour lui tous les caractères d'une maladie à nutrition retardante : « formation exagérée ou destruction trop lente des acides organiques ».

Les *accès de goutte* éclatent souvent à l'occasion d'un

excès de table, d'un refroidissement, d'une émotion, d'une indigestion, parfois sans cause appréciable.

Anatomie pathologique. — Il faut étudier : 1° l'*état du sang* ; 2° l'*état des jointures* ; 3° l'*état des viscères*.

1° *État du sang*. — L'altération du sang est caractéristique; elle consiste dans la présence d'un *excès d'acide urique*. Ainsi, tandis que le sang normal ne contient que des traces d'acide urique, le sang des goutteux en renferme de 5 à 15 centigrammes pour 1000 grammes (1).

Cet excès d'acide urique est surtout très prononcé au début d'une attaque aiguë.

2° *État des jointures*. — Les altérations articulaires sont fort remarquables et ont pour caractère fondamental les *dépôts d'urates*. Les cartilages sont incrustés d'urates de soude ou de chaux, ils sont durs, épaissis, la synoviale est sèche, rugueuse ; de plus, il se fait en dehors de la jointure, dans le tissu conjonctif périarticulaire, des *dépôts tophacés*, mobiles ou adhérents, constitués par des urates de soude, de chaux et d'ammoniaque et plus rarement par des carbonates de même nature. Ces altérations se rencontrent surtout dans les *petites jointures*, dans le *pavillon de l'oreille*, et même *sous les téguments* : elles sont d'autant plus accentuées que la maladie est plus ancienne.

3° *Altérations viscérales*. — Il est habituel de rencontrer à l'autopsie des goutteux plusieurs altérations viscérales ; les plus communes sont : la *gravelle*, les *calculs rénaux*, les *néphrites* (Charcot a rencontré dans la substance tubuleuse des traînées blanchâtres d'urate de soude). On trouve également les altérations du *catarrhe chronique de l'es-*

(1) Garrod a imaginé un procédé ingénieux qui permet de reconnaître aisément la présence de l'acide urique : On recueille dans un verre de montre cinq à six grammes de sérum frais ou encore la sérosité d'un vésicatoire, on y ajoute quelques gouttes d'acide acétique concentré (six gouttes pour un gramme de sérum) et on y laisse déposer pendant un ou deux jours quelques fils de lin ; au bout de ce temps, les fils examinés au microscope sont incrustés de *cristaux d'acide urique* : dans le sang normal cette incrustation n'a jamais lieu.

tomac ou de l'intestin, des hémorrhoïdes, la *dégénérescence athéromateuse* de l'endocarde ou des artères.

Symptômes. — Les conditions qui président au développement de la goutte ne peuvent se créer instantanément, et,
une fois établies, elles le sont souvent d'une façon définitive ;
aussi la goutte est-elle une affection essentiellement chronique
mais le malade n'est averti de son état que par une attaque
aiguë.

L'étude de la maladie peut se diviser en trois parties :
1o *prodromes ;* 2o *attaques de goutte ;* 3o *désordres viscéraux.* Plusieurs auteurs divisent la goutte en aiguë et chronique, régulière et irrégulière.

1o *Prodromes.* — Si la goutte est héréditaire, on peut déjà
chez le jeune homme reconnaître la prédisposition à des signes
insignifiants en apparence, mais cependant d'une grande valeur
pour qui sait les interpréter, ce sont des *épistaxis*, des *éruptions diverses* (eczéma, ecthyma), des *migraines*, des *troubles digestifs.*

Les individus chez lesquels la goutte est acquise prennent
de l'embonpoint, leur ventre grossit, ils ont des hémorrhoïdes,
leurs digestions sont pénibles, suivies d'un besoin de sommeil
insurmontable, ils éprouvent des douleurs articulaires vagues,
leur caractère devient irritable.

2o *Attaques.* — Les choses en restent là pendant un temps
plus ou moins long, lorsque tout à coup ou à la suite d'un excès
de table, d'une émotion, d'une fatigue, etc., l'attaque éclate
brusquement au milieu de la nuit. Le malade est éveillé tout
à coup par une *douleur déchirante* qui occupe le gros orteil,
il éprouve des frissons et de la fièvre ; d'abord supportable, la
douleur acquiert bientôt une violence inouïe, c'est une sensation de déchirure, de brûlure ou de froid excessif ; *l'orteil est
enflé, chaud, rouge et luisant,* les veines qui en partent
forment sur le pied un lacis très visible, le moindre contact est
intolérable.

Cette douleur dure quelques heures, puis le malade se rendort ; pendant la journée il est fatigué, n'a pas d'appétit, et son orteil est endolori ; mais la nuit ramène les douleurs et la fièvre. Faut-il ajouter que bien souvent la douleur ne présente pas ce degré d'acuité et qu'il est des attaques fort légères ?

L'urine est trouble elle renferme des sédiments, des cristaux d'urates ; d'après Garrod, au moment de l'attaque, le sang contient beaucoup d'acide urique et l'urine n'en présente que fort peu, mais vers la fin de l'attaque l'urine contient beaucoup d'urates ; il en résulterait une dépuration capable d'expliquer le sentiment de bien-être qui marque la fin des accès.

L'attaque est d'abord assez courte, elle ne dure guère qu'une dizaine de jours ; son terme s'annonce par la diminution des accès nocturnes ; l'orteil perd sa tension douloureuse, souvent l'épiderme s'exfolie. Il est assez rare que les deux orteils soient pris simultanément, il est bien plus rare encore que la goutte frappe primitivement d'autres jointures.

On a vu la goutte se borner à une seule attaque, le fait n'est pas commun ; il est bien plus ordinaire de voir les accès se reproduire à des intervalles qui n'ont rien de fixe.

Nous venons de décrire une attaque violente, mais dans bien des cas leur intensité est moindre ; la douleur est légère, il n'existe pas de fièvre, l'orteil est simplement œdématié. Ces attaques subaiguës ont généralement une durée plus longue que les premières, elles sont moins fidèles au gros orteil et peuvent frapper d'autres jointures et même des muscles.

3° État des viscères. — Les articulations atteintes de goutte présentent, au bout d'un certain temps, les altérations de l'arthrite sèche : elles ont perdu leur souplesse, leurs mouvements sont devenus difficiles, ils s'accompagnent de craquements, sur leur pourtour se développent des *nodosités*, des *tophus*, il s'en produit même très fréquemment dans le pavillon de l'oreille.

L'appareil digestif est à peu près constamment troublé, ce sont des *dyspepsies plus ou moins intenses*, des *douleurs hépatiques*, des *hémorrhoïdes*. L'urine est sédimenteuse, elle renferme des graviers ; les goutteux sont fréquemmént atteints de *néphrites, pyélo-néphrites, cystites chroniques ; les artères deviennent athéromateuses.* Enfin, ces personnages ont parfois le caractère irritable, inquiet, inégal.

Goutte anomale. — Une attaque bien franche de goutte peut cesser tout à coup et se trouver remplacée par des phénomènes très bizarres : tels que *accès de cardialgie, d'asthme, d'angine de poitrine,* par du *délire,* du *coma ;* c'est une véritable métastase, la maladie s'est brusquement transportée d'un lieu dans un autre.

Chez d'autres malades la goutte se manifeste tantôt par sa forme ordinaire, c'est-à-dire par la douleur du gros orteil, tantôt par les troubles divers dont nous venons de parler, c'est ce que l'on a nommé *goutte alternante.*

Ces formes anomales de la goutte sont souvent fort graves, car, se portant sur le cerveau ou le cœur, elles peuvent déterminer une mort subite ou très rapide (*goutte remontée*).

Marche et terminaisons. — Rien de fixe ; un goutteux peut vivre fort longtemps, être à peine incommodé par son état ou en souffrir au point de devenir infirme ; la mort, qui n'arrive souvent qu'à un âge avancé, est occasionnée d'ordinaire par une complication viscérale, plus rarement par le transport de la goutte vers le cerveau ou le cœur.

Traitement (1). — Le traitement comprend trois indications principales : 1º combattre la prédisposition goutteuse ; 2º adoucir ses manifestations ; 3º les ramener vers les jointures ou la peau lorsqu'elles veulent frapper les viscères.

1º Pour lutter contre la prédisposition goutteuse, il faut à la fois diminuer la quantité des aliments susceptibles de former des urates, favoriser leur combustion et leur élimination. Pour cela on prescrira un régime sobre, plus végétal qu'animal, on

---

(1) Consulter LABORDE et HOUDÉ. *Le Colchique et la Colchicine.* G. Steinheil, éditeur.

s'abstiendra de gibier, de crustacés, de café, de liqueurs, on boira surtout de l'eau et quelques vins légers, on prescrira l'exercice au grand air, l'hydrothérapie. Une saison à Vichy, Carlsbad, Pougues, Plombières si le malade est dyspeptique. Contre les manifestations articulaires chroniques de la goutte on prescrira certaines eaux chlorurées sodiques (Kreuznach, Salies-de-Béarn, les bains de boue, etc.).

Garrod recommande le carbonate de lithine en solution aqueuse à la dose de 50 centigrammes à 1 gramme par jour.

2° *Traitement de l'accès.* — Après avoir étendu sur l'orteil et sur les parties douloureuses un baume ou liniment calmant et l'avoir recouvert de ouate et de taffetas gommé, prescrivez une potion avec 20 ou 30 centigrammes d'extrait de semences de colchique, même dose de sulfate de quinine et 10 centigrammes de poudre de feuilles de digitale. On ne doit pas chercher à couper l'accès de goutte par le colchique avant le douzième jour de l'accès. Jusque-là, l'accès doit être respecté (Bouchard).

M. Sée a conseillé de traiter l'accès aigu par le salicylade de soude qui, à la dose de six à huit grammes par jour, donne de fort beaux résultats.

3° Si la goutte se portait sur les viscères, il faudrait la rappeler vers les jointures en appliquant à leur niveau des sinapismes et des vésicatoires ; on évitera donc de combattre directement les manifestations cutanées de la goutte, ce serait priver les urates d'une voie d'élimination inoffensive et préparer des métastases viscérales ; ces éruptions guériront avec la goutte elle-même.

RHUMATISME

Le rhumatisme, dont il est difficile de donner une définition, appartient à la famille des maladies par ralentissement de la nutrition par ses étroites relations avec d'autres maladies de cette famille : goutte, lithiase biliaire, obésité, diabète. De tout temps cette relation a été saisie.

Nous décrirons successivement :

1º Le rhumatisme articulaire aigu ;

2º Le rhumatisme musculaire ;

3º Le rhumatisme monoarticulaire, ou rhumatisme chronique partiel ;

4º Les nodosités d'Heberden ;

5º Le rhumatisme noueux ;

Enfin nous terminerons en disant un mot des pseudo-rhumatismes, ordinairement de nature infectieuse.

RHUMATISME ARTICULAIRE AIGU
POLYARTHRITE RHUMATISMALE AIGUE

Étiologie et pathogénie. — L'hérédité joue un rôle certain dans l'étiologie du rhumatisme articulaire aigu.

L'attaque de rhumatisme éclate ordinairement sous l'influence de l'impression du froid, que cette impression soit brusque, comme l'est par exemple le refroidissement du corps couvert de sueur, ou qu'elle soit lente et graduelle, ainsi que cela a lieu chez les personnes habitant des lieux froids et humides.

Les récidives sont des plus fréquentes.

Les théories pathogéniques du rhumatisme articulaire aigu peuvent être rangées sous quatre chefs.

1º *Théorie embolique.* — « La fréquence de l'endocardite « dans le rhumatisme articulaire aigu... a fait supposer que « les manifestations articulaires du rhumatisme aigu se ratta- « chaient à l'endocardite, et que l'enchaînement s'établissait « par le processus de l'embolie... les particules solides déta- « chées des valvules malades pouvaient faire embolie dans les « vaisseaux des séreuses et en particulier des séreuses arti- « culaires » (Bouchard). Pour que cette théorie fût accepta- ble, il faudrait que l'endocardite précédât toujours le rhuma- tisme aigu, ce qui est loin d'exister.

2º *Théorie parasitaire.* — C'est la théorie de Hueter et de Klebs. L'organisme parasitaire pénétrerait dans le sang par une voie quelconque, se disséminerait et irait ainsi affecter les jointures, l'endocarde, etc. Toutes les manifestations de rhumatisme aigu seraient caractérisées par la présence de micro-organismes.

3° *Théorie névrotrophique.* — « Dans cette théorie le « refroidissement serait l'excitant qui, transmis aux centres « nerveux, mettrait en jeu par une sorte d'action réflexe son « influence trophique et produirait, sur des points divers, des « arthrites comparables, au point de vue pathogénique, à « celles que M. Charcot nous a fait connaître dans l'ataxie « locomotrice, etc. » (Bouchard).

4° *Théorie humorale.* — Le rhumatisme articulaire est le produit d'une dyscrasie acide : urique (ce qui est faux) ou lactique (ce qui n'est pas prouvé).

Anatomie pathologique. — Les tissus périarticulaires ne présentent souvent aucune altération ; la rougeur et le gonflement dont ils étaient atteints pendant la vie se sont effacés ; cependant il se peut que le tissu cellulaire soit encore infiltré d'un peu de sérosité et que les gaines tendineuses offrent des lésions semblables à celles,de la séreuse articulaire. Il se peut que l'articulation elle-même ne présente pas d'altération appréciable : toutefois la *synoviale* est, au moment de l'attaque, *rouge* et *hyperhémiée*, un liquide séreux a transsudé de ses vaisseaux et s'est épanché dans la cavité articulaire ; en un mot, les lésions sont celles de la première étape de toute phlegmasie séreuse.

Le rhumatisme articulaire aigu franc ne dépasse pas ce stade : la suppuration n'appartient qu'aux pseudo-rhumatismes.

Le *sang* présente des modifications remarquables : c'est surtout un *accroissement colossal de la fibrine* qui peut atteindre dix parties pour mille, et une diminution de l'albumine et des globules rouges et blancs ; cette diminution explique l'anémie profonde dans laquelle tombent en peu de jours les gens les plus vigoureux, de même que l'excès de fibrine explique les coagulations sanguines que l'on rencontre si souvent dans le cœur et les gros vaisseaux.

Enfin le rhumatisme détermine fréquemment des péricardites, des endocardites, des pleurésies, etc., dont on trouve les traces.

Symptômes. — *Début.* — Le rhumatisme articulaire ne débute pas toujours de la même façon ; d'ordinaire les douleurs des jointures sont précédées, pendant quelques jours, de malaise, de courbature, de douleurs vagues dans les membres ; par exception, la maladie éclate brusquement par des frissons, de la fièvre, d'intolérables douleurs articulaires.

Dès qu'il est constitué, le rhumatisme présente trois caractères principaux : les *symptômes articulaires*, la *fièvre*, l'*anémie rhumatismale.*

Symptômes articulaires. — Une ou plusieurs jointures deviennent le siège de *douleurs* qui peuvent atteindre de prime abord leur plus haut degré d'acuité, mais dont il est bien plus habituel d'observer l'ascension graduelle pendant deux à trois jours ; elles sont alors atroces, contusives, lancinantes, térébrantes, les mouvements les plus légers les exaspèrent au point d'arracher des cris au malade. Ces douleurs sautent souvent d'une jointure à l'autre, et cette mobilité constitue même un de leurs caractères les plus remarquables.

Les articulations malades sont gonflées, la peau qui les recouvre est tendue, luisante, tantôt blanche, tantôt rose ou rouge ; ce gonflement tient à la fois à un épanchement séreux intra-articulaire parfois assez abondant pour déterminer de la fluctuation, à l'œdème et à la fluxion des parties molles périarticulaires, et souvent à une fluxion semblable dans les gaines tendineuses disposées autour de la jointure.

Le gonflement et la douleur ne se circonscrivent pas toujours exactement dans les articulations malades, ils se prolongent à une certaine distance, et cette extension indique que les muscles, les gaines tendineuses, les aponévroses participent à la phlogose.

Dans quelques cas on trouve çà et là disséminées sous la peau, en nombre variable, des *nodosités* grosses comme un pois ou une noisette dues à une hyperplasie circonscrite du tissu cellulaire (nodosités de Froriep).

La *fièvre* est proportionnée au nombre des jointures malades et à l'intensité de leur phlegmasie, elle n'offre aucun type régulier et il est assez commun de la voir se calmer le matin ; mais, d'un jour à l'autre, elle peut offrir les écarts les plus considérables; cependant il est rare que dans le rhumatisme simple, elle s'élève beaucoup ; *une température de 40 degrés doit faire craindre une complication viscérale (endocardite ou péricardite).*

Le *pouls* est large, dur, vibrant, et la peau se recouvre de *sueurs profuses* d'une odeur âcre et nauséabonde, ces sueurs ont quelque chose de spécial.

L'*urine* est rouge, peu abondante, elle laisse déposer une grande quantité d'urates.

L'*anémie* se produit très rapidement, de telle sorte que l'on a l'étrange spectacle d'un malade en proie à une fièvre ardente, couvert de sueur, et dont la face est cependant pâle et anémiée, c'est le *febris pallida* des anciens : cette anémie détermine un bruit de souffle cardiaque, souffle doux au premier temps et à la base, qui coïncide avec des souffles vasculaires et qu'il ne faudrait point prendre pour un signe d'endocardite.

Déterminations viscérales du rhumatisme articulaire aigu. — Ces déterminations sont d'une importance majeure : elles seules créent le danger de l'attaque de rhumatisme. Le plus souvent elles éclatent dans le cours du rhumatisme ; parfois elles le précèdent.

Cœur. — *Endocardite et péricardite.* — L'endocardite est plus fréquente, mais les deux complications s'associent souvent (endopéricardite). Elles se montrent dans le courant de la deuxième semaine.

Loi de Bouillaud : *Dans le rhumatisme articulaire, violent, aigu, généralisé la coïncidence d'une endo-*

cardite ou d'une péricardite est la règle, la non-coïncidence l'exception.

L'endocardite est simple ; c'est elle qui passant à l'état chronique, la phase aiguë terminée, constituera une maladie orificielle du cœur, comme nous l'avons indiqué en traitant des lésions valvulaires.

Parfois, chez les sujets affaiblis, les alcooliques, etc., l'endocardite prend la forme ulcéreuse.

Péricardite. — L'épanchement est rare dans la péricardite rhumatismale : c'est le type de la péricardite sèche. Elle est souvent associée à une pleurésie gauche, que ne tarde pas à suivre une pleurésie droite.

Poumons et plèvre. — Nous venons de parler de la pleurésie rhumatismale et de ses conditions d'apparition. Il nous reste à ajouter que cette pleurésie est à *épanchement* souvent considérable et sujet à de brusques variations d'augment et de décroissance.

Le poumon est souvent frappé d'une fluxion hyperhémique aiguë accompagnée d'un certain degré de pleurésie et de point de côté, fluxion qu'on a bien à tort dénommée pneumonie rhumatismale. Parfois cette hyperhémie revêt une forme suraiguë, et prend les allures du catarrhe suffocant.

Rhumatisme cérébral. — C'est la complication la plus redoutable du rhumatisme aigu.

1° *Forme apoplectique :* En pleine attaque de rhumatisme un malade délire subitement, tombe dans le coma et meurt. Cette forme est rare.

2° *Forme commune :* Elle est caractérisée par trois ordres de symptômes.

a. — Une température extrêmement élevée, 40 ou 41°.

b. — La disparition de la flexion articulaire.

c. — Le délire à manifestations très variables et le coma consécutif.

A cette forme on oppose avec succès la méthode héroïque des bains froids.

3º *Forme chronique* : Curable, elle se montre sous forme de mélancolie et de lypémanie.

Il existe uue manifestation cérébrale qu'on rencontre parfois dans le rhumatisme cérébral, et qui n'a rien de commun avec les manifestations cérébrales que nous venons de décrire : c'est l'embolie consécutive à l'endocardite gauche et ses manifestations (hémiplégie, aphasie. Voyez Embolie cérébrale).

Voies digestives. — Le phénomène le plus commun est l'angine (voyez angines).

Peau. — On observe les dermatoses les plus diverses : érythème papuleux, noueux, polymorphe, urticaire, purpura simplex (péliose rhumatismale).

Chorée. — C'est surtout pendant la convalescence qu'apparaît cette névrose dont les relations avec le rhumatisme ne font plus de doute aujourd'hui.

Marche et terminaisons. — Nous venons de décrire le rhumatisme aigu, violent et généralisé ; mais au point de vue de la marche, il importe de distinguer au moins trois formes de rhumatisme articulaire.

1ʳᵉ *forme : rhumatisme léger, subaigu.* — Il existe quelques douleurs vagues et mobiles dans plusieurs jointures, elles se gonflent à peine, il n'y a pas de fièvre, pas de complications viscérales ; tout peut se dissiper en quelques jours.

2ᵉ *forme : rhumatisme articulaire aigu, généralisé.* — C'est la forme que nous avons décrite ; les articulations frappées habituellement sont celles du poignet, du genou, du cou-depied, etc., et la durée de la maladie, fort variable, peut être approximativement fixée à deux ou quatre semaines. Souvent il existe des rémissions dans les douleurs ; mais tant que la température reste au-dessus de la normale, il ne faut point croire à la guérison. La *guérison* n'est pas brusque, elle s'effectue peu à peu.

Les *rechutes* sont très fréquentes, il en est de même des *récidives*, qui peuvent apparaître plusieurs années après la première attaque. Ce sont ces retours fréquents que l'on veut exprimer en désignant sous le nom de *rhumatisant* un individu qui a eu une première attaque.

Ce qui rend le **pronostic** sérieux, c'est non seulement la fréquence des récidives, mais surtout les complications si fréquentes d'*endocardite* et de *péricardite* qui vont suivre leur évolution et pourront engendrer, après un certain nombre d'années, des altérations cardiaques mortelles.

Il est rare que, en dehors des complications cérébrales, un individu meure dans le cours d'une attaque de rhumatisme.

Traitement. — La seule médication efficace contre l'attaque aiguë de rhumatisme articulaire est le salicylate de soude à la dose de 5 à 8 grammes par jour en commençant par les plus hautes doses et en diminuant ensuite peu à peu.

Dans les cas de complications rénales ou cardiaques le salicylate est contre-indiqué ; on emploiera alors l'antipyrine et on en obtiendra de bons résultats.

Jaccoud recommande le tartre stibié dans les rhumatismes à détermination viscérale : il le donne à la dose de 30 à 40 centigrammes.

RHUMATISME MUSCULAIRE

On donne ce nom à des douleurs plus ou moins vives, fixes ou mobiles, siégeant généralement dans les muscles et augmentant par leur contraction (1).

Étiologie. — La même que celle du rhumatisme articulaire.

Anatomie pathologique. — Lorsqu'on a la rare occasion d'examiner un muscle qui a été atteint de rhumatisme, il est

(1) La dénomination de rhumatisme musculaire n'est pas irréprochable, car il est probable que ces douleurs siègent, non seulement dans les fibres musculaires, mais aussi dans les tissus vasculaires, nerveux et aponévrotiques de la région.

ordinaire de ne constater aucune altération ; cependant si le muscle est depuis longtemps malade, il peut être atrophié, ce qui est le fait de son inaction prolongée.

Symptômes. — Le rhumatisme musculaire peut être aigu ou chronique : mais, quelle que soit sa forme, il se traduit par deux symptômes principaux :

1º *La douleur au niveau des parties affectées ; 2º l'impotence fonctionnelle du muscle, occasionnée par la douleur.* — Ainsi, lorsqu'un muscle est affecté de rhumatisme, il devient le siège de douleurs plus ou moins vives, contusives ou lancinantes ; ces douleurs sont toujours exagérées par le mouvement, aussi le malade prend-il instinctivement une position qui place ce muscle dans le relâchement ; les résultats de la pression sont variables, habituellement elle exaspère ces souffrances, quelquefois elle les calme. La peau conserve sa couleur naturelle. Le rhumatisme musculaire est complètement apyrétique ; il peut se fixer dans un muscle ou sauter d'une région dans une autre.

La forme aiguë ne dure guère au delà de quatre à cinq jours ; quant à la forme chronique, sa durée est indéterminée.

De quelques rhumatismes musculaires en particulier.

Rhumatisme de la tête. — C'est une forme assez rare, souvent localisée dans le muscle occipito-frontal ; l'absence de fièvre, d'œdème, de couleur rosée et d'engorgement ganglionnaire le distingue de l'érysipèle ; on ne le prendra pas pour une névralgie, car la douleur occupe la totalité du muscle au lieu d'être circonscrite dans certains points ; les douleurs syphilitiques se reconnaissent à la présence de certaines bosselures dues à l'hyperplasie du périoste, à la coïncidence d'autres altérations syphilitiques ; mais comme dans les deux cas les douleurs augmentent pendant la nuit, on pourrait dans l'incertitude recourir à un traitement antisyphilitique.

Torticolis. — Le torticolis, que nous étudierons en détail (voyez mon *Traité de chirurgie*), est une inclinaison vicieuse de la tête sur l'une ou l'autre épaule, souvent occasionnée par le rhumatisme du muscle sterno-mastoïdien ; ce muscle est dur, contracturé, douloureux, etc.

Pleurodynie. — La pleurodynie est le plus commun de tous les rhumatismes musculaires, il occupe les muscles des parois thoraciques et il a pour caractère une douleur fort semblable à celle de la pleurésie et de la névralgie intercostale ; cette douleur augmente par les mouvements, la toux, la respiration ; cependant l'absence des signes visibles de la pleurésie permettra de ne pas les confondre ; de plus, la pleurodynie ne s'accompagne pas de fièvre. Quant à la névralgie intercostale, elle présente trois points douloureux, caractéristiques.

Lumbago. — On donne ce nom au rhumatisme de la région lombaire ; le lumbago peut occuper un seul côté ou les deux, il consiste en une douleur vive, s'exaspérant beaucoup par la flexion et le redressement du tronc et pouvant être portée au point de condamner le malade à un repos absolu.

Les douleurs lombaires s'observent dans un grand nombre d'affections des reins, de la moelle, de l'utérus, au début de la variole, etc., aussi leur existence soulève-t-elle immédiatement un problème diagnostique dont la solution n'est pas toujours facile ; cependant les symptômes généraux de la variole et le milieu dans lequel on observe ne laisseront pas longtemps dans le doute ; les maladies de la moelle, des reins, du rectum, de l'utérus déterminent, il est vrai, des douleurs lombaires, mais elles offrent en même temps un certain nombre de caractères très spéciaux. Enfin il n'est point rare d'observer, à la suite d'un effort, une vive douleur dans la région lombaire, douleur occasionnée par la rupture de quelques fibres musculaires : cette douleur se rattache si nettement à un effort, qu'on ne peut la confondre avec une douleur rhumatismale.

Rhumatismes viscéraux. — Plusieurs médecins rapportent au rhumatisme les douleurs plus ou moins vives que certaines personnes ressentent dans divers viscères (estomac, intestin, utérus, cœur, etc.), sans que ces organes soient atteints d'altérations organiques. Grisolle admet ce rhumatisme viscéral comme étant une affection plutôt probable que parfaitement démontrée.

Traitement. — Lorsque le rhumatisme musculaire est très douloureux, on peut, si la région s'y prête, faire une forte application de ventouses scarifiées, puis on étend sur les parties douloureuses des baumes divers (Fioraventi, opodeldoch, etc.). Dans d'autres cas on réussit mieux avec des bains de vapeur ou des frictions sèches, des badigeonnages à la teinture d'iode, l'application de vésicatoires volants, que l'on panse avec de la morphine, ou avec des injections hypodermiques de morphine. Il est bon d'envelopper les parties malades dans un linge légèrement mouillé entouré d'un morceau de taffetas gommé ; il en résulte un bain local souvent très utile.

Enfin l'électrisation par les courants constants est un des meilleurs moyens de prévenir et même de réparer les lésions intimes qui peuvent conduire à l'atrophie (Jaccoud).

RHUMATISME MONO-ARTICULAIRE — RHUMATISME
CHRONIQUE PARTIEL

Il a reçu une foule de dénominations, *morbus coxæ senilis* à la hanche, *arthrite sèche, déformante,* etc. ; il appartient surtout à la chirurgie. Ce rhumatisme se localise souvent dans une jointure ; il est chronique d'emblée, mais, par exception, il peut succéder à une attaque aiguë.

La jointure malade est peu douloureuse, la pression n'éveille point de sensibilité particulière, les mouvements s'accompagnent de craquements, il survient souvent des déformations caractérisées par des stalactites osseuses.

NODOSITÉS D'HEBERDEN

Ce sont de petits nodules pisiformes qui se développent aux extrémités des phalanges et consistent en une hypertrophie des tubercules osseux qui existent en ce point. Les articulations paraissent être élargies, la synoviale est sèche, l'extrémité du doigt souvent déjetée à droite ou à gauche.

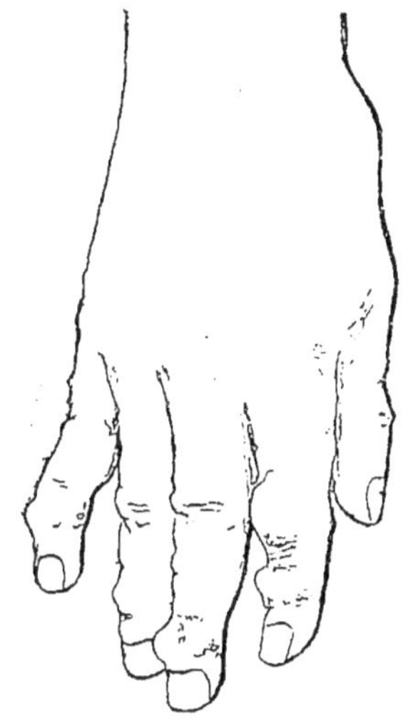

NODOSITÉS D'HEBERDEN

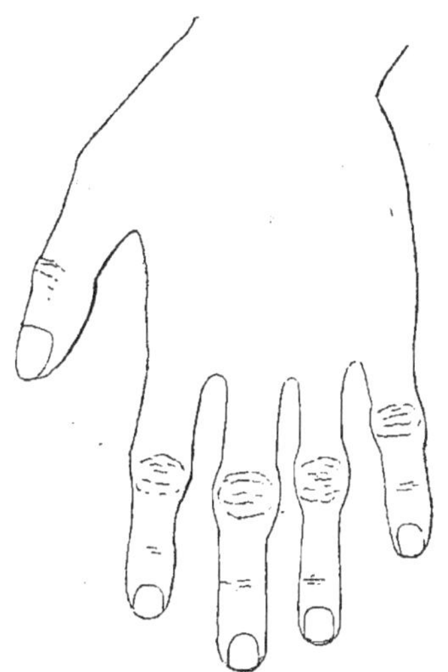

NODOSITÉS DE BOUCHARD

De temps à autre, il survient un peu de rougeur, de gonflement et de douleur.

Ces nodosités sont une manifestation de la diathèse rhumatismale, malgré l'opinion de plusieurs personnes qui les regardent comme étant de nature goutteuse. Elles se montrent surtout dans la vieillesse, mais parfois dans l'âge adulte.

En traitant de la dilatation de l'estomac nous avons indiqué dans cette maladie l'existence de déformations phalangiennes. Les figures ci-dessus empruntées à la thèse de Le Gendre *(Dilatation de l'estomac et fièvre typhoïde. — Valeur séméiologique des nodosités de Bouchard)*, montreront quelle différence existe entre ces déformations et les nodosités d'Heberden.

RHUMATISME NOUEUX
RHUMATISME ARTICULAIRE PROGRESSIF

Cette affection a reçu encore différents noms : Garrod l'appelait arthrite rhumatoïde ; Fuller rhumatisme goutteux. C'est à Charcot qui en a tracé dans sa thèse inaugurale une description complète qu'est dû le nom de rhumatisme articulaire progressif. M. le professeur Bouchard n'admet pas la nature rhumatismale de cette affection.

Étiologie. — 1° *Influence du sexe.* — La femme y est prédisposée d'une manière spéciale (c'est la goutte de la femme, a-t-on dit à tort). Ce rhumatisme se manifeste surtout à l'époque de la ménopause, c'est-à-dire de quarante à soixante ans ; mais il peut se montrer aussi de vingt à trente ans ; il est rare mais existe cependant chez l'enfant et l'adolescent. C'est une maladie assez fréquente, car elle fournit un vingtième de la population de la Salpêtrière.

2° *Influence des positions sociales.* — Contrairement à la goutte, le rhumatisme noueux s'observe surtout dans la *classe pauvre.*

3° La *cause occasionnelle* la plus commune, c'est l'action prolongée du froid humide (habitations malsaines) sur des individus prédisposés.

Anatomie pathologique. — Le *rhumatisme noueux affecte surtout les petites jointures de la main et du pied*, et tous les éléments de ces jointures sont altérés. La *synoviale* est épaissie, il peut y avoir, au début, une exsudation séreuse, mais elle dure peu ; la synoviale devient au contraire très rapidement sèche, dépolie, rugueuse (d'où le nom d'arthrite sèche), ses franges s'hypertrophient, elles peuvent plus tard se segmenter et constituer des corps étrangers. Les ligaments sont épaissis. Les *cartilages diarthrodiaux* subissent l'altération velvétique, c'est-à-dire que leur surface, au lieu d'être lisse et unie, se divise en fibrilles comparables aux filaments du velours (*velvet*, velours) ; plus tard, ces fibrilles elles-mêmes disparaissent et le tissu osseux est mis à nu. (Nous avons dit ailleurs comment se forment ces altérations.)

Les *os* sont très gonflés, leur centre est devenu poreux et friable (ostéoporose), leur surface est, au contraire, couverte de végétations et de stalactites très dures (ostéite végétante).

Les *tissus périarticulaires* sont altérés à divers degrés, les tendons sont rétractés, les muscles, depuis longtemps condamnés à l'inaction, sont atrophiés et graisseux ; il existe une induration et une hyperplasie souvent remarquables des aponévroses palmaires ou plantaires, des ligaments et même du tissu cellulaire sous-cutané ; il peut même se former de nouvelles brides fibreuses et, dans certains cas, ces lésions fibreuses ont existé presque exclusivement.

Au bout d'un temps variable, ces diverses altérations déterminent la *subluxation* ou même la *luxation* des phalanges, et dès lors *la difformité est définitive*.

Symptômes. — Le rhumatisme noueux peut débuter d'une façon aiguë, mais le plus souvent le début est progressif.

Les articulations des doigts (surtout les métacarpo-phalangiennes) sont atteintes les premières, et cela d'une manière symétrique, puis viennent les jointures du pied et plus tard les grandes articulations (d'où le nom de *rhumatisme articulaire chronique progressif* donné par Charcot à cette maladie).

Les symptômes sont : la *douleur*, le *gonflement*, les *spasmes musculaires* et les *déformations*.

Douleurs. — Elles ressemblent à celles du rhumatisme aigu ; d'abord assez mobiles, elles se localisent bientôt dans les petites jointures, et deviennent fixes et permanentes. Elles sont insupportables, térébrantes, lancinantes ou contusives, s'exaspérant par le mouvement et la pression, et présentent des paroxysmes aigus ; peu à peu elles se calment, et, au bout d'un temps variable, souvent lorsque l'articulation est complètement déformée, elles finissent par s'apaiser, pour se réveiller de nouveau dans la suite. Le rhumatisant chronique *souffre toujours*, tantôt dans une articulation tantôt dans une autre. Les douleurs sont plus vives la nuit que le jour.

Lorsque la douleur est légère et que l'articulation est mobile, ses mouvements déterminent des *bruits de craquement* dus à l'éburnation des surfaces osseuses.

Gonflement. — Au début, la jointure est rouge, gonflée, chaude, cet état est semblable à celui du rhumatisme aigu ; la tuméfaction est due à un certain épanchement de liquide dans la jointure et à l'hyperhémie des tissus périarticulaires. Mais lorsque cette phase aiguë est apaisée le gonflement persiste encore ; il est alors la conséquence de l'ostéite et de l'hyperplasie des tissus fibreux.

Spasmes musculaires. — Les douleurs articulaires déterminent par action réflexe des spasmes et rétractions musculaires qui jouent un grand rôle dans la production des luxations (Charcot).

Déformations. — Elles sont très caractéristiques et tiennent à la fois au gonflement et aux déplacements des surfaces articulaires.

Les déformations les plus connues et les plus intéressantes, car elles sont pour ainsi dire pathognomoniques, sont celles des mains. Charcot les a ramenées à deux types :

1° *Type de flexion.*

2° *Type d'extension.*

Dans les deux types la main est en pronation plus ou moins complète.

1er type : a. — Flexion de la phalangette sur la phalangine.

b. — Extension de la phalangine sur la phalange.

c. — Flexion de la phalange sur la tête des métacarpiens.

d. — Flexion à angle obtus des métacarpiens et du carpe sur les os de l'avant-bras.

e. — Déviation en masse des phalanges vers le bord cubital de la main.

2ᵉ type. Il est caractéristique : a. — Extension de la phalangette sur la phalangine ;

b. — Flexion des phalangines sur les phalanges.

c. — Extension des phalanges sur les têtes des métacarpiens.

d. — Flexion plus ou moins prononcée du carpe sur les os de l'avant-bras.

e. — Déviation vers le bord cubital (Charcot).

Au pied, les déformations sont à peu près les mêmes, mais moins accentuées, sauf au niveau du gros orteil, car la tête du premier métatarsien forme en dedans un énorme relief.

Les grandes articulations sont plus tardivement et plus rarement atteintes ; le coude, la jambe sont plus ou moins fléchis, l'épaule est rigide ; on a même vu la roideur s'étendre aux articulations vertébrales et temporo-maxillaires.

Les luxations sont déterminées à la fois par les spasmes musculaires, l'hyperplasie et la rétraction des tissus fibreux et le gonflement des os.

La maladie a une durée indéterminée ; on pourrait diviser son cours en *deux périodes ;* la première, caractérisée par les douleurs et la phase active des lésions osseuses et articulaires ; la deuxième, par l'assoupissement de tous les phénomènes d'acuité et par la création définitive de l'infirmité, infirmité d'ailleurs très variable suivant le nombre des jointures atteintes et le degré de leurs altérations, qui peuvent se borner à une simple gène des mouvements des doigts, ou conduisent à une impotence complète permettant à peine de sortir les malades de leur lit pour les asseoir sur un fauteuil.

Lésions concomitantes. — Bien qu'assez rares, les lésions du cœur et de ses membranes s'observent quelquefois ; il est plus fréquent de voir ces malades tourmentés par des *migraines,* de l'*asthme,* des *névralgies sciatiques,* autres manifestations de la même cause générale. Ils succombent, après de longues années, à des troubles cérébraux ou pulmonaires ; leur nutrition conserve longtemps sa régularité ; à la longue, cependant, le défaut d'exercice, les eschares occasionnées par les pressions continues sur un même point, peuvent déterminer une anémie profonde.

Pronostic. — Il ressort de cet exposé.

Traitement. — Il est à peu près impuissant. On calmera les douleurs et on soutiendra le malade : la meilleure préparation est l'iodure de fer, ou l'huile de foie de morue.

PSEUDO-RHUMATISMES

On désigne sous ce nom des arthrites portant sur une ou plusieurs articulations, arthrites survenant surtout au cours de maladies infectieuses. C'est à tort que ces manifestations ont été désignées jusqu'ici sous le nom de rhumatisme (rhumatisme scarlatineux, rhumatisme blennorrhagique) : ainsi que l'a montré le professeur Bouchard, il n'y a rien de commun entre le rhumatisme vrai et ces manifestations.

Au cours de l'*érysipèle*, de l'*angine* on rencontre parfois des manifestations articulaires.

L'arthrite est aussi la détermination articulaire de la *dysenterie*.

Mais les deux affections où ce processus pseudo-rhumatismal se rencontre surtout sont la *scarlatine* et la *blennorrhagie*.

Scarlatine. — C'est au déclin de la scarlatine que se rencontre l'arthrite unique ou multiple, qui le plus souvent est bénigne, mais qui passe parfois à la *suppuration*.

Blennorrhagie. — Trois opinions distinctes ont été émises sur le *rhumatisme blennorrhagique*.

1º C'est le rhumatisme vrai qui a pour cause occasionnelle la blennorrhagie.

2º C'est une arthrite blennorrhagique, c'est-à-dire infectieuse.

3º C'est un rhumatisme uréthral d'origine réflexe.

La majorité des auteurs se rallie aujourd'hui à la deuxième opinion. L'arthrite blennorrhagique est ordinairement mono-articulaire et rebelle : elle peut cependant être polyarti-culaire.

On observe encore le pseudo-rhumatisme dans l'état puer-péral, etc.

LIVRE VIII

INTOXICATIONS ET MALADIES DIVERSES

ALCOOLISME

L'alcoolisme est un état morbide engendré par l'absorption d'une trop grande quantité d'alcool.

L'alcoolisme est aigu ou chronique.

L'alcoolisme aigu constitue l'ivresse à tous ses degrés.

L'alcoolisme chronique consiste dans un ensemble d'altérations anatomiques et de troubles fonctionnels qui frappent un grand nombre d'organes et impriment à l'individu un cachet spécial de dégradation et de déchéance vitale.

ALCOOLISME AIGU

C'est, comme nous l'avons dit, l'ivresse à tous ses degrés.

Étiologie. — L'ivresse est une excitation cérébrale produite par l'absorption d'une quantité d'alcool trop forte pour l'impressionnabilité de l'individu.

La facilité avec laquelle elle se produit et l'intensité qu'elle acquiert dépendent : 1º *de la force de la boisson en alcool :* ainsi la bière et le vin sont des agents bien moins actifs que l'eau-de-vie et les liqueurs ; 2º *de l'impressionnabilité de l'individu.* Ces différences d'impressionnabilité se rattachent à des causes très diverses, à l'habitude de la boisson, à l'état de la vacuité ou de plénitude de l'estomac, à des prédispositions individuelles, etc.

Symptômes. — L'ivresse présente des différences d'intensité qui ont conduit à la diviser en *deux degrés*.

L'absorption de l'alcool produit d'abord une sensation de bien-être des plus agréables, la parole devient facile, le regard animé, les conceptions promptes, et met dans une disposition d'esprit qui fait envisager toutes choses sous un aspect favorable ; cependant certaines facultés, telles que la sensibilité, l'attention, les perceptions sensorielles, sont légèrement amoindries.

1er *degré* : Lorsque l'ivresse se produit, ces préludes agréables font place à des sensations très pénibles ; à l'excitation succède la dépression.

Une violente *céphalalgie* se déclare, l'intelligence s'alourdit, la marche devient titubante, on éprouve un malaise indéfinissable qui aboutit à des *vomissements très acides exhalant une forte odeur de vin ou d'alcool*. En général, ces vomissements soulagent le malade et sont suivis, au bout d'un temps plus ou moins long, de selles molles ou diarrhéiques.

Cet état ne dure que quelques heures, l'ivrogne revient à la santé (souvent après un somme et une transpiration abondante), ne conservant guère qu'une pesanteur de tête et quelques troubles dyspeptiques.

2e *degré* : L'ivresse plus forte est caractérisée par un *état comateux*.

Étendu sans mouvements, insensible à toute excitation, (*ivre-mort*), le malade respire bruyamment, son pouls est petit, ses extrémités froides, son visage violacé. Le retour à la santé est plus long que dans le premier degré et les troubles dyspeptiques persistent plus longtemps (1).

(1) Dans les ivresses produites par les huiles essentielles que renferment *les* liqueurs d'absinthe, la chartreuse, etc., on note parfois des mouvements convulsifs.

ALCOOLISME CHRONIQUE

L'alcoolisme chronique (1) est cet état de dégradation et de déchéance vitale engendré par l'abus habituel des boissons alcooliques.

Contrairement à l'ivresse ou alcoolisme aigu qui ne dure que quelques heures et se termine par le retour à la santé, l'alcoolisme chronique est un état pathologique très complexe dont la durée est indéterminée et qui, souvent, entraîne la mort, non point d'une façon directe et spéciale, mais par les lésions secondaires de différents organes (estomac, foie, reins, poumons, etc.), par la gravité spéciale qu'il imprime aux maladies intercurrentes, aux traumatismes, etc.

Pathogénie (2). — L'alcoolisme chronique se produit chez les gens qui se livrent fréquemment à des excès de boissons et chez ceux qui, sans arriver à l'ivresse, absorbent journellement une trop forte quantité de boissons alcooliques. L'alcoolisme est bien plus rarement engendré par la bière et le vin que par les eaux-de-vie, l'absinthe et les liqueurs.

Les gens faibles, débauchés, mal nourris, ceux qui boivent en dehors des repas et qui sont placés dans de mauvaises conditions hygiéniques, deviennent, à consommation égale, bien plus rapidement alcooliques que les gens placés dans des conditions opposées.

Anatomie pathologique. — Les lésions anatomiques

---

(1) Souvent désigné par le seul mot d'alcoolisme.

(2) L'alcool introduit dans l'organisme est, en partie, éliminé par les reins et les organes sécréteurs, en partie brûlé à la façon des aliments hydrocarbonés ; or, en brûlant il emploie une certaine quantité d'oxygène qui, sans lui eut servi à la combustion de nos tissus, il peut donc être considéré comme un aliment d'épargne et, à ce titre, on sait combien il rend de services ; mais son abus entraîne les plus graves désordres ; en effet, avant qu'il ne soit éliminé ou brûlé, l'alcool circule dans le sang, aborde avec lui tous nos organes et son contact prolongé entraîne les altérations organiques que nous allons décrire.

frappent un grand nombre d'organes : ce sont surtout des lésions de sclérose.

1° Les *artères* sont atteintes de *dégénérescence athéromateuse* et ressemblent aux artères du vieillard (1) ; l'*endocarde* présente des traces d'inflammation chronique.

2° Les *centres nerveux* sont congestionnés, indurés (on peut y trouver des foyers de ramollissement ou d'hémorrhagies liés à l'athérome artériel) ; leurs enveloppes sont épaissies et peuvent même présenter les néomembranes de la pachyméningite ou les adhérences de la péri-encéphalite diffuse.

3° Les *voies digestives* présentent les traces de l'*angine glanduleuse* et du *catarrhe chronique de l'estomac* (voyez ces maladies) ; le foie est habituellement atteint de *sclérose* ou de *stéatose* (dégénérescence graisseuse).

4° Les *muqueuses laryngée et bronchique* atteintes de catarrhe chronique sont épaissies, grisâtres, et il n'est pas rare de rencontrer les altérations de la pleurésie et de la pneumonie auxquelles l'alcoolisme prédispose d'une façon spéciale.

Symptômes. — A ces altérations correspondent des symptômes qui n'empruntent à leur origine absolument rien de spécial, ils expriment simplement le désordre organique ; aussi allons-nous les décrire par appareils, mais en faisant remarquer que leur ensemble est très caractéristique.

Troubles nerveux. — L'alcoolique éprouve fréquemment des douleurs de tête accompagnées de vertiges, son intelligence s'alourdit, il devient sombre, quinteux, violent, son sommeil est troublé tantôt par des rêves effrayants, tantôt par la vision de rats ou de petits animaux fantastiques qui semblent courir sur son lit.

Ses sens s'émoussent, il ne distingue pas nettement le contour des objets, ses forces faiblissent et il est agité d'un *tremblement* qui est surtout appréciable dans les doigts (2).

---

(1) Et puisqu'il est vrai de dire que l'on a l'âge de ses vaisseaux, on voit combien l'alcool fait vieillir.

(2) Il est surtout très prononcé le matin avant l'ingestion des boissons lorsqu'on prie le malade de tenir ses doigts tendus et écartés.

A un degré plus avancé l'intelligence éprouve des désordres que nous étudierons plus loin sous les noms de *delirium tremens* et de *démence alcoolique*.

Troubles digestifs et respiratoires. — En même temps que les troubles nerveux, l'alcoolisme détermine des désordres plus ou moins accusés dans les voies digestives et respiratoires.

L'appétit est diminué et l'*état dyspeptique* ne tarde pas à s'établir avec tous ses caractères (douleurs épigastriques, pyrosis, état saburral, etc.) ; mais ce qu'il présente de plus caractéristique c'est le vomissement, le matin à jeun, d'un liquide filant, blanchâtre ou jaunâtre (*pituite*) (1) ; les troubles intestinaux sont plus rares et leur apparition plus tardive. Nous avons signalé la fréquence de la *sclérose* et de la *stéatose* du foie, elles donnent lieu à leurs symptômes habituels (voyez ces maladies).

La *voix* devient rauque, il se produit surtout le matin, une *toux* accompagnée de l'expectoration de crachats blancs et pelotonnés (*laryngite et angine glanduleuses*), la respiration est gênée au moindre effort, qui s'accompagne de palpitations de cœur, etc.

De plus, l'alcoolisme crée une prédisposition spéciale à la *pneumonie* (2).

État général. — S'il n'est pas de lésions spéciales à l'alcoolisme, il n'est pas moins très facile de le reconnaître par l'aspect et la manière d'être des gens qui en sont atteints. Les uns ont la figure rouge, enluminée, le nez et les joues couperosés, les autres, au contraire, sont pâles, blêmes, terreux, parfois maigres, mais plus souvent gras et à ventre proéminent.

Outre les troubles nerveux, digestifs et respiratoires dont nous avons parlé, l'alcoolique tombe dans un *état cachectique* qui donne un caractère spécial de gravité aux traumatismes et aux maladies dont il peut être atteint.

(1) Elle est formée par le travail exagéré des glandules stomacales irritées par l'alcool.

(2) Les pneumonies alcooliques frappent souvent le sommet : elles ont une évolution rapide, suppurent aisément, et s'accompagnent de délire et de prostration ; leur traitement nécessite l'emploi de l'alcool.

Sa vie se trouve très abrégée et il succombe soit à une maladie intercurrente rendue grave par le fait de l'état alcoolique, soit à une maladie directement engendrée par l'alcool (1).

Diagnostic. — L'odeur de l'alcool ou du vin distingue l'*ivresse* du coma produit par les maladies cérébrales ; la disparition rapide des accidents indique bientôt leur nature.

L'*alcoolisme chronique* se reconnaît à l'ensemble des désordres que nous venons de décrire et aussi à la notion des habitudes du malade.

Pronostic. — Outre l'état de dégradation et d'abrutissement produit par l'alcoolisme, nous avons vu que la durée de la vie est considérablement réduite ; au point de vue social, à celui de la famille et de la descendance, l'influence de l'alcoolisme est encore plus pernicieuse et c'est une des causes de la dégénérescence de la race, de la diminution de la taille, de la dépopulation, etc.

Traitement. — Pendant l'*ivresse*, cherchez à provoquer le vomissement et si le malade est dans la torpeur, excitez-le par l'usage du café, ou de l'acétate d'ammoniaque, etc.

Contre l'alcoolisme chronique, il faudrait, si le malade voulait bien renoncer à ses habitudes, revenir graduellement à un régime normal, et réveiller l'action nerveuse par l'exercice, l'hydrothérapie, le séjour au grand air, les bains sulfureux, etc. La *noix vomique* est considérée comme étant le meilleur moyen de traitement de la dyspepsie alcoolique ; l'huile empyreumatique de pommes de terre (à la dose de 25 à 30 centigrammes) a été préconisée contre le tremblement, etc.

Nous devons compléter cette étude par la description du *delirium tremens*, épisode aigu de l'alcoolisme et par celle de la *lypémanie* et de la *démence* qui en sont une terminaison fréquente.

(1) Le suicide, les morts accidentelles doivent aussi entrer en ligne de compte.

Delirium tremens.

On donne ce nom à des accès de délire convulsif qui se produisent chez les alcooliques, soit à l'occasion d'une maladie aiguë (pneumonie, érysipèle, traumatisme), soit, mais plus rarement, à la suite d'excès prolongés ou de violentes émotions.

L'accès peut être précédé de quelques prodromes, tels que malaise, tristesse, craintes imaginaires, mais il est plus ordinaire de le voir éclater brusquement. En proie à la plus vive agitation, la face rouge et turgide, les yeux hagards et effrayés, le malade, furieux et semblable à un fou, pousse des cris, des vociférations, brise les objets qui l'entourent, menace les personnes qui l'assistent, et veut s'élancer hors de son lit pour se briser la tête contre les murs ou pour se jeter par la fenêtre.

Dans les cas légers, le délire, peu accentué, est souvent professionnel : le malade parle avec une volubilité extrême, il a des accès de folie, de gaieté, il converse avec des absents, exécute des mouvements désordonnés et revient toujours à une idée dominante.

La *durée* de l'accès varie de deux à trois jours, il se termine par un profond sommeil ; à son réveil, le malade se trouve guéri, revient à la santé plus rapidement qu'on ne l'aurait cru, et ne conserve qu'un vague souvenir de son accès ; par exception on a vu le delirium tremens se prolonger et entraîner la démence et la mort.

Le *traitement* consiste à administrer de l'alcool (à la dose de 100 grammes en moyenne par jour), soit seul, soit associé à de l'opium (pilules d'extrait thébaïque de 0,05, ou 25 gouttes de laudanum). Le traitement convient surtout lorsque le delirium tremens a éclaté à l'occasion d'une maladie aiguë intercurrente, car dans ce cas on peut l'attribuer à la suppression de l'influence de l'alcool sur l'organisme. Mais dans les cas de delirium spontanés, il faut s'en tenir aux calmants (chloral, digitale, opium).

Folie lypémanique alcoolique.

A côté du delirium tremens nous pouvons décrire une sorte d'hypochondrie fréquente dans l'alcoolisme chronique et qui se traduit par des hallucinations, de l'insomnie, un grand affaiblissement de l'intelligence et de la mémoire, mais surtout par une tristesse et un abattement profonds.

Ces accès de lypémanie se prolongent plus ou moins longtemps, et, à moins que le malade ne renonce à ses habitudes, ils aboutissent à la démence ou à la paralysie générale.

La *démence* et la *paralysie générale* ne sont point rares dans les dernières périodes de l'alcoolisme; elles sont avec les affections intercurrentes, auxquelles l'état alcoolique donne tant de gravité, un des modes de terminaison de l'alcoolisme.

EMPOISONNEMENT PAR LE PLOMB — ACCIDENTS SATURNINS

Cet empoisonnement s'effectue d'ordinaire par la muqueuse respiratoire, plus rarement par le tube digestif. Il s'observe chez *les ouvriers qui préparent la céruse et le minium*, chez *les peintres en bâtiments*, chez *les personnes qui habitent des appartements fraîchement peints*, chez *les fondeurs de caractères*, etc. On peut encore contracter des accidents saturnins en buvant de l'eau qui a séjourné dans des vases de plomb ou du vin altéré avec de la litharge, en mangeant des bonbons colorés, etc. La peau n'absorbe pas le plomb.

Le plomb ainsi absorbé, s'élimine par deux voies : par les urines et par la peau. Le dernier mode d'élimination est très manifeste lorsqu'on donne un bain sulfureux à un saturnin ; en effet, au sortir de ce bain, il présente sur les pieds, les jambes une coloration noire ou bleuâtre due à un sulfure de plomb qui s'est formé par le fait de la combinaison du soufre avec le plomb.

Symptômes. — Ils peuvent être divisés en trois groupes : 1° troubles de la nutrition ; 2° de la sensibilité ; 3° de la motilité.

1° *Troubles de la nutrition*. — La nutrition est profondément altérée, les individus maigrissent, pâlissent, leurs forces diminuent, ils deviennent profondément anémiques, leur sang est pâle, les globules diminués, souvent on entend des souffles vasculaires. L'appétit devient capricieux, la bouche exhale une odeur fétide, styptique, *les gencives présentent un liséré noirâtre* à 2 ou 3 millimètres de leur bord libre, ce liséré, assez caractéristique, est dû à la formation d'un sulfure de plomb. En effet le plomb volatilisé se dépose sur les gencives et s'y combine avec l'hydrogène sulfuré qui se dégage dans toute l'étendue des voies digestives.

Souvent toute la peau prend une *teinte subictérique* et, chose remarquable, pendant les accès de colique le foie semble diminuer considérablement de volume (Potain).

2° *Troubles de la sensibilité*. — Les plus remarquables consistent en *coliques* fort vives, occupant l'ombilic, l'épigastre ou la région hypogastrique, s'irradiant vers les régions voisines. La douleur occasionnée par ces coliques est tantôt sourde, tantôt aiguë, elle est continue mais sujette à des exacerbations irrégulières pendant lesquelles les malades sont en proie à la plus vive anxiété ; on les voit se rouler sur leur lit, prendre des positions variées, mais surtout se coucher sur le ventre ; en effet, *la douleur se calme souvent par une pression graduelle* et continue exercée sur le ventre avec la paume des deux mains. Il existe aussi des crampes très douloureuses dans divers muscles et principalement dans ceux du mollet qui deviennent durs comme du bois, dans divers autres points et jointures (*myodinie et arthralgie saturnine*) ; souvent avec les coliques, coïncide l'hyperesthésie des muscles abdominaux.

La *constipation est opiniâtre*, mais il survient souvent des vomissements. Ces coliques sont absolument apyrétiques; abandonnées à elles-mêmes, elles peuvent durer plusieurs semaines, mais convenablement traitées elles disparaissent rapidement. Dans les cas rares où on a pu examiner l'intestin, on n'a rien trouvé de spécial.

Souvent les malades présentent des anesthésies partielles, de l'analgésie et des troubles cérébraux.

Encéphalopathie saturnine. — Ce trouble cérébral consiste en une céphalalgie vive frontale, accompagnée de vertiges, d'hallucinations, d'un délire furieux; cet état épouvantable, après avoir duré cinq à six heures, se termine par un sommeil profond, mais les malades peuvent mourir foudroyés (*forme délirante*). Chez d'autres les convulsions constituent le symptôme prédominant (*forme convulsive ou épileptique*); chez d'autres enfin, c'est le coma (*forme comateuse*).

Les accidents cérébraux sont sujets à récidives, ils ne s'accompagnent pas d'altérations de la pulpe nerveuse, parfois pourtant on a noté un aplatissement des circonvolutions.

3° *Troubles de la motilité.* — Les plus légers consistent en un *tremblement* assez semblable au tremblement alcoolique, les plus graves en *paralysies presque toujours limitées aux extenseurs*, plutôt à ceux des doigts, de la main et de l'avant-bras qu'à ceux des pieds et de la jambe.

La persistance d'action des fléchisseurs porte la main et l'avant-bras dans une flexion forcée que l'on fait aisément disparaître, mais qui se reproduit aussitôt qu'on abandonne à elles-mêmes les parties paralysées. Les paralysies des autres muscles sont assez rares.

Il est fort rare que la paralysie soit un accident primitif, presque toujours elle succède à des coliques et ne se produit guère que chez des individus depuis longtemps soumis aux émanations saturnines.

La paralysie saturnine enlèverait très rapidement aux muscles frappés la propriété de se contracter sous l'influence de l'électricité (Duchenne). Elle produit très rapidement leur atrophie.

Dans des cas rares, l'intoxication saturnine altère certains sens spéciaux et produit une surdité ou une amaurose passagères.

La maladie est toujours apyrétique ; elle peut cependant donner lieu à certaines *endocardites,* souvent le timbre des claquements valvulaires est plus sec, le pouls a moins d'ampleur.

Les coliques, les paralysies et les accidents cérébraux ne se rattachent à aucune lésion anatomique appréciable.

Marche. — L'action du plomb sur l'organisme s'effectue plus ou moins rapidement, il existe à cet égard des prédispositions spéciales : certaines personnes s'y exposent indéfiniment sans danger ; chez d'autres les accidents surviennent presque aussitôt.

Les accidents débutent souvent par les coliques ; parfois l'anémie saturnine les précède pendant un temps plus ou moins long. Abandonnées à elles-mêmes, les coliques peuvent se prolonger plusieurs semaines, mais un traitement convenable abrège beaucoup leur durée.

Les paralysies saturnines ont une marche lente et progressive, leur durée est indéterminée, elles peuvent disparaître en quelques jours ou persister pendant des années ou même toute la vie ; la guérison peut être complète ou incomplète.

Les accidents cérébraux qui caractérisent l'encéphalopathie saturnine sont toujours très graves, plus de la moitié des malades y succombent et le **pronostic** doit toujours être réservé, car on a vu des accidents foudroyants succéder en quelques heures aux phénomènes les plus bénins ; plus la vie se prolonge, moins le pronostic est grave, car souvent les cas mortels le sont en deux ou trois jours.

Diagnostic. — La colique de plomb se distingue aisément de *l'entérite,* de *la dysenterie,* etc., par la constipation opiniâtre qui l'accompagne ; elle ressemble davantage à un *étranglement interne*, mais la colique saturnine ne détermine pas de vomissements stercoraux, de plus la marche des accidents et les circonstances particulières au milieu desquelles se développe la colique, mettront sur la voie du diagnostic.

La *gastralgie* et l'*entéralgie* étant, comme la colique saturnine, une névrose des nerfs de l'estomac et de l'intestin, le diagnostic se fonde sur la nature des conditions au milieu desquelles se développe la colique.

La paralysie saturnine est facile à reconnaître vu la nature des accidents qui l'ont précédée, vu son siège limité aux extenseurs, etc.

On ne peut reconnaître la nature saturnine des accidents cérébraux que par la connaissance de l'empoisonnement saturnin sous le coup duquel se trouve le malade.

Traitement. — *Prophylaxie*. — Elle présente trois indications (Grisolle) : 1° se servir des procédés qui répandent le moins de particules métalliques dans l'atmosphère ; 2° renouveler fréquemment cette atmosphère ; 3° employer des moyens mécaniques pour s'opposer à la pénétration des molécules de plomb dans les poumons et l'estomac : mettre sur le nez et la bouche des éponges trempées dans de l'eau aiguisée avec de l'acide sulfurique, appareil Paulin, ne pas prendre ses repas dans un atelier, soins de propreté, bains sulfureux, etc.

Les coliques seront surtout traitées par les purgatifs, un mélange à parties égales de miel et de soufre (12 grammes par jour environ) donne souvent de bons résultats ; on peut aussi recourir au traitement de la Charité, traitement qui, depuis près de trois siècles, jouit d'une réputation méritée et se compose d'une foule de formules aujourd'hui un peu simplifiées. Il ne faut jamais négliger l'usage des bains sulfureux.

La paralysie saturnine sera traitée par l'électricité et aussi par le sulfate de strychnine administré à l'intérieur à la dose de 5 ou 10 milligrammes.

Les accidents cérébraux seront combattus de façons diverses suivant leur nature.

CHLOROSE — CHLORO-ANÉMIE

On a souvent et à tort confondu la chlorose avec l'anémie ; l'anémie n'est qu'un symptôme ; la chlorose au contraire est une entité morbide bien définie. La chlorose est encore dénommée parfois chloro-anémie.

Étiologie. — La chlorose (pâles couleurs) est presque spéciale aux femmes, cependant elle peut frapper le sexe masculin, surtout au moment de la puberté.

La chlorose s'établit surtout au moment de la *puberté*, aussi plusieurs auteurs l'ont-ils regardée comme liée aux troubles divers de la menstruation, tandis que pour d'autres ces troubles menstruels ne sont que consécutifs.

On peut encore reconnaître quelques causes occasionnelles, telles que émotions, chagrins, privations, etc.

Anatomie pathologique. — Dans la chlorose il n'existe pas d'altérations organiques. C'est dans le sang qu'il faut chercher la lésion capitale. On a dit à tort et par confusion avec l'anémie que le nombre des globules rouges était diminué : cela est très variable. Ce qui est constant c'est l'*altération* de l'*hémoglobine* qui de 110 pour 1000, chiffre physiologique, descend à 30-70 pour 1000.

Virchow a signalé une atrésie de l'aorte dont il fait la lésion primordiale de la chlorose.

Symptômes. — Ils peuvent se grouper sous cinq chefs : 1º *décoloration des tissus* ; 2º *troubles nerveux* ; 3º *troubles digestifs* ; 4º *troubles utérins* ; 5º *troubles cardio-pulmonaires*.

1º *Décoloration des tissus*. — Les femmes chlorotiques ont un teint pâle, jaunâtre, comparable à de la cire vieille (pâles couleurs). Cette décoloration est surtout prononcée aux oreilles, aux tempes, sous les yeux ; la moindre émotion détermine au contraire une vive rougeur de la face, rougeur fugitive bientôt remplacée par une pâleur maladive.

Cependant il est des femmes qui conservent un teint rouge et un certain embonpoint (*anemia fortiorum*).

Les muqueuses sont toujours décolorées, ainsi qu'on le voit sur les conjonctives, les gencives, etc. Cette décoloration se rattache à la diminution des globules rouges et de la matière colorante qu'ils renferment.

Les chlorotiques ont perdu *toute énergie*, le moindre effort les fatigue et les essouffle.

2º *Troubles nerveux.* — Les névralgies sont très fréquentes chez les chloro-anémiques, elles sont, a dit Romberg, le cri de détresse des nerfs implorant un sang plus généréux. Les plus communes sont *les névralgies de l'estomac, des nerfs intercostaux et de la face ;* les jeunes filles ont très souvent des maux de tête avec éblouissements, vertiges, tintements d'oreille, etc. Leur caractère devient sombre, triste, bizarre, irascible et surtout *extrêmement impressionnable.*

3º *Troubles digestifs.* — Nous venons de voir que les douleurs d'estomac représentent les névralgies les plus fréquentes de la chloro-anémie. Ces gastralgies se présentent sous les formes les plus diverses, souvent dès le début de la maladie dont elles constituent un des premiers symptômes ; l'appétit est nul, capricieux, parfois dépravé au point de faire rechercher avidement des substances bizarres (c'est le pica ou malacia). Les digestions sont pénibles, elles s'accompagnent de pyrosis, de gaz, de nausées et vomissements. Les troubles intestinaux sont également très fréquents, la *constipation* est habituelle.

4º *Troubles utérins.* — Quelques auteurs ont voulu en faire le caractère absolu de la chlorose, mais à tort ; quoi qu'il en soit, *les règles s'établissent difficilement*, elles sont peu abondantes, pâles, décolorées (à peine si le linge devient rose) ; elles déterminent de vives douleurs lombaires. Plus rarement elles sont très abondantes et constituent de véritables métrorrhagies.

Très souvent il s'établit un écoulement blanc catarrhal (*leucorrhée*), et les fonctions génitales sont d'ordinaire affaiblies.

5° *Troubles cardio-pulmonaires.* — Très souvent il s'établit une petite toux sèche, purement nerveuse d'ailleurs, et ne donnant aucun signe à l'auscultation. Le pouls est assez variable, souvent irrégulier, mou, ondulant. Le cœur bat avec force sous l'influence de l'émotion ou de la fatigue la plus légère, les malades se plaignent de *palpitations*, elles sont purement nerveuses.

Des signes importants sont fournis par l'auscultation du cœur et des vaisseaux.

Auscultation du cœur. — On entend à *la base* et *au premier temps*, c'est-à-dire au niveau de l'orifice aortique et au moment de la contraction des ventricules, un bruit de souffle doux, léger, se prolongeant sur le trajet des gros vaisseaux ; on l'a nommé *souffle vasculaire ou liquidien*, parce qu'il est indépendant de toute lésion organique (1).

Auscultation des vaisseaux. — Elle fait entendre un bruit continu avec redoublement au moment de la systole ventriculaire ; pour bien le percevoir, il faut appliquer le stéthoscope dans le creux sus-claviculaire du côté droit, le cou tendu et la tête inclinée à gauche : ce bruit de souffle a été comparé au bruit de la mer, à celui du jouet désigné sous le nom de diable, etc. ; on n'a pu en donner une bonne explication, mais il est à croire que le bruit continu se passe dans les veines jugulaires et le bruit de redoublement dans les artères carotides.

Le doigt appliqué à ce niveau perçoit un frémissement vibratoire plus ou moins manifeste.

Ces bruits ont une grande valeur. Andral a avancé qu'ils ne manquent jamais lorsque le chiffre des globules est tombé au-dessous de 80 pour 1000.

____

(1) Parrot croit que ce souffle anémique se produit au niveau de l'orifice tricuspide par une insuffisance relative de cette valvule et C. Paul le localise dans l'artère pulmonaire.

Marche. — La chloro-anémie est une affection essentiellement chronique, présentant de grandes alternatives d'amélioration et de rechutes, très heureusement modifiable par le
régime, mais sujette à de nombreuses récidives.

Pronostic. — Elle n'est point mortelle, mais elle indique
une organisation faible et elle prédispose aux tubercules.

Traitement. — La première indication consiste à modifier
les conditions dans lesquelles s'est produite la chloro-anémie.
Régime fortifiant, nourriture substantielle, exercice au grand
air, distractions, etc. ; usage de substances toniques et amères
(vin de quinquina, de gentiane), vin de Bordeaux, hydrothérapie.

Le fer est le traitement par excellence, il doit toujours
être donné, alors même qu'il existerait de la gastralgie ; seulement, dans ce cas, on l'associera à l'opium brut (1 à 2 centigrammes par jour).

SCORBUT

Le scorbut (1), est une maladie engendrée par de mauvaises
conditions hygiéniques ; elle est caractérisée par *une anémie
profonde, le ramollissement fongueux des gencives et
par des hémorrhagies multiples.*

Étiologie. — Elle est parfaitement définie : *le scorbut est
engendré par de mauvaises conditions hygiéniques;*
on l'observe sur les navires au long cours, dans les villes as-
siégées. Il y a à peine un siècle, il était endémique à Paris et
à Londres ; il en a complètement disparu grâce aux modifications heureuses apportées à l'hygiène ; il a sévi à Paris pendant le siège.

____

(1) Mot hollandais qui signifie ulcère de la bouche.

Quelle est la cause directe du scorbut ? Est-ce la privation d'eau potable? de végétaux frais? l'absence de sels de potasse? l'abus de viandes salées et fumées ? Chacune de ces hypothèses a été soutenue. Nous pensons que toutes ces causes réunies, jointes à la tristesse, à l'humidité, au froid, concourent à sa production. Comme elles exercent leurs influences sur un grand nombre d'individus réunis, *le scorbut est épidémique*, frappant de préférence les sujets les plus débiles.

Anatomie pathologique. — Les lésions caractéristiques sont les *hémorrhagies;* elles se font partout : ce sont des vésicules et des bulles sanguinolentes à la surface de la peau, des ecchymoses et infiltrations sanguines dans le tissu cellulaire sous-cutané et profond, dans les muscles, sous le périoste, à la surface des viscères; des épanchements sanguins dans les cavités séreuses.

Le sang est noir, fluide, mais il ne présente ni dans sa composition chimique, ni dans sa coagulabilité, aucune altération constante.

Les malades sont très amaigris ; leur peau est terreuse, l'épiderme épais; parfois il survient des infiltrations œdémateuses.

Symptômes. — Ils peuvent se grouper sous trois chefs: *anémie, ramollissement des gencives, hémorrhagies.*

Anémie. — Elle précède les autres symptômes pendant un temps plus ou moins long ; l'individu est pâle, faible, amaigri ; ses yeux sont excavés, son teint plombé ; il éprouve dans les jointures des douleurs plus ou moins vives.

Ramollissement des gencives. — Au bout de quelques jours les gencives se gonflent; elles deviennent violacées, molles; elles s'ulcèrent et saignent au moindre contact ; l'haleine exhale une horrible fétidité ; la salivation est très abondante ; les dents finissent par se déchausser et tomber : on a même observé la carie des maxillaires.

Hémorrhagies. — En même temps que les altérations

gingivales, il se produit des hémorrhagies multiples: ce sont des ecchymoses sous-cutanées plus ou moins étendues, de véritables tumeurs sanguines occasionnées par le choc le plus léger, par une lésion insignifiante ; les plaies ne se cicatrisent pas ; elles deviennent fongueuses et noirâtres ; des hémorrhagies ont également lieu par les diverses muqueuses.

Marche. — Il est rare que le scorbut dépasse ce degré, souvent même il est beaucoup plus léger ; il se borne à quelques ecchymoses ou au ramollissement gingival, mais sa durée et son intensité se trouvent subordonnées au changemeut de régime. S'il ne peut être modifié, le scorbut traîne en longueur et peut devenir mortel ; la faiblesse devient extrême, il survient des lipothymies, des syncopes, de l'oppression, des douleurs thoraciques et musculaires, une diarrhée fétide et sanguinolente ; le sujet s'infiltre, et il succombe dans le marasme, ou bien il est emporté par une hémorrhagie, une péricardite, une pleurésie, etc. S'il guérit, les récidives sont longtemps à craindre.

Diagnostic. — Facile, le purpura devant être considéré comme une variété de scorbut.

Traitement. — Avant tout, changement de conditions hygiéniques : promenades au grand air, nourriture substantielle composée de végétaux frais et de viandes ; eau potable, vin, bière, etc. Grâce à ces précautions et à la rapidité des voyages, le scorbut, qui décimait les flottes, est devenu de plus en plus rare.

Lorsque le scorbut est déclaré, il faut supprimer les causes qui l'ont engendré. Nourriture substantielle, plantes antiscorbutiques, cresson, raifort, cochléaria.

MALADIE BRONZÉE OU D'ADDISON

C'est une maladie cachectique liée à une altération des capsules surrénales et peut-être des plexus abdominaux du grand
sympathique. Elle est caractérisée par quatre ordres de symptômes ; un *affaiblissement extrême*, une *coloration
brune ou bronzée des téguments*, des *troubles gastriques* et des *douleurs lombo-abdominales*.

Étiologie. Pathogénie. — Cette maladie a été observée à
tout âge mais surtout de vingt à quarante ans ; un peu plus
souvent chez l'homme que chez la femme ; elle se produit
dans deux conditions différentes, soit chez des gens jusqu'alors
bien portants, soit dans le cours d'une diathèse cancéreuse,
tuberculeuse, syphilitique, etc.

Jaccoud fait de cette maladie un lésion du grand sympathique et surtout du plexus lombaire. Les ganglions de ce plexus
sont altérés ou irrités ; ils ont subi la dégénérescence graisseuse, ils sont atteints de sclérose ou bien les lésions diverses
des capsules surrénales (cancer, tubercules, dépôts caséeux),
retentissent sur eux d'une manière fâcheuse. Tous les symptômes dériveraient de cette excitation anormale : 1° Les *troubles
gastriques* et les douleurs lombo-abdominales en seraient
l'expression directe (on sait que le sympathique innerve tous
les organes abdominaux). 2° L'*asthénie* (affaiblissement) pro-
viendrait de l'épuisement des centres nerveux par suractivité
du grand sympathique, qui y prend sa source et son principe
d'action. 3° La *coloration bronzée* est une hypergenèse de
pigment par excitation des nerfs trophiques de la peau, dont
le centre d'action serait les capsules surrénales ou les ganglions
semi-lunaires du plexus solaire.

Anatomie pathologique. — Les *capsules surrénales*
sont toujours altérées ; elles sont souvent envahies par des dépôts

caséeux semblables à ceux de la pneumonie caséeuse ou des ganglions strumeux ; quelquefois elles ont subi la dégénérescence tuberculeuse, cancéreuse ou même toute autre altération (atrophie, hypertrophie, stéatose, kystes, etc.).

Le *plexus solaire* et surtout les *ganglions semi-lunaires* de ce plexus ont été plusieurs fois atteints de sclérose ou de dégénérescence graisseuse. Averti de la possibilité de ces lésions, il est probable qu'on constatera leur fréquence.

La *coloration brune* est due à l'accumulation de pigment dans les parties profondes du derme. De semblables colorations ont été observées dans la plupart des muqueuses et des viscères.

Symptômes. — *Début.* — La maladie débute habituellement par un *affaiblissement progressif* et par des *troubles gastriques ;* plus tard se manifestent la *douleur* et la *mélanodermie.*

1° *Asthénie.* — La dépression considérable des forces est peut-être le symptôme le plus caractéristique de la maladie d'Addison ; elle est d'autant plus frappante que le système musculaire conserve longtemps un état convenable. L'affaiblissement est progressif, continu ; dans les derniers jours, il peut être porté à un tel point que le moindre effort est suivi de lypothymies et de syncopes.

2° *Troubles gastriques.* — Ils consistent en *vomissements* plus ou moins fréquents, mais l'appétit est conservé, et il n'existe pas de diarrhée.

3° *Douleur.* — Elle siège à l'épigastre, au niveau du plexus solaire et des parois lombo-abdominales sur le trajet des branches du plexus lombaire.

4° *Mélanodermie.* — Le malade a l'*aspect d'un mulâtre ;* la coloration brune est uniforme, un peu plus foncée sur les parties du corps exposées à l'air et dans les régions dénudées par un vésicatoire ; les muqueuses présentent la même teinte foncée (on a même vu les ongles, les dents, les cheveux prendre une coloration brune). Le malade n'éprouve aucune démangeaison ; sa couleur résiste à tout lavage, et même à l'exfoliation de l'épiderme.

Marche et terminaisons. — Les principaux symptômes peuvent rester un certain temps stationnaires, mais l'issue de la maladie n'en est pas moins fatale, et dans un laps de temps qui ne dépasse pas deux années.

Diagnostic. — *La couleur noire, la faiblesse extrême les douleurs lombo-abdominales* sont des caractères trop frappants pour que la nature de la maladie puisse être longtemps méconnue.

Traitement. — Trois conditions principales : 1º combattre les causes de la maladie ; 2º soutenir les forces du malade ; 3º calmer ses souffrances.

1º Le malade est-il syphilitique, rhumatisant, goutteux, scrofuleux, etc., on instituera une médication propre à combattre ces diathèses. On a cherché à faire une révulsion sur les glandes surrénales par l'application de vésicatoires, de cautères sur la région lombaire.

2º Le quinquina, le vin, le fer, la viande soutiendront les forces du malade ; les vomissements seront combattus par l'usage des eaux gazeuses, de la glace, etc.

3º Le bromure de potassium, les préparations opiacées peuvent calmer les douleurs et apaiser la susceptibilité de l'estomac.

LEUCOCYTHÉMIE — LEUCÉMIE

Maladie caractérisée par l'augmentation permanente et morbide du nombre des globules blancs et par l'hypergenèse du tissu lymphoïde qui augmente dans les organes qui le contiennent normalement (rate, ganglions lymphatiques, moelle osseuse) et apparaît dans les viscères auxquels il est étranger (foie, reins, rétines), etc. Ces formations lymphoïdes ont été nommées *lymphadénomes* par Virchow, d'où le nom de *lymphadénie* que Ranvier donne à cette affection.

Étiologie. — Elle est inconnue ; la leucémie est une maladie rare qui a été plus souvent observée chez l'homme que chez la femme, vers la période moyenne de la vie, et surtout chez des individus faibles et débilités. La scrofule et la cachexie palustre n'ont point, contrairement à ce que l'on pense, d'influence sur sa production.

Anatomie pathologique. — Les altérations portent : 1° sur les *organes lymphoïdes* ; 2° sur le *sang*.

1° *Organes lymphoïdes*. — *Rate* : elle est presque toujours hypertrophiée, sa capsule et sa charpente sont épaissies, les éléments de sa pulpe très multipliés ; son poids est souvent de 8 à 9 livres.

Ganglions lymphatiques. — Ils sont hypertrophiés à peu près dans les deux tiers des cas, de même que pour la rate il y a épaississement de leur coque et multiplication de leurs cellules et noyaux. Les plus fréquemment atteints sont, par ordre de fréquence, ceux du cou, de l'aisselle, de l'aine, du mésentère et des bronches.

Les *follicules clos* de l'intestin sont très souvent le siège d'une hypertrophie semblable.

Les autres organes lymphoïdes, la moelle des os, le corps thyroïde, les amygdales, etc., sont atteints dans quelques cas.

On a rencontré des dépôts lymphatiques dans une foule d'autres organes, le foie, les reins, les capsules surrénales, la rétine tous organes qui, à l'état normal, ne contiennent pas de tissu lymphoïde.

2° Les *lésions du sang* seront exposées dans les symptômes.

Symptômes. — *Début*. — Le début est des plus obscurs et il faut en quelque sorte découvrir la maladie ; aussi, chez tout individu dont l'anémie ne s'explique par aucune de ses causes habituelles, surtout s'il existe des adénites multiples, un engorgement de la rate, on examinera le sang et cela à plusieurs reprises.

La leucémie est caractérisée par trois symptômes principaux dont la valeur n'est complète que par leur réunion. Ce sont : *l'altération du sang, l'engorgement des organes lymphoïdes et l'anémie*.

1° *État du sang*. — Si l'on place une goutte de sang sous le microscope, on aperçoit une foule de petits disques en forme d'écus couchés les uns sur les autres (ce sont les globules rouges), et quelques globules plus gros (de 8 à 9 millièmes de millimètre), pâles, à surface framboisée, finement granuleuse, ce sont les globules blancs. Or, Moleschott a établi que normalement il existe un globule blanc pour 335 globules rouges, mais que ce nombre est sujet à de grandes variétés ; ainsi pendant la digestion, la grossesse, le nombre des globules blancs augmente beaucoup, mais d'une façon temporaire ; *dans la leucémie les rapports sont changés à tel point qu'il y a 1 globule blanc pour 10, pour 5, pour 2 globules rouges* (1).

De plus, la densité du sang est abaissée, la proportion d'eau accrue et le nombre absolu des globules rouges très diminué.

2° *Tumeurs lymphoïdes*. — La percussion de la région splénique démontre l'augmentation du volume de la rate. *Les ganglions du cou, de l'aine, de l'aisselle, du mésentère, des bronches, se tuméfient également sans suppurer*. Le gonflement des ganglions viscéraux peut entraîner divers troubles fonctionnels, dyspnée, oppression, œdème, etc. Le foie est souvent tuméfié.

3° *Anémie*. — L'anémie est souvent au début le symptôme le plus appréciable ; les individus sont faibles, essoufflés, pâles, amaigris, ils ont des bruits de souffle vasculaires, des crampes, ils sont souvent constipés : cependant lorsque les follicules in-

---

(1) Si vous versez dans un tube ce sang préalablement défibriné, il se sépare en trois couches ; la plus élevée est limpide, citrine, c'est le sérum ; la seconde est d'un jaune verdâtre, analogue à du pus, ce sont les leucocytes ; la t roisième est d'un rouge lie de vin ce sont les globules rouges.

testinaux sont tuméfiés il survient une diarrhée opiniâtre qui entraîne la mort.

On a encore signalé des *stomatites* et des *angines* à tendance gangréneuse.

Les *infiltrations œdémateuses* sont très communes.

L'urine présente une notable diminution de l'urée, une augmentation de l'acide urique et des urates.

La maladie est habituellement apyrétique, cependant de temps à autre surviennent des accès fébriles et vers la fin de la maladie s'établit une fièvre continue.

Variétés symptomatiques. — a. Le plus souvent l'altération des organes lymphoïdes et du sang marchent de pair ; mais il arrive parfois que seule, parmi les organes lymphoïdes, la rate est prise : c'est la forme liénale.

b. — Il y a altération du sang seul pendant longtemps ; c'est une forme spéciale décrite par Kelsh.

c. — Enfin il y a altération des organes lymphoïdes, mais non du sang : c'est l'adénie de Trousseau.

Durée. — Elle est indéterminée, de quelques mois à quelques années, les malades meurent dans le marasme ; quelquefois ils sont emportés par une hémorrhagie ou par quelque autre complication. On ne connaît point de guérison.

Diagnostic. — La réunion des trois symptômes suffit pour différencier la leucémie de la chlorose, des fièvres palustres, etc.

Traitement. — Les toniques sous toutes les formes (fer, iode) ; hydrothérapie. On a eu aussi recours à la médication altérante, mais sans succès.

RACHITISME

C'est une « anomalie de la nutrition de l'enfant que pro-
« duit un accroissement excessif des tissus d'ossification avec

« une calcification insuffisante de ces tissus, et qui entraîne
« comme conséquence des déformations passagères ou dura-
« bles des diverses parties du squelette » (Bouchard).

Étiologie et pathogénie. — Le rachitisme s'observe
surtout de six à trente mois ; et plus rarement de la deuxième
à la cinquième année. Il est fréquent surtout chez les enfants
des classes pauvres dans les villes et les quartiers populeux.

Hufeland rattachait le rachitisme à la scrofule ; Glisson en
faisait une sorte d'ostéomalacie ; Boerhaave une expression de
la syphilis. Parrot a fait revivre cette dernière opinion, et a
voulu faire du rachitisme une manifestation de la syphilis
héréditaire.

Le rachitisme paraît en réalité résulter d'une insuffisance
de l'alimentation, d'un sevrage prématuré ou tardif, de l'usage
d'une nourriture grossière (abus de la viande, des pommes
de terre, etc.)

Toutes ces causes « ont pour effet d'empêcher la pénétra-
« tion dans l'organisme des éléments qui doivent constituer
« le phosphate de chaux ou d'empêcher la fixation du phos-
« phate de chaux (Bouchard).

Anatomie pathologique. — L'évolution du rachitisme
peut être divisée en trois périodes :

1ʳᵉ *période, dite d'épanchement.* — Les os ont à peu
près conservé leur forme, mais toutes leurs aréoles, si nombreuses dans le tissu spongieux, tous leurs interstices et le
périoste lui-même sont infiltrés d'une *matière sanguine
noirâtre comparable à de la gelée de groseille.* Cette matière
se détache facilement sous un filet d'eau.

2ᵉ *période, de ramollissement et de déformation.* —
Cette deuxième période est caractérisée par le *gonflement
des épiphyses* (extrémités osseuses) et *l'incurvation des
diaphyses* (corps des os longs). Si l'on pratique une coupe
sur les parties gonflées on voit qu'elles sont formées par une
trame osseuse dont les mailles, fines comme de la dentelle,

sont occupées par la matière rougeâtre dont nous avons parlé, ce tissu ressemble à celui d'une éponge. De plus le *corps de l'os* est ramolli au point de se *laisser incurver.*

3e période, de consomption ou de réorganisation. — Si la maladie continue à progresser, les aréoles s'agrandissent, les cloisons qui les séparent se détruisent, l'os a perdu toute consistance, il n'est plus recouvert que par une coque mince et fragile. Desséchés, ces os se font remarquer pour leur aspect poreux et friable.

Dans le cas de *guérison*, la matière rougeâtre se résorbe, elle est remplacée par un tissu osseux compact qui se dépose dans les cloisons, les épaissit au point de faire disparaître les aréoles ; l'os devient *alors dur, lourd, compact comme de l'ivoire.*

Les phénomènes que nous venons de décrire se passent seulement au niveau des extrémités osseuses ; quant au reste du squelette dont l'ossification naturelle s'effectue sans l'intermédiaire du tissu spongoïde ou chondroïde, il acquiert la structure et le volume du tissu normal, mais non sa consistance, car il est *privé de sels calcaires, phosphate et carbonate de chaux ;* aussi est-il incapable de remplir ses fonctions, il *s'incurve et se déforme.*

Symptômes. — On peut distinguer trois périodes dans l'évolution du rachitisme : 1° *une période d'incubation ;* 2° *de déformations ;* 3° *de terminaison.*

1° *Période d'incubation.* — Elle comprend l'ensemble des phénomènes que présente l'enfant rachitique avant que le squelette ne soit déformé. Cet enfant devient *triste, apathique*, son ventre se gonfle, il est pris *de diarrhée*, son urine présente de nombreux sédiments de phosphate et de carbonate de chaux, la peau est ardente, le pouls fréquent, la fièvre presque continue, à tout propos surviennent des *sueurs profuses.* L'enfant présente bientôt l'aspect d'un petit vieillard à la peau ridée et fanée. Cette période peut passer inaperçue tant elle est courte et légère, ou bien au contraire durer plusieurs mois.

2° *Période de déformations*. — J. Guérin avait posé en principe que les déformations se produisent toujours de bas en haut : cela est vrai pour le rachitisme qui frappe les adultes ou les enfants qui ont déjà marché, car les membres inférieurs ramollis ne peuvent supporter le poids du corps ; mais, chez l'enfant du premier âge, qui n'a pas encore marché, la déformation commence par le thorax, car la poitrine n'a pas une résistance suffisante pour lutter contre la pression atmosphérique.

Cela dit, nous étudierons les déformations en procédant de haut en bas ; elles se produisent suivant une loi que l'on pourrait formuler ainsi : *les os rachitiques ramollis s'incurvent dans le sens des tractions ou des pressions auxquelles ils sont soumis.*

La *tête* est volumineuse et aplatie, le front bombé, les fontanelles, très écartées, ne s'ossifient que tardivement ; cette disposition permet au cerveau de se développer avec promptitude, c'est ce qui explique l'intelligence précoce des enfants rachitiques. La *dentition* est extrêmement influencée par le rachitisme, elle est retardée, s'arrête si elle est commencée, et les dents déjà venues noircissent et tombent.

La *poitrine* ressemble à celle d'un oiseau ; elle est aplatie latéralement, bombée en avant, l'aplatissement commence à la deuxième côte et se termine à la neuvième ; en effet, la première côte est protégée par la clavicule et les dernières sont déjetées en dehors par les viscères abdominaux toujours très développés. Non seulement les côtes ne possèdent pas leur courbure naturelle, mais encore leur extrémité sternale se renfle. Ces nodosités superposées ont reçu le nom de *chapelet rachitique.*

Les courbures de la *colonne vertébrale* sont exagérées, mais il est fort rare qu'il existe des déviations latérales. Les *omoplates* sont gonflées.

Le *ventre* est fort gros, car le foie et la rate sont hypertrophiés avec ou sans dégénérescence amyloïde, et les organes digestifs sont habituellement distendus par des gaz.

MOYNAC. — *Path. Méd.*   41

Le *bassin* est toujours déformé, et, chez les petites filles, ce fait a une haute importance, car cette difformité persistera et rendra les accouchements dangereux ou impossibles. Les os iliaques épaissis paraissent avoir éprouvé un mouvement de bascule qui rapproche les ischions l'un de l'autre et rétrécit le petit bassin, tandis que les fosses iliaques sont aplaties, déjetées en dehors et que le grand bassin est ainsi élargi. Le poids des viscères abdominaux et la pression des fémurs expliquent ce fait.

Membres. — Les articulations sont noueuses ; en raison du gonflement des épiphyses, il semble qu'au-dessus et au-dessous des jointures les membres aient été vigoureusement serrés, d'où le nom d'*enfants noués*. Le bras ne présente rien de fixe dans ses courbures, mais l'avant-bras est toujours incurvé vers sa face palmaire. Les cuisses recourbées forment un arc de cercle à concavité dirigée un peu en dedans et un peu en arrière, il semble que le muscle grand adducteur ait exercé une traction sur ses deux points d'insertion ; si l'enfant n'a pas marché, les jambes sont incurvées dans le même sens que les cuisses, aussi les membres inférieurs forment-ils une large parenthèse (Trousseau). Mais si l'enfant a marché, l'incurvation des jambes s'effectue en sens inverse, c'est-à-dire en dehors, de telle sorte que les genoux se rapprochent et que les individus sont cagneux.

Les rachitiques sont très fréquemment atteints de *fractures*, car les os sont devenus fragiles au point de se rompre sous l'influence d'une simple contraction musculaire ; souvent, il est vrai, les fractures sont incomplètes.

État général. — Les désordres que nous avons signalés dans la santé générale durant la première période du rachitisme persistent en s'aggravant. L'enfant a la fièvre, il se couvre de sueurs profuses, il a de la diarrhée, un appétit capricieux, il maigrit et s'étiole ; la respiration est fort gênée, car, non seulement les côtes aplaties et même convexes en dedans ne peuvent plus dilater le thorax, mais encore le jeu du diaphragme se trouve gêné par le développement des organes digestifs : aussi la moindre affection pulmonaire devient-elle chez eux fort sérieuse.

3º *Terminaison.* — Épuisé par toutes ces conditions débilitantes, l'enfant succombe dans le marasme ou bien il est emporté par quelque complication aiguë, survenue principalement du côté des poumons, mais la tuberculisation est fort rare.

Cependant la *guérison* est assez fréquente. Après un laps de temps, qui peut varier de quelques mois à une année, la maladie s'arrête et décroit, l'enfant se fortifie ; mais si les déformations se corrigent un peu, elles ne disparaissent pas.

Pronostic. — Sa gravité se mesure à l'étendue des désordres, à l'affaiblissement de l'enfant ; rappelons que, même dans les cas heureux, le bassin reste souvent déformé.

Traitement. — Il présente deux indications : 1º traiter la maladie générale ; 2º combattre les déviations.

L'hygiène tient la plus large place dans ce traitement ; les enfants doivent vivre à la campagne, au soleil, on doit les nourrir convenablement. Nous avons vu que les os renfermaient moins de sels de chaux, il est donc urgent de faire prendre à l'enfant des phosphates et des carbonates de chaux (le sirop au lacto-phosphate de chaux de Leras est un des plus recommandables). L'huile de foie de morue a également une grande efficacité.

Lorsque les os sont encore très ramollis les tentatives d'orthopédie sont peu utiles, mais dès que la maladie est en décroissance, on peut, avec des attelles bien rembourrées, chercher à redresser les cuisses et les jambes.

TABLE DES MATIÈRES

LIVRE PREMIER

MALADIES DE L'APPAREIL CIRCULATOIRE

ARTICLE Ier — MALADIES DU PÉRICARDE

ARTICLE II. — MALADIES DU CŒUR

Endocardites.

Lésions valvulaires.

ARTICLE III. — MALADIES DU MUSCLE CARDIAQUE

ARTICLE V. — MALADIES DE LA PLÈVRE

LIVRE III

MALADIES DE L'APPAREIL DIGESTIF

ARTICLE I⁰ʳ. — MALADIES DE LA BOUCHE ET DU PHARYNX

Stomatites.

Angines.

ARTICLE II. — MALADIES DE L'ŒSOPHAGE

ARTICLE II (*bis*). — MALADIES DE L'ESTOMAC

ARTICLE III. — MALADIES DE L'INTESTIN

ARTICLE IV. — MALADIES DU PÉRITOINE

ARTICLE V. — MALADIES DU FOIE ET DES VOIES BILIAIRES

Cirrhoses du foie.

Ictères graves.

LIVRE IV

MALADIES DE L'APPAREIL URINAIRE

ARTICLE Ier. — MALADIES DES REINS

Néphrites chroniques. — Mal de Bright.

LIVRE V

MALADIES DE L'APPAREIL D'INNERVATION

ARTICLE Iᵉʳ. — MALADIES DES MÉNINGES

Méningites.

ARTICLE II. — MALADIES DE L'ENCÉPHALE

Localisations cérébrales.

Encéphalites.

ARTICLE III. — MALADIES DE LA MOELLE

Myélites systématiques.

ARTICLE IV. — MALADIES DU BULBE

ARTICLE V. — NÉVROSES

Les chorées.

ARTICLE VI. — NÉVRALGIES

ARTICLE VII. — PARALYSIES

LIVRE VI

MALADIES BACTÉRIENNES

Zoonoses.

Charbon.

Maladies bactériennes spéciales à l'homme.

LIVRE VII

MALADIES PAR RALENTISSEMENT DE LA NUTRITION

LIVRE VIII

INTOXICATIONS ET MALADIES DIVERSES

Alcoolisme.

TABLE ALPHABÉTIQUE

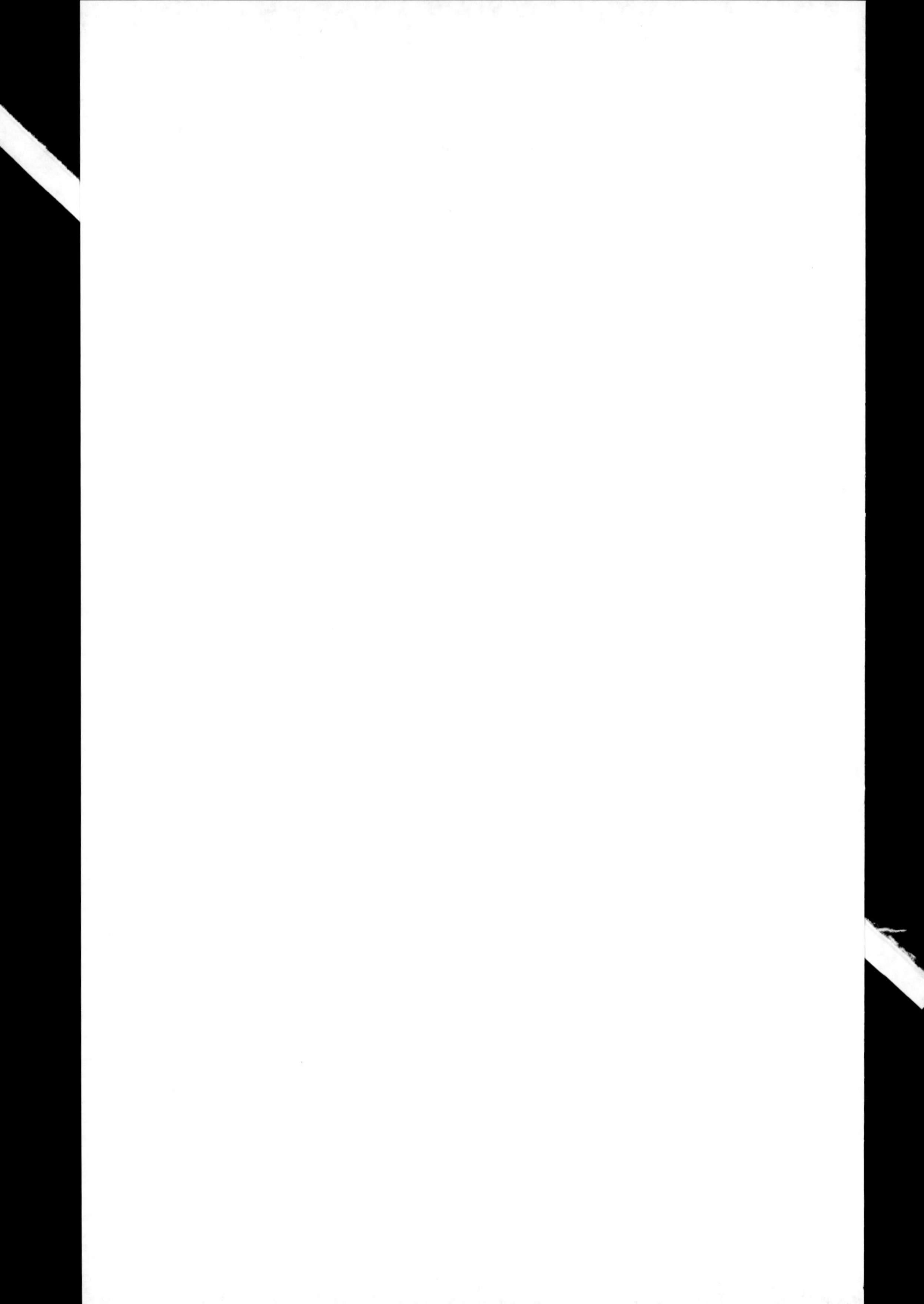

MOYNAC. — **Manuel de pathologie externe**, 4e édition, 2 vol. in-8, avec 221 figures dans le texte. Prix. 16 fr.

MOYNAC. — **Manuel de pathologie générale et de diagnostic**. 3e édition, 1 vol. in-18 de 760 pages, avec 64 gravures intercalées dans le texte. Prix. . . 8 fr.

MOYNAC. — **Manuel d'anatomie descriptive**. 2 vol. in-18, avec 457 gravures sur bois intercalées dans le texte. Prix. . . . . 18 fr.

MOYNAC. — **Conseils aux personnes qui souffrent des voies génito-urinaires**. Prix . . . . 5 fr.

ST-GERMAIN (de) et VALUDE, chef de la clinique ophtalmologique de la Faculté. — **Traité pratique des maladies des yeux chez les enfants**. Préface par le professeur Panas. 615 pages et 116 figures, avec un formulaire thérapeutique. Prix cartonné. 8 fr. 50

ST-GERMAIN (de) et VALUDE. — **Vade-mecum de l'ophtalmologiste**. Méthodes d'examen de l'œil. Formulaire thérapeutique (*Extrait du traité pratique des maladies des yeux chez les enfants*). Prix. . 1 fr. 50

RENAULT. — **Manuel de trachéotomie**, 2e édition. Prix, cartonné. . . . . 1 fr. 50

RODET. — **Manuel de thérapeutique et de pharmacologie**. Prix. . . . . 7 fr. 50

TROISFONTAINES. — **Manuel d'antisepsie chirurgicale**, 17 figures. Prix. . . . . 3 fr.

HAHN. — **Vocabulaire médical allemand-français**. Prix, cartonné . . . . 6 fr.

HUEPPE et VAN ERMENGEM. — **Manuel technique de microbiologie**. Prix. . . . . 16 fr.

IMPRIMERIE LEMALE ET Cie, HAVRE.

MANUEL

DE

PATHOLOGIE

ET DE

CLINIQUE MÉDICALES